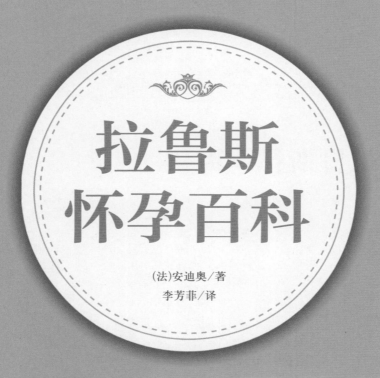

拉鲁斯
怀孕百科

(法)安迪奥/著

李芳菲/译

U0376198

JC 吉林科学技术出版社

图书在版编目（CIP）数据

拉鲁斯怀孕百科 / （法）安迪奥著 ; 李芳菲译.
--长春：吉林科学技术出版社，2014.9
ISBN 978-7-5384-8045-0

Ⅰ. ①拉… Ⅱ. ①安… ②李… Ⅲ. ①妊娠期—妇幼
保健—基本知识 Ⅳ. ①R715.3

中国版本图书馆CIP数据核字（2014）第164141号

© Larousse 2012
text © ANNE THEAU
illustrations © Laurent Blondel
photographs © Marie-Annick Réveillon
foreword © Docteur Anne Théau
This edition first published in China in 2016 by Jilin Science And Technology
Simplified Chinese translation © 2016 Jilin Science And Technology
LE PETIT LAROUSSE DES FUTURES MAMANS
EAN 13: 978-2-03-586742-1

拉鲁斯怀孕百科

著　（法）安迪奥
译　李芳菲
助理翻译　陈昕　沈宇衡　王琪　李思颖　刘瑞　于东光　张先海　朱兆龙
　　　　　李海霞　韩雪　张扬　刘超　卢迪　郑辉　王丽丽　邹丽丽
　　　　　戚嘉富　唐婷婷　张晓明　吴恒　刘亚男　刘少宸　张玉欣　丁天明
出 版 人　李梁
策划责任编辑　孟波　端金香
执行责任编辑　解春谊
封面设计　长春创意广告图文制作有限责任公司
制　　版　长春创意广告图文制作有限责任公司
开　　本　710mm×1000mm 1/16
字　　数　500千字
印　　张　31
印　　数　1-5 000册
版　　次　2015年4月第1版
印　　次　2015年4月第1次印刷
出　　版　吉林科学技术出版社
发　　行　吉林科学技术出版社
地　　址　长春市人民大街4646号
邮　　编　130021
发行部电话/传真　0431-85677817　85635177　85651759
　　　　　　　　　85651628　85600611　85670016
储运部电话　0431-86059116
编辑部电话　0431-85642539
网　　址　www.jlstp.net
印　　刷　延边星月印刷有限公司
书　　号　ISBN 978-7-5384-8045-0
定　　价　96.00元
如有印装质量问题可寄出版社调换

前　言

在现今社会，我们不再每天与孕妇、产妇或即将当妈妈的人生活在一起……这就好似一面是就业人群，另一面是生育人群。女人学习工作，然而当某一天，希望拥有一个宝宝的想法出现并具体化，她们伴随着孕期会发现一个未知的领域：诸如"孕妇""分娩""母亲""哺乳""新生儿"……这些新生词汇成为了她们生活的一部分。

同样，随着社会的发展，医疗科技也一直在不断进步。在过去，女人一直是在助产士的帮助下在家分娩；而现在她们在医疗设备完善的机构，由一组专业人士帮助分娩，如助产士、妇产科医生、生物学家、超声波检察人员、麻醉师、儿科专家、遗传学者……

妊娠期涉及许多新的领域，例如胎盘的成熟度Ⅰ、Ⅱ、Ⅲ等级分类、硬膜外麻醉技术的普及化、将胎儿作为病人来看待的问题、哺乳期延长的问题、触压疗法等。

这些就是本书中所要解决并考虑到的一些变化。与拉鲁斯编辑团队合作，我们选择深入研究：超声检查、如何调度工作、父亲的职责与其亲身经历、如何抚摸胎儿、胎儿每一天的变化、母亲产后在产院及回家后会遇到的一系列问题。对于每一章节，我们都会与一些专业的、知名的专家对话，如：病理妊娠期部门工作的妇产科医生，曾任职于国家超声波检查学院校长的超声波检查人士，培训助产士关于分娩姿势的医生，一位作为五个孩子父亲的男助产士，一位来自弗兰斯·韦德曼团队、创造了触压疗法的培训师，哺乳顾问……

　　书中的许多知识都可供读者使用。在怀孕期间，孕检通常每月一次，平均每次不超过 20 分钟。而准备生产通常是比较晚的，大概从第七个月开始。周围人的一些讲解不可能总是充分客观的，因此这本书将会更详细地回答你的所有问题。在这本书中，你将找到在不同时期所需要的信息：妊娠期、准备生产阶段、分娩期、哺乳期、照顾新生儿和为人母时期。本书语言通俗易懂，文字严谨精确，适合不同读者参阅。此书也提及了一些最新的医疗数据（如：新式剖宫产切口技术的实现、臀位胎儿分娩情况、新的会阴修复技术等等），并且书中所涉及到的专业术语都在医学词典中得以解释。针灸、整骨和顺势疗法被提及是因为

这些方法可以缓解孕期的某些疾病，怀孕前三个月出现的呕吐症状、背部疼痛、坐骨神经痛……书中推荐了许多实用的建议，将会方便孕妇在怀孕期间及产后的日常生活。

　　此书的出版得益于本人妇产科医生这个职业，借鉴了众多病人的经历和本人作为几个孩子的母亲怀孕及生产的亲身经历。此书意在你人生的新方向、生命的新阶段给予一些帮助，这是多么珍贵而独特啊！一个女人一生平均生育两次，怀孕前仅仅几个月！这本书将成为你这次独特冒险的绝佳旅伴。

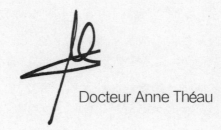

Docteur Anne Théau

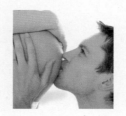

C o n t e n t s

目录

妊娠期第一个月

妊娠期第二个月

妊娠期第六个月

妊娠期第七个月

分娩与诞生

产后住院的日子

家庭护理

医学指导手册

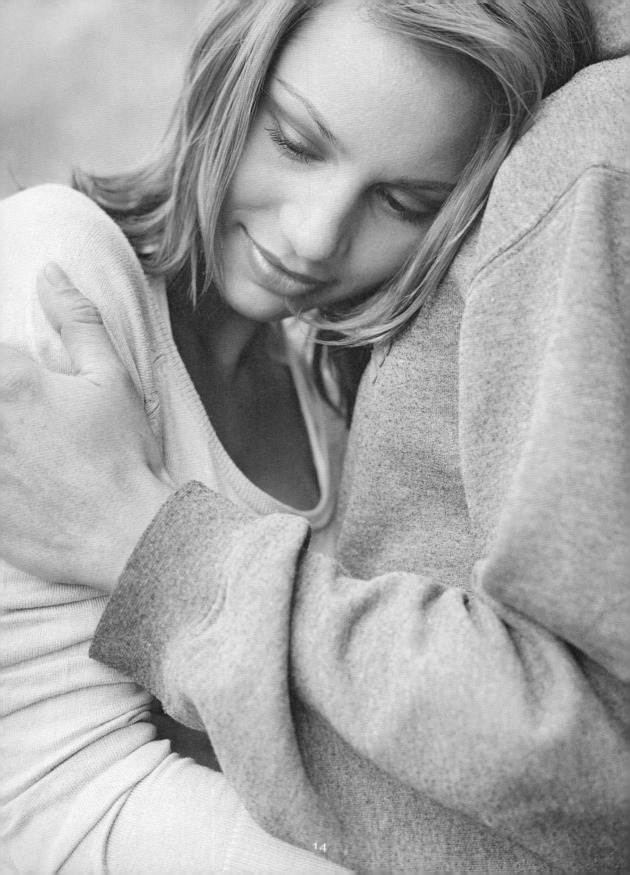

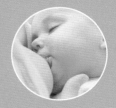

成为妈妈

渴望孩子

给予生命既是最平凡也是最令人惊奇的行为。长久以来，男人与女人孕育生命，却从未仔细琢磨这种欲望的意义。或者说，母性是天生的，当人们试图探求那些有意或无意的动机时，通常是不容易找到答案的。

从欲望到两人计划

"我谈过很多次恋爱，但当我遇到皮埃尔，想要有一个孩子的想法就这么简单地出现了。"想要孕育一个孩子是为了延续夫妻关系自然产生的吗？或者这是一件与生俱来的、不可避免的事情。事实上，两个人相爱是其决定性的原因。许多女人在遇到那个可视为未来孩子父亲那个人的时候，想要一个孩子的想法就突然出现了。当爱情将一对情侣联系在一起时，这不只是女方希望拥有孩子，而是双方共同的计划，希望共同孕育他们爱情的结晶。生孩子是让两人的爱更紧密的一种方式，并使得这份爱在时间和空间的维度里更具意义。

说到生儿育女，首先是两人的冲动所致。然而在今天，通过避孕方法，我们至少能在表面上掌控这种欲望，并使我们预定好的社会和家庭理想与"生活计划"相一致。

孩子什么时候会来呢

通常从开始想要怀孕，平均要等六个月左右。但这只是一个基准线，某些夫妻一年后才怀上孩子，也有一些夫妻耐心等了两年才得偿所愿。这种延迟期不取决于过去采用的避孕方式，而是受一系列因素影响的（参见 32 页），这其中也涉及了运气、个人或夫妻双方的生育能力，年龄——女性的生育能力 30 岁之后开始降低，特别是在 35 岁之后尤为明显。

谁是轻率的一方

这种自发的愿望通常蕴含着无意识的涵义。当一个女人产生要孩子的想法，不管是在梦里还是脑海里都会浮现一系列的画面。

重现童年

在女性的潜意识中，想要孩子的想法可能在很小的时候就已经存在了，在生理上成为母亲之前就已经存在了。某一天，当小女孩成为妈妈，她总是会无意识地把孩子带在身边，并认为这个新生儿曾在她的梦里多次出现过。

"在我很小的时候，就想象我妈妈一样要三个孩子。此外，我似乎早就计划安排好了，但我的这个愿望在我生了最后一个孩子的时候就消失了，那时我发觉我的愿望不再像过去那么强烈了……"事实上这些对于孩子的渴望的幻想是来自于童年，并且这些幻想充满了矛盾的情感。对孩子的渴望是以自己的童年生活作为参照而产生的。

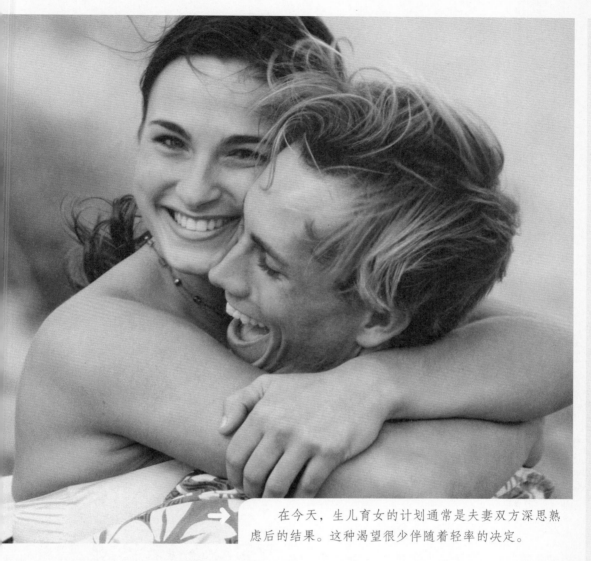

在今天，生儿育女的计划通常是夫妻双方深思熟虑后的结果。这种渴望很少伴随着轻率的决定。

与自己父母的关系

对于一个女人来说，想要一个孩子就等同于想要当妈妈。从女孩的状态过渡到母亲的状态不是那么容易的，当一个女人想要孩子的想法出现时，通常涉及她对其父母的情感问题。她将希望像她的母亲一样或与之截然相反，与此同时，她可能想要一个和她出身一样的家庭或完全不同的家庭。

做母亲的愿望可追溯到她的童年，在她的幻想中，总是与自己的母亲处于敌对的状态，同样伴有她对父母的仇恨、羡慕以及她自己的恋母或恋父情结的心理冲突。在母女之间存在着这些紧张关系，掺杂着仰慕和怨恨，这些在成年时可能就都消失了，然而当一个女人想要孩子时，一切又都死灰复燃了。每个人心中都怀有一

些无意识的并且矛盾的欲望，有时是暴力的，有点儿吓人，其中大部分时候，他并非是有意的，但它仍是我们生活的一部分。这些欲望以一种迂回的方式在我们生命的关键时刻再次出现。

> "一旦要实施受孕计划，便是要停止常用避孕方式的时候了。"

17

受孕须知

　　一个新生命的诞生是两个特殊细胞相遇的结果，一个细胞来自于女人，另一个来自于男人。在描述如何实现这种相遇之前，我们先了解一些具备生殖功能的主要器官。

男性生殖器官

　　睾丸是产生精子的主要器官，精子在男性体内可以存活120天左右。精子在附睾内发育并成熟，然后通过输精管进入位于前列腺部位的精囊（见所附示意图）。男性进入青春期后，体内会产生数以千亿的精子。在射精时，精子和精液通过阴茎排出体外，进入女性的阴道后，随即进入其子宫并在此存活2～3天。

女性生殖器官

　　子宫、输卵管、卵巢是直接负责女性生育的生殖器官（见所附示意图）。它们与位于大脑下方具有分泌功能的下丘脑和垂体相互作用，并通过卵巢调节激素量（雌激素和黄体酮）。

　　卵巢——其主要功能是产卵和排卵。卵巢是一对杏仁状的器官，分别位于子宫两侧。每个卵巢都含有30万～40万个女性生殖细胞。每个卵子开始发育成一个小囊样结构，称为卵泡，埋藏于卵巢之中。从青春期到绝经期，女人平均28天来一次月经，两个卵巢交替产生能够受精的卵子，我们称之为"受精卵"。

　　输卵管——是连接卵巢与子宫的两条管道，来自卵巢的受精卵由此排出。

　　子宫——子宫是一肌肉器官，内部是一个潜在的宫腔，受精卵附着在子宫腔内部的黏膜表面，随之成为胚胎，然后经过九个月的妊娠期成为胎儿。位于子宫下部的子宫颈关闭时，可以阻止精子通过子宫颈管，男子在射精时，精子通过子宫颈进入阴道。同样，子宫颈也是胎儿娩出的必经之路。

是真是假

怀孕的女人不会来月经了。
错误。可能会来月经，非常少见，我们称之为"妊娠月经"，在孕期短期内会有少量的阴道出血，这通常是由于胎儿在子宫还未发育完全而出现的。

精子量少

> 当精液中的精子数量不多时，人们称之为"精液缺乏"，这是男性不育的原因之一。

> 精子对高温极其敏感，如果温度过高，它的产量会降低。通常睾丸的温度要比身体的其他部位低几度。

> 男性在精液缺乏的情况下，应避免热水泡浴、洗桑拿、穿紧身牛仔裤或内裤（最好穿宽松的短衬裤）。

男性生殖器官图

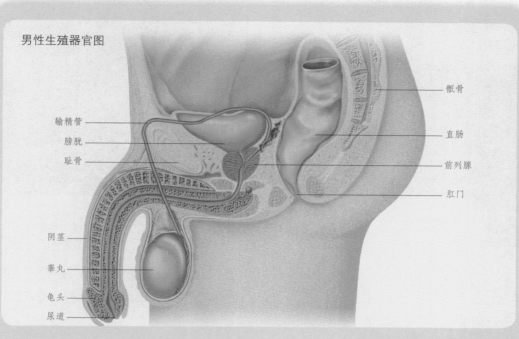

输精管
膀胱
耻骨

阴茎
睾丸
龟头
尿道

骶骨
直肠
前列腺
肛门

女性生殖器官图

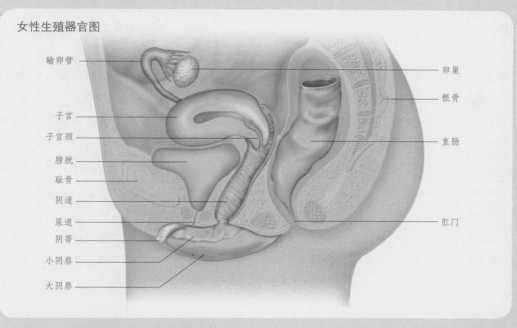

输卵管
子宫
子宫颈
膀胱
耻骨
阴道
尿道
阴蒂
小阴唇
大阴唇

卵巢
骶骨
直肠
肛门

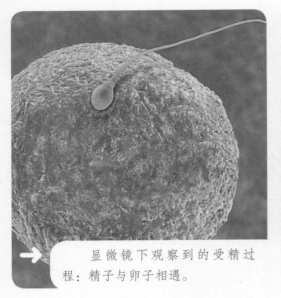

显微镜下观察到的受精过程：精子与卵子相遇。

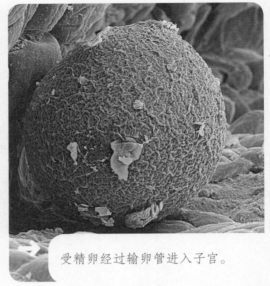

受精卵经过输卵管进入子宫。

女性月经和排卵

排卵即是卵子经由卵巢，或更确切地说经由卵泡释放的过程。黏附于输卵管上的卵子极有可能受精成功，整个过程不超过一天。排卵前期，也称卵泡期，卵泡逐渐成熟，经过卵巢表面破裂排出。这是月经开始的第一天，也是周期开始的第一天，通常持续14天，但女性排卵日期也可能提前或滞后。

事实上，并非所有女性的生理周期都为28天，大多数都是不规律的。此外，某些周期是不排卵的。知道何时是排卵期将有利于受精卵着床。

排卵后期，是指在排卵期之后，大约持续14天。如果卵子没有受精，它就会枯萎消失。卵泡在排卵后形成可分泌黄体酮的黄体。在这一时期，子宫内膜的增长达到极点，为受精卵的种植和继续发育准备了条件。若无受精卵着床，卵子便会脱落排出：这就是月经来潮，黄体萎缩后，开始了另一个月经周期。相反，当受精卵进入子宫内，便会在子宫内膜内发育成为胚胎，此时月经消失。

受精

受精发生在输卵管内，最终建立第一个人类胚胎细胞：受精卵，仅0.1毫米，一旦受精成功，黏附于子宫内膜上直到在卵巢内着床。它由23条染色体构成，并不可以自行移动，但能够在颤动纤毛和肌肉活动的帮助下在体内缓慢地移动。另一方面，精子具有流动性和受精能力，由头部和可游动的鞭毛组成，就如同卵子一样，每个精子都有23条染色体，尽管比卵子要小得多，每分钟可前进2～3毫米。在射精时，精子进入阴道，经过子宫颈到达卵巢，并在输卵管中与卵子相遇。数以百万计的精子进入阴道（1亿2千万～3亿），它们中的一些与卵子相遇或围绕在卵子周围，但最终只有一个能够冲破防线与卵子结合，此时它就失去了使之游动的鞭毛。

通向子宫的过程

在输卵管内，精子与卵子融合形成合子：即46条染色体的集合（其中23条来自于男性，23条来自于女性）；它决定了未来孩子的性别和基因特点。受精卵在宫腔内"遨游"3～4天，进入子宫，寻找合适的落脚点，然后"安家"。

着床（植入）

受孕的第四天，受精卵在子宫口植入，胚胎由64个细胞组成，第七天时在黏膜内壁稳定。中心的细胞将会长大并形成胚泡（未来的胚胎），外部细胞将形成胚外膜，即"卵壳"，为胚胎的发育准备了一个充满液体的空腔。排卵后，子宫内膜在卵巢激素的影响下逐渐变厚，许多内膜血管增长为胚泡供应营养。一旦胚泡在子宫内被完全淹没，便会在此植入，九个月后孕育成人。

植入的质量决定着妊娠的进程。最初的阶段是建立胚胎与母体之间的紧密联系，促进他们之间的交流以便于胚胎的生长，随之成为胎儿。

> ❝ 在忍受了几年的子宫内膜组织异位之后，我终于怀孕了，在怀孕期间会出现什么问题吗？❞

妊娠和子宫内膜组织异位

子宫内膜组织异位涉及两个问题：难以受孕和疼痛。如果你怀孕了，这就意味着你已经战胜了第一个困难。

另一个好消息，怀孕对疼痛也会有一些有益的影响：女人在怀孕期间不会感到任何的疼痛症状。事实上，子宫内膜组织异位的症状始于痛经，当女人怀孕时，这些症状就消失了，这可能是由于激素的变化，子宫内膜变薄，变得没有那么敏感了。

这种好转在各方面都很明显。此外，子宫内膜组织异位在怀孕期间或者分娩时都不会产生并发症，然而，怀孕只是暂缓病症，并非治愈病症。这些症状可能在一段时间之后再次出现，但并非是绝对的。

从受精到植入

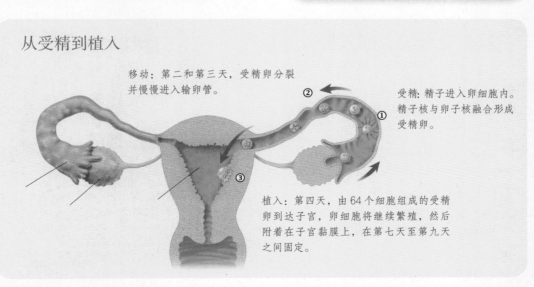

移动：第二和第三天，受精卵分裂并慢慢进入输卵管。

受精：精子进入卵细胞内。精子核与卵子核融合形成受精卵。

植入：第四天，由64个细胞组成的受精卵到达子宫，卵细胞将继续繁殖，然后附着在子宫黏膜上，在第七天至第九天之间固定。

如何计算排卵期

知道何时是最佳受孕时期并非那么容易。如果经期规律，我们可以通过建立一个温度曲线表来定义这个最佳时期。如果经期不规律，我们就不得不寻求其他迹象或者采用一些排卵测试。

温度的变化

正常的月经周期热曲线图由两个阶段组成。两个阶段分别是由激素活力和体温来加以区别的。在第一个阶段，温度很低，在36.7℃～36.8℃之间；在第二个阶段，温度高一些，高于37℃。除怀孕外，第二个阶段大约持续14天，温度开始下降便结束，即经期来到之前。在温度上升之前，生殖能力强的时间仅持续几天。在月经期间，温度特别多变表示没有排卵。

建立一个温度曲线图

月经周期的两个阶段温度差距便于我们计算受孕期：受孕期与排卵日期同时发生，

也包括提前的2～3天，因为精子可以在子宫内存活72小时。测量原则是十分简单的，但也具有强制性：必须每天早上同一时间，在起床前空腹通过口腔测量体温，然后在图表上标注温度。

在月经结束时,我们会得到一个曲线图：尽管两天之间只有微弱的变化，除非例外，排卵前与排卵后体温至少会相差0.5℃（下页图表显示差距为0.7℃）。为了使这个方法有效，必须坚持测量几个月月经周期内的基础体温：通常来说，排卵发生在体温上升的前一天。

"OGINO" 方法

>20世纪60年代，许多夫妻亲身实践此方法，此方法在于当女性处于生殖力旺盛时期要克制双方性行为。根据不同参数来计算排卵期：排卵期始于月经周期的第14天，精子能够在输卵管内存活3天，卵子在两天内是可以受孕的，如果我们加上安全期的前后两天，那么最佳受孕时间为月经周期的第10～17天。

>事实上，月经周期并非总是规律的，OGINO方法的有效性是相对的。

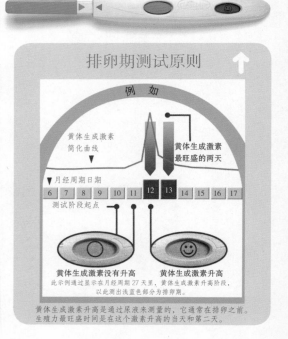

排卵期测试原则

例如

黄体生成激素简化曲线

黄体生成激素最旺盛的两天

▼ 月经周期日期

| 6 | 7 | 8 | 9 | 10 | 11 | 12 | 13 | 14 | 15 | 16 | 17 |

测试阶段起点

黄体生成激素没有升高　　黄体生成激素升高

此示例通过显示在月经周期27天里，黄体生成激素升高阶段，以此测出浅蓝色部分为排卵期。

黄体生成激素升高是通过尿液来测量的，它通常在排卵之前。生殖力最旺盛时间是在这个激素升高的当天和第二天。

如果你的经期不规律，经过几个月的测试，你就会知道排卵期的确切日期了。如并非如此，这个方式仍会为了解你的排卵期提供一些信息。

其他的排卵测试

某些女性在排卵期，下腹即卵巢的左侧或右侧，伴随着微微疼痛。对于所有女性来说，排卵是通过位于阴道内子宫颈黏液的黏稠度变化表现出来的。简单来说，子宫颈黏液就是帮助传送精子的运输工具，它是在经期开始时，在雌性激素的影响下，分泌的不透明的、浓稠的液体。然后在排卵之前的三到四天，它变得更清澈黏稠，有点儿像生鸡蛋的蛋清。通过示指和拇指拉伸黏液来观察其黏稠度，从而标记黏液的变化。在排卵后，黏液重新变稠。

在药店可以买到排卵检测的物品（不要与妊娠检测药品混淆），它可以通过尿液确定生殖期的始终（见下图）。它的准确率达到94%，但是价格较为昂贵，通常也被用来避孕。

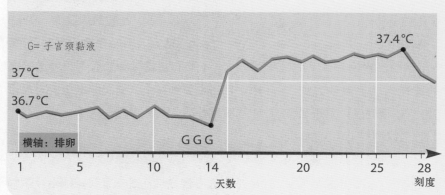

排卵双相曲线图

G= 子宫颈黏液

37.4℃

37℃

36.7℃

横轴：排卵

G G G

1　　5　　10　　14　　20　　25　　28

天数　　　　　　　刻度

排卵发生在月经周期的第14天，卵子伴随着子宫颈黏液排出（图中用G标记），特注：它如同蛋清一样，我们可以用两指将其拉伸，它是精子到达卵子的"轨道"。

出血与宫外孕

> 当孕卵在子宫腔外着床，我们称之为"宫外孕"，输卵管妊娠最常见。这种情况是不利于受精卵发育的，此外，由于妊娠部位在输卵管，血管易膨胀破裂造成出血。

> 宫外孕引起的出血很有可能与经期推迟或经期流血不多相混淆。在这种情况下，主要问题在于你并不知道自己已经怀孕，因此没有考虑到不正常的地方。

> 当你的经期发生变化，与往常相比，出血量减少，经期推迟，血色发生变化，并且你想要怀孕，并没采取避孕措施，你就需要做妊娠检测。如果是阳性的就要立刻咨询医生。

> 遇到如下情况就需要多加注意：血量减少，经期血色为浅褐色，月经间歇或持续不断。如果这些伴随着隐隐约约的骨盆疼痛，并逐渐转为像针扎一样，你就需要立刻咨询医生。一旦输卵管破裂就会造成大量内出血。

> 由于早期诊断的新兴技术，我们可以通过药物或外科手术的方式治疗宫外孕，大大降低生命危险。

准备怀孕

如今，怀孕常常是由于意外而做出的决定。想要一个孩子一般意味着"计划"怀孕，当我们感到准备好了就会停止避孕。在完成实质性的第一步之前，最好先咨询一下医生，了解双方的健康状况并避免可能发生的问题。

受孕前
要先咨询医生吗

你们夫妻双方下定决心要孩子，并认为自己已准备好孕育一个孩子。如果你们一直采用一种避孕方式，就要立刻将其终止。咨询妇产科医生，医生会基于对你的了解给出建议。在停止服用避孕药或任何其他避孕方式之前，医生要先划分血型以便确定你对于风疹或弓形虫病的免疫性。在怀孕期间，这些疾病极有可能给胎儿的发育造成严重后果。如果你吸烟，最好马上戒烟。最后，医生可能会要求你补充叶酸、维生素来避免胎儿畸形。同时，医生也会检查一下你是否有其他问题，如定期的治疗和慢性疾病。

为什么服用叶酸

在少数情况下，缺乏叶酸会造成胎儿神经系统方面的畸形，这就是为什么医生强力推荐女人在受孕前一个月和怀孕最初两个月这段时间服用叶酸（维生素 B_9）。如果一直

受孕率：夫妻的首要问题

夫妻双方的生殖能力需从众多难以琢磨的方面去鉴别了解（见原书 32 页）。经估算，在每个月经周期内，30 岁以下的夫妇有 25% 的概率会怀孕。

服用抗癫痫药或已经怀上一个畸形的胎儿（例如：无脑畸形或脊椎裂），女性要承受的风险将会加大。在这一时期，要每天服用 5 毫克药片状的叶酸。

对于其他女性朋友，叶酸的剂量少一些（4 毫克／天），多食用绿叶蔬菜，干菜和柑橘类食物有利于叶酸的摄取，但还是要针对个人情况和医生商讨是否还需服用叶酸。

当你一直在定期治疗某种疾病

当你有慢性疾病或一直在定期治疗某种疾病，停止避孕方式之前更应该咨询医生，尤其是有癫痫、糖尿病、某些心血管、高血压疾病的人群。为了避免你以及你未来孩子的风险，让你的主治医生来评估在妊娠期间这些疾病可能造成的不良后果。这些解决办法并非都伴有并发症，但要在怀孕之初就做好安排。不管怎样，最好每次在较长或较短时间内服用某种药物时，都先咨询一下医生，即使只是治疗轻微疼痛的药品。

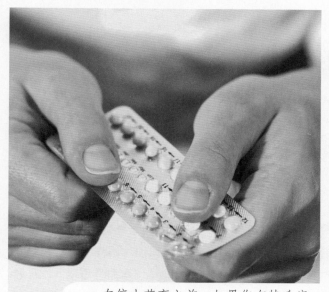

在停止节育之前，如果你有特殊病史，建议咨询医生。

> **我想要借此机会戒烟。**

戒烟

毫无疑问的是烟草会增加流产和子宫内发育缓慢的风险。同样会使未来的婴儿更易感染呼吸道疾病，不可忽略的是会降低生育能力的，这个问题是需要在怀孕之前尽早解决的，你有很多潜在的治疗方法可选择，许多药物可以帮助戒烟，但孕妇是禁用的。为了更好地选择适合你的解决办法，请遵医嘱。

要进行哪些预防检查

糖尿病或者癫痫患者。如果你有这两种疾病之一，医生将会给予你建议并针对你的情况制订治疗方案。大部分口服片状抗糖尿病药和某些抗癫痫药都会对胎儿造成一些危险。如果血糖含量过高，胎儿畸形的风险就会升高。对于癫痫病患者，不推荐只吃一种药。这并不意味着糖尿病患者或者癫痫病患者就必然会遇到困难，但必须在怀孕之前咨询糖尿病专家或神经科医生，以便使身体处于最佳状态，减少自己和未来胎儿的风险。

弓形虫病血清检查

这种检查能够让你知道你是否对这种病免疫，因为弓形虫病会对胎儿产生危害。如果

你对这种病不免疫并经常接触猫类动物（见本书 76 页），你就要采取一些预防措施，接受卫生尤其是食物安全方面的建议。怀孕期间每个月进行取样检查，能够检测出可能的感染。

风疹血清检查

此检查的目的在于了解你是否得过风疹，如果检查结果是阳性的，那就没有任何问题了，因为风疹从来不会得两次。如果结果是阴性的，你就需要接种疫苗。但需注意：只有采取有效的避孕方法才会准许接种疫苗，孕妇除外。另外，怀孕初期，需重新定期做检查，每月一次，一直到孕期的第四个月。风疹对于孩子不严重，但对于三个月之内的胎儿是十

分危险的。

人类免疫缺陷病毒血清检查

这项检查不是必检项目，但也是有必要检查一下的，否则后果会非常严重。一位艾滋病血清检查呈阳性的母亲是极有可能将艾滋病病毒传染给胎儿。确切知道自己是否携带此病毒是十分重要的，即使你并非"危险"人群——例如：从没接受过输血，或者总是会在发生性关系时做好安全措施（戴避孕套）。

> **即使在第一次孕检时做过这些检查，在怀孕之前也要注意这些问题。**

如果你有慢性病

如果你一直遭受慢性病的困扰，在妊娠期做好计划是十分重要的。跟踪治疗在于与你的主治医生、专家医师和产科医生的合作积极配合治疗，并针对你的情况做出适当的治疗方案。

为怀孕做计划

患有慢性疾病，如高血压、糖尿病等，怀孕前需听取医生的建议。医生将会权衡这种疾病对怀孕的影响以及相关的治疗方法，同时也会评估怀孕对此疾病可能产生的影响。只有在病情得以稳定时才准许怀孕，并要加强专科医生和产科医生的观察监控。某些严重疾病，如严重的心脏损伤是禁止怀孕的，因为它会给母亲带来生命危险。然而幸运的是，这些情况是很少见的，通常大部分病情是可以承受得住生孩子带来的风险的。

乙肝和丙肝

乙肝病毒可以通过唾液、血液、生殖分泌物相互传播。乙肝病毒在孕期的常规检查中是不易察觉的，但在分娩时可能会传染给孩子。制定新生儿染上此病的预防措施刻不容缓，这需要依靠特殊的血清菌苗合并疗法来有效地防治乙肝病毒危害新生儿。

丙肝基本是通过血液传播，极少通过唾液、生殖分泌物和尿液传播。母乳传播尚未被证实。在大部分情况下，静脉内的毒物是染上丙肝的罪魁祸首。在怀孕期间，被传染的风险为10% ~ 20%，我们还不知道是何时、为何被传染这种疾病。此外，它没有任何预防措施。

多发性硬化症

多发性硬化症是一种导致神经性障碍的疾病，以无法预料的方式突然发作。当多发性硬化病情稳定时，怀孕是有可能的。通常，在怀孕过程中，症状不会加重，但病症可能在分娩后一个月发生变化。后续的跟踪治疗必不可少。

心脏疾病

在孕期第一个月和生产后的第二个月，怀孕会导致心脏负荷加重。健康的人体能够承受这种状况，但心脏患有疾病的是承受不住的（即使病人做过手术）。怀孕将或多或少加重心脏病或招致一些风险。

癌症和怀孕

> 癌症并非慢性疾病，但特殊的医疗考量是十分必要的，这也取决于发现的时间。

> 年轻女性最常见的是乳房癌、子宫颈癌、甲状腺癌、黑素瘤和血癌。

> 如果癌症的治疗不允许你怀孕，通常在你病情稳定的第二年到第五年年末是可以怀孕的。

> 即使这些案例很少见，但癌症是很有可能在怀孕初期发现的，这种复杂的情况需多学科团队的配合。

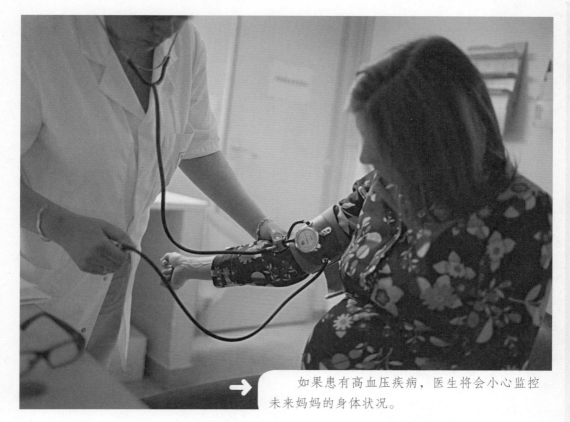

如果患有高血压疾病，医生将会小心监控未来妈妈的身体状况。

糖尿病

如患有糖尿病，怀孕就必须做好计划，这种病普遍是通过胰岛素或者降血糖的药物来治疗。降血糖的药物是禁止在孕期服用的，这就需要准妈妈提早停服降糖药，改用胰岛素治疗，目标就是使血糖含量尽可能接近正常值。事实上，在怀孕的最初几周，血糖含量过高会使胎儿严重畸形的风险提高三倍。

在受孕之前，需检查是否存在由糖尿病引起的肾功能和视觉功能的障碍。然后，在怀孕期间，严格监控血糖含量并配备相应胰岛素的用量。超声波检查将会监控胎儿的发育状况，观察胎儿是否存在畸形问题。为了预防在孕期第十个月发生意外风险，避免胎儿过于巨大，分娩通常在怀孕第九个月进行。

> 我有身体方面的残疾，想要一个宝宝。我能够正常怀孕吗？"

残疾与怀孕

残障人士（失明、失聪、半身瘫痪……）并非不可能怀孕。然而，怀孕需考量你的残障程度以及可能有的遗传风险（基因疾病）。在受孕前查阅遗传学资料（参见本书130页），以便在怀孕期间采取必要的措施。根据你个人的障碍问题，在宝宝出生前营造适合的环境来满足新生儿的需求，一切就万无一失了。

高血压疾病

在怀孕前，必须评估高血压对身体的影响并调整治疗方案。某些药物会导致腹中胎儿畸形：这是因为血管紧张素转换酶抑制剂可能会造成肾衰竭。在受孕前最好与心脏病科医生沟通好。

在怀孕期间，医疗团队要经常监视血压状况并密切注意先兆子痫的迹象，高血压孕妇可能为并发症之一（见本书 193 页）。同时还要定期检查胎儿的发育状况，因为高血压极有可能导致胎儿子宫内发育迟缓。

癫痫

对于此类病症，妊娠计划必须配合以往的治疗。理论上来讲，怀孕期间不应服用一种以上的药物治疗癫痫。本病一般不影响妊娠和分娩，然而胎儿畸形的情况时常发生，这主要是由于遗传原因或与抗癫痫药物的使用有关，尤其是多种药物联合使用。

在受孕之前和怀孕的最初三个月，医生会要求准妈妈补充叶酸，因为抗癫痫药会降低孕妈妈的叶酸含量。这种补给有助于防止神经管畸形（脊柱裂）的发生。在孕期的最后一个月，准妈妈应根据治疗情况适当补充维生素 K，因为一些抗癫痫药会干扰对维生素的吸收，造成新生儿出血性并发症。最后，抗癫痫药物极有可能通过胎盘使宝宝出现综合征，大多数情况下，母乳喂养是不可以的，应在儿科医生的指导下给婴儿断奶。

血栓疾病

如果你或你的亲友有静脉炎或肺栓塞疾病，当你怀孕时就需将此告知你的医生。对于易患此病的女性，妊娠期的确是一个危险期，因为它可能会触发此类问题。穿静脉曲张袜是一种抗凝血的治疗方法，在怀孕期间和产后是备受推崇的。

艾滋病

艾滋病是通过性接触或血液途径传播病毒的一种特殊疾病，同样可以通过母乳传播，对于艾滋病血清检验呈阳性的孕妇，怀孕并不会对病情的发展有影响（即：病毒携带者

何时、如何拍 X 光片

> 准备怀孕和已怀孕女性常常害怕拍 X 光片，事实上，如果满足某些条件并特别考虑到妊娠情况，医学诊断 X 射线或射线对胎儿是没有影响的。

> 在准备怀孕期间，X 射线检查可以在排卵前、月经周期初期进行，要知道月经来潮后的 14 天内（如月经周期持续较短，这个时间将会缩短）是不可能怀孕的。

> 当你怀孕时，即使是看牙医，也要在拍 X 光片前指出你的身体状况。

> 在怀孕的最初三个月，X 射线会给半个月到三个月大的胎儿带来极大风险。有时，X 光片可能是必要的（如用来诊断或了解一种疾病的演变情况，例如癌症）。因此，孕妇需穿铅围裙防辐射，保护腹部。

> 如果是刚刚怀孕，应避免多次 X 光拍片，尤其是靠近腹部的身体区域。

不会显示任何疾病的征兆）。

反之，如果不采取治疗，在怀孕或分娩过程中，病毒传染给婴儿的概率达 25%，目前的抗病毒治疗可以大大降低这个概率。艾滋病血清检验呈阳性的孕妇需确定专业的产科中心，确保得到医疗和心理护理。

我们可以做什么：HIV 呈阳性的女性会被告知此病对胎儿的风险并能够决定是否终止怀孕。如果她们仍想继续妊娠过程，她们则需受到医疗监督并由产科医生与相关的传染病学科医生合作治疗监控此病。显著降低母婴传播风险的疗法取决于孕妇在妊娠和分娩期间抗病毒药物的治疗效果。

如果病毒载量降低，白细胞数量充足，产科团队将可授权自然分娩；反正，孕妇将进行剖宫产手术。在婴儿出生后，将由儿科部门监视，进行六个星期抗病毒药物治疗。此时母乳喂养是禁止的，对于母亲的心理帮助是必不可少的，此后会建议用避孕套采取避孕措施。

生殖器疱疹和怀孕

生殖器疱疹是性传播疾病。它是由单纯疱疹病毒引起的，表现为生殖器官呈簇的痛性水泡。

怀孕期间

如果你在怀孕之前患有疱疹（这是极有可能发生的），你的宝宝会有极小的危险，但也不能低估其严重性，应及时就医。因此，重要的是当你怀孕时，要告知医生你的病情。一旦此病突然发作并心存疑虑就必须立刻咨询医生，让医生确诊并进行必要的检查。

如果第一次感染此病，母亲传染给孩子的风险是最大的，你一定要告诉医生，如果你感到：发热、头疼、全身乏力，在两天内生殖器官出现皮疹并伴随着灼烧般的疼痛，在排尿时腹股沟疼痛，或者出现直径1 ~ 2毫米的小水泡，最终变成硬壳。痊愈一般需要1 ~ 2周，疱疹仍具有传染性。妊娠期间初次感染此病仍是十分罕见的，一旦感染就会增加流产和早产的危险。

分娩期间

在此期间，宝宝感染此病，几乎是没有任何危险的，尤其是在分娩过程中，医疗团队对你采取了一切的必要措施，新生儿感染此病是非常少见的。的确，如果母亲产生复发性感染（也就是说，她在怀孕前患过疱疹），婴儿只有2% ~ 3%风险受到感染。即使母亲在分娩前不久，第一次突发疱疹，宝宝的危险会加大，但75%的概率不会感染此病。

为了保护宝宝，有疱疹病史的孕妇，应在预产期前七天采取剖宫产。对于第一次感染疱疹，在产后一个月后恢复工作的女性来说，应该进行剖宫产。

有些医生，会在孕妇妊娠足月时，为她进行预防性抗病毒治疗。

预防措施

最后，请记住，如果你有生殖器疱疹，应注意不要将病毒传染给你的伴侣（如果一方是感染者就必须采取必要保护措施）。在生殖器疱疹发作时要避免所有性行为。在如厕或发生性关系后要彻底洗手。

> 在怀孕期间，疱疹可能会是不安的源头，鉴于良好的医疗条件，你是极有可能拥有一个健康完美的宝宝的。

遗传基因和遗传性

人体的每个细胞都含有 46 条染色体，代表所有的基因特点：23 条染色体来自于母亲的卵子，23 条染色体来自父亲的精子。在受精过程中，它们两两结合形成第一个细胞核。

一些基本概念

遗传科学。遗传学研究遗传特征的传递问题（如：肤色）。想要了解其中一些构成，就需从极其微小的细胞核开始深入探究。

染色体由 DNA 构成。每个细胞核中都隐藏着遗传信息，这使得每个人都是独一无二的。46 条染色体两两配对，其形状有些像 X（两个交叉的杆状物）。每一条染色体上有一个 DNA 分子（脱氧核糖核酸）。

基因是 DNA 的片段。DNA 是双螺旋形状的分子，它当中的一些有遗传效应的片段就是基因。人类大约有 35000 个不同基因：这些基因决定了每个人的主要特点，至少是通过遗传获得的独有特征。一套染色体上的所有基因构成人体基因组。

基因的传递。身体的任一细胞、性细胞（女性的卵子，男性的精子）包含许多染色体，它们通过 DNA 构成成千上万的基因，但它有一个特点，每个性细胞只有 23 条染色体，在受精时，这些染色体将两两组合形成第一个含有 46 条染色体的人类细胞。每对染色体包括父亲和母亲的染色体各一条。

他会像我吗

一个孩子的遗传基因一半来自于父亲，一半来自于母亲。但这并不意味着孩子会一半像父亲，一半像母亲。事实上，男人女人都一样，生殖细胞的形成是真正的基因交融，含有数十亿的可能性；所以，你的孩子将继承你基因的改良版，这就解释了为什么他像你的地方非常少，为什么同一家庭的兄弟姐妹之间只有一点点相似。

隐性基因，显性基因。简单来说，每个基因决定一个人区别于他人的特质。基因的功能：如决定眼睛的颜色，耳朵的形状。在一对染色体中，每个基因都存在一对复制本，一个来自于父亲，一个来自于母亲。这些同等的基因叫做"等位基因"，它们不总是相同的，有些基因会优于其他的，它们就是显性基因（等位基因），反之则为隐性基因。

女孩还是男孩

一对染色体决定孩子的性别，女性的两条性染色体是相同的，用 XX 表示，然而男性的性染色体是由两条尺寸形状不同的染色体组成，用 XY 表示。女人所有的卵子都是携带 X 染色体，男人的精子有一半携带 X 染色体，一半携带 Y 染色体。

在受精时，未来孩子的性别是由受精的精子的类型决定的（见下图）。如果 X 精子和卵子结合，则胎儿为女性；如果 Y 精子与卵子结合，则胎儿为男性。即组合 XX 为女孩，XY 为男孩。

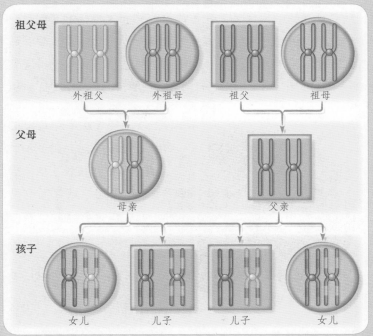

遗传基因的传播

染色体是成对出现的；一对父母能够分别将一对染色体中的任意一条遗传给孩子（见左图，父亲的蓝色或红色染色体，母亲的黄色或绿色染色体）。此外，主导这种分布的细胞分裂发生在基因融合之前，同时染色体重新组合。这就解释了为什么同一个家庭的孩子如此不同。

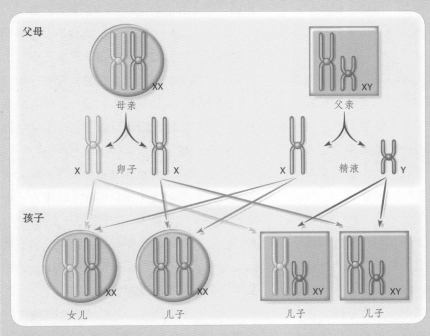

性别的确定

女性的性细胞只含有一种性染色体，X染色体。相反的，男性的性染色体可能是X，也可能是Y。都是随机产生的，约一半的孩子得到来自于父亲的X染色体，宝宝则为女孩（一对XX性染色体），约一半得到来自于父亲的Y染色体，宝宝则为男孩（一对XY性染色体）。

如果怀不上宝宝

一对夫妇没有像他们预计的那么快怀上宝宝，并不能说他们一定存在不育问题。有些人只是比其他人需要更多的时间。但也有可能是由于男方或女方性功能或性器官的问题，阻碍受孕。这一切都可以通过不孕不育的检查来发现问题所在，当我们等待宝宝到来的时间太长，就应该进行一系列的体检……对夫妇检查评估的时间是因人而异的。

难以受孕
还是不孕不育

每天大约有六分之一的夫妇因其不能孕育新生命来咨询医生。但如果我们查阅字典"不育症"的定义（不适合繁殖），不育之间存在着微小的差异，就其情况而言是多种多样的。的确，有些夫妇有性功能障碍问题，是否可以将其治愈呢？如果可能的话，医生会采取适当的治疗方法，最后建议依靠辅助生育的方式。

生育能力因人而异。在一个生理周期内怀上孩子的概率叫做"受孕率"，生育能力最好的夫妇受孕率平均可达到25%：这就意味着每个月都有四分之一的概率怀上宝宝。但有时这个概率不超过10%，甚至更低。这就是人与人之间天生的不平等。

生育能力因年龄、体重、压力各不相同。此外，许多因素会影响怀孕早晚的问题。首先，不得不说的就是年龄，女性的生育能力30岁开始下降，尤其是35岁以后。肥胖会延缓妊娠，过度消瘦同样延缓妊娠。在一些极端情况下，如厌食症，表现为拒绝进食，可能有时会出现月经不来或者经期停止的状况。压力也会对此产生负面的影响，是因为它会降低我们的生育欲望并产生性生活障碍问题。最后，烟草无论是对女性还是男性的生育能力都有极大的影响。

生理原因

据统计，一对夫妇存在不孕不育的生理原因，由女方因素引起者占40%，男方因素引起者占40%，双方因素引起者占20%。

女性方面。三分之一的女性不孕与排卵功能障碍有关，四分之一不孕是由于子宫内膜异位或输卵管在过去受过感染没有仔细保养治疗而受损。还有极少数原因：子宫内膜息肉或子宫肌瘤阻止精子植入，子宫颈黏液的合成不利于精子深入与卵子相遇，导致不孕。

男性方面。男性不育多为精子问题。有时是由于精液缺乏（无精子症），睾丸或者输精管精子产量匮乏。有时是精子量太少（少精子症），精子活力不足（弱精子症）或者大量精子发育不正常（畸形精子症）：这些异常问题常常是相互关联的。

有时，是夫妻双方问题。在一对夫妻中，生育能力强的一方可弥补生育能力弱的一方。因此，当男人的精子量少或活力不足，

不孕不育症检查

不孕不育症的检查除了与医生沟通以外，还包含多项测试。第一时间要检查女性的排卵能力，男性的精子状态，通过性交后测试来检查夫妇的生殖能力。同样可以通过子宫造影术来检查子宫和输卵管问题。如果什么都没发现，还可以通过腹腔镜检查法研究子宫内膜组织异位。

排卵能力

月经周期的规律性和持续时间可计算排卵期。但极少数女性的经期具有规律性，无排卵，为了了解排卵期，唯一简单的方法就是建立温度曲线图（见本书22页）。

在两到三个月后，根据收集的数据，医生能够诊断出是否有排卵发生，排卵是无法预知的还是有规律的。如果证实有异常问题，就将针对经期不同时期进行抽血取样（激素检测），这样便能找到可能的激素原因。

精子检测

在进行不孕不育症检测初期就会通过此项检查来确认精子的状态。男子手淫后在特殊的实验室采集样本，之后分析精子的数目、活力和形态。同样可以诊断潜在的感染。

性交后测试（PCT）

此测试，用来评估夫妇的生育能力。为了让精子顺利地穿透进入子宫颈，应具备以下两个条件：男性方面，精子极具活力；女性方面，宫颈黏液有助于精子上升。为了检查这些数据，在子宫颈入口处提取阴道分泌物，然后用显微镜进行分析。此检查无痛苦，通常是在受孕期间，性交后的第二天进行。

子宫造影术

此检查通过子宫颈管向子宫腔内注入碘剂，在 X 线拍摄下与周围组织形成明显的对比，使管腔显影。目的是检查精子或受精卵在输卵管内受到阻碍的部位。

腹腔镜检查法

此项检查在全身麻醉下进行，采用非常细的光管提供照明，并与监视器相连，通过小口（直径 8 ～ 10 毫米）将腹腔镜设备插入腹腔内。它可以确诊输卵管是否畅通，以及评估卵巢，输卵管和子宫的状态。

> " 不孕不育症的检查可能需要很长时间，因为涉及多项检查。"

而他的伴侣子宫黏液利于精子植入时，夫妻仍然可以怀上宝宝。反之，女性子宫黏液质量差，而她丈夫精子足够活跃，问题也是很容易解决的。最大的困难就是两个人的生育能力都差。这就是为什么有时一个人与新的伴侣会有孩子，而过去的婚姻却无果而终……

什么时候咨询医生

据医学统计，夫妻婚后两年，始终无法怀上孩子就存在不孕不育的危险。如果我们以这个期限作为参考，一半的夫妇都存在这个问题。对于 35 岁以上的女性，医生甚至建议六个月后再咨询。事实上，超过这个年龄，女性的生育能力大幅下降，因此需要马上治疗。最佳情况就是：不同的测试表明一切正常，只需耐心等待。然而，当我们发现一些真实的不孕不育因素，仍然可以考虑治疗，对于不育的治疗可能只是时间问题。

服用什么药

传统的药物和手术治疗方法对女性不孕是很有效的。对于男人来说，解决方法很少，除了潜在感染的治疗和医疗辅助生育技术之外，在医药方面虽取得一些成果，但与我们所期望的还是有一定的差距。

男女的不平等

当男性精子不足，治疗效果不明显时，唯一治疗不育症的办法就是通过辅助生育技术。

通过常规的药物，更容易治疗女性不孕。当一个女人排卵不正常时，医生会开"促排卵"药品，目的是促进同时排卵，但不排除多胎妊娠的风险。在其他情况下，可通过手术去除子宫肌瘤，子宫内膜异位或者修复输卵管。事实上，女性许多不孕的问题都可以得到适当的治疗，也通常都会获得良好的效果，但并非总是成功的。

医疗辅助生育

辅助生育包含不同技术，即通过性生活以外的方式帮助夫妇怀上孩子。通常不会轻易使用这种技术，而且此方法也并非是万能的，有时只是尽量克服不孕不育的问题。见以下要点。

宫外受精。宫外受精是把在实验室准备好的精子直接植入到子宫腔内，并注入促进排卵的药物。这种方法用于治疗男性的次生育力，女性宫颈黏液不足和混合不育，唯一

多胎妊娠

有些因素可以解释妊娠胎儿数目增多的问题。首先，35 岁以上孕妇的数量增加：这个年龄之后，更常出现多个卵子在同一时间释放的现象。此外，许多处于这个年龄段的妇女通过多卵释放的方法治疗其不孕症。最后，与其类似的方法，体外受精（IVF）也是多胎妊娠的因素之一。

的要求就是女性至少有一个输卵管是畅通的。

试管受精。此方法是让女性的卵母细胞与其丈夫的精子在试管中相遇形成胚胎，同时通过注射促排卵药物刺激卵巢。随后将获得的胚胎植入卵巢（一次最多 2 ~ 3个），剩余的胚胎将被冻结以备再次妊娠使用。

卵胞浆内单精子注射技术（ICSI）。此项技术自 1994 年以来，开始在法国实施。其目的是应付精子严重缺陷：将精子注射到卵细胞内得以受孕。精子通过射精获取，或者通过手术在睾丸或附睾中提取。一半以上的体外受精都使用该技术。

通过捐献者受孕。当不能在不育症的男性患者体内收集精子时，医生可能在最后关头建议精子供体受精。同样，当女性患有更年期提前病症或没有了卵巢，有时就需要求助于卵子捐献。通过体外受精获得另一个女人的卵子，将其与自己丈夫的精子融合得到胚胎。

还要走多远

当一对夫妇开始治疗不孕不育症时，就

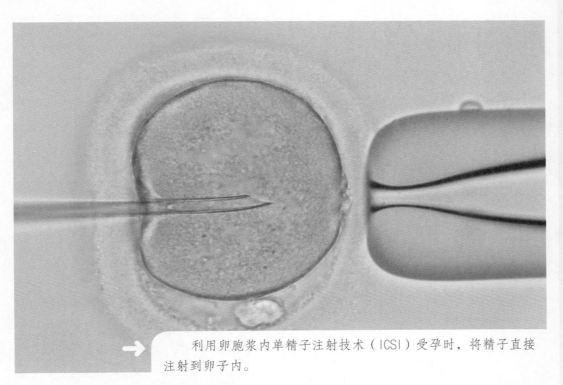

→ 利用卵胞浆内单精子注射技术（ICSI）受孕时，将精子直接
注射到卵子内。

注定走上一条漫长痛苦的道路，尤其是通过辅助生育技术治疗。当经过一次次的失败，自然而然就会出现这些问题：我们还要走多远？我们还要努力尝试多少方法？什么时候才能成功？即使是极有能力的医生也不能完全确认能够治愈一对夫妇的不孕不育症。

此外，医疗辅助生育技术进步得如此之快，以至于许多悬而未决的难题得以解决。当一个孩子在精子或卵子捐献者的帮助下出生，父母的一方并非他生物学上的父亲或者母亲，他们将如何解释这一切呢？还是保持沉默呢？自己如何承受这一切呢？亲子关系的问题从来都不是微不足道的。家庭的秘密，即使保存的再好，有时也会形成一层难以言喻的沉重隔阂。然而，医生和社会不可能一直帮助父母面对这些潜在的问题。

如此多的问题出现在抉择这一刻……这些问题并不是唯一的，远不止如此，其他的问题可能会牵扯许多私密的领域。在任何情况下都是很难下决定的：接踵而来的是伤心，或者选择领养一个孩子……

生育能力，不孕不育症和无意识

> 在受孕方面，医学不能一直回答"为什么"。有些女性理论上来说是没有受孕能力的，可她们却发现自己怀孕了。例如：通过检查确诊为输卵管感染引起的不孕症。

> 反之，其他一些女性前来咨询是因为在检查中没有发现任何异常，尽管性生活很规律但一直怀不上孩子。这种矛盾案例时常出现，并不少见，如夫妇在收养一个孩子之后立刻就怀孕了，甚至得到收养协议后就发现自己怀孕了。

男性的生子欲望

大多数男人都希望有一天能成为父亲，通常是当他爱的女人问他这个问题的时候。最初这个愿望都是模糊不清的，逐渐成为其生活规划的一部分，但这个蓝图并非是有步骤的。事实上，男人像女人一样，对孩子的渴望有不同的形式，十分清楚自己所要承担的责任，但对于其他的事物都很模糊。

衡量各方想法

在任何情况下，如果你的伴侣不想马上要孩子，不要因此事而推断她不爱你或者不够尊重你。受西方社会的影响，近期常常会把爱情与要孩子联系在一起，认为孩子是两人"爱情的果实或者是生命的延续"。但当社会、家庭或者个人方面开始考虑到孩子的问题，许多事情就没那么重要了。

长久以来的愿望

对于一些男人来说，要孩子明显是需要勇气的，父亲身份是其生活计划的一部分。要当父亲的想法很早就存在了，从童年起，这个愿望并没有随着时间的流逝而消减。如果你问这些男人什么涉及你对孩子的渴望，有些回答说是传宗接代的需要，或者是以另一种存在方式"延续"生命，使其生命留有痕迹。其他人则认为父亲身份就像是自然而然产生的责任，与其男性身份相关的必然产物，他们打算更好地发挥他们存在的意义。

在世界上的许多地区，男人和女人一样，不能想象没有孩子或没有几个孩子：有时是社会或者宗教的原因。最终，男人会发现父亲身份就犹如个人充分发挥的源泉。他们根本就没有想过没有孩子，他们想要看着孩子成长，与他们分享成千上万的事情，他们梦想着有一个大家庭。如果他不能生育，也会选择领养孩子。

或者只是最初相当模糊的愿望

大多数时候，在较为富有的社会中，女性会最先萌生要孩子的想法。通常当两人热恋时，伴侣明确提出这个问题，想要建立一个家庭的愿望便出现了。一切都是从一个相当模糊的欲望开始的，有时是在父母的施压下或周围人建议"是时候了"的情况下，欲望逐渐增大。

然而，男人总是顺从女人对要孩子的愿望的结论是错误的。许多男人相当重视个人生活，希望通过父亲身份进入人生第二个阶段。然而当他们有一天说"好的"，这就表示他或多或少是赞同这个计划的。事实上，女人潜在的欲望被唤醒常常是由于外在的推动，而非内在的想法。

需要时间做好准备。最初，如果你没有准备好，你很可能提出许多不同论据反对这个想法。有时候，你甚至提到"战争和污染""孩子将会在这个世界面对诸多的困难"。更具体地说，当你做出这个决定，开始担心两人的经济状况和如何为孩子创造自己理想中的舒适环境。毫无疑问，你将需要时间来

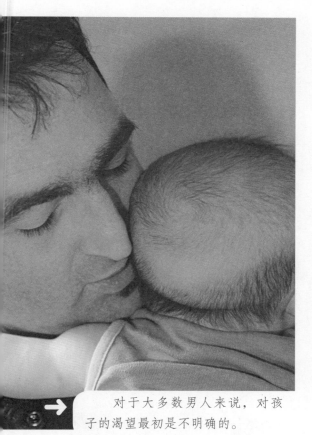

对于大多数男人来说，对孩子的渴望最初是不明确的。

使自己的做父亲的想法得以成熟，你必须努力把这个计划变成你自己的。

然而，一个不愿打骂孩子的男人可能是因为自己被打过，想要表现出慈爱父亲的一面。如果出现这方面的问题，男人可以重塑自身行为，降低风险，尤其是从小就在精神分析学家或精神科医师帮助下解决问题的男性，将会建议进行治疗，但通往成为父亲的这条路要长一些。

渴望要孩子或者要孩子的计划

一个男人有时是由于身体的"冲动"而使爱的女人受孕，没有认真考虑与小孩子生活。这涉及内心强烈的欲望，与真实的思考

相比，更多的是爱情的冲动。这并不是计划好的……当然，只要双方意见一致，完全可以在冲动的基础上孕育一个孩子。有时，当孩子出生时，父母都会感到很满足。

但宝宝的出生也可能引起真正的混乱。可能是孩子出生时或者出生前，父亲突然想要逃避，因为他没有真正想过要抚养一个孩子。例如有这样一个年轻男子，他认为他的伴侣用一时的冲动换来他的"赞同"，孩子出生两年后，他后悔了："我本应该等一等的。现在即使我爱我的儿子，我不得不面对我不适合做父亲的问题。"

最初想要孩子的想法通常伴随着负责一个新生命的真正计划，但这条路并非是有条不紊的。同样，给自己些时间思考这个可能性，尤其是与一个孩子生活的想法引起内心的拒绝。从欲望到计划要一个孩子，对每个人来说往往是要根据自己的步调跨过那几步。

如果不是那么希望要孩子

> 据研究人员对男性欲望的调查，似乎渴望孩子的强度对未来爸爸的特质没有任何影响。不管你是多么期望孕育一个孩子，都不会影响你对这个孩子爱和养育的能力。有时甚至会出现：男人最初不想要孩子，最终十分满意这个孩子的存在并完全承担起一个父亲的责任。

> 相反，当一个女人独自决定是否生育一个孩子，也会出现许多问题。如果她没有告诉男方把孩子打掉，或不考虑男方的否定意见，甚至是拒绝，大多数时候，这对夫妇是无法再继续下去的。

答疑解惑

> 我做了排卵测试，但都是阴性的。这是不是意味着我这个月没有排卵呢？"

排卵测试的可靠性

测试结果为阴性并不总是意味你没有排卵。促黄体生成素（LH）峰值可能未被察觉，尤其是你没有每天在同一时间做测试或你喝了过多的水。

如果你 2 ~ 3 月内的测试结果都是阴性的，就有可能是你的排卵不规律，最好咨询医生。

> 我患有糖尿病很多年了，我是否能怀孩子呢？"

怀孕和慢性疾病

当一个女人一直在进行糖尿病治疗，只要在受孕之前做好准备，是完全有可能怀孕的。

这同样适用于其他的慢性疾病（高血压、癫痫症、心理方面的问题等等）。负责治疗慢性疾病的专家将会核实病人的身体状况是否稳定，现在的治疗是否适合怀孕。如果情况并非如此，就将在受孕前改动治疗方法。有时可能需要住院检查，以便验证一些数据：就你的情况来看，必须稳定血糖指数，使其维持在一个较低的水平。

如果你想要孩子，必须提前咨询你的主治医生，强烈建议你提前与产科医生会面；他将会解释如何在孕期监控你的身体状况并特别负责你的分娩问题。如有必要，他将与你的糖尿病医生保持联系，给你开一些叶酸药物。最重要的是怀孕的最初三个月，必须在受孕前做好规划。

> 我一个月前流产了，现在再次尝试怀宝宝是不是太早呢？"

流产后再次受孕的期限

不存在要遵守的期限，但通常最好是等到你经期来潮之后，因为这样将有助于你计算孕期。如果你等待分析结果出来（例如：三次流产的综述），将会在下次怀孕之前更好地了解自己的身体状况。

如果你或你的伴侣觉得需要时间来悼念你们未出世的宝宝，那就慢慢来吧。众所周知，几乎每个女人面对流产都是很少说话的。

> 我想要一个男孩；有一些有效的方法吗？"

选择孩子的性别

真的没有任何有效的办法。通常生男孩的概率为 50%，通过遵循一些规律，促进精子携带 Y 染色体，有可能增加 10% 的概率。要知道想要男孩，就要在精子最活跃的时期，排卵当天发生性行为（想要生女儿，最好在排卵之前几天发生性行为）。

我们都知道，携带 Y 染色体的精子对于阴道的酸性环境承受力较差；为了使阴道内的 pH 值酸性较弱，建议进行 6 个月的受孕饮食：包含足够的盐、咖啡、茶、巧克力、肉类等。（想要生女儿，则相反，首选奶制品和钙）。

> 我做了妊娠测试，尝试了六个月仍然没有怀孕。是不是由于我的月经周期不规律呢？"

月经周期不规律

月经周期两个月相隔天数总是变化的视为经期不规律。长周期（超过 28 天）并不意味排卵少。在这种情况下，怀孕需要多等一段时间，但需要足够的耐心。

如果一到两年后还没能成功怀孕，你就需要接受治疗，刺激排卵量。

> 我的宝宝是通过体外受精孕育的。他有机会像其他孩子一样健康吗？"

体外受精（FIV）

体外受精不会影响你拥有一个健康的宝宝。根据近期的研究，如果其他因素都一样（例如：母亲年龄、子宫状态、胎儿数目），体外受精的母亲在怀孕期间没有明显增加并发症的现象。然而，据统计，体外受精的母亲在怀孕初期出现流产的概率要高一些。可能出现"拒绝"受精卵进入子宫和阴道再植入的现象。

事实上，这极有可能是因为这类女性一直被监控治疗，流产易被察觉。而在常规怀孕的情况下，许多流产易被忽视。

然而，至少在怀孕初期是存在一些差异的。由于体外受精需要跟踪监控治疗（卵巢刺激，局部或全身麻醉下进行卵巢穿刺术和子宫再植入术），最初的几个星期通常是很难熬的。此外，可能出现卵巢过度刺激的风险，伴有卵巢过大和腹痛。除了这些身体的不适，还会伴有心理的考验：如等待妊娠测试的结果，一旦结果的阳性的，又担心流产。

此外，为了促进植入，在最初的两个月需服用黄体酮。过了这段时间，妊娠将和其他孕妇一样——除非怀有一个以上胎儿（双胞胎或三胞胎），体外受精出现这种情况的概率达 5% ~ 25%。

> 我刚刚分娩，想马上要二胎，因为我已经 39 岁了。需要等多久呢？"

再次妊娠需间隔多久

这是一个非常私人的问题，因为首先是你要知道你和你的伴侣什么时候有能力抚养两个孩子。因此，要等到你规划好三个人的生活，在月经再次来潮后，根据你的身体状况再做决定。

如果你第一次是剖宫产，就不再建议你像过去一样等一年了。众所周知，子宫的愈合是相当迅速的，不必再等那么长时间了。

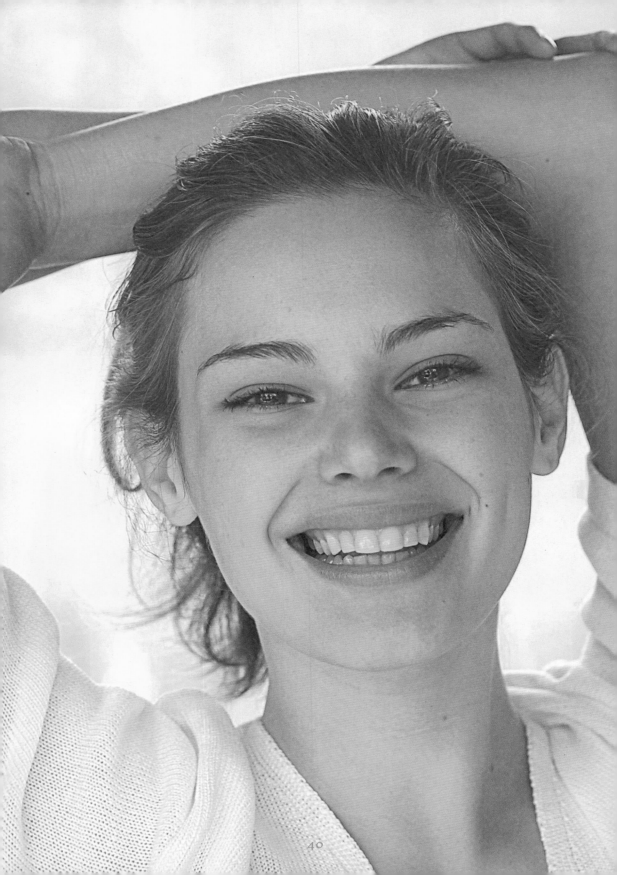

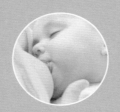

怀孕了

最初的迹象

妊娠的最初几个月总是伴有恶心、乏力或者乳房肿胀等症状。除了这些可能的症状在某些女性身上出现外，最先出现的征兆是月经过期不至，但这并不是怀孕的绝对证据。

恶心和其他可能的征兆

有些女性可能会说，她们从最初几天就知道自己怀孕了，一种莫名的直觉，几乎是确信。但极有可能你对此毫无预感，有时可能没感到任何与怀孕初期相关的征兆：恶心、乳房肿胀、疲乏嗜睡、情绪波动加大……

这些迹象都是相对的，每个女人都不同。有些失去食欲或对某些食物或香料感到反胃，有些贪吃，或有便秘、尿频。从医学的角度来看，所有的这些症状，无论独立与否都不能保证你怀孕了。没有这些征兆也并不意味你没怀孕。因此，一定要谨慎处之，因为身体的迹象不能排除一些误解……

月经过期不至

对于大多数女人来说，第一个征兆就是月经过期不至。但月经并不容易计算，尤其是周期不规律的女性。不能以这种刻板的方式确定自己是否怀孕，因为女性生理周期可能由于情感冲击、疾病、生活方式或气候变化（旅行）而改变或中断。

体温升高

事实上，确定怀孕最可靠的两个迹象是月经不来潮和体温持续高于 37℃。其实，体温在经期的不同阶段是有变化的，在经期到来之前再次下降。怀孕时，身体持续高温而不下降。如果你从未采取记录基础体温的方法，临时使用一次体温计是没什么用的。连续测量和记录数月的月经周期内基础体温，建立一个曲线图，就能够区别出不同阶段和最高的基础体温。否则，更行之有效的方法是进行妊娠测试。

> 我一起床就恶心想吐，一直到晚上。我担心不能给我的宝宝保留足够的食物。"

呕吐和进食

呕吐通常会在妊娠的第三个月末消失，像往常一样，总有例外。导致呕吐的原因多种多样，没有 100% 有效的治疗方法。但可以通过下面的几个建议尽量减轻其影响。

如果你吃得很少，尽量多吃富含蛋白质（鱼、肉）、混合性糖类（淀粉性食物）和乳制品的食物。多喝水，尤其是你呕吐时。如果觉得液体比固体的食物更容易下咽，选择富含营养的饮料：果汁、汤，如果你觉得固体的食物更适合你，多吃含水量高的食物（水果、蔬菜）。

与医生讨论是否应该服用营养补充剂。在你呕吐较轻的那一天服用营养补充剂。

避免早上空腹起床。在下床之前，吃些富含糖类的点心。

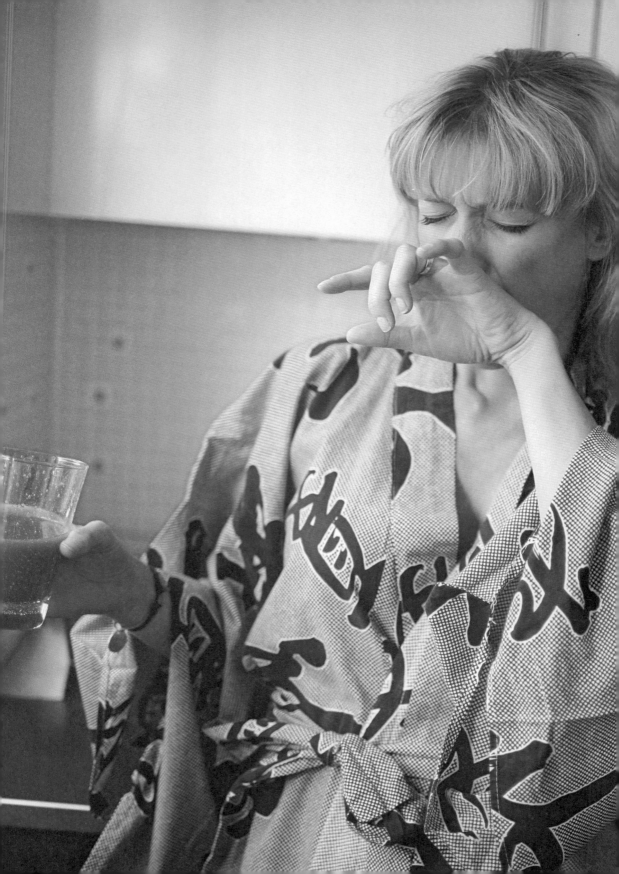

从预感到确认

有许多不同的方法可确定你是否确实怀孕了：药店出售的检测产品，实验室进行的分析或者医生检查向你确认这个喜讯。如果你想早点检测自己是否怀孕，至少在月经过期不至之后，进行一次验血检查。

由尿液检测开始

这些检测产品可在药店购买，通过尿液来检查自己是否怀孕。此产品无需处方出售，包装为盒装，里面含有必要的附属品。它们使用简单，只需按说明书进行操作。不过，当结果显示为阳性时，你也不能完全相信这个结果。当结果为阴性，你也仍有可能是怀孕了。测试做得太早，检测产品灵敏度太低或尿液不够浓都可能造成假孕现象。在这种情况下，先不要失望，等待几天重新再做一次检测，或直接咨询医生。

血液分析

最可靠的（准确率高达100%）方式是进行血液化验，验血通常有医生开处方。如果你怀孕了，将会出现一种只在妊娠期分泌的激素：人绒毛膜促性腺激素（HCG）。此激素是在受精后通过受精卵产生，然后通过未来胎盘的滋养层细胞分泌产生，接着通过胎盘生成。它的作用不为人所熟知，但在最初的几个星期是必不可少的。事实上，通过这一临时腺激素，刺激人体产生黄体酮，保证子宫内胎儿的稳定。验血可以在早期阶段（8天），经期过期不至之前，诊断出女性是否怀孕。结果可能伴有预产期的日期。

> " 我们试图要一个孩子 ；应该选择什么样的测试才能快速简单地得知自己是否怀孕了？"

选择怎样的妊娠测试

在药店出售许多的测试产品，它们都遵循同样的原则（通过尿液检测人绒毛膜促性腺激素）。它们的使用方式很简单，可信度达到99%，但有时可能会出现假阳性。有些人会在经期过期不至的第一天，甚至更早，即预计经期来的前三天（排卵后的第10～12天）就使用此产品进行检测，几分钟后就会出现结果，很容易读出。该测试产品单独出售或每组两个出售。值得注意的是，如果你的经期不正常的延迟，无论结果如何，最好咨询一下你的医生。

拜访医生

如果你怀孕了，医生将会给你安排妇科检查，但只是在闭经几个星期之后（大约一个半月后，即第二次没来月经时）。检查是为了查明你无法感知的子宫容量、厚度和形状的变化。通常会发现子宫颈关闭，呈淡紫色，宫颈黏液匮乏。如果你没有进行验血，医生一定会要求通过验血来确认你是否怀孕，除非直接通过超声波检查确诊了你的情况。

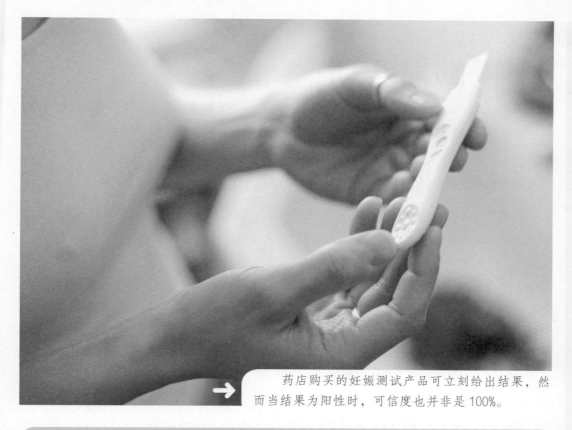

药店购买的妊娠测试产品可立刻给出结果，然而当结果为阳性时，可信度也并非是100%。

我是告诉他这个消息……还是等一等

> 当然，通常向从未当过父亲的准爸爸告知怀孕的喜讯要比想象的困难（本书56、57页）。家人和朋友或早或晚得知这一喜讯，决定"什么时候说"和："对谁说"是非常私人的事情。每个女人都可能依据其担忧、家庭习惯、与亲人的关系、地理距离或者是个人的年龄……来决定如何告知他人自己怀孕的消息。

> 每个人的选择都会不一样。有些准妈妈需要立即向她的亲属宣布其怀孕的消息；有些人首先刻意隐藏这个秘密，

只与她的丈夫分享这个喜讯。还有一些人，可能是因为以前的流产造成创伤，直到怀孕的第三个月末，流产的风险几乎为零的时候才会向亲人宣布这个喜讯。除非其伴侣对公布喜讯的日期有意见。

> 周围人的反应将各有不同。有时你会因亲密朋友的冷漠态度而感到失望，有时会因为公婆的热情和随之而来的大量建议而恼火……无论如何，这件事情将触及你身边的人并引起各种反应，但你什么都做不了。甚至准爸爸的态度在某

种情况下都可能让你惊讶。如果他不想要孩子，真实的情况将可能更棘手，你要设身处地想清楚"如何告知他这件事"。

> 宣布有孩子的消息，涉及孩子的问题可能在家里都讨论过了，只要"某些事情发生了"，实现就很快了。即使胎儿很小，妇科医生也不会建议你打掉这个孩子，并会告知你"宝宝在母亲腹中的成长状况"，建议你们根据个人的妊娠状况保留这个孩子。

了解预产期

计算自己的分娩日期有两种方式：一个是从受孕的日期开始计算，另一个更简单一些，从最后一次月经开始的那一天算起。如果两者都不确定，就需要做一个超声波检查。

通过闭经周数的计算

这种方法是医生通过月经消失周数（或闭经周数）来计算预产期，用一个轨迹线来计算。使用一个日历表格来表示，让人一目了然（请参阅 48、49 页）。基本上是从你最后一次月经开始的日期加 41 周就是预产期。比如，最后一次月经始于 5 月 1 号，理论上来说，预产期将是 2 月 11 号，即 41 周之后。然而，总是可能存在几天的差距。

另一个方法是受孕的日期加上 39 周。这种方法只适用于了解自己排卵日期的人群。理论上来讲，当月经周期为 28 天时，排卵日期则为经期的第 14 天，或者当月经周期为 35 天，排卵日期为经期的第 21 天，当月经周期为 22 天，排卵日期则为经期的第 8 天（一个周期始于月经周期的第一天）。

通常，只有经期十分有规律的，或使用温度测量法的女性，才能通过准确的方式确定受孕日期。

月份计算

事实上，我们通常会把预产期的计算分为周数计算和月份计算。"周数"的期限，更多是用闭经的持续时间来计算，因为我们不是很确定最后一次月经的日期。相反，月份的计算更常用于计算胎儿的年龄（或妊娠的持续时间）。它通过受孕的日期来定义，相对于周数计算，它有两周的差距。

通过超声波检查得知预产期

如果你忘记了最后一次月经来潮的日期，并且你一直无法确定受孕的日期，你仍然可以通过超声波检查得知预产期的日期。当这个检查在孕后的第六到第八周进行时，通过胚胎的尺寸，医生能够确定妊娠开始的时间，这意味着你需要在预料日期之前做第一次超声波检查（参见 120 ~ 123 页）。超过第三个月，超声波检查就没那么准确地提供胎儿的确切年龄（多于或少于一周）。

星期和月份间的一致性

	最后一次月经	妊娠开始	月经天数								预产期
		排卵受精									
月经天数	0	14 天	28 天								
闭经周数	0	2 周	4 周	6 周	10 周	15 周	20 周	24 周	28 周	32 周	37 周	41 周
妊娠月份（期满的）		0	2 周	1 个月	2 个月	3 个月	4 个月	5 个月	6 个月	7 个月	8 个月	9 个月

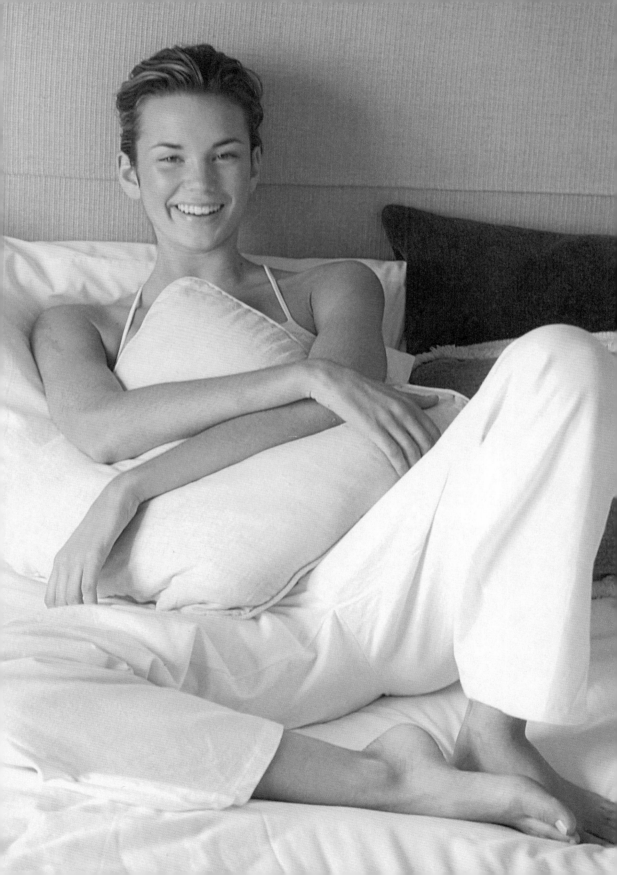

计算你的预产期

1月	10月	2月	11月	3月	12月	4月	1月	5月	2月	6月	3月
1	14	1	14	1	12	1	12	1	11	1	14
2	15	2	15	2	13	2	13	2	12	2	15
3	16	3	16	3	14	3	14	3	13	3	16
4	17	4	17	4	15	4	15	4	14	4	17
5	18	5	18	5	16	5	16	5	15	5	18
6	19	6	19	6	17	6	17	6	16	6	19
7	20	7	20	7	18	7	18	7	17	7	20
8	21	8	21	8	19	8	19	8	18	8	21
9	22	9	22	9	20	9	20	9	19	9	22
10	23	10	23	10	21	10	21	10	20	10	23
11	24	11	24	11	22	11	22	11	21	11	24
12	25	12	25	12	23	12	23	12	22	12	25
13	26	13	26	13	24	13	24	13	23	13	26
14	27	14	27	14	25	14	25	14	24	14	27
15	28	15	28	15	26	15	26	15	25	15	28
16	29	16	29	16	27	16	27	16	26	16	29
17	30	17	30	17	28	17	28	17	27	17	30
18	31	18	1	18	29	18	29	18	28	18	31
19	1	19	2	19	30	19	30	19	1	19	1
20	2	20	3	20	31	20	31	20	2	20	2
21	3	21	4	21	1	21	1	21	3	21	3
22	4	22	5	22	2	22	2	22	4	22	4
23	5	23	6	23	3	23	3	23	5	23	5
24	6	24	7	24	4	24	4	24	6	24	6
25	7	25	8	25	5	25	5	25	7	25	7
26	8	26	9	26	6	26	6	26	8	26	8
27	9	27	10	27	7	27	7	27	9	27	9
28	10	28	11	28	8	28	8	28	10	28	10
29	11			29	9	29	9	29	11	29	11
30	12			30	10	30	10	30	12	30	12
31	13			31	11			31	13		
1月	11月	2月	12月	3月	1月	4月	2月	5月	3月	6月	4月

在第一行寻找您最后一次月经的第一天，在右边深色栏中对应着最接近的预产期，比如1月1日对应的预产期为10月14日。（以28天为一次周期计算）

7月	4月	8月	5月	9月	6月	10月	7月	11月	8月	12月	9月
1	13	1	14	1	14	1	14	1	14	1	13
2	14	2	15	2	15	2	15	2	15	2	14
3	15	3	16	3	16	3	16	3	16	3	15
4	16	4	17	4	17	4	17	4	17	4	16
5	17	5	18	5	18	5	18	5	18	5	17
6	18	6	19	6	19	6	19	6	19	6	18
7	19	7	20	7	20	7	20	7	20	7	19
8	20	8	21	8	21	8	21	8	21	8	20
9	21	9	22	9	22	9	22	9	22	9	21
10	22	10	23	10	23	10	23	10	23	10	22
11	23	11	24	11	24	11	24	11	24	11	23
12	24	12	25	12	25	12	25	12	25	12	24
13	25	13	26	13	26	13	26	13	26	13	25
14	26	14	27	14	27	14	27	14	27	14	26
15	27	15	28	15	28	15	28	15	28	15	27
16	28	16	29	16	29	16	29	16	29	16	28
17	29	17	30	17	30	17	30	17	30	17	29
18	30	18	31	18	1	18	31	18	31	18	30
19	1	19	1	19	2	19	1	19	1	19	1
20	2	20	2	20	3	20	2	20	2	20	2
21	3	21	3	21	4	21	3	21	3	21	3
22	4	22	4	22	5	22	4	22	4	22	4
23	5	23	5	23	6	23	5	23	5	23	5
24	6	24	6	24	7	24	6	24	6	24	6
25	7	25	7	25	8	25	7	25	7	25	7
26	8	26	8	26	9	26	8	26	8	26	8
27	9	27	9	27	10	27	9	27	9	27	9
28	10	28	10	28	11	28	10	28	10	28	10
29	11	29	11	29	12	29	11	29	11	29	11
30	12	30	12	30	13	30	12	30	12	30	12
31	13	31	13			31	13			31	13
7月	5月	8月	6月	9月	7月	10月	8月	11月	9月	12月	10月

怀孕了

初步的预防措施

在最初怀孕时，从实际的观点来看，生活和过去几乎差不多。你可以继续做运动，表现自己贪吃的一面，晚上外出……唯一可能出现的困难，通常是与戒烟或戒酒有关。

几项基本原则

妊娠开始并不意味着日常生活的大混乱，然而，如果你记住几项基本原则，毫不犹豫地想睡就睡或在你觉得需要休息的时候就休息，你和你的胎儿都会越来越好。

药物。结束自行用药！这是第一个要记住的法则。此时，在没有医嘱的情况下，不要服用任何药物。即使是看似无害的，如阿司匹林、止咳糖浆或是外用药膏，都有可能对胎儿带来不良反应，当然，只有在医生的建议下才能对症下药。

体育活动。怀孕不要求久坐不动，待在家里。但要注意任何可能导致跌倒、强烈撞击或缺氧的活动：潜水、高山滑雪、骑越野自行车、格斗运动……除此之外，还是有很大的行动余地的。如果你是一个热衷运动的人，通常来说，你是可以继续从事运动的，但至少要征求一下医生的意见，在度过最初的几个月之后，才可以进行适当的运动。

有毒物质。在日常生活中吸入有毒物质的风险是非常低的。需要避免装修公寓或在

如何平衡饮食

> 不存在适合怀孕期的食谱。如果你什么都吃且没有任何限制，不落一顿饭，那么一切都是最好的，只需注意不要缺乏营养。

> 某些类型的食物比以往任何时候都必不可少：其中包括，奶制品或动物蛋白（肉、鱼、蛋）。如果你只是根据个人的喜好进食，那就需要努力尝试一些你不喜欢的食物……对于其他类型的食物也是一样，如蔬菜、水果、脂肪类食品、淀粉和谷物……你的身体同样需要更多的铁、叶酸、钙或维生素 D。但你不能就此推断你必须服用药物，这仍需要遵循医嘱。在许多食物中都含有以上物质：肉和干菜中含有铁；乳制品中含钙；蛋和绿色蔬菜中含叶酸；鱼中含有维生素 D……所以，在怀孕初期，最明智的做法是保持饮食的多样化，不排斥任何食物。

> 采取一点措施。如果你想谨慎一点儿，就需更好地确保食品卫生，防止弓形病（如你未能幸免，请参阅本书 158页）和李斯特病菌。这涉及仔细清洗水果和蔬菜，保持冰箱清洁，将肉类、鱼和海鲜煮熟。此外，鉴于弓形体虫的风险，建议孕妇避免接触猫，而且不要触碰猫砂。这些都是基本建议。为了最大可能地预防李斯特病菌，可能会要求你：去除奶酪外皮，避免原料奶制品，发芽的种子，如：大豆、切割的熟肉、熟肉酱或冷冻产品。要知道，李斯特病菌仍然是一种罕见的传染病。

你所在的地方喷洒杀虫剂……同样要注意：如果你工作的单位使用油漆或化学药品，应立刻咨询职业医师，在公司内部暂时调配工作岗位。

烟草、酒精、麻醉品

如果你时不时吸烟或喝一些含有酒精的饮料，怀孕初期，所有的医生将可能建议你终止怀孕。当然，决定权在你，但要注意，这意味着将给你的胎儿带来危险。

酒精对胎儿的发育产生不良影响，最糟的情况是可能造成胎儿酒精中毒综合征和先天性精神疾病。

烟草和大麻在孩子出生后会增加感染或患呼吸系统疾病的风险。至于可卡因和其他硬性毒品，它们会导致危险的并发症和未来新生儿的毒瘾问题。

酒精。在怀孕期间，应避免饮酒，即使是少量的。当你喝酒时，胎儿也在喝酒。然而，他的身体并不像你一样具备对酒精的过滤器，因为他的肝尚未发育。尤其是在妊娠的最初三个月，酒精可能会引起胎儿畸形。

如果几天后，你意识到你很难做到每天不喝红酒或开胃酒，不要羞于告知你的医生。因为有时对酒精的依赖是在不知不觉中形成的，众多风险之一是胎儿也同样离不开酒精……

烟草。也许你在怀孕初期厌恶吸烟，对此感到恶心，并就此戒烟。但在大多数情况下，即使你确信这是一个正确的决定，戒烟仍需要付出极大的努力。

你可以向你的医生或专门的戒烟中心寻求帮助。有许多方法来支持你，诸如不同的

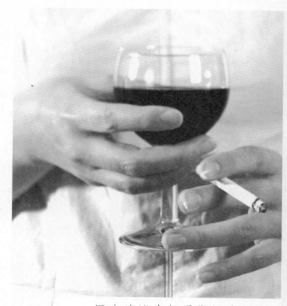

怀孕了

医生建议在怀孕期间戒烟戒酒，两者都会给胎儿带来负面影响。

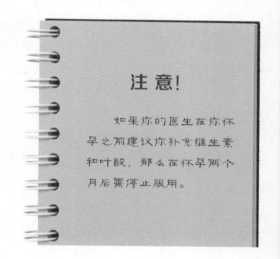

注意！

如果你的医生在你怀孕之前建议你补充维生素和叶酸，那么在怀孕两个月后需停止服用。

尼古丁替代品、帮助戒烟的膏药，只要根据医生处方要求，在怀孕过程中是允许使用的。然后是在断奶阶段，没有他人帮助时，你可以采用一切方式坚持到底：比如在你想吸烟时，喝一杯水或出去散散步。当然，如果你周围的人不在你面前吸烟，你会更容易摆脱烟瘾。

40 岁以后怀孕

这在西方国家是一种普遍趋势：由于种种原因，女性生育子女的年龄越来越晚。然而，如果想要孩子的想法来得比较晚，生育条件就不会完全像年轻女子一样，因此，孕后监测是不同的，那么需采取的预防措施也是最大化的。

中年怀孕

近年来在法国，产妇的平均年龄显著增高：从 1970 年的 24 岁增长到 2006 年的 29.8 岁。同样，在 40 岁以后生产的女性数量在十年间翻了一倍：如今，有 21 000 名新生儿的母亲年龄超过 40 岁，占出生率的 2.8%。这个趋势确实存在，并得益于医学和生物学的进步。然而，40 多岁生宝宝是没那么容易的。事实上，年龄对生育能力具有重要的影响：生育能力在 29 岁之后逐渐减弱，到 45 岁几乎为零。

通常，女性希望在这个年龄段怀孕是因为他们是新组建的一对夫妇。经过几年的婚姻生活，分居和离异的情况并不少见。然后，一对新夫妇结合并希望再要一个孩子来使这个家庭更紧密地连接在一起。另一个相当特殊的情况是一类女性过于专注个人的职业生涯：为人父母的计划成熟较晚，只有在夫妻生活非常稳定时才想要完成计划。

现如今，通过孕期的医疗监护，我们可以更早地对高龄产妇产生的问题加以预防：超声波检查，羊膜穿刺术，更好地监控以便进行可能的病理检测。但仍有一些女性因计算她们"为人母的时间"而常常感到焦虑，如果没有立刻怀孕，她们可能没有第二次机会再次受孕。然而，通常只有女人成为母亲才能达到职业，物质和情感方面的稳定。

> 我 39 岁，这将是我的第一个宝宝，一切进展顺利对我来说很重要。事实上，我不会再有机会怀上孩子了，因为我读的很多书上说超过 40 岁的孕妇存在很多风险，什么是真的呢？"

特定的准备可控制风险

正如你所知道的，目前 35 岁以后怀孕是很常见的。的确某些风险随着年龄的增长而加剧，尤其是 40 岁之后，但通常是可以控制的：流产、糖尿病和包括高血压在内的血管疾病（尤其是在超重的情况下），抑或是先兆子痫和早产（这些往往是可以预防的）。阵痛和分娩的时间可能更长，过程可能更复杂。

所幸这些风险是可以相互抵消的，如今，准妈妈能得到更好的监护，通过一系列的检测和诊断能够在子宫内对可能发生的异常状况进行评估。因此，与以往相比，较晚成为妈妈并不意味着自己处于病理妊娠高风险阶段。此外，似乎一个女人早已融入职业生活和社会之中，既要忍受职责的重任，又要表现出更多的耐心和理解，这将有益于孩子的发育。

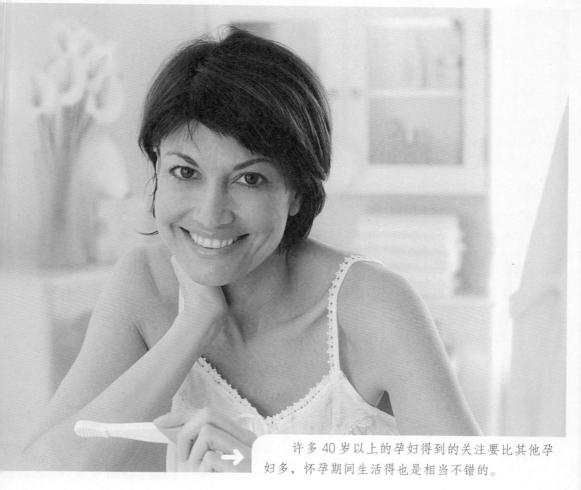

许多40岁以上的孕妇得到的关注要比其他孕妇多，怀孕期间生活得也是相当不错的。

严密监视

40岁以上的孕妇通常是由专家来负责的，就如同所有"宝贵的"妊娠一样，产科医生会为其命名。我们观察发现40岁以上的孕妇，流产率增加。在法国，超过38岁的孕妇，一贯是建议使用羊膜穿刺术的（请参阅本书128和129页）并可通过社会保险报销费用，此项手术的目的是检测胎儿是否存在唐氏综合征（先天愚型）的可能性。事实上，染色体异常患儿的出现率随孕妇年龄的增长而显著增加：例如，唐氏综合征在40～44岁孕妇中的发生概率为1/80。

因为某些风险加剧，妈妈受到特别监护，例如，医生可能会特别关注因为年龄问题而产生对准妈妈和宝宝不利的妊娠高血压问题。通过血糖监测可知患糖尿病的风险同样更高。

至于婴儿，大多有早产的迹象（双倍的早产概率），出生的平均体重较轻。此外，分娩可能持续更长时间，子宫收缩更糟。这种现象导致剖宫产的概率是40岁以下孕妇的3倍。最终，40女人的会阴部要比年轻女性的阴部产生更多的后遗症：一半超过40岁的孕妇在产后六个月会产生尿失禁的问题。因此随后涉及一系列的会阴康复治疗。

不久为人母，仍是青少年

如果准妈妈没有得到精神上和物质上的支持，初为人母者会有很多棘手的问题待解决，有时会隐藏、迟些宣布怀孕的消息。对于这些怀孕的事实，不论想要与否，都会因她们的年纪而给准妈妈带来一定的风险。在法国，五分之一的怀孕者是14～18岁的未成年女孩。她们中的一半会选择堕胎，而想要孩子或最终决定保住孩子的只有1／50。

想要一个宝宝：寻求一个地位

未成年人怀孕需各界关注，但较频繁地出现在困难的社会家庭背景下。缺乏避孕知识或信息可促使怀孕，事实上，想要一个宝宝体现了一个年轻女孩积极的人生观，她梦想着提升自身价值并进入一种状态，转换一个身份。

告知父母自己怀孕是最初遇到的几个问题之一，即使他们接受你和他人发生性关系。某些年轻女孩与男友过着同居生活，有些与孩子的父亲维持着不稳定的关系。家人对未来准妈妈的反应，有的给予支持，并提供极大的帮助，有的出于害怕丑闻而反对。

面对家人以外亲近的人，成为妈妈意味着一个艰难的决定，它有助于人走向成熟。然而她将要面对的实际情况和要承担的责任使她渐渐脱离同龄人。

事实上，接下来要分娩的几个月是很艰难的，如果与孩子的爸爸的关系经得住考验，那么就像所有夫妻一样，使宝宝生活在一家三口的幸福家庭中。

生产后，身体的变化（肥胖、妊娠纹、外阴切开……）必须予以考虑，但同样会有其他更特殊的问题。个人学业中断，难以找

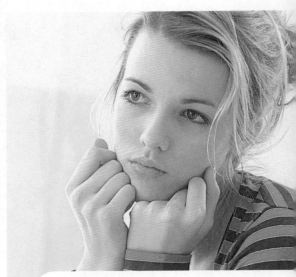

怀孕的未成年人最初遇到的困难之一，通常是如何告知她们的父母自己怀孕了。

到工作或重新就业，缺乏照顾孩子经验的问题。年轻的父亲，即使他们没有缺席，通常也很难给予有效的帮助。

然而，20世纪90年代的研究结果表明，对于许多年轻女孩来说，以下几个因素结合起来有助于她们的转变：继续教育、家庭支持和随后良好的生育控制。

跟踪治疗的问题

少女通常误判怀孕的风险，特别是她们

这个年龄的少女，很少定期跟进检查。她们有时很难承担母亲这个身份，经常在咨询医生时迟到，因此不能受益于所有的筛查和预防措施。

然而，由于她们的年龄，更容易遭受某些风险。其中，先兆子痫、妊娠毒血疹、妊娠高血压和水肿可能对母亲和宝宝都造成一定危险。

在青少年孕妇中，胎儿营养不良（宝宝过轻）和早产更为常见，因为她们的器官没有完全成熟（此外，这种情况常常由于烟草、酒精和因饮食不均衡而产生的贫血而加剧）。另一方面，青少年孕妇 94% 的案例是采取更为普遍的自然分娩方式，围产期的风险和其他女性是大致相同的。

是否有产后援助

了解怀孕和分娩的过程，产妇的情感发展过程是几个困难的阶段。与宝宝的现实生活，与宝宝父亲的关系通常是与年轻妈妈曾经想象的有很大差异。同样面对为人母的生活，她们仍处于青少年阶段，想要像她的同龄人一样生活。

许多人忽略了在她的孩子满 3 岁之前也有享受社会福利的权利：社会劳工服务部门会向他们提供就业信息，尤其是在她们妊娠期间；对于无依无靠的青少年孕妇提供产院（在法国仍是非常少的）；在怀孕期间，她们享受良好的医疗照顾并尽可能在孩子 3 岁之前给予心理援助。

为了避免母子关系出现严重障碍和个人与社会脱节的风险，一些援助机构应尽早给予安置。

拒绝生下孩子

> 拒绝生育是指在怀孕超过三个月后无意识的不认可自己怀孕。它可能延伸到分娩时（人们称之为"完全拒绝"或"绝对拒绝"）。大多涉及生活在缺乏沟通的家庭背景下的青少年女孩，并可能伴有性方面的创伤（乱伦、禁爱）。

> 必须区分隐藏在女人心里拒绝生下孩子的原因，是有意识的拒绝怀孕还是由于家庭的原因而隐瞒不说。

> 拒绝生下宝宝，即是拒绝现实。否定身体的变化，或任何由妊娠状态而产生的其他方面因素（例如：由于暴饮暴食而造成体重增加、腹部痉挛等等）。这些年轻孕妇在怀孕后期，咨询医生时发现自己的状态异常，临产时（即分娩开始时），子宫收缩异于常人。在孩子出生后，她们必须接受心理治疗。

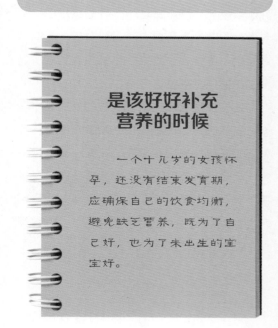

是该好好补充营养的时候

一个十几岁的女孩怀孕，还没有结束发育期，应确保自己的饮食均衡，避免缺乏营养，既为了自己好，也为了未出生的宝宝好。

如何告知未来孩子的爸爸你怀孕了

当男人和女人一起等待了那么长时间，最终宣布怀孕，通常那一刻是莫大的幸福。在接下来的几周，这种感觉渐渐丰富，细微之处发生变化，有时演变成不安或退缩。每个人都以不同的方式通往父亲之路。许多男人只有在孩子出生后才确实感觉到自己为人父。

等待孩子的过程或多或少是从容的

当两个人决定组建一个家庭时，男人和女人所期待的各不相同，根据年龄和性格的不同，带有或多或少的从容和沉着。某些夫妇会同时对于孩子的迟迟不到而感到不耐烦。在女人经期来潮时，当男人看到老婆没有怀孕时，和女人一样感到失望。唯一的区别是，他不会表现得那么强烈，反而会鼓励自己的妻子。有时在这个等待的过程中，需要确保双方的生育能力。但要知道，在怀孕之前耐心等待六个月或一年是很正常的，这不是任何一方可以决定的。

不要试图在第一时间就计划好一切。在你想要的时候，自由的、充满激情的性行为更有利于促使妊娠如期而至，而无需考虑何时该勃起。如果两年后，你的妻子还没有怀孕，两个人都需要咨询一下医生。不要一概而论，应专注于一点"想要孩子"，创建一个宁静的氛围，更有利于控制局面。

对于怀孕的消息反应各异

怀孕的消息公布后，男人们亲身经历的感受是如此的自然深刻的，以至于每个男人的感受都是独一无二的。如果你期待并希望这件事，那无疑是一件快乐的事。在接下来的几周，这种幸福会越来越深或带有其他的情感。

人们很少意识到新生命的到来意味着什么。很快，你将发现你的日常生活发生变化，尽管仍不清楚是什么。感觉到某些不安的情绪是正常的。通往为人父的道路才刚刚开始，这对于每个人都是独一无二的。

感觉来自于对个人欲望的衡量。有时在得知妻子怀孕后，除了幸福感之外，可能对男人产生真正的冲击。总体来说，想要孩子，除了与外部因素有关，也涉及社会压力以及一些复杂的情感。要知道孩子在九个月后出生要比说停止避孕更令人震惊。因为至此，我们要考虑到许多非常具体的事情。有些男人对孩子的消息感到如此的震惊，以至于很快就忘记了别人说了什么，只有在几个月后，妻子的肚子渐渐变大，才真正意识到自己要为人父了。

人人反应各异，当男人得知自己的老婆怀孕时，即使是最幸福的男人，也会感到被孤立或经常外出。这是他在这种慌乱中的生活方式。成为父亲可追溯到他的过去，他的童年和他的父母，承载着他对不同未来的承诺。这加快了所有家庭内部的格局，从来都不是那么简单的。

还有更强烈的原因，当要孩子的计划不是两人私下商讨的结果，准爸爸有时会想要逃离。他们不会真的这样做，但他们很少参与其中，似乎常常忽略自己老婆的状态，经常出去玩，让自己放松。有时怀孕会使一对夫妻进入一种一起面对暴风雨的状态。

当等待孩子到来的时间太长，也会存在一些非常特殊和微妙的情况。当一对夫妻不再对孩子有所期待，得知孩子到来的消息时可能会非常震惊。例如，在几次尝试体外受精失败后，无论是对男人还是对女人来说，等待的时间是如此之长，以至于他们在某种程度上失去了最初的愿望，渐渐被"我们将会成功"这种想法所替代。在这种情况下，在夫妻两人的内心深处，可能有各种反应，彼此都可能对这个他们已不再期待的而将要到来的消息感到无奈。

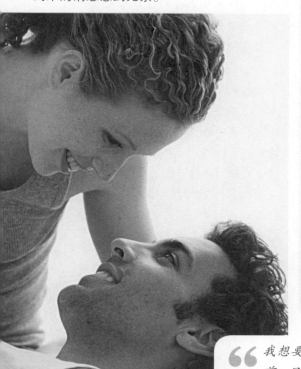

怀孕了

> " 我发觉某些事正朝我走来，不是很清楚是什么，但没有要为人父的感觉。"

什么时候感到要为人父

这并不是一个孤立的案例，远非如此。对于大多数人来说，宣布宝宝的到来与准爸爸感觉的出现是不会同时发生的。"知道"和"感知"为人父之间的差距有时会持续整个孕期，这并不是在宝宝一出生就突然意识到的，必须体会到对宝宝的大爱。事实上，在妊娠最初的几个星期或宝宝出生后会出现情感层面的变化，在这方面一切皆有可能。

正如父亲迅速感到"另一个人进入他的生活"，一种完全不同的感觉。其他任何感觉都无法与之相比，但对于他来说，这预示着完成未来规划的一系列行动：限制出差、考虑改变工作时间、开始节约开支……每个人都会以其自己的节奏发觉他作为父亲的感觉并为其增添不同的内容。此外，无意识的情感缺失，既不会阻碍他通往为人父的道路，也不会阻碍他在他妻子怀孕期间陪伴在她身边、支持她。

即使在孩子出生后，男人有时也会因为仍感觉不到自己真的为人父而经历沮丧的时刻。有些人会离开家，尽可能地晚回家。其他的依然陪伴在妻儿左右，但总是感觉脱离他原有的生活。然而，在大多数情况下，这种苦恼只是暂时的，这些父亲能够逐步与他们的孩子建立真正的联系。

> " 我想要在向家人和朋友宣布这个消息之前，只有我们两个人享受这个好消息。"

答疑解惑

" 有几次，我喝了些酒，仍不知道自己已经怀孕了。这可舷对我宝宝的健康造成不夏影响吗？"

酒精对胎儿的害处

如果你在怀孕初期得知自己已经怀孕几个星期了，对于酒精没有采取必要的预防措施。幸运的是，在这种情况下摄取一或两杯葡萄酒并不会危害胎儿的发育。

然而，建议你在妊娠结束前不要再饮酒，要知道在妊娠期间饮酒可能会使婴儿产生某些问题。事实上，酒精进入胎儿血液中的浓度约等于酒精在母体内酒精的浓度。每当孕妇喝酒，她的胎儿也同样在饮酒。与此同时，需要两倍的时间去除胎儿体内的酒精，当母亲只是微醉时，胎儿实际上已是醉死的状态。

在怀孕期间重度饮酒（即每天 5 ~ 6 杯葡萄酒、啤酒或白酒）可能导致胎儿酒精综合征（SAF）。这种综合征能导致胎儿出生过轻、面瘫、心智不全和畸形（四肢、心脏和中枢神经系统的畸形）。几年后，孩子可能出现精神和行为方面的问题（认知学习障碍）。

所以，最好在妊娠初期避免任何饮酒行为。

" 牙医给我拍了一次 X 光片，而我不知道自己怀孕了。这可舷对我的宝宝产生不夏影响吗？"

X 光对胎儿的影响

如果你不知道自己怀孕而拍了一次牙齿的 X 光片，没有必要惊慌失措。X 射线很微弱，不会通向你的子宫。

也就是说，如在怀孕期间通过 X 射线检测身体某一部分是没有危险的。但并不是这么简单的，即使我们知道使用 X 射线诊断病情很少对胚胎或胎儿造成威胁。事实上，通过 X 射线发出辐射的危险性取决于许多因素（辐射量、身体暴露在辐射中的区域、妊娠阶段等等）。

如果拍 X 光片是完全必要的，除了做出衡量外，不要担心，相信专家，他们将会采取一些预防措施使风险降至最低。向放射科医师详细说明你怀孕的情况并仔细遵照技师的指示，在他按下按钮时不要动，以避免重新再做一次。

如果可能的话，在你怀孕后，医生将给你详细检查一下，比如：规定用超声波检查代替 X 光线乳腺造影术检查。

> ❝ 自从我知道自己怀孕后，我就想尽快戒烟。我可以使用尼古丁贴片或口香糖吗？❞

通过用尼古丁贴片或口香糖戒烟

虽然诸如贴片、口香糖、糖片这些烟草的替代品可减少香烟给人体带来的尼古丁，但在没有医生许可的情况下，绝对不能使用。应向医生询问可对抗烟瘾而又风险最小的方式，因为尼古丁会限制对胎儿氧气的供应，这可能影响胎儿的发育，尤其是在妊娠初期。

最后，也可通过以下方式获益：催眠、针灸和不同的放松疗法。

> ❝ 我每天打几个小时的电话，耳朵总贴着我的移动电话。这可能对我的宝宝造成不良影响吗？❞

移动电话的影响

现代社会发展迅速，人们无论在何地都需要与他人及时沟通，手机几乎已成为生活中必不可少的附属品。因此，人们总是随时随地都要能够联系上的，尤其是在紧急情况下，你要提前通知你的同伴——例如：一旦指出工作开始，第一时间绝不是寻找电话亭。

事实上，手机发出的电波是否对其使用者存在危害是非常具有争议的，需要时间精确定义其风险。然而，从理论上讲，似乎只有用户因受到辐射才可能存在风险。

迄今为止，流产或畸形与使用手机是没有任何联系的。但是，不要把手机放在腹部上，即使是让宝宝"听听"爸爸的声音。

毋庸置疑，手机在飞行过程中仍然是具有风险的。开车打电话是十分危险的：不管行驶的速度如何，还是其他任何（非法的）情况，尤其是怀孕的妇女，由于激素受孕的影响更容易分心。即使是使用免提打电话也是很危险的行为，因为注意力不再放在驾车上。不要冒不必要的风险，请把车停到一边再打电话。

> ❝ 我带了避孕环，刚刚发现我怀孕了，我们想保住这个孩子，这可能吗？❞

带避孕环怀孕

带避孕环却发现自己怀孕总是有点儿令人困惑的。如果你们想要保住这个孩子，医生可能会给你两个方案：保留或摘除避孕环，这取决于药线是否可见。如果是不可见的，只需伴随包围在胎儿周围的羊膜腔的扩展来推出子宫壁；如果是可见的，最好尽快取出避孕环。

在这两种情况下，妊娠进展顺利的机会很大。然而，总是有受到感染的危险，这可能增加流产或胎膜提早破裂的风险。

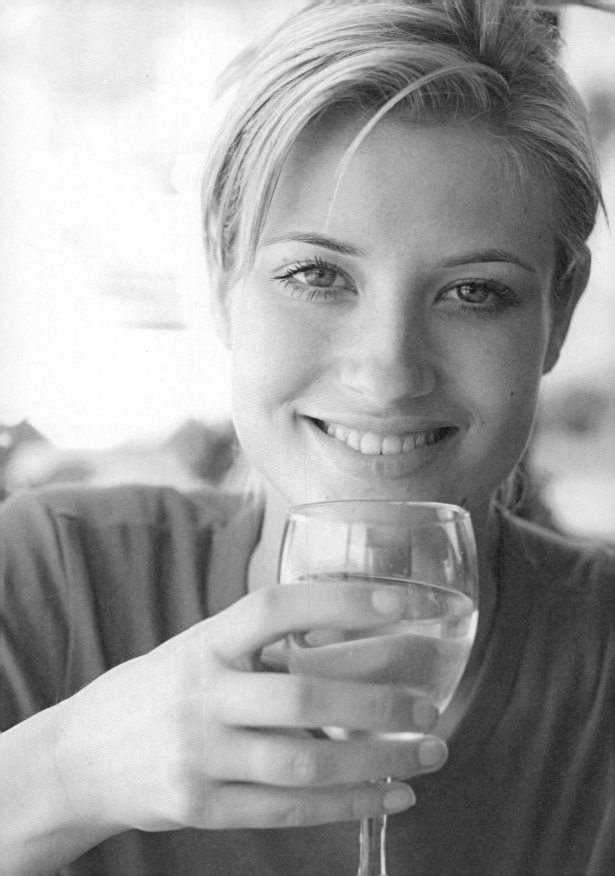

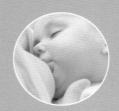

妊娠期第一个月

胎儿的发育状况

通过两个分别来自于父母的小小细胞的结合而形成的胚胎，通过一连串数以千计的步骤，慢慢发展成为小生命，但是每个胎儿形成的周期上略有差异。

第一周

由受精过的卵子得来的受精卵从输卵管中移动至子宫中腔。在这个移动过程中，受精卵已经开始分裂成多个细胞。

第二周

受精卵在子宫内膜上植入，这一步就是所谓的受精卵着床。着床过程于受孕之后第7天，也就是受精卵进入子宫的时候开始，直到受孕后第12天完成，一般情况下对应孕妇消失的第一个生理期。在受精卵里面有由两个细胞层（即胚盘层）组成的胚盘。胚盘中的细胞在第2周开始自组装：细胞开始迅速分裂，细胞数量开始增加并生长成为不同功能的细胞，为将来的复杂生命结构做准备。

第三周

未来的胎盘在这个时期开始了前期筹备工作，血管和配子细胞的基原开始形成，同时形成的还有第三个胚盘层。受精卵中的三个胚盘层会分别发展成不同而特定的组织结构，再由这些特定的组织分裂出其他的细胞，进而形成生命体的各种器官。比如说，消化和呼吸系统是由内胚层发展出来，神经系统与感官系统源自于外胚层，而中胚层负责骨架和肌肉组织的形成。

第四周

从第四周开始胚胎成型，开始步入器官发育形成这个重要阶段。胎儿的第一次心跳一般出现在受孕后的第23天，此时的胎儿心脏仅仅还是个原始心管。这个时期开始，胚胎开始像是能够辨认出来的形状：带着小芽的豆子，这些小芽将来将发展成为四肢；各种器官的雏形也是在这个基础上开始形成。

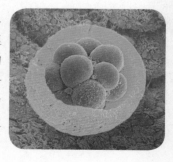

➜ 受孕后第三天，受精卵迅速分裂形成多个细胞，图中所示含有16个细胞的受精卵又被叫做"桑葚胚"

注意！

本书所描述的妊娠周期是从母体卵子受精开始计算。如果需要转换成闭经妊娠周期，也就是妇产科常用的，从怀孕前最后一次月经的第一天开始计算，只要在本书描述的周数上加二。比如：本书所描述的妊娠期第一周相对于闭经妊娠期第三周。

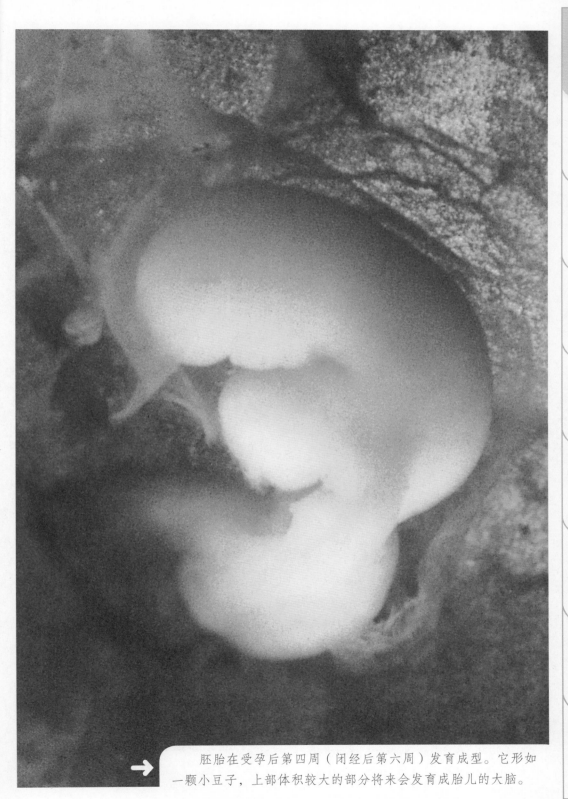

胚胎在受孕后第四周（闭经后第六周）发育成型。它形如一颗小豆子，上部体积较大的部分将来会发育成胎儿的大脑。

1个月
2个月
3个月
4个月
5个月
6个月
7个月
8个月
9个月

母亲方面

妊娠期最初 14 天，一般女性都在等待下一轮生理期的到来，忽略了细微的身体变化，直到确认到受孕后，才会回忆起这 14 天中那些微小的细节。此时妊娠期已经步入第三或第四周，身体已经有了一些不可忽略的变化。

你的身体已经开始变化了

你的胸部开始变大，几周之后乳头开始突起；乳晕颜色渐深并且外突，乳晕周围显现出点状突起（乳晕腺）。你开始发胖，主要是为了以后妊娠过程储存你自己所需要的脂肪能量。或者在少数情况下，你开始消瘦，清减了几千克；这没有关系，因为胚胎能够从你的身体里汲取足够的能量和养分。

胎盘的形成

> 胎盘既来自于母亲也来自于胎儿。数条血管在为胎盘输血。在妊娠期第五个月，胎盘才完全成型，也就是说，从此胎盘只会增长，而不再会有结构上的变化。胎盘如其名，形状像一个直径 15 ~ 20 厘米、厚 2 ~ 3 厘米的盘子。胎盘一般重量在 400 ~ 600 克，相当于胎儿重量的 1/6。

> 胎盘能够将胎儿生长需要的氧气和必要养分从母体传输给胎儿，同时，将胎儿产生的代谢废物从血液中输送回母体。从母体受孕开始，胎盘就能够分泌出维持自身良好运转的激素。

> 胎盘还有一种保护功能：它能阻止多种细菌进入胎儿体内，同时选择性允许能够预防各种疾病的抗体从母体传输进胎儿体内。抗体保护功能能够持续到婴儿出生之后将近六个月的时间。

其他不明显的变化

从受孕开始，子宫就在逐渐变大。为了使传送母体养分的血液能够满足受精卵的需求，母体的血管开始加宽，血液总量加大，从原本的 4 升增加至 5 ~ 6 升。同时，母体的心跳加快，泵血量增加 30% ~ 50%。换句话说，因为身体内血量增加，你的心跳因此加快，而整个心血管系统也会相应变化来满足身体需求。当然怀孕会带来各种身体不适，每位孕妇，同一位孕妇每次怀孕都会有不一样的表现。每一种身体不适都会有不一样的强度，然而这些身体上的不适也有可能不会出现。总之，每个人每次怀孕的不适感都不同。

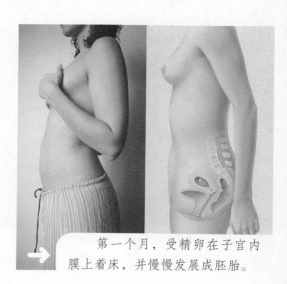

第一个月，受精卵在子宫内膜上着床，并慢慢发展成胚胎。

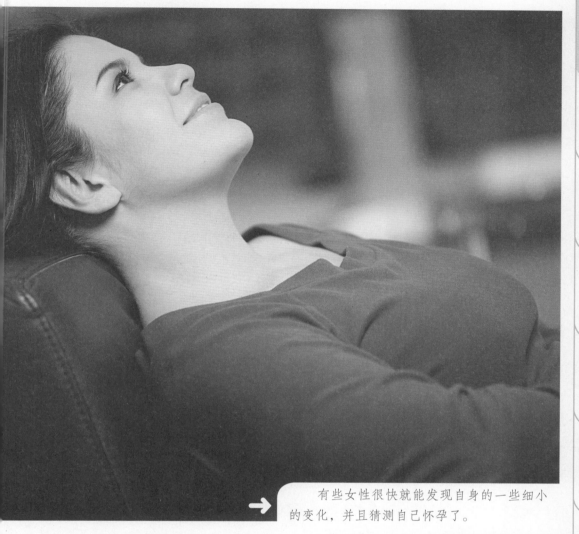

1 个月
2 个月
3 个月
4 个月
5 个月
6 个月
7 个月
8 个月
9 个月

→ 有些女性很快就能发现自身的一些细小的变化，并且猜测自己怀孕了。

妊娠初期的不适反应

> 你有可能恶心和呕吐。

> 你的乳房肿胀、敏感甚至疼痛。

> 你可能很容易感到疲劳，甚至乏力。你甚至不能坚持骑 5 千米自行车。白天你或许经常犯困。此时应尽量休息。

> 你可能会感觉盆腔疼痛（子宫两边），这种疼痛来自于支撑子宫的韧带拉伸。

> 你有可能感觉头晕、头痛。

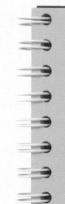

注 意!

医生确认怀孕，确认之后医生会让你去做各种必要的产检，同时医生会给你开妊娠证明。

谁来跟踪监测你的妊娠过程

只有两种职业人有权对你的妊娠进行追踪包括分娩，直至分娩后几周。这两种人是助产士和产科医生。前者对于正常孕妇照顾周到且经验丰富，但是如果孕期孕妇或胎儿出现任何问题，则需要产科医生的介入。

助产士，中坚力量

助产士是如今妊娠追踪的主要力量。拥有专业医护知识的她们能够像产科医生一样全权负责孕妇的各种产检。一位助产士有能力诊断孕妇状况，能够做B超检查，在需要的时候能够开药方。在孕妇的整个妊娠过程中只有首次产检显示不出来一位助产士的专业性，因为一位孕妇的首次产检需要经历的不仅仅是各种产科相关产检，而是要对孕妇整体健康进行测评。此外，助产士还需要负责产妇生产之前的准备（见本书190页）。

助产士同样需要在孕妇分娩过程中全程追踪。如果分娩顺利，产科医生不需要介入。分娩之后，仍然是助产士交代新妈妈各种经验，帮助新妈妈顺利给新生儿哺乳。

控制体重

当你的妊娠由一位助产士或者产科医生跟踪的时候，每一次问诊，他们都将称重并分析你的体重，因为孕妇的体重是一个需要掌控的重要指标。孕妇超重会导致一系列不良后果。最理想状态下，孕妇妊娠体重增加应该在 9 ~ 12 千克范围内，根据孕妇体型不同略有变化。但是每一个孕妇都是不同的。在法国，正常情况下孕妇平均增重 10~15 千克。

费用问题：公立还是私立

> 在公立医疗系统，除了个人偏好导致的花费（单人产房、电话、电视等设备）以外，所有的妊娠医疗费用都由社会保险负责。一些医疗附加保险公司也能报销上述自费部分。

> 在私立医疗系统，妊娠医疗费用则大量增加。如果是国家医疗保险合同医院，合同范围内的住院费用由医疗保险全部负责，此外以个人舒适为目的的附加费用则要自己负责支付。另外，请咨询你的个人医疗附加险是否能够报销产科医生收费超支部分（如果该产科医生在私人医院兼职，收费高于国家医疗保险标准的情况十分常见），或者如果你选择了硬膜外麻醉分娩（无痛分娩）时产生的麻醉师费用。另外一种国家医疗保险许可医院就属于另一种情况了，许可医院与国家医疗保险没有签订合同，这就表示你需要先自己支付各项费用，之后医疗保险将会报销80%，剩下20%就需要你个人承担或者你的私人医疗附加险负责了。

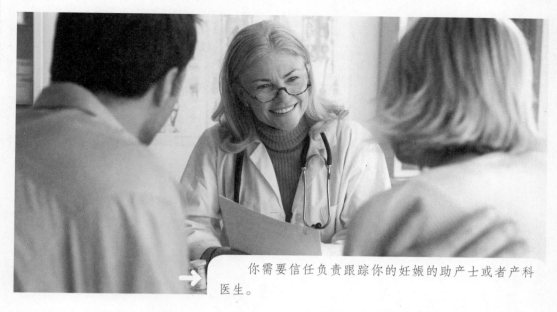

你需要信任负责跟踪你的妊娠的助产士或者产科医生。

1个月
2个月
3个月
4个月
5个月
6个月
7个月
8个月
9个月

产科医生，分娩专家

如果你问所有的产科医生都是妇科医生吗？那么答案是肯定的。但是反之不然，并不是所有的妇科医生都是产科医生。产科医生，顾名思义，是妊娠专业医生，专门负责孕妇妊娠、胎儿生长以及孕妇分娩。一般的妇科医生都可以跟踪孕妇的十月怀胎，但是只有产科医生和助产士才能负责孕妇的分娩事宜。一旦孕妇有任何异常，都需要由产科医生接手。原因就是孕妇的任何问题的治疗方案都有可能对胎儿产生影响。需要产钳协助的分娩或者剖宫产等有难度的分娩都能体现出一个产科医生的专业能力。但是，产科医生同时也可以负责任何正常、没有异常反应的妊娠，也就是说大部分孕妇的妊娠。产科医生的医疗追踪可以从孕妇妊娠初期直至孕妇分娩后。

我们可以随意选择吗

如果你曾经有过异常妊娠或分娩经验，又或者你本身患有严重疾病，一般你都会被推荐由产科医生全程负责。但是如果你的所有妊娠表现都十分良好，那么，你自己的意愿在条件允许的情况下也都会被参考。你的选择当然也会受到你居住地区的医疗设备的限制。在一些地区，产科医生数量非常少，主要负责困难甚至有危险的妊娠。

一些孕妇则更偏向于选择助产士，因为她们对于日常的建议更加丰富。还有一些由孕妇自己的妇科医生或者妇产科医生负责妊娠跟踪，长期以来建立的熟悉的医护关系让她们不愿意更换其他医生。

除此以外，孕妇还可以由医院住诊医生来跟踪妊娠，他们的优势就是在自己追踪的孕妇分娩时会在场。在任何一种情况下，负责孕妇妊娠的人员都不是孤立行动的。如果由助产士追踪的孕妇有任何细小的异常，助产士都会将孕妇转诊给产科医生，反之，产科医生也会在分娩准备期将孕妇转交给助产士协助准备分娩。

在哪里分娩

分娩对于你来说可能感觉还很遥远，其实你现在就应该开始考虑在哪里分娩了。由于分娩床位很紧张，需要提前很久去妇产医院注册登记。花点儿时间和你的伴侣，你的朋友当然还有负责跟踪你的医生讨论一下。最主要的是需要找一个能够让你在怀孕的时候感觉安全和信任的地方。

什么时候注册登记

在妇产医院登记很重要。在一些大城市，准妈妈会在经期缺席几天之后，正式确诊怀孕之前就在床位特别紧张的妇产医院注册了！如果你等了一段时间或者你在候补名单上，那么建议你为了保险起见，要在两个妇产医院登记注册。

需要考虑的因素

距离：距离是你应该首先考虑的选择条件之一。在你开始宫缩时最好不需要开一个小时的车去医院，汽车是不能平缓宫缩的！除了紧张之外，长距离交通也能导致早产。此外，选择附近的妇产医院还有其他好处。

分娩之前，选择家庭附近的妇产医院可以避免做必要的产检时的长距离交通。分娩之后，能避免新爸爸在探望的路上浪费太多时间，这一点对于家里还有其他孩子的家庭很重要。新爸爸在路途上节省下来的时间，可以用来多陪陪你和新生宝宝。

医疗指导：在这个方面，每个人选择的

只有 20% 的宝宝在预产期出生

从你得知你怀孕了那天开始，你就会希望一切按计划进行。当然，如果你能在预产期那天分娩，你的生活和面临的选择将会更加容易。然而，生活不是那么简单的。妊娠期平均在 35 ~ 40 周之间。大多数的宝宝都不是在预产期那天出生的！

条件都有差异，根据个人喜好酌情考虑。你或许是位需要很多医护人员关照的产妇，也有可能是相对于较大医院，更喜欢小型医院的产妇，还有可能是对于某一条件有特殊偏好的产妇。

一般来讲，分娩孕妇量较大的大型医院（它本身是十分安全的），医护人员很有可能十分忙碌，无暇分身照顾年轻产妇和回答她们提出的各种各样的问题，特别是在她们分娩过后。一般来讲，分娩之后得到哺乳以及新生宝宝护理方面的建议能够让你觉得安心，放心回家。此时，在小型医院里，医护人员能够有更多的时间照料产妇。

至于医疗团队本身，特别是值班医生，你需要知道，在年分娩总数低于 1500 例的医院，产科医生不需要 24 小时值班。但是在分娩数大于 1500 例的妇产医院，将会有产科医生 24 小时值班。你最好在做出选择之前咨询一下妇产医院夜间值班情况（包括产科医生、麻醉师、儿科医生的信息）。

在私人医院，妇产科医生随叫随到；在公立医院，只有在需要医疗手术的时候（例

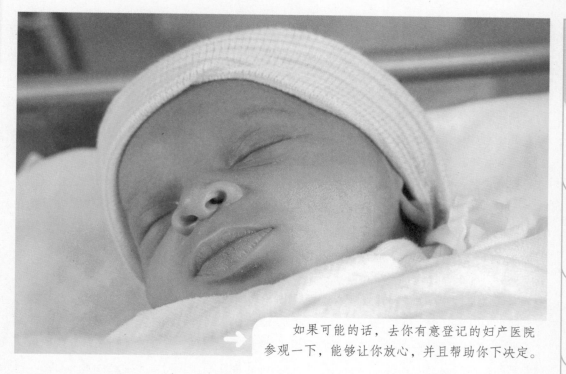

如果可能的话，去你有意登记的妇产医院参观一下，能够让你放心，并且帮助你下决定。

1个月
2个月
3个月
4个月
5个月
6个月
7个月
8个月
9个月

如需要下产钳或者剖宫产）才会去医院。也就是说，无论在私立医院还是公立医院，日夜当值的都是助产士。他们会帮助你将宝宝带到这个世界。如果你需要硬膜外麻醉（无痛分娩），请提前确保该麻醉能够实施并且能够随时联系到一位麻醉师。

住院时间：你需要提前了解医院的平均住院时间，一般公立医院的床位需求都比较紧张，普遍的住院时间都很短，一般在3天左右。在小型医院，产妇分娩之后都要住至少4天。

准备分娩（备产）：无论公立医院还是私立医院都提供产前培训班。尽管如此，各地培训的形式不一，在形式上面的选择还是要看个人偏好了。各种不同的培训形式包括：基于无痛分娩或心理预防法的培训班，主要目的是为了减少焦躁，减轻分娩时刻的紧张，学会放松并且用正确的方法呼吸。

舒适度：如果你想要带有浴室和厕所的房间，你最好选择私人医院。在单人房还是多人房的问题上也一样。入住多人房，要小心另外一个新生宝宝的哭声以及其他人会去探望你同房的产妇会打扰到你！私人医院拥有更多的单人房间。在公立医院，单人房间很少，一般只提供给分娩遇到问题的产妇。

你自己的意愿：你的伴侣可以陪伴你经历剖宫产吗？探望时间是不是严格控制？可以在房间里面照顾宝宝还是必须将宝宝放入育婴室？这些都需提前咨询好。另外，如果你想要特别的分娩方式，例如水下分娩或者蹲姿分娩，要问好妇产医院是否能提供相应条件。

最后，咨询一下妇产医院是否能够在分娩之前参观一下医院，分娩之前了解环境能够让孕妇放心。大多数妇产医院都接待孕妇参观。

关于妊娠进展需要考虑的事项

一级妇产医院接收并且负责简单的、产前检查一切正常的分娩。这些机构不能接收早产儿，总体来讲，他们的规模都比较小。二级产院拥有新生儿医疗服务中心，他们主要针对有风险的分娩，包括多胞胎分娩。三级产院配备为身患严重疾病的新生儿而设立的重症监护室，经常接收孕妇怀孕6个月开始即早产的过早产婴儿。三级产院也负责接收"病理"孕妇。此外，三级产院设有供袋鼠保育护理（见360页与361页），确保需要住院的婴儿与父母之间紧密联系。

受医疗状态限制的选择：如果你的妊娠需要严格的医疗追踪，那么产院的医疗条件必须要纳入考虑范围。如果你的妊娠进展一切正常，而且你怀的也不是双胞胎或者三胞胎，你可以选择在一级或二级医院分娩，公立医院或者私立医院都可以。反之如果你的妊娠异常，负责跟踪你的产科医生从刚开始的几次产检或者在你妊娠过程当中任何时候都可以指导你，并确保新生儿受到需要的照顾，包括医疗护理。如果你之前的妊娠有过异常，你本身自然会趋向于选择三级医院。

家中分娩

家中分娩方式一直都有支持者和反对者。支持这种分娩方式的人认为家里熟悉而又是隐私的环境，家人的陪伴能让产妇自然放松地生产，当然，前提是不选择硬膜外麻醉。此外，选择这种分娩方式的话，从怀孕初期开始到分娩过后，陪伴产妇的将始终是同一位助产士。

而反对者认为这种分娩方式的危险性比优点更大。的确，哪怕是细微的并发症都会带来严重结果。此外，选择在家分娩就意味着不能实施剖宫产也不能进行紧急抢救。所以孕妇的医疗及健康状况必须要考虑到。无论如何，如果想要选择这种分娩方式，一定要跟你的医生好好沟通。

从实践角度来讲。如果你选择了这种分娩方式，那么你需要在你家庭附近找到一位能够实施在家分娩的助产士，这位助产士也必须跟一位产科医生或者一个妇产医院有联系，能够在你分娩遇到困难的时候马上将你送到医院。为了安全起见，建议你还是要在一家妇产医院注册登记，防止在妊娠后期情况复杂化。最好能够在将帮助你在家分娩的助产士的陪同下进行产前检查和产前训练。最后，别忘了咨询一下你的医疗附加险，是否能够报销助产士高于医疗保险额度的收费。

条件不适合。在我国，在家分娩需要满足的各项条件很难同时满足：能够在家中接生的助产士数量稀少，因为医疗保险不再报

谁可以帮助你做出选择

> 你的妇科医生是值得优先考虑的：如果她也是位产科医生，那么她会推荐你在她所属的妇产医院分娩。如果她没有所属医院，那么她会推荐她的同僚所属的医院。

> 不要犹豫向你有意的妇产医院咨询。你的妇科医生，你咨询的妇产医院，甚至你周围在那个妇产医院分娩过的朋友都能告诉你很多信息。

生育中心

生育中心是为那些不想在充斥着消毒水味道的医院中生产的孕妇而建立的。这种机构存在于欧洲很多国家中，但是在我国并不常见。近30年前，最早的一批生育中心建立于美国。此后，魁北克、德国和瑞士紧跟其脚步，也兴建了一批生育中心。

如今，在奥地利、英国、意大利、西班牙和比利时也建立了或多或少的生育中心。

生育中心的宗旨

对于生育中心，每一个国家都有自己明确的定义。但是大体上来说，生育中心是为那些在妊娠期没有特殊问题的孕妇提供一个"自然"生产的环境，也就是说它面向大多数的孕妇。生育中心的理念是最大程度的尊重自然生理学，创造类似于在自己家中生产的环境（自然伴随着家中生产的优缺点）。例如在生育中心，产妇可以任意选择自己喜欢的姿势分娩：蹲姿、坐姿，甚至水下生产。

怎样运作

通常来讲，生育中心所提供的跟踪服务是根据个人情况而制定的，他们会考虑妊娠的各个方面。生育中心会安排一位助产士自始至终对孕妇实施跟踪，包括分娩。这些机构的设备有限，比如说，生育中心不能提供硬膜外麻醉和全身麻醉。生育中心能够进行的医疗行为限制在助产士能力范围内，由助产士来支配起来进行医疗操作（这些器材其中包括一台监护器，静脉注射设备和会阴切开时所使用的手术剪刀）。一般来讲，生育中心对于刚分娩完的孕妇及新生婴儿将继续监护24小时。产妇产后可以很快返回自己家中，并由助产士继续追踪。但是具体情况根据各个生育中心有所变化。

分娩过程中的安全性

当然，并不是所有的孕妇都适合在生育中心分娩。如若孕妇出现微小的病理反应，产科医生就需要接手该孕妇，并且该孕妇需要在妇产医院分娩。同样，如果产妇在分娩过程中出现任何异常反应，生育中心将以最快速度将产妇转诊至可以提供所需医疗服务及器械的医院。这正是生育中心都建在具有健全设备的妇产医院周围的原因，与此同时，生育中心都与其他机构或者医生协同合作。在其他国家，生育中心为那些离妇产医院太远却又希望在家中分娩的产妇提供了一种可行性。

我国对于生育中心的尝试

在我国，生育中心仍然处于探索阶段。一些私人机构曾资助并尝试建立一些生育中心，结果都失败了。但是，助产士、产科医生以及妇产医院对于建立生育中心都表示支持。如今建立生育中心的主要困难归咎于法律条款：需要创建一些特殊的条例，并且为这些助产士提供一种新的保险。此外，建立生育中心需要大量资金投入和政府的大力扶持。

销她们的费用。此外，妇产医院已经不再属于家庭周边设施。在家分娩也需要满足严格的医疗要求。如果你过去已经经历过剖宫产或者倒臀产，那么你将不可以选择这种分娩方式。

血型

在孕妇最初的几次产检结果上都会标明孕妇的血型和 Rh 因子，有时也会标明父亲的血型。只有在胎儿的母亲是 Rh 阴性（Rh -）而父亲是 Rh 阳性（Rh +）的情况下，才需要采取一定的措施。

什么是 Rh 血型不兼容性

ABO 血型系统是人类最早发现也是最重要的血型系统，该系统将人类血型分为 A 型、B 型、AB 型和 O 型。除此以外，还有一些其他血型系统，其中就包括了 Rh 血型系统。这种血型是由血红细胞表面的一种"抗原"的性质决定的。人体内红细胞表面是否有 Rh-D 抗原决定了其血型是 Rh 阳性还是 Rh 阴性。Rh- 性血型的人的体内组织碰到带有 Rh 抗原的 Rh+ 的人的血红细胞会产生一种抗体。这就是我们所说的 Rh 血型不兼容性。

怀孕初期确定 Rh 血型

大部分的男性和女性都是 Rh+ 血型（85%），并将这个血型遗传给下一代。但是，当一个 Rh- 型的女性和一个 Rh+ 型的男性结合孕育下一代，那么他们的下一代有可能是 Rh+ 型。每 11 位女性中就会有一位遇到这个问题。如果胎儿的血液和母亲的血液不曾接触，那么妊娠将会一切正常。这是比较普遍的情况。但是，一旦母亲的血红细胞和胎儿的血红细胞相遇，比如说分娩的时候，

将会导致一系列问题。Rh- 型的母亲的身体内将会出现抵抗反应，产生一种抗体叫做"抗凝集素"。这种抗体不会影响母亲的健康，但是会危害到下一个 Rh+ 血型的胎儿。因为这种抗凝集素能够穿过胎盘摧毁胎儿的血红细胞。

保护胎儿的措施

只要母体内没有抗凝集素，胎儿不会有任何的危险。但是，如果母亲的血液内，无论任何原因，已经含有一定量的抗凝集素，那么问题就不那么简单了。这种情况在首次怀孕的时候很少见。但是无论如何，对于胎儿的监控是必不可缺的。

Rh 血型相关的预防措施

现今，我们能够通过注射丙种球蛋白来阻止 Rh- 型母体产生抗 Rh 抗体（抗凝集素）。在任何胎儿的血液可能通过血液循环进入母体的情况下，孕妇都应开始注射丙种球蛋白，如羊膜穿刺、宫颈环扎或者腹部疼痛等。同时，作为预防措施，Rh- 的孕妇从怀孕第六个月开始都要注射丙种球蛋白直到分娩结束

主要血型

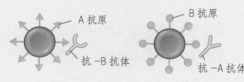

← A抗原
B抗原 →

抗-B抗体
抗-A抗体

血红细胞表面带有A抗原，血浆中含有抗-B抗体。

血红细胞表面带有B抗原，血浆中含有抗-A抗体。

← A抗原
抗-A抗体

B抗原 →
抗-B抗体

血红细胞表面带有A抗原和B抗原，但那时血浆中不含有任何抗体。

血红细胞表面没有任何抗原，血浆中却同时含有抗-A和抗-B。

ABO 血型系统各种血型兼容表

O型血也叫做万能供血者，能够给任何血型输血。
AB型也叫做万能接受血者，能够接受任何血型。

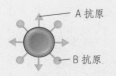

受血者 \ 供血者	A	B	AB	O
A				
B				
AB				
O				

▨ 兼容   ▨ 不兼容

（如果胎儿的血型是 Rh+ 型），或者像流产、堕胎、宫外孕这些母体与胎儿血液将不可避免的相遇的情况下，孕妇都必须注射丙种球蛋白。

"我第一次怀孕，而我是 Rh-，跟我姐姐一样。我姐姐的第二个孩子就出现了贫血的问题，那我的孩子是不是也会有同样的问题？"

新生儿溶血症

新生儿溶血症是由于母亲和婴儿的血液不相容而引起的疾病：Rh 阴性的母亲和 Rh 阳性的父亲生下来一个 Rh 阳性的婴儿。得了溶血症的婴儿，其血红细胞遭到破坏。Rh-D 抗体是引起婴儿溶血症出现的罪魁祸首。

这很有可能就是你姐姐怀了第一个孩子之后出现的情况：她体内出现了抗 Rh 抗体，伤害到了第二个孩子的健康（见82 页）。

如果你是第一次怀孕，只要胎儿的血液和你的血液不遭遇，这个胎儿将不会面临任何危险。但是你仍然需要特殊的妊娠追踪。

由于所有类似病例的孕妇都能享受到系统的追踪服务，新生儿溶血症正在慢慢消失。

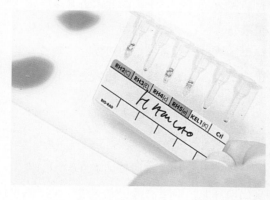

→ ABO 型血型检测（玻璃片上）和其他包括 Rh 血型的血型检测。

早期流产

流产带给女性极大的痛苦。因为流产是一种自然现象，我们没有办法预测它会在什么时候发生。重要的是要弄清楚流产是否会给身体带来长期影响，或者对将来的妊娠造成影响。

什么是流产

流产，或者小产，是妊娠终止的一种形式。胚胎未能继续发育，一般情况下归咎于是由于染色体异常。这种异常大多数时候与遗传无关，也不会影响下一次妊娠。

流产最常发生于妊娠期前3个月，10% ~ 15%的孕妇遭遇了这种情况。所以流产是一个常见现象，并且流产的风险随着年龄的增长而增加。一些女性在不知道的情况下流产（受孕后头两周，下一次生理期之前）。而妊娠期3个月以后的流产，我们称之为晚期流产（见192页）。

流产是如何发生的

最先出现的征兆是出血和宫缩，伴随着怀孕现象的消失，比如胸部不再肿胀，也不再孕吐。出血现象在初期并不严重，但是之后量越来越大。通常出血现象会持续几天后迅速消失，之后生理期开始恢复正常，第一次月经会在一个月之后到来。

应该怎么应对

无论什么情况都应该去看医生。一经发现出血现象，应当立即去看医生，由医生来确诊原因。只要确定流血量不大，医生会安排你做超声检查和血液检查以排除宫外孕。

超声检查。超声检查是一种帮助医生诊断的一种方法。如果遇到流产，超声检查能够显示出胎儿不再发育，并且失去了心跳。一些情况下，有必要做间隔数日的两次超声检查以确诊。

流产之后

> 流产对于所有的女性都是痛苦的经历。怀孕的消息带来的都是喜悦和期待，流产则是意外和失去。我们被巨大的痛苦笼罩。每位女性对于孩子的期待不同，背景不同，怀孕与流产的时刻也不同，所以每位女性对于流产的反应也是不同的。

> 但是这些女性都确确实实地经历着心理的伤痛，她们周围的家人、朋友也需要了解和考虑到她们的痛苦和心情。发生流产现象的时候，随之到来的还有各种不安和痛苦（目睹血液流失，对于即将发生的事情和可能的并发症的恐惧）以及对于未来的焦虑。我还能够再次怀孕吗？真的能重新开始吗？这个时候，一定要把你的焦虑和不安坦白地告诉医生和你的伴侣。医生会告诉你自然流产对于将来的妊娠不会有任何影响。而对于你的伴侣，可能也和你一样正在经历失去未来宝宝的痛苦。

> 如果你连续三次早期流产（妊娠期三个月以内），那么你就有必要去进行详细检查确定流产原因了。

孕期出血的原因

妊娠期最初三个月的出血现象可能是由各种原因导致的，有些甚至原因不详。一旦出现妊娠出血现象，一定要尽快咨询医生，因为这有可能只是宫颈口外翻这种小问题，也有可能是十分严重的问题引起的。

受精卵剥离

受精卵细胞膜会发生脱离子宫壁的现象。这种现象会导致流出血液呈鲜红色的出血现象，应引起怀孕女性警觉。受精卵剥离也分为几个等级，根据它发生的位置与胎盘之间的距离、剥离的大小来判断受精卵剥离的严重性。胎盘对面位置发生的几乎方厘米的小型剥离要比胎盘旁边发生的大型剥离（例如 10 平方厘米大小）要轻得多。

宫颈口外翻

妊娠期间，宫颈口会变得非常脆弱，轻微的碰触都有可能引发出血，比如性生活之后。医生用阴道窥器很容易就能检查出这个问题。这种出血现象不需要医疗措施就能够自己停止。

宫外孕

宫外孕发生率正处于上升阶段，因为现今越来越多的性病很容易导致宫外孕。输卵管非常脆弱，它的内部由纤毛细胞组成，用来推送卵子和受精卵。纤毛细胞没有自我再生能力，一旦受损，不能够再生。得过输卵管炎症的女性，就会容易发生宫外孕，因为输卵管不再有足够的纤毛细胞将卵子或受精卵运送到子宫内。

宫外孕的症状。主要的症状是下腹左侧或右侧疼痛（发生宫外孕的输卵管位置），并伴有停经和少量的深色出血。此时，医生需要对病人进行妇科检查，检测血液中绒毛激素的含量，进行阴道超声检查。

宫外孕的治疗。由于输卵管没有延展性，一旦发生宫外孕，必须终止妊娠。现在主要有两种治疗方案：药物疗法和手术疗法。医生会根据孕妇的年龄、疼痛的强度、绒毛激素含量、宫外孕发展状况和腹腔内出血状况来选择合适的治疗方案。

药物治疗是通过肌肉注射一次或两次破坏受精卵的药物。接受医疗的孕妇需要被仔细监护，直到血液化验结果完全正常。这个过程可能会持续一个月。

手术治疗是在全身麻醉下实施一种腹腔镜探查术：医生在孕妇肚脐部位开一个直径 10 毫米的洞，在下腹部左右两侧再分别开 5 ~ 10 毫米直径的小洞，再进行腹腔镜检查的同时，取出输卵管内的受精卵或者切除输卵管。

宫外孕的愈后。所有曾经发生过宫外孕的女性都有可能再次发生宫外孕（发生的概率增加 5 倍）。如果这些女性再次怀孕，一定要马上进行超声检查以确定受精卵是否在子宫内着床了。

食物：主要的注意事项

食物给人体带来均衡的营养和愉悦感。但是为了预防动物分枝杆菌病和弓形虫病，孕妇应该注意饮食结构和卫生情况。这些在平时表现温和的病菌会在妊娠期威胁到胎儿的安全。同时，如果你或你的伴侣，你的孩子们对特定食物过敏，那你在怀孕期间也需要采取一些防护措施。

预防动物分枝杆菌病的注意事项

即使动物分枝杆菌病很罕见并且一般都呈现良性，但它们对于孕妇来说有很高的危险性。动物分枝杆菌病会通过受动物杆菌污染的食物传播。为了预防，主要需要避免食用：

· 牛奶制品：选择食用通过高温灭菌或巴氏消毒方法灭菌牛奶和由灭菌牛奶制成的奶酪，熟奶制品或者加热过的奶酪；避免食用奶酪外皮。

· 生芽菜（例如生豆芽）。

· 家庭制作肉制品：肉酱、鹅肝、肉冻，选择正规包装好的肉制品（如火腿）。

· 生海鲜：熏生鱼、贝类、蟹肉棒、鱼子酱、寿司等。

请遵循几条基本原则：

· 仔细反复清洗蔬菜和香草。

· 将肉、鱼、熏肉等制品仔细加工至全熟后食用。

· 区分保存生食与熟食或其他可以直接食用的食物，最好用封闭的保鲜盒盛装，防止污染。

· 食物加工之后尽快食用。

· 经常清理冰箱和案板，并用消毒水消毒。

· 处理生食之后及时清洗用具并洗手。

预防弓形虫病的注意事项

另外一种需要在怀孕期间警惕的疾病是由寄生虫引起的弓形虫病。怀孕初期一个简单的测试就能确定你是否已经获得弓形虫免疫了。

如果你尚未弓形虫免疫，那么你需要：

· 食用全熟肉类（如炖肉之类，但是烤肉则不行），远离鞑靼牛肉（芥末蛋黄生牛肉末）。

· 操作生肉之后仔细洗手。

· 用大量水清洗蔬菜瓜果或去皮，避免

注意!

如果你养猫，但是你不曾感染过弓形虫（未弓形虫免疫），那么请你不要再动手清理它们的排泄物，交给你的伴侣吧。

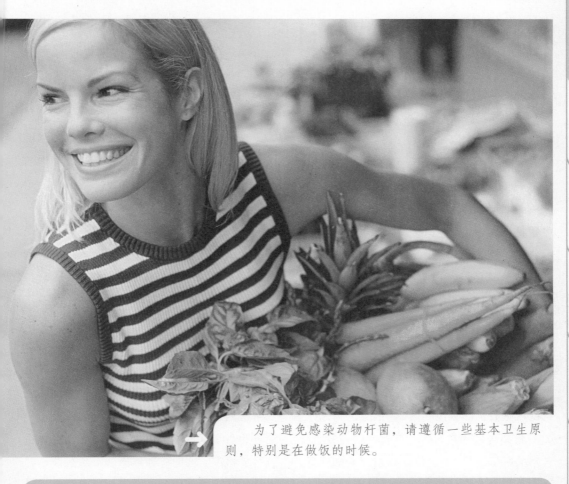

为了避免感染动物杆菌，请遵循一些基本卫生原则，特别是在做饭的时候。

1个月
2个月
3个月
4个月
5个月
6个月
7个月
8个月
9个月

遇到食物过敏怎么办

> 儿童食物过敏的现象越来越多，具体原因暂时还不明确。根据过敏现象发生的频率排列出的主要的致敏食物为：鸡蛋、花生、奶制品和鱼。

> 如果你本身（或者你的伴侣、你的孩子其中之一）有经过医生确诊的食物过敏现象，你未来的宝宝也会有可能对某些食物过敏。

> 这种情况下，请及时咨询医生。即使你需要为此避免摄取某些食物，但是请为了你和宝宝的健康注意饮食均衡。

如今，除非你确定对某种或某些特定食物过敏，否则一般都需要避免食用花生和坚果。

> 如果你决定给宝宝哺乳，你需要在宝宝出生之后坚持忌口。

在不确定其干净程度的情况下食用生食。

· 避免与猫接触（猫身上经常带有弓形虫），特别是它们的排泄物。

· 进行园艺活动时要戴手套，尽量避免接触泥土，并且随后及时洗手。

如果你有依赖性

吸烟和酗酒对胎儿影响严重（参阅51页）。通常由经济、社会和心理问题导致的吸毒对胎儿的伤害性更加严重。在妊娠期间戒毒需要严格的医疗指导。

艰巨的挑战

在如今的西方国家，药物成瘾十分常见，其中包括依赖性比较轻微的物质（例如由印度大麻制成的哈希什）或者毒性剧烈的药品（可卡因、海洛因之类的毒品）。另外，药品滥用也会导致营养不良和传染性疾病；随经济和社会问题加剧药品滥用日益严重，整个社会和医疗机构都面临着药品滥用问题的挑战。

毒瘾导致的高风险。药物的使用威胁着正常的妊娠过程，然而很多人对此后知后觉。不少孕妇只有在分娩的时候或者有严重并发症的时候才会来到妇产医院。大量的毒瘾孕妇处于社会的边缘，缺乏相关信息和及时的医疗追踪，甚至根本没有医疗追踪。此外，这些怀孕的女性也有可能感染了乙肝或者丙肝，甚至艾滋病。

不同的药物对于妊娠的影响。不同的药物带给未来的妈妈和新生婴儿不同等级的威胁。大麻、印度大麻之类的药物不会造成婴儿的先天畸形，但是它们对胎儿及母亲产生跟烟草类似影响（参见第51页），只要戒掉这些药品，影响也会随之消失。同时也要强烈建议想要孕育下一代的夫妻停止吸食大麻，大麻会影响人体生育功能从而降低受孕成功率。如果你自己不能够戒掉大麻瘾，可以寻求医生帮助或者与专业戒毒机构联系寻求最快的解决方法。摆脱大麻的方法与戒烟类似。

药物和胎儿的重量

有一些导致新生儿体重过低（低于正常范围）的原因是可以避免的。尽管社会强烈呼吁摆脱依赖性，最常见导致低体重婴儿降生的除了早产就是吸烟、酗酒和吸毒（主要是可卡因）。

迷幻药会导致流产和胎儿畸形。

鸦片类制剂（吗啡、海洛因）会导致孕妇以及新生婴儿心理和生理上的依赖性。可卡因道理相同。在怀孕期间使用可卡因还会带来其他危害：加大流产、早产、胎盘早剥（参见第194页）和胎儿体重过轻的概率。同时它还能造成严重的产妇并发症（心肌梗死、癫痫、高血压等），威胁到孕妇和新生儿的生命。此外，对于摇头丸对妊娠和胎儿的影响，我们了解得还不多。

对孕妇和胎儿的追踪

在妊娠期间可以进行一次完整的戒毒疗程，但是必须确保在正确的医疗监控下进行。在戒毒疗程内可以使用含有美沙酮的替代药物来避免静脉吸毒者戒毒时的并发症。这种替代性药品暂时没有被发现致畸作用。伴随预产期的降临，要逐渐降低替代药品的使用剂量。

即使孕妇采取了这种戒毒疗程，其本身

的药品依赖性仍然存在，由于与母体分离导致断绝毒品来源，新生儿经常会出现戒断综合征症状：新生儿可能出现痉挛或者行为失常。当然，如果孕妇没有采取戒毒治疗，新生儿也会出现同样问题。无论在那种情况下，新生儿都需要特殊监护。

最后，有药物依赖的产妇不适合亲自哺乳，因为有毒物质能够通过乳汁进入婴儿体内。

医疗戒断

无论是非法吸毒的孕妇还是合法使用依赖性药物的孕妇多已经威胁到了胎儿的生命。所有非法毒品（海洛因、可卡因、摇头丸、病毒、迷幻剂 LSD 和天使丸 PCP）和其他药店出售的能够产生依赖性的处方药（麻醉剂、镇静剂、安定药与减肥药）都会导致一种惯性，不利于妊娠进展和胎儿的健康。

应该采取什么措施

只要孕妇和胎儿对药物产生依赖性，孕妇就应当去专门机构进行戒毒疗程。最重要的是，戒断的过程要缓慢进行，突然停止对药物的使用会导致胎儿的死亡。如果戒毒对于孕妇来说过于困难，那么医院有专门的团队能够为其提供特殊的心理指导，来降低毒品摄入量。

戒烟

> 确立戒烟的动力。如果你已经怀孕了，这对你来说不是什么难事。

> 选择一种戒烟方法。你希望立即停止吸烟还是逐渐停止吸烟？无论如何，制定一个开始日期，准备一些与吸烟不相干的活动。

> 明确你想抽烟的原因。抽烟能让你愉悦，或者给你带来刺激，让你放松、减压还是能够掩盖痛苦？你嘴里想要叼着东西或者手指上想要夹着东西？你对烟草完全没有抵抗力？你出于习惯性吸烟，你在不知不觉中习惯性地点上一根烟？

> 只要你明确了抽烟的原因，那么就可以找到一些替代品：当想要抽烟的欲望强烈来袭的时候，你可以选择拿起一根牙签或者嚼口香糖，出去快速步行，进行放松练习，出门走动，远离那些你会习惯性抽烟的场所，避免摄取兴奋剂（茶和咖啡）或者其他能让你联想到香烟的食物和饮料，等等。

> 如果你没有抵抗住诱惑吸了一根烟，不要绝望，不要内疚，重新开始。

> 告诉自己你别无选择了，无论是在公共场合还是其他地方你都不能抽烟。

> 不要犹豫，在需要的时候去专门机构咨询。

> 也可以去咨询一下像催眠、针灸等让人放松的方法。

> 注意，尼古丁贴、尼古丁口香糖这些替代产品有可能威胁到孕妇及胎儿的健康。使用之前请咨询你的医生。

即使要怀孕增强了戒毒的动力，孕妇也不应临时起意去进行戒毒治疗。孕妇的戒毒治疗必须要有严格的医疗意见才能进行。

心理方面：想象中的孩子

对腹中孩子的期待经常会表现为开始想象自己的孩子会是什么样子，生下来之后生活在家庭之中的情形，会叫什么名字……从开始想象，女性就已经赋予孩子一些真实性，使他／她在出生之前就已经开始存在，这是欲望的意识表现。

到底想象中的孩子是什么样的

当女性怀孕了，准妈妈开始将自己的梦想、渴望、对教育和社会的野心映射到腹中的孩子身上。在她的脑海中开始创造一个理想的完美儿童。她赋予她想象中的孩子各种各样的能力：她是钢琴天才，他热爱运动……

其实这种行为再正常不过了：这些准妈妈脑海中的图片正是她对于未来宝宝的母爱的基石。但是，只要宝宝出生，他或她将取代这个想象中的宝宝。

这个过程可能是困难的，甚至痛苦的。有时候新生儿会令产妇失望，她可能期待得到一个女儿但却得生了一个儿子，也可能是新生儿的某个外貌特点出乎她的意料。她或许真的失望，但是这并不表示她不是个好妈妈。母子之间的真实感情从宝宝出生那一刻开始建立起来，而妈妈从知道怀孕那一刻开始培养出来的情感也将双方维系在一起。

有时模棱两可的期望

当一位女性正期待着她腹中未来的宝宝，生理反应处于有意识和无意识之间。怀孕使想要孩子的欲望具体化了。但是心理因素也在怀孕过程中（包括妊娠中断）起作用。从想要一个孩子直到真正怀孕分娩，并不是一个简单的过程。

心中的愿望还是真实的需求？即使内容相似，心中的愿望和真实的需求并不一样。现如今，无论单身还是有伴侣的女性都趋向于尽可能地"规划"她们的妊娠计划。然而，想象和现实总是有一段距离，特别是像怀孕这种不能立即实现的情况。想着"我想要个孩子，马上就要！"之后立即受孕的情况十分罕见。孩子也有可能在我们没有准备的情况下降临。换种说法，怀孕并不是我们能够完全掌控的。

想要怀孕或者想要养育下一代？想要怀孕和想要一个孩子并不是完全一回事。一位女性可能想要怀孕、大肚子的过程，却并不真心想要产下这个孩子。这些时候，怀孕仅仅是她能够生育的一种证明。这是一种女性的生理需求，而不是真心想要做妈妈。更广义的说，想要孩子的愿望可能是各种内心深处期望的综合体，这种愿望与那种想要当妈妈、养育孩子的简单愿望毫无关系。这种复杂的愿望可能是基于延续血脉的想法，或者是一种类似"还债"给父母的感觉。

无论你内心深处出于哪种目的想要孩子，你的人生将从你怀孕那一刻开始新的篇章。

→ 想要孩子和在体内孕育胎儿是为成为母亲做准备的两个完全不同的过程。

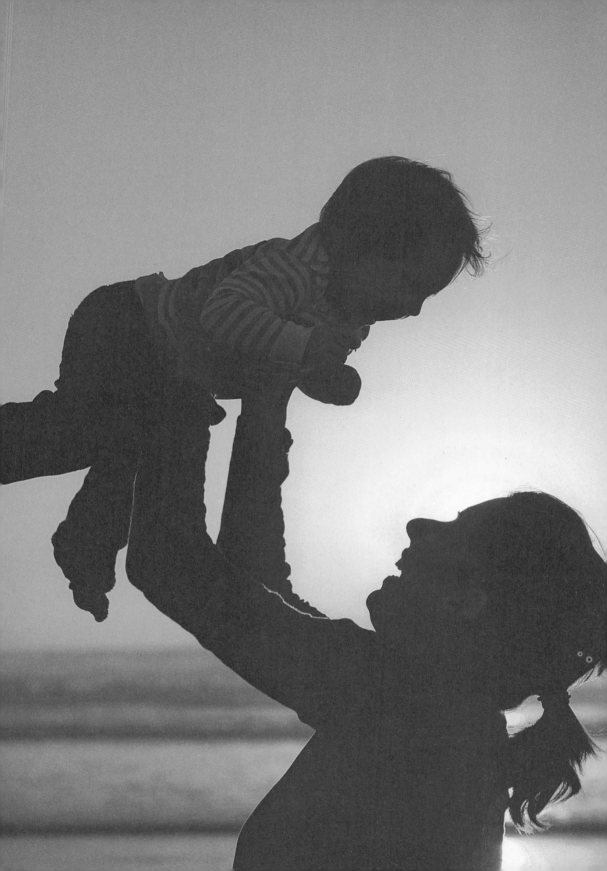

答疑解惑

> 我消化不良，但是我只想接受自然疗法或者服用一些天然药物。您能给我一些这方面的意见吗？"

消化不良

新鲜或者干燥的胡椒薄荷叶有助于解决消化问题。在享受完一顿丰盛的饮食之后，喝一杯薄荷茶或者吃一颗薄荷糖是个不错的选择。

大量研究表明，胡椒薄荷中的薄荷脑能够放松消化器肌肉，同时也是治疗消化不良引起的恶心的一种有效的自然疗法。薄荷脑还能促进肠道排气。同时需要注意的是，薄荷脑只适合小剂量使用。

为了减轻消化不良的症状，生吃一点儿大蒜。另外，用小豆蔻泡的茶或者橙皮（陈皮）同样能够从生物学角度缓解消化不良问题。

> 我的胸部完全变样了——现在我的胸部又大又敏感。生完孩子之后它们能够保持住吗，还是又会恢复原状？"

乳房的变化

丰满的乳房是怀孕的一个生理特性。实际上，怀孕后女性体内雌激素、黄体酮、生乳素的含量都增加了，结果导致孕妇胸部体积增大，并且更加敏感（大部分孕妇都表示有相同感受，少数女性在月经来的前几天也会感受到胸部肿胀）。这种变化并不是偶然现象，这是你的身体正在为哺育婴儿做准备。

随着妊娠过程的发展，孕妇胸部可能会继续增大，好在从孕期第三月或第四个月起，孕妇的胸部将不再那么敏感。至于生产之后它们是否能保持这个样子，就无人能知了。如果乳房组织开始松弛，那肯定是怀孕造成的，同时是否佩戴了合适的胸罩也有一定关系（这其中还有一定遗传因素）。即使你的胸部结实高挺，也要在怀孕期间佩戴合适你的胸罩。如果你的胸部非常大，那么可以尝试在夜间继续佩戴胸罩（最好是不要过紧的全棉胸罩）。

胸部变大不是怀孕之后胸部的唯一变化。乳晕（乳头周围深色部分）颜色也会加深，范围扩大，有时还会产生一些褐色斑点。乳房上开始出现能够用肉眼看出来的青筋，这是胸部充血的正常现象，你的胸部正在为哺乳做准备。分娩之后或者对于哺乳的妈妈来讲更晚一些时候，胸部又会恢复原来的样子。

> 医生说，我是 Rh 阴型血，这表示什么？

Rh 阴型血和医疗追踪

因为你是 Rh 阴型血，你将享受特殊的医疗追踪。首先我们必须确定孩子的父亲是 Rh 阳性还是阴性。

· 如果你的伴侣是 Rh 阴性，那么胎儿只有一种可能，就是 Rh 阴型血型（父母双方均为 Rh 阴性，不会生出 Rh 阳性血型的宝宝），这表示你的身体机能不会认为胎儿是"异物"。这种情况下不会发生任何问题。

· 反之，如果你的伴侣的血型是 Rh 阳性，那么有可能你们的孩子也是 Rh 阳性血型，这时你和你腹中的宝宝血型不兼容。

这种情况下，首次怀孕一般不会发生意外。但是仍然会有些女性能够在第一次怀孕的过程中发生免疫反应（也就是说体内产生抗 Rh 抗体），这就威胁到了以后怀 Rh+ 血型的胎儿的安全。这也是为什么最近正在推行一种孕期防护手段。拥有 Rh+ 血型伴侣，而自己血型呈 Rh+ 的孕妇闭经后需要注射 26 ~ 30 周的丙种球蛋白。

此外，如果遇到特殊情况导致胎儿的血液流入母亲体内（例如腹部创伤），你需要立即去看医生，确保胎儿安全并打预防针。

在你的妊娠期间，需要定期检查血液中的不规则抗凝集素含量（孕期第六个月、第八个月和第九个月）来确定是否有威胁宝宝健康的抗体产生。

通过母亲血液化验也能确定胎儿的 Rh 血型。这种技术以前只有在一些特殊情况下才会使用，例如，用来测定已经产生抗体的孕妇的胎儿的血型。但是，现在当医生发现 Rh- 型孕妇的伴侣是 Rh+ 血型的时候，都会要求你做这种血液化验。这样也能避免给那些腹中胎儿是 Rh- 型血的 Rh- 孕妇注射丙种球蛋白。唯一的问题是这种血液化验价格昂贵。

> 综合我所了解到的和妈妈告诉我的各种信息后，我猜测我有可能会流产。都有哪些因素会导致怀孕初期流产呢？"

早期流产的风险

在怀孕头两个月，自然流产现象很常见。至少有 20% 的孕妇会遇到这个问题。孕妇的年龄就是一个很重要的因素：40 岁女性发生流产的风险是 20 岁女性的两倍。导致早期流产的主要原因是染色体异常而产生的死胎。但是流产属于偶然事件。在大多情况下，一次自然流产并不会影响到以后的妊娠。

下列因素不属于导致流产的因素：

– 带避孕环之后意外怀孕。

– 多次流产遗留下来的子宫内膜瘢痕。

– 巨大的压力或烦恼。

– 摔倒或者其他可能受伤的意外事故。

– 身体锻炼，比如做家务或者搬动比较重的物品。

有一些因素，在特定情况下，能够增加流产的风险。这就是为什么我们需要在 3 次自然流产之后要进行一次彻底的医疗诊断。

这些因素包括：

– 父亲或者母亲的染色体异常。

– 子宫肌瘤或者其他子宫异常。

– 阴道感染。

– 甲状腺紊乱。

– 止血或免疫系统疾病。

– 维生素缺乏。

最后，要了解：下腹部的轻微疼痛或者撕拉感，轻微的阴道出血不一定就是流产的征兆。正常的妊娠都会有上述反应中的至少一种。

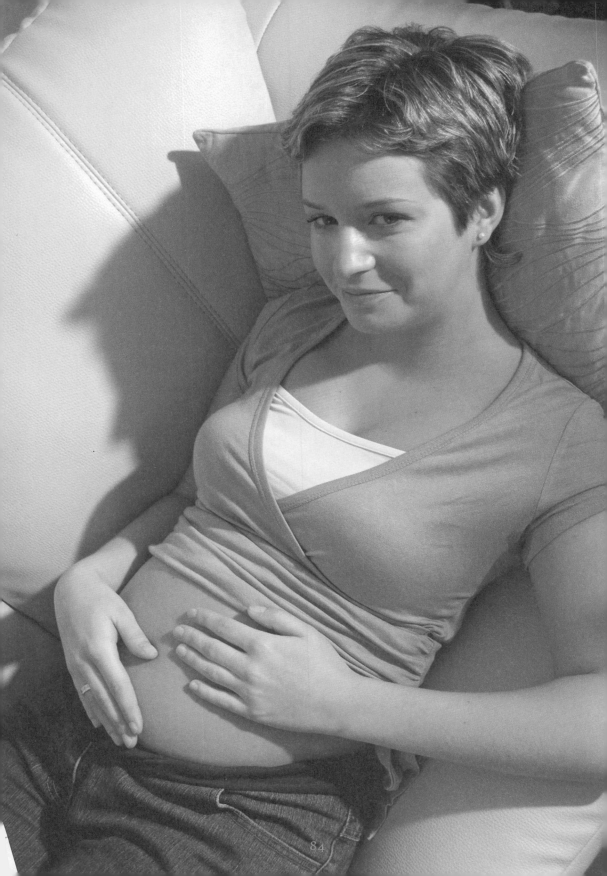

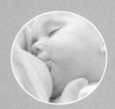

妊娠期第二个月

胎儿的发育状况

正如怀孕第一个月，这里所给出的信息仅代表总体范围。现在胎儿已有整体的形态，并已成形。这一现象在孕期的第二个月逐渐完善。每一部分开始形成并同时形成器官。

胚胎渐渐变成婴儿的形状

在第一个月结束时（妊娠第四个星期末），胚胎体长只有5～7毫米。在第二个月，他的样子将明显改变并开始看起来像一个婴儿，但比例有所不同：身体上部明显不同，胳膊和手要比腿和脚的发育要快。在第二个月末，胎儿体长可能达到25毫米，重量约3克！

第5和第6周。心房心室形成并且心脏占有一定的体积，在胸部的表面形成一个小凸块；我们明显可以通过超声波检查感受到心脏的搏动。其他的器官（胃、肠、胰腺、泌尿器官）开始发育。未来的牙齿开始显露。体积非常大，头部完全弯曲于胸前。

父母眼睛为棕色，可能生出蓝眼睛的孩子吗

可以：如果祖父母是蓝眼睛或遗传给他的孩子蓝眼睛的基因，那么此基因也会传给他的后代，这种"隐性"基因最终可能转为显性基因。

第7和第8周。手指和脚趾，然后四肢的各个部分都可以识别出来。性腺开始形成。同样，肌肉、神经以及骨髓开始发育。此时五官逐渐清晰：两个小凸块为眼睛（眼皮黏合在一起），两个浅窝为耳朵，仍有一个开口的地方为鼻子和嘴。头部开始微微竖起。心脏总是占据非常重要的位置。胚胎开始可以自主地运动，母亲只有在几个星期后才能感觉到。胎盘的发育并非胚胎的发育，然后胎儿存活下来并继续发育。

羊水

> 即是围绕在胎儿周围的液体。它的体积随胎儿的体积增大而增大，然后在孕期的最后三个月开始减少。

> 在妊娠第五个月，胎儿每天吸收0.45～0.5升羊水。正常情况下，颜色为无色清澈的，胎儿产生窘迫症时，为深绿色。

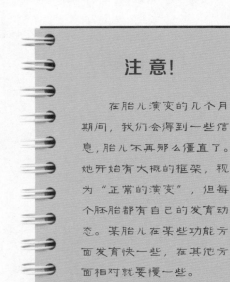

注意！

在胎儿演变的几个月期间，我们会得到一些信息，胎儿不再那么僵直了。她开始有大概的框架，视为"正常的演变"，但每个胚胎都有自己的发育动态。某胎儿在某些功能方面发育快一些，在其他方面相对就要慢一些。

我们通过上面胎儿侧面的图片可以看到胎儿手和眼睛已开始显露。

1个月
2个月
3个月
4个月
5个月
6个月
7个月
8个月
9个月

母亲方面

妊娠期最初 14 天，一般女性都在等待下一轮生理期的到来，忽略了细微的身体变化，直到确认到受孕后，才会回忆起这 14 天中那些微小的细节。此时妊娠期已经步入第三或第四周，身体已经有了一些不可忽略的变化。

你的身体已经开始变化了

早上恶心，肠胃紊乱，强烈的嗜睡反应经常使孕妇不自在。这些小问题是由于妊娠过程中大量分泌激素而导致的现象。不要总是通过服药来解决问题。通常，简单地改变一下你的生活习惯将会使你感觉更好一些。

孕吐

早上起床，受孕吐折磨从来都不是舒服的事，但不要失望，它至多持续三个月。在某些情况下，伴有呕吐；在其他情况下，它表现为口腔内令人不舒服的味道。如果你有孕吐这类的早孕反应，在床上吃早饭（如：一片面包）并平稳地起床。如果你一整天都这样，就需要分辨哪些强烈味道或食物导致你呕吐，并将这些食物从冰箱中清除。在一般情况下，我们通过大量喝水，同时吃一点儿东西来抑制这种不快。然而，当你休息不够，许多建议都对你不适用时，医生可能会给你开些药：抗恶心的药或止吐药。

虽然很少见，但如果在怀孕初期经常呕吐以至于失去胃口，体重减少并发现有脱水状况，一定不能耽搁，马上联系医生说明你的情况。

肠胃运动迟缓

也许你开始便秘，也就是说每两天排便一次。其实，怀孕期间肠胃运动更迟缓：在激素的影响下，消化器官肌肉松弛；在怀孕的第三个季度，子宫压迫肠道……

因此，许多孕妇常常便秘。最好的解决

> **❝** 为什么我的腰围好像已经增加了？我以为要到怀孕第四个月才能显露出来呢？**❞**

怀孕初期和腰围

腰围增加是妊娠的直接结果。这种增幅对于体型偏瘦或已经怀过几次孕的妇女尤为明显。这可能是由于气体的堆积或便秘的问题导致肠道膨胀，在怀孕初期，此症状是很常见的。

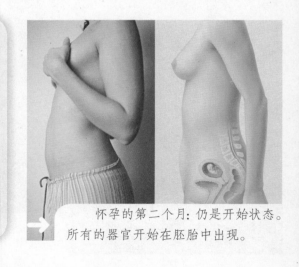

怀孕的第二个月：仍是开始状态。所有的器官开始在胚胎中出现。

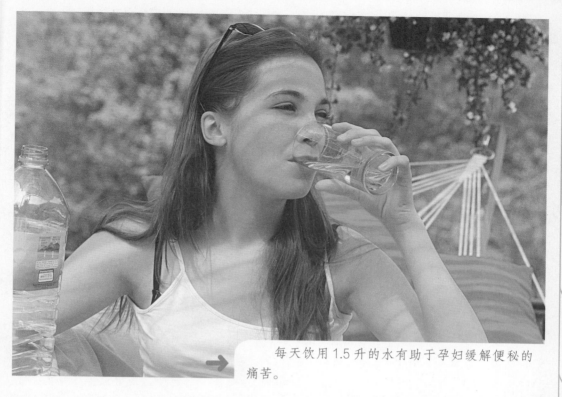

每天饮用 1.5 升的水有助于孕妇缓解便秘的痛苦。

1 个月
2 个月
3 个月
4 个月
5 个月
6 个月
7 个月
8 个月
9 个月

方法是每天喝 1.5 升的水，多吃富含纤维的食物，如沙拉并坚持每天散步半小时。最终，医生将会给你些甘油栓剂或液状石蜡，并给予你饮食和生活健康方面的建议。大多数的水果和绿色蔬菜可促进肠胃消化，而在情况改善之前，应避免淀粉类食物。对于面包来说，你最好吃半粗粮的面包。最后，在早上起床时，喝杯不含气泡的矿泉水，因为富含镁的矿泉水可促进肠道的运动。如以上均没有效果，医生可能会给你开些泻药。

经常头疼

> 孕妇头疼通常是由许多因素造成的，如：激素变化、疲劳、血压、饥饿、身体或情绪方面的压力，有时是以上多种因素共同作用的结果。

> 如果安静的环境和清新的空气都不能使之消退，你可以服用对乙酰氨基酚，但决不能服用阿司匹林。只有在疼痛难忍时才可以服用，如果头痛过于频繁，一定要咨询医生的意见。

疲劳和嗜睡

即使这使你有点儿烦恼，在怀孕最初几个月感到疲惫和困倦是很正常的。事实上，在激素的影响下，你的身体感觉疲惫的"冲击"。有些孕妇几乎无法控制想要进入梦乡的欲望。

每天的生活仍在继续，不可能总是根据自己的愿望而休息。继续进行自己的工作而不要太过劳累并量力而行，有时可做一些小调整：例如在休息日睡个够，避免晚睡。这种疲劳的感觉将逐渐减少，在妊娠的第四个月将会重新恢复精神。

如何面对疲劳

如果妊娠打破你的某些习惯，不要感到惊讶。在怀孕的第一个季度，你几乎无法抗拒睡意，同样在最后几个月也很难对抗嗜睡的问题。因为孕期激素的变化和身体的紊乱，你的夜晚与以往不再一样是很正常的。

无法抑制的睡意

在怀孕初期，你一定是在一天的任何时间都抑制不住自己的睡意。这有时会干扰你的日常生活，这种现象是很常见的。这是由于你体内激素的变化引起的，并不意味你的健康有任何问题，最好的药方就是休息。

黄体酮的作用

胚胎植入必不可少的元素，黄体酮也称孕激素，首先由黄体产生，随后由胎盘产生。正是它使孕妇产生无法抑制的睡意。但不要担心，怀孕第四个月时，你应该就没那么嗜睡了。

嗜睡和熬夜。嗜睡并非总是没有问题的，尤其是你在外工作。只要在可能的情况下，最好不要反抗睡意（这应该不会持续太久的）。听从你身体的需求：好好照顾自己！自发地过更加平静的生活并避免持续到太晚的夜生活。因

如何预防疲劳

安排日常生活

除非你必须要做什么事，在一天结束的时候不要给自己安排任何事。坐着或者躺着，看一本书或听听音乐。如果你有孩子，给他们讲讲故事或做个安静的游戏。如果孩子很大了，让他们做些家务。

不要等到晚上才休息。如果你可以小睡一会儿，不要剥

> *改变生活节奏，注意饮食保健都是预防疲劳的最好方法。"*

夺这样一个机会。如果你睡不着，拿本书读一读。即便是在工作，尽量适当地休息一下：抬抬脚，时不时地暂停一会儿工作，利用午餐的时间好好休息（不能不吃午饭）。

不要太晚才睡觉。让你的伴侣在你起床之前就准备好早饭。

监控你的饮食

在妊娠的第一季度感到特别疲劳，通常是因为缺铁。你指望一小块巧克力使你恢复体力，效果是十分短暂的。一旦血液中

的糖分下降，你就又会感到疲倦，最好的办法是均衡饮食。

改善你的生活环境

在家工作，让阳光照射进来，常常开窗保持空气流通，多走动，远离噪声，在舒适的环境中更好地处理身体乏力的问题。

散步或做些适合孕妇的运动

适当的休息并结合与怀孕相兼容的体力活动。尽可能常常散步，孕妇可报一个瑜伽班或游泳班。

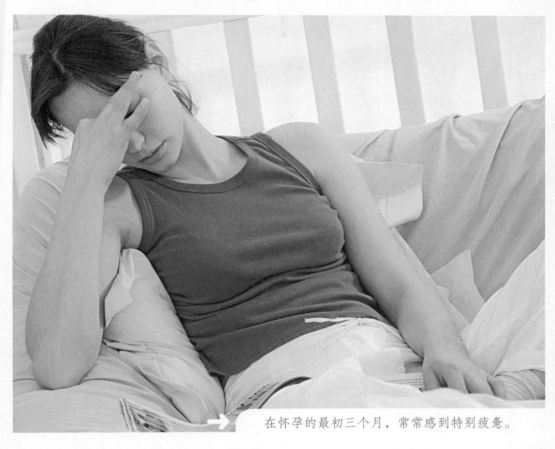

在怀孕的最初三个月，常常感到特别疲惫。

1个月

2个月

3个月

4个月

5个月

6个月

7个月

8个月

9个月

此，好好享受安静悠长的夜晚，尝试调整白天的休息时间。

当心压力问题。在周末，不要增加户外活动，根据你的需要适当休息。你可以睡个够了！

当你感到焦虑时。某些女性，虽然很少见，她们与其他孕妇相反，在妊娠的第一个季度常常睡不安稳。对一个孩子的期待造成强烈的心理慌乱，孕妇可能由于睡眠不好而导致焦虑：担心一个完全不同的生活降临，害怕不能给予孩子足够的爱……

有时也是全身不适

有时不舒服，血压下降会突然出现。一旦你感觉到这些症状（头晕、闷热、周围的噪声加强），找一个地方躺下来。将头放平并把腿抬起。

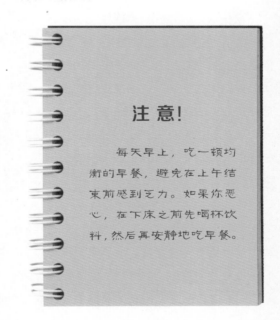

注意！

每天早上，吃一顿均衡的早餐，避免在上午结束前感到乏力。如果你恶心，在下床之前先喝杯饮料，然后再安静地吃早餐。

初次检查

初次检查是怀孕检测必不可少的步骤，应该在怀孕三个月之内进行。此次检查需了解你的病史，并与此同时进行临床和试验检测，计算孩子的预产期。在此期间将进行超声波检查。

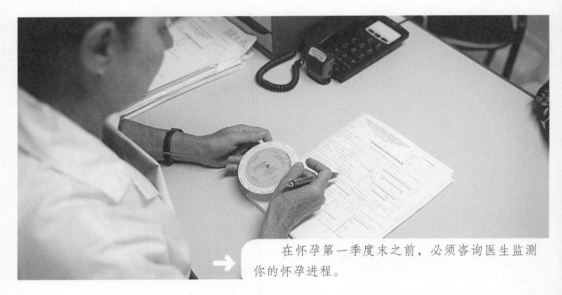

在怀孕第一季度末之前，必须咨询医生监测你的怀孕进程。

一次进行多项检查

第一次产前检查。你很快就会确认你是否怀孕了。关键是通过你提出的所有的问题，你将会感到更有信心。对于怀孕的声明，首次检查必须在怀孕第一季度末之前进行，即月经消失（闭经）第15周之前。

医生评估你过去和现在的身体状况，需要对你的情况有一定的了解以便确定相应的产后检查，并决定将可能在某方面进行特殊监控。如果你未来孩子的父亲在场，将在你们的帮助下确定以上问题。然而，你的伴侣或丈夫不需要伴你左右，也不需要做检查，但他可能在你身边，同样提出他的疑问。医生向你提出的问题之一将涉及你最后一次月经的日期（要准确到最后一次月经来潮的第一天），因为这将有助于推算分娩的预计日期。（参阅本书46页）

你的日常生活。你的年龄、生活方式都很重要，以及一切与你身体相关的事情。你抽烟吗？睡得好吗？饮食是怎么样的？很容易增重吗？定期看医生吗？从事体育运动吗？

医生也将询问你的家庭和职业生活。一切都需注意，如：困难的财政状况，紧张的工作，长途旅行，入夜时分的孤独感……不要犹豫地告知医生让你担心的事情：引起你不安的事情，可大可小，按照身体、物质和心理的顺序。

从头至尾的身体检查

医生在询问过你的日常生活，医疗史，妇科史等等之后，将会进行一个临床检查。随后进行血压的检测和控制，通过尿液试纸分析尿液（以此得知糖分和蛋白含量）或在实验室进行检查。他先听诊心脏，然后进行妇科检查。

妇科检查

此项检查是孕妇躺在长椅上，双腿分开并把两脚放在马镫上。医生开始将手放在你的腹部、阴阜之上，触诊子宫。检查外阴的状态，然后通过窥镜（仪器通过外阴进入将阴道壁分开）检查阴道和子宫颈。如果你最后一次子宫颈涂片检查超过两年，就需要再做一次。

最终，把戴手套的两个手指插入卵巢内部触诊，子宫颈起到关闭子宫的作用，子宫内部孕育胚胎。在妊娠早期同样要评估子宫颈状态（通常长3厘米，臀部后面，强壮和闭合的）并且随着胎儿的长大，子宫不断变化。医生还要检查你的乳房。

妊娠诊断

月经迟到几天后，验血是知道是否怀孕的唯一可行方法；它会检查体内产生的人绒毛促性腺激素即怀孕时所特有的激素。如果医生仍有疑问，你将在实验室进行试验。同时可能做一个盆腔超声波检查，通过阴道在闭经5～6周内进行妊娠诊断。

大多数时候，从第8周起，医生很容易通过乳房和子宫检查得知你是否怀孕。然而，在这个时间之前或在某些情况下是比较困难确诊的：如子宫后倾（子宫向后方倾倒，而非前方），纤维瘤或肥胖症。首次孕检最后，医生总是规定一系列的检查并在实验室进行分析。

你的医疗史。感染或重病，曾经做过的手术都是非常重要的信息。在提及你的身体状况时，切忌分类，即使你认为目前的某些问题是不足一提的。不要犹豫，将一切告知医生，如：过敏、视觉问题、背部疼痛、偏头疼……

你的妇科史。同样，在这方面，医生需要尽可能了解一切。你是否接受过妇科检查？最后一次拜访妇科医生是什么时候？最后一次阴道涂片检测是什么时候？你是否得过妇科疾病（如生殖器疱疹）？你采取什么样的治疗方法？到现在为止，采用何种避孕方式？在怀孕前，月经是否规律（当然是指停止避孕之后）？你妈妈怀你的时候是否服用过激素？

你过去的怀孕史。自愿流产，流产事件都不应该隐瞒不报。如果你有孩子，必须向医生讲述你的孕史、分娩和产后情况……你是否曾经早产过？是否进行过剖宫产？如果是的话，是否存有手术的报告？你的之前的孩子出生时有多重？如今的身体状况怎么样？你是母乳喂养他们的吗？

你的家族史。初次检查就应该谈论这一点。你的家族或你伴侣的家族是否存在双胞胎、高血压、糖尿病或遗传类疾病，如血友病？如果你在怀孕之前咨询过遗传专家，你就需要与医生沟通，采纳其意见。

> 全面检查包括与医生沟通这一部分，妇科检查和规定的一系列检查在实验室进行。

初次孕检和补充检查

据各个国家来看，某些检查是必需的，而其他的只是推荐。无论如何，在最好的医疗条件下进行孕检是十分重要的。但是为了使检测得到最好的结果，准妈妈的配合也同样重要。

孕检必查项目

所有的预防性筛查都是通过尿液和血液进行分析：

· 通过尿液中糖分或蛋白的检测来排查糖尿病或肾脏问题。

· 确定血型和 Rh 因子，排查是否存在不规则的凝激素抗体。

· 血常规检查，检查风疹和弓形体病（一种寄生疾病，主要由于吃红肉和养猫而被传染）。

宣告妊娠

> 初次孕检最后，医生会给你出具一份详单"第一次产前检查"。

>> 生育手册，每个孕妇都会收到一份，它将记录你妊娠的每一步。可以在上面标注你以往的检查、并发症……（同样请参阅书后实施程序）。

· 血清梅毒检查。

· 筛查乙型肝炎（必须在妊娠第六个月进行检查）。

建议检查的项目

除了一些必要的检查外，有时医生也会依据孕妇的个人病史而建议某些补充测试。

通过血红蛋白电泳进行血液分析，以此诊断血液中的两种疾病：镰刀型红细胞疾病，对于来自安地列斯、非洲和美洲的女性尤为常见；地中海贫血病，常常是地中海周边的女性易患此病。

艾滋病检测并不是必查项目，但却强力推荐；同时医生有义务请你进行艾滋病病毒血清检测。

如果你在过去输过血或纹过身，这些都可能在卫生条件不合格的地方进行的，建议筛查是否患有丙型乙肝。

此外，如果你最后一次子宫颈涂片检查超过两年，被判定失效，医生将建议你再做一次检验。超声波检查是为了确定你的早期妊娠没有任何问题（以防失血过多或早期宫外孕）。

为了有效监控

第一次孕检之后，会安排几项检查：在实验室进行的一些检查和妊娠第一季度的超声波检查；保留所有的处方并将其分类，分析结果和检验报告将成为你今后的医疗记录。

根据你每个月的孕检建立监测记录，反复核查。为了使每次孕检都十分有效，在你想到问题时，将其记录下来，随后向你的医生咨询这些问题是否微不足道。

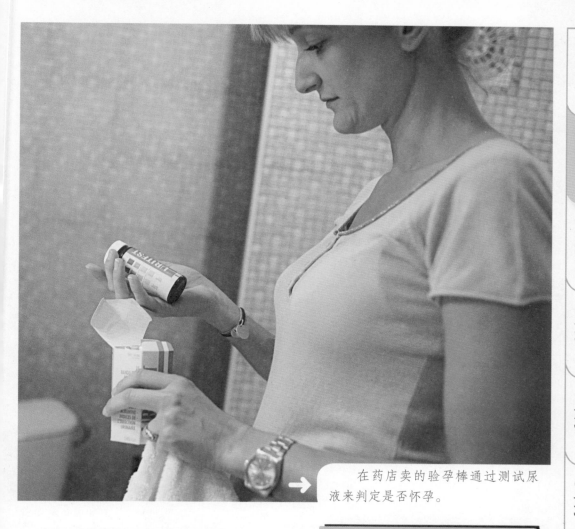

在药店卖的验孕棒通过测试尿液来判定是否怀孕。

1个月
2个月
3个月
4个月
5个月
6个月
7个月
8个月
9个月

"一些难看的淡蓝色的线出现在胸部的皮肤下,这正常吗?"

静脉系统变化

不要惊慌!这些是怀孕第一个月出现的静脉血管。在乳房准备哺乳期间,静脉系统发育以便运输多余的血液。这些静脉对于瘦小的女性和肤色较亮或者肤色暗沉的女性尤为明显。对于非常强壮的女性,仅仅会在妊娠结束的时候才会出现或增强。不要担心,不管怎样,一切都会在宝宝出生后渐渐恢复。

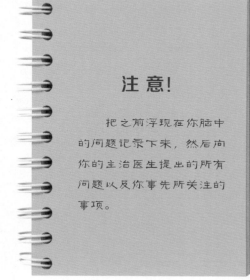

注意!

把之前浮现在你脑中的问题记录下来,然后向你的主治医生提出的所有问题以及你事先所关注的事项。

按摩的好处

按摩，友好的触摸身体，满足孕妇和宝宝不断增大的需求。它被定义为思考和治疗的方式，通过"系统理论"，达到身体理疗目的的研究方法。

按摩由什么构成

按摩疗法涉及人体系统的不同部分：内脏、呼吸、关节、血液和大脑。其目的是为了让人保持或恢复身体、精神和情感的健康状态。

按摩疗法唤醒身体的自然能量：人工理疗总是要以生理学为依据，放慢某一身体系统的运动和节奏。手法既要平稳又要准确，适合所遇到的不同机体障碍。

为什么需要按摩

妊娠的每个季度，孕妇的身体必须适应骨关节和激素的变化，骨架（骨盆和脊柱）应该一直随着子宫的增大而调整其空间容量。例如，我们要关注重心的变化。在妊娠过程中，长期按摩的目的是为了使身体协调。

通过按摩治疗的症状

如果所有的结缔组织和骨关节组织（骨、肌腱、韧带、肌肉）与孕妇的身体运动相抵触，那么在妊娠的不同阶段就可能出现不同的症状。有些可通过按摩治疗，只要它与妊娠并发症没有任何关联。因此，提前向你的助产士或产科医生咨询是十分关键的。

孕前。在计划怀孕时，为迎接新生命并预防在这一期间可能出现的身体小疼痛而咨询身体按摩是十分必要的。

妊娠第一阶段。按摩可能帮助缓解恶心、反胃、呕吐、头晕、腹痛。这些伴随着脊柱疼痛和头疼的痛苦同样可以通过这种医疗方法得以缓解。

妊娠第二和第三阶段。脊椎疼痛、坐骨神经痛、便秘、沉重的双腿同样可通过按摩减轻症状，这种理疗方式同样适用于卧床休息的孕妇。

准备分娩时期。骨盆按摩的目的是促进自然分娩。按摩同样可使骨盆灵活（骶髂关节的灵活性），胎儿将不会被绊倒并顺利通过产道。

分娩之后

> 在分娩后的几周，新妈妈可能遭受一些不便：泌尿问题，不佳处境，背部疼痛，会阴松弛，产后忧郁症。按摩疗法可以帮助治疗这些不同症状。

> 另外，在宝宝出生后，建议再约几次按摩师以确保身体恢复新的平衡。

> 这种疗法同样对纾解婴儿有帮助，特别是对于以下症状：妊娠期或分娩期的颅腔畸形、睡眠障碍、反胃、泪道闭塞等问题。

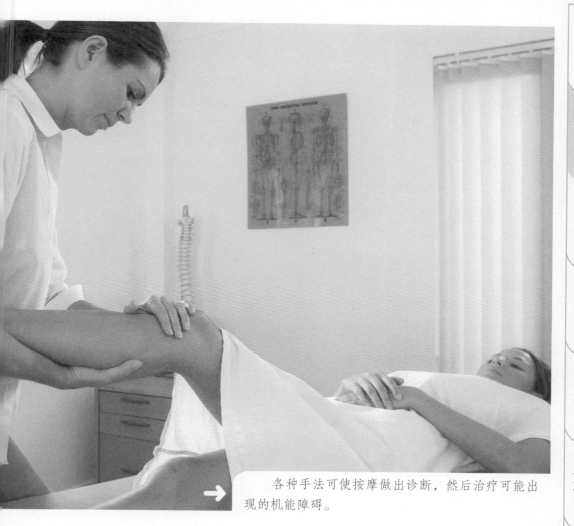

各种手法可使按摩做出诊断，然后治疗可能出现的机能障碍。

1个月

2个月

3个月

4个月

5个月

6个月

7个月

8个月

9个月

如何进行咨询

　　咨询分为几个阶段。最初，按摩医师询问病人的来访原因（症状、疼痛、检查结果），生活方式和医疗病史，以便了解其产科资料。事实上，按摩疗法总是要与传统的产科护理相配合。

　　按摩在临床检查之后进行，在此之前对身体的灵活性进行测试：先检查每一个关节，然后是全身，观察身体活动情况。随后将知晓采用何种治疗方案。通常，临床检查是要病人平躺。

　　此项按摩疗法主要是在头部、腹部或骨框架进行，所有的疗法都是针对孕妇和宝宝；手法总是温柔的，而非突然的。

　　在咨询过程中，按摩师同样会向病人展示一些身体练习，病人可有规律地定期练习，将有助于放松身体。

　　按摩疗法与人体的疼痛部位相关，按摩师会特别依据准妈妈的感觉和要求调整手法。按摩次数因妊娠进程而不同，通常需要进行三次。

运用顺势疗法

顺势疗法是为了治疗某种疾病，需要使用一种能够在健康人中产生相同症状的特殊药剂。顺势疗法的特殊药物可预防和治疗怀孕期间的某些小病痛。

如何进行

顺势疗法正处于众说纷纭的医学阶段，此方法认为每个人可将身体和精神相结合并配合其个人的疗法，没有任何不良反应。此疗法寻求一种在整体中治愈某一部分的药物并使得病人恢复原有的身体平衡。它基于以下三个原则：相似的规律性，症状的个性化和整体的考量。

在什么情况下使用顺势疗法

顺势疗法意在听从病人的心声，尽早的发现身体的变化。在这个理论基础上，顺势疗法可帮助孕妇缓解在妊娠、分娩和哺乳期间固有的不适。其最大优势是对胎儿没有任何不良反应。

服用顺势疗法的药物并不能代替妇科医生或产科医生对你进行的医疗监控。但你可以在以下三种情况下采用这种医疗形式：

针对不是专属于怀孕时所特有的常见感染类疾病（如：感冒）：顺势疗法药物尽可能使你避免服用那些怀孕期间慎用的常规药物。

对抗怀孕期间的典型问题（恶心、痉挛、胃灼热、双腿乏力等等）：有时，顺势疗法可以帮助你缓解这些强烈的不适，同时避免服用常规药物。它能够治愈病根，而非仅仅是缓解症状。

改善你的身体状况：顺势疗法预防 并抑制与妊娠和分娩相关的问题，通过这种疗法，在宝宝出生后可以尽快地恢复身体。

第一次咨询顺势疗法医生

如果你打算采用顺势疗法，一定要事先咨询医生。自我药疗是绝对不可以的，如果你咨询了几位医生，你就需要告知他们你正在进行的所有治疗和你的妊娠状况。

只有对患者彻底的检查才能确定准确的症状并给予有效的治疗方法。在怀孕初期，特别需要重视的是所有突如其来的变化：行为变化、对特定食物的喜爱和厌恶，等等。

为了确定最适合的治疗方法，顺势疗法医生需要了解你身上的所有症状。简单表达并说出你的感觉，如果医生问你"还有其他什么吗""然后呢"，不要感到惊讶。当你认为你已经说了所有你该说的事，医生可能还会问"你一天什么时候最难受""什么使你放松"：你所讲述的症状越清楚越详细，医生就能给出越多的指示。

治愈怀孕期间的小病痛：顺势疗法可以轻松地减轻许多常见的小病痛：恶心、疲劳、双腿疼痛、痔疮、便秘……在以下表格中，你将看到在怀孕期间不同症状的治疗方法。此列表只是使你更好地了解医生给你开的处方，但并不能在任何情况下代替医生的地位。只有医生可以决定药物的种类和服用剂量。

妊娠期的顺势疗法

病症	症状描述
恶心	· 强烈的不间断的恶心, 大量流口水, 口干, 总是打嗝, 呕吐不断。疲惫, 悲伤, 极度烦躁 · 恶心和晨吐, 厌食, 腹胀, 乏力, 烦躁, 甚至抑郁 · 平时精力旺盛的女性, 感到恶心, 厌恶所有食物, 想吃酸的或苦的食物, 怕冷, 出汗, 便秘, 悲伤, 疲惫并需要独处
双腿乏力	· 用冷水可缓解沉重的双腿, 但在较热的环境下站立会加重病情 · 静脉曲张在触摸时感到敏感和灼痛 · 腿部静脉曲张, 血液流通不畅, 在受冷空气影响或空气不流通时, 病情加重。通过物理治疗可改善
便秘和痔疮	· 平时特别活跃的女性, 便秘伴有呕吐, 乏力, 悲伤 · 大便粗硬, 出现痔疮并有流血的迹象 · 便秘, 伴有痔疮疼痛, 通过冷水坐浴可缓解, 站立加重病情
痉挛 (抽筋)	· 夜晚和天凉的时候, 常常肌肉痉挛
胃灼烧	· 酸性液体沿着食道上涌并伴有灼烧感
排尿障碍	· 尿频, 尿痛, 有时耻骨有灼烧感并伴有疼痛 · 间歇性和不自主排尿, 在咳嗽、大笑或变换位置时排尿
腹痛	· 怀孕最后几天, 发生宫缩时, 伴有痉挛和抽筋

了解自己的饮食需求

没有必要改变你的饮食方式，除非你把基本的食物转为乳制品、鱼肉和谷物……目标是均衡饮食并摄入不同营养，合理适量。总之，最好每天吃两顿丰盛的美餐，不要多于两次。

蛋白质，有助于构建身体

蛋白质用来构建和更新身体组织。为了确保胎儿的发育和维护自己身体，因此你需要补充大量的蛋白质，尤其是妊娠的第三季度，与受孕前摄入的 60 克相比，现在需要每天摄入 70 克。

蛋白质最常从动物中摄取。人们发现在肉、禽、鱼、蛋及乳制品中含有大量蛋白质，但一些谷物（面包、米饭、通心粉、意大利面）和豆类（扁豆、四季豆、鹰嘴豆）也含有植物性蛋白质，它们也是不容忽视的，因为它们对于身体的营养均衡具有重要贡献。

一定要每天摄取这两方面的蛋白质，尽量多样化，因为每个人都有自己的喜好：肉和鱼同样可补铁，奶制品含有非常丰富的钙。谷物和豆类可为身体提供维生素和矿物质。

脂类，对神经系统有好处

脂类即是脂肪，由被称为"脂肪酸"的元素汇聚而成，为人体提供能量，对于胎儿器官的形成具有重要作用。事实上，它是不能自行发育的器官中必不可少的元素：某些维生素（A、D、E）和特定脂肪酸被称作"必需脂肪酸"，对于胎儿的大脑发育至关重要。

必需脂肪酸分为两类：$\omega-6$ 和 $\omega-3$。两者不可相互取代，一定要食用含有这两类的脂肪酸。因为第一种很普遍，不会造成特别的问题；事实上，人们从日常食物油中很容易摄取：玉米油、葵花籽油、橄榄油或花生油。相反，要特别注意 $\omega-3$ 这类脂肪酸，它的摄入量往往不足：它们主要存在于菜籽油、豆油和深海鱼油中（鲭鱼、金枪鱼、鲑鱼等）。

除非特殊情况，你不必在怀孕期间限制脂肪的摄入。为了确保各类脂肪酸的摄入平衡，最好使脂类食物的种类多样化。

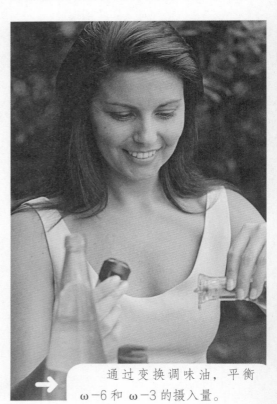

通过变换调味油，平衡 $\omega-6$ 和 $\omega-3$ 的摄入量。

蛋白质：最佳含糖食物	
100 克的红肉或白肉	含 16 ~ 20 克
100 克的鸡肉	含 18 ~ 20 克
100 克的瘦火腿	含 18 ~ 20 克
100 克的鱼肉	含 16 ~ 20 克
100 克的去壳虾	含 18 克
2 个鸡蛋	含 15 ~ 18 克
1 碗牛奶（250 克）	含 8 克
1 个酸奶	含 4 ~ 5 克
100 克软干酪	含 8 克
1 份爱芒特干酪（30 克）	含 9 克
1/8 卡门贝干酪	含 7 克
1 份圣保兰干酪	含 7 克

复合碳水化合物：最佳食物	
1/4 面包或法棍	含 32 克
全麦面包（3 片 =50 克）	含 26 克
干面包片（2 片 =30 克）	含 20 克
面粉（20 克）	含 14 克
熟的白米饭（100 克）	含 26 克
熟的意大利面（100 克）	含 22 克
熟的粗面粉（100 克）	含 24 克
熟的马铃薯（100 克）	含 18 克
熟的扁豆（100 克）	含 12 克
熟的菜豆（100 克）	含 18 克
熟的鹰嘴豆（100 克）	含 18 克
熟玉米（100 克）	含 19 克

黄油、人造奶油。未加工的更容易消化：涂在面包片上或加在菜里面（一个核桃仁大小，即 10 克）。

橄榄油、菜籽油、葵花籽油。放在沙拉中，交替食用或混合食用，以便平衡脂肪酸的摄入（1 汤匙，即 10 克）。

花生油。炸薯条：提供最稳定的热量（1 汤匙，即 10 克）

鲜奶油不属于脂肪，因为它没我们想象中那么油腻。它可以为蔬菜、汤和水果调味。

同样在肥肉、橄榄、薯条、坚果（花生、杏仁、核桃）中，也存在一些"隐藏的"脂类。

碳水化合物，能量的来源

碳水化合物或糖类由葡萄糖分子构成。葡萄糖是胎儿的主要能量来源，每餐食用含葡萄糖的食物是必需的，尤其是你的体内没有存储大量的糖类。这些食物被分为两类：单糖类碳水化合物，富含可快速吸收的糖分；多糖类碳水化合物，含有吸收较慢的糖分。

消化吸收快的糖类。多存在于水果中，但同样在糖果、糕点、饮料、果酱、巧克力中富含糖分。随身带一些这类食物，可偶尔补充一下能量。

消化吸收慢的糖类。也称作"淀粉"，生活中必须摄入的，多在面包、面食、米饭、土豆、粗面粉和豆类中含有。它们被消化吸收得较慢，更容易使人饱腹，避免孕妇由于低血糖而感到乏力。

一些食物中含有大量不易吸收的纤维可帮助对抗便秘，这是妊娠中常见的痛苦之一。

纤维的最佳来源是全麦有机谷物产品（面包、米饭、面食等），豆类（大豆、豌豆、扁豆等），干果（无花果、枣、陈皮梅等），还有水果和蔬菜。不过要小心，不要滥用：过量食用纤维会妨碍某些矿物质的吸收，如钙和铁。

注意补充富含维生素的食物

维生素以不同含量存在于各种食物中。它帮助你的身体更好地转化和吸收蛋白质，碳水化合物和脂类成分。它同样帮助你对抗疾病并保证身体正常运作。某些在怀孕期间是必不可少的。

非常脆弱的维生素

维生素，特别是B族维生素（叶酸中的）和维生素C遇到光、热和周围的空气会变质，在水中会溶解。为了最大限度的将其保存，这里有一些建议：

·尽量选择新鲜的水果和蔬菜，最好是应季产品。

·使用新鲜产品，避免将其储存几天。

·仔细清洗水果和蔬菜而不要将其长期浸泡在水中。

·将食物储存在冰箱里。

·削完水果和蔬菜后立即食用，经常生吃。

·避免较长时间烹煮食物，最好蒸煮或用压力锅。

·尽量回收一部分丢失的维生素，多喝蒸馏水，如：开水。

叶酸中的维生素有助于细胞的发育

叶酸、叶酸盐或维生素B₉在妊娠期间起着至关重要的作用。

帮助细胞的发育。这种维生素对于细胞

注意含多种维生素药片

如果这一缺陷没有什么可怕的，过量的维生素A（其中β-胡萝卜素）可能引起胎儿畸形。你不要冒险"过量"摄入，也要避免经常吃动物肝脏，其中富含大量维生素A。要特别注意含有多种维生素的药片。

的繁殖和更新、新组织的形成必不可少。也就是说，从怀孕初期就对未来宝宝具有重要作用，所有器官都在迅速发育。叶酸的日常需求是为了确保胎儿的最佳发育，摄入量约0.4毫克，妊娠过后0.1毫克多一点儿。

额外摄入常常是很有必要的。叶酸最好的来源是绿色蔬菜（生菜、卷心菜、苦苣、菠菜、四季豆、洋百合等），水果（西瓜、草莓、橙子、香蕉、猕猴桃等），含油物质（杏仁、核桃等），用柔软的发酵的面团制作的奶酪（如卡门贝干酪），动物内脏，鸡蛋。但不能食用太多这类食物：如大部分的维生素、叶酸很脆弱，在烹饪中很容易失去其营养价值。

在你怀孕和你计划要孩子时，多吃富含叶酸的食物。事实上，育龄妇女叶酸摄入不足并不少见。为了有效预防这一问题，每天服用0.4毫克叶酸药片，尤其是患有糖尿病、癫痫病或有脊柱裂病史的女性。

维生素D，为了促进钙吸收

维生素D有助于吸收钙，然后将其固

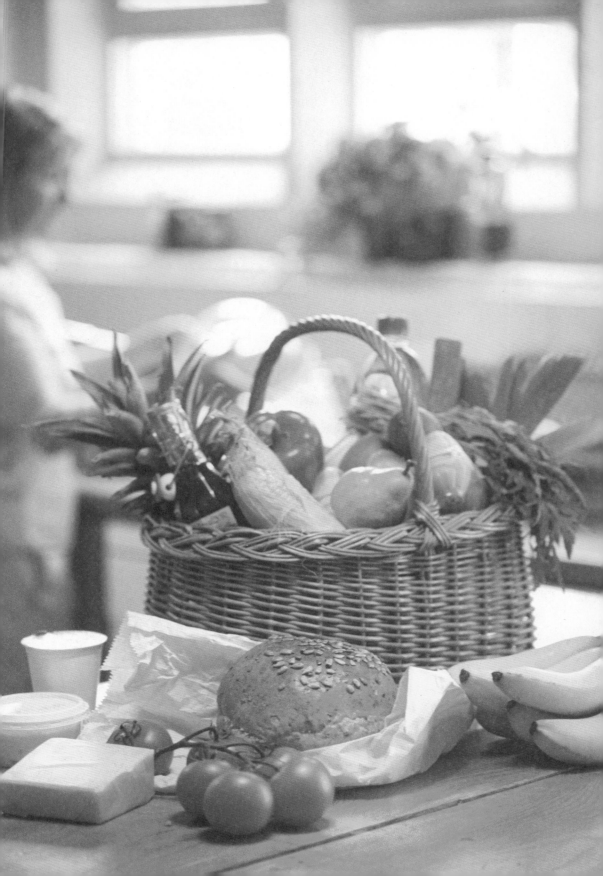

维生素

类别	功效	哪些食物中含有
维生素 A： （+β－胡萝卜素）	增加视力、皮肤黏液	鸡蛋，黄油，牛奶，（水果和蔬菜）
维生素 D：钙化醇	吸收钙，增强骨质和牙齿健康	鸡蛋，黄油，奶酪，全脂奶，鱼油。维生素 D 通过皮肤在阳光的作用下产生。
维生素 E：生育酚脂	食品防腐剂	植物油，小麦种子，坚果
维生素 K：萘醌类	血凝结	绿叶蔬菜，动物肝脏。此种维生素由肠道内的细菌产生。
维生素 B_1：硫胺素	碳水化合物的新陈代谢，神经核肌肉系统	全麦和衍生谷物，豆类，啤酒酵母，动物内脏
维生素 B_2：核黄素	糖类、脂类和蛋白质的新陈代谢	动物内脏，鸡蛋，豆类，干果
维生素 B_5：泛酸，遍多酸	碳水化合物和脂类的新陈代谢	肉类，动物内脏，鸡蛋，谷物，酵母粉
维生素 B_6：吡哆醇	蛋白质的新陈代谢，血红蛋白的形成	谷物，酵母粉，肉类，动物内脏，鱼类
维生素 B_8：维生素 H	糖类、脂类和蛋白质的新陈代谢	动物内脏，鸡蛋，豆类，干果
维生素 B_9：叶酸	细胞的繁殖和增长必不可少	绿色蔬菜，生菜，水果，发酵奶酪，全麦谷物，豆类
维生素 B_{12}：钴胺素	红血细胞的形成，糖类和脂类的新陈代谢	肉类，鱼，动物肝脏，鸡蛋，奶制品
维生素 C：抗坏血酸	抗氧化剂，用于抗感染、结疤等等	水果和蔬菜
维生素 PP：水溶性	糖类、脂类的新陈代谢	肉类，动物内脏，鱼，豆类，酵母粉

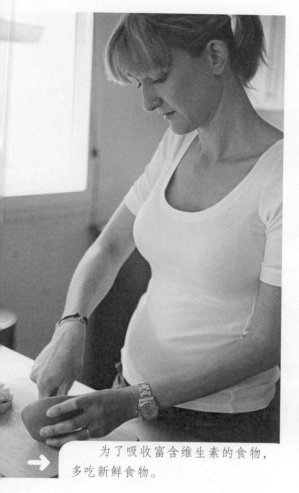

为了吸收富含维生素的食物，多吃新鲜食物。

定于骨骼中。因此，当你怀孕时，其需求量将要比你平时多出 1.5 倍。食物提供大量的维生素 D，主要来源是鱼油、鸡蛋、未脱脂的奶制品（当今市场上的某些牛奶也含有丰富的维生素 D）。

阳光维生素。在阳光的照射下，通过皮肤产生维生素 D。有时并不是很容易通过食物来补充，尤其是在冬天，维生素 D 常常会不足。这就是为什么你的医生会给你开大量的药物，以滴剂的形式每天服用，或者在妊娠的第七个月，一次性大剂量服用。

维生素 A，为了胎儿的生长

维生素 A 对于胎儿的成长和发育至关重要，同时促进视力进程和皮肤的形成。有两种形式：维生素 A，在动物产品中常见；β-胡萝卜素，水果和蔬菜中所携带的元素，可在人体器官中转化为维生素 A（这就是所谓的先驱者）。当你怀孕时，你对此需求略有增加，食物中的供给量已经足够了。

维生素 C，对抗疲劳

维生素 C 是对抗疲劳的女王，生的水果和蔬菜中含量较高，尤其是柑橘类。坚持饮用柑橘果汁或在吃饭前先吃一个水果，配柠檬有助于食物的吸收和消化。

需要额外补充什么吗

> 在某些特定情况下，医生会针对有些孕妇，开些特殊的补充药剂、维生素或矿物质，常是以滴剂或药片的形式。

> 铁、叶酸或维生素 D。但如果你的身体很好，什么都吃，你不需要补充任何药物就可以很好地完成妊娠。在没有医嘱的情况下，不要自发地服用任何补充药品。事实上，你身体的良好运转需要维生素和矿物质的均衡摄入：它们中的一个过量摄入都会导致另一个的缺失。

> 大剂量的摄入某种维生素，如维生素 A，有时会对你和你的胎儿产生不良反应和危险。所以要小心，在怀孕的过程中学习，如果有必要，尽量采取更均衡的饮食。

保持美丽

怀孕时，你常常容光焕发、靓丽无比，但有时脸上充满倦意、神情紧张、皮肤较脆弱。体重增加后身体常常感到很沉重……这里有一些简单地护理技巧和建议将会使你更从容地度过这九个月。

保护你的肤色

在怀孕期间，你可能已经发现脸部皮肤变得更好了。皮肤更细腻、更透明，雌激素具有使整个血液系统扩大的特质。肤色变得鲜亮，呈现粉红色，使你看起来更有光彩、更精神。当然，要适宜的休息，戒烟戒酒，遵从健康的饮食习惯也会改善你的肤色。

为了维护美丽的乳房

自发练习仰泳，这种泳姿可增强胸部和与悬韧带相连的肌肉组织。要知道，即使其硬度在怀孕后将与以往不再一样，你仍可以拥有很美丽的乳房。如果你选择母乳喂养，在分娩前三个月每天用杏仁油加几滴柠檬按摩乳房。

对抗疏松结缔组织炎

> 疏松结缔组织炎是由于在蜂窝状的脂肪组织（亦称"橘皮"）中，油脂异常堆积而造成的。当这些细胞达到饱和，血液流通是很困难的，而妊娠又会促进这种饱和。

> 应该刺激脂肪细胞并通过促进排水来疏通堵塞组织。按摩能够帮助这些组织恢复一些弹性：经常用霜、精油或凝胶，由下而上给大腿进行按摩。

> 体力活动，主要是走路，也可在游泳池里做些柔和的运动，以此来促进良好的血液循环。

> 大量多次喝水，尽量控制你的体重！

但是，需要注意，激素也会使你的皮肤变干。如果本来就是干性皮肤，应避免用含酒精的爽肤水，它会刺激你的皮肤，可在早晚使用补水面霜。为了改善这种干燥情况，不要忘记多喝水（至少每天2升水，或一瓶1.5升的水，外加早上喝一碗水）。在妆容方面，喜欢怎样就怎样画，重要的是让你自己觉得美丽。继续使用你的护理产品、香水，因为你可能对其他产品有过敏反应。在卸妆方面，选择温和无刺激性的产品。尽量选用天然的，无苯甲酸酯（会破坏及溶解保护皮肤的皮脂膜，让皮肤逐渐干燥）的护肤品；事实上，某些防腐剂在化妆品、食品和药品中很常见，有些可能是致癌的。

修复和滋养你的身体

妊娠的标记。星形的红色小红点，也称之为"蜘蛛痣"是在怀孕的第二至第五个月出现吗？乳晕加深，有时在腹部中间出现垂直的棕色线，伤疤在妊娠的第三季度颜色加深，这些正常吗？在怀孕期间，真的有时会在身体上出现一些比在脸上更为难看的标记

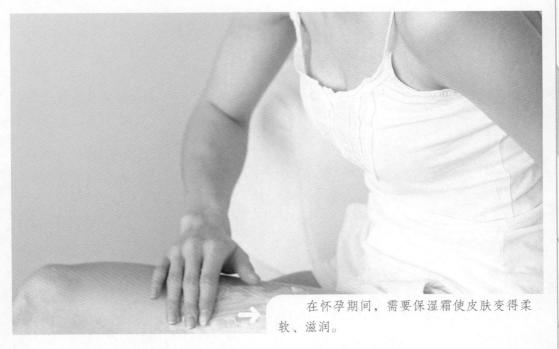

在怀孕期间，需要保湿霜使皮肤变得柔软、滋润。

1个月
2个月
3个月
4个月
5个月
6个月
7个月
8个月
9个月

吗？这些都是正常的，在分娩后几个月，不再受激素变化的影响，一切将会恢复正常。尽量使用柔和的清洁用品：超油性香皂、保湿乳、温和的杏仁油。

妊娠纹，总是让人感到非常不愉快的。这些紫色、白色的条纹，通常称之为"妊娠纹"，它是在四肢过度拉伸或激素变化的影响下，表皮弹性纤维断裂导致的皮肤病变。它们主要出现在腹部、乳房、胯部、大腿和臀部。常是在多处出现的，妊娠纹由多束平行线组成。某些女性比其他女性更容易出现妊娠纹（皮肤弹性的问题），称之为"预防性的"美肤霜从来都没有效果。

不过，你可以通过控制体重，每天在全身涂保湿霜来避免妊娠纹的出现。同样，滋养皮肤，可以使皮肤恢复弹性，变得柔和、放松，而不会"开裂"。使用温和的去角质产品，每周用一次，此外，使用一些能让肌肤更好地吸收的保养品。

注意你袒露的胸部。你的乳房变大，乳沟越来越明显：事实上，雌激素和黄体酮的上升对胸部有显著的影响。由于激素变化，你的胸前产生更多的水分和脂肪，导致胸部常常暴露在低胸的衣服之外：你的乳房变得坚挺，凸起并指向上方。但要注意，如果你觉得你的胸部从未有如此美丽，它同样也从没有如此脆弱。要知道，乳房不含有任何肌肉，它只是一个腺体，由缔结组织和脂类组织包裹。因此，皮肤的质量和张力是其得以维护的基本要素。

为了避免因你胸部的重量增加导致皮肤变得松弛，在怀孕初期选择适合的胸罩：深罩杯、宽肩带。如果你能承受得住，通过洗冷水澡加强胸部皮肤的张力。避免热浴，每次在阳光暴晒的情况下，在暴露的肩和胸上涂防晒霜。每天由乳房到颈部涂保湿霜。

如何协调工作和怀孕

正如许多女性一样，你在外工作，会遇到许多问题。如何进行自己的工作而不给妊娠带来危险呢？早晚长途旅程会给宝宝带来风险吗？如何安排工作来避免过度劳累呢？

坚持工作

与大家所知的看法相反，从事专业工作的孕妇要比其他的孕妇早产的概率低一些。工作对准妈妈会产生有益的影响吗？间接来说是对的。因为，通常来说，职业女性会更明智、更好地进行医疗检查。从事一个职业并不是孕妇一个危险因素，即使在某种情况下可能存在风险。

如果它不是个苦差事，继续做你喜欢的工作，与你的同事或客户保持联络，同时以积极的心态对外界保持开放，不需要有愧疚感！无论如何，除了怀孕之外，也要遵从一些预防措施。

交通。无论采用何种交通方式，如果可能，尽量限制一天内周转的次数和时间，最长不超过一小时。否则，你可能会感到疲惫，也可能早产。当你需要使用公共交通时，不要忘记使用你的权利：你可以享受座位的优先权，虽然有些人不情愿把座位让给你。不要在地铁的走廊里跑或追赶没有等你而即将启动的公交车。总是要小心不要在走路时摔倒或滑到，也不要过于着急。

电脑。没有研究表明在电脑前工作一天是对胎儿有害的。然而，坐一整天对你是很不利的。在你的脚下放个小凳子以保持双腿抬高，经常变换位置，散步休息一会儿，做些有利于背部和腿部的伸展运动。在你旁边放一瓶水，避免过热的房间，不要穿得太多。

工作条件

孕妇的工作十分艰苦（孕妇约占女性从业者的20%），人们发现她们中的40%在分娩前仍在工作，平均只有6%在适宜的条件下工作。

什么时候提出更换工作？四个职业特别值得注意：商贸人员，社会医疗工作者，专职工人和服务业人员。

某些工作条件被认为是早产的危险因素，应予以回避：

· 每天通勤时间超过一小时。

让自己感到舒适

➤ 不要憋着不上厕所。只要你觉得需要上厕所就立刻去（约每两个小时一次）。

➤ 避免穿紧身的衣服、袜子、裤袜，会阻碍血液流通，也不宜穿鞋跟过高的高跟鞋。

➤ 要休息一下。如果你总是坐着，站起来，走一圈。如果你经常站着，坐一会儿，把脚抬高。

➤ 过大的压力对你和你的宝宝都不好。在你可以休息的时候，放松一下。做些伸展运动，散步5分钟。

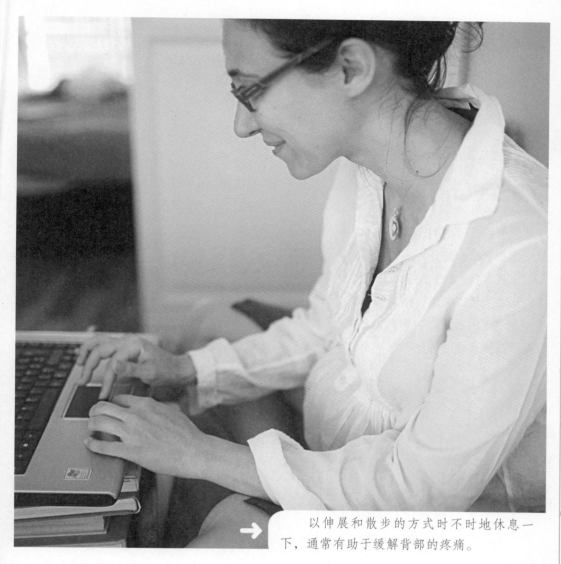

以伸展和散步的方式时不时地休息一下，通常有助于缓解背部的疼痛。

1 个月
2 个月
3 个月
4 个月
5 个月
6 个月
7 个月
8 个月
9 个月

· 站立超过三小时。

· 在寒冷，过于干燥或过于潮湿的环境下工作。

· 负重超过 10 千克。

· 暴露于高分贝的噪声下或机器强烈震动之下。

如果以上是你的工作条件，你应该要求更换岗位，如果你的雇主不考虑你怀孕的情况，需要和你的医生谈一谈。如果医生建议你停止工作，认真遵循医生或助产士向你指出的适合你的意见：每天减少活动或卧床休息几个小时。

危险职业。某些职业对孕妇存在一定的危险，尤其是对胎儿。例如：处理有毒的化学物质或暴露于辐射之下。在放射科或化学工厂工作的女性有可能受到这种危害。如果你在这种环境下工作，在怀孕初期就应采取预防措施并尽早咨询专业医师。

心理方面：与以往不再一样

怀孕的最初两个月往往会有强烈的情绪波动，每个女人都不一样。一个极其私密的冒险开始了，即使生活似乎像以往一样继续着……

每个人的反应方式各异

露西总是飘飘然，洋洋得意的，没什么能影响她。她最好的朋友取笑地说道：她看起来有点儿傻呵呵的。凯若琳对职业上的烦恼不再那么看重，好像一切都不再那么重要了。夏洛特比以往更容易落泪，尤其是她丈夫向她表现出柔情和关爱的时候。日利拉看起来对周围的一切感到更加心烦意乱，她经常对她未出世的孩子说话并想象不同的场景。玛丽昂想要特别表现得好像什么都没发生，她害怕改变自己的生活习惯，疲劳使她感到虚弱。玛丽某些天很担忧，第二天又变得很开心。没有两个女人在怀孕初期是以相同的方式生活的。

情感的波动

在最初的几个月出现各种情感通常是由于激素分泌所致。即使证实这种内部的化学元素促进情绪的波动，它是有点儿减少的。事实上，女人在此时进入另一个时间段，另一个状态。她以自己的方式准备成为一个母亲，甚至不像是她自己，即使宝宝的出生看起来还非常遥远。她不仅在身体上接受并迎接这个孩子，同样在思想上也是这样的。有时没有看起来那么容易，因为可能有上千个问题出现。然而，有时也是非常简单的，至少在开始时，怀孕只是漫长的等待。反应是不可预测的。在最初的几个星期，以超然的镇静来掩盖担忧的本质并不罕见，相反，女性都感到更为烦躁。许多女性都对自己感到惊讶，暴露她们所相信以外的事情。

怀孕的景象

许多因素会影响怀孕的感受：每个人的个人经历、性格，准爸爸的态度，对孩子是否抱有期待，对流产的恐惧。某个状态可能唤起孕妇以往想象中的景象。某些女性非常

疲劳的影响

> 第一个季度的疲惫并非总是让准妈妈感到不适，恰恰相反，由于自身的需要，放慢了脚步！最终，这是一个少做多听的绝佳机会。

> 一切都还没反应过来。由于非常严格的作息时间表，某些准妈妈都没能休息好。也有人不想休息，因为这需要做出选择。改变生活方式，屈服于身体的要求都有些言之过早。疲劳引起紧张和不安，放任自己一点儿并非是一种乐趣，但完全是一种约束。休息迫使本就不太好的身体服从，预示着未来的放弃。每个人都或多或少地接受这一切，尤其是按照自己的生活节奏。

> 怀孕不仅仅是幸福。怀孕和孩子的到来逐渐改变着以往的习惯，几乎是正常的、不可避免的，时不时地感到愤怒，想要赶超时间或对未来的宝宝产生敌意的感觉。

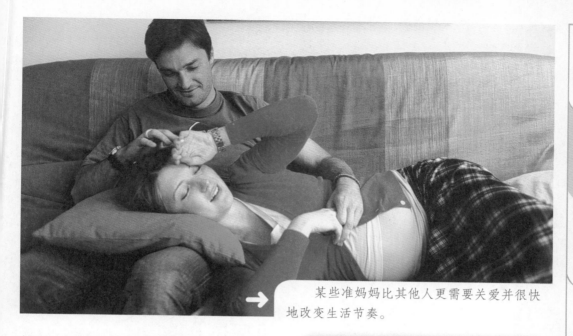

某些准妈妈比其他人更需要关爱并很快地改变生活节奏。

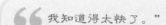

想要一个孩子，她们把这看做是人生的圆满，需要完成这一阶段的一个形式。其他的则不愿意等待九个月和忍受体型的变化。当怀孕的消息得到确认，如果她们希望要一个孩子的话，准妈妈都是相当高兴的。然而，一些女性是非常冲动的，而其他的女性要更理智一些，某些准妈妈很快进入她们的"新角色"，甚至可以从她们的姿势看出来。其他的准妈妈在怀孕初期需要更多的时间并觉得某些事还是有点儿模糊抽象，几乎还离她们很遥远。有些仍在情感上不愿涉足，太害怕失去胎儿。

真有这回事吗

人们真的在最初的几周就意识到了吗？尽管知道甚至深刻感觉到怀孕了，孩子的出生仍看起来很遥远。一切仍像做梦一样。生活仍像往常一样继续，必须进行同样的家务，继续上班工作，几乎忘记了自己已经怀孕。有些女性对此完全感到满足。她们同样认为改变生活习惯还过早。相反的，其他人对一

> **我知道得太快了。"**
>
> "我得知自己怀孕非常快。我确实从一段时间之前就等着这一刻了，并且对自己的身体相当关注。当我去买验孕试纸时，几乎就已经确定会得到一个阳性结果，此外也对我的伴侣谈起过我的预感。我的乳房变得更加敏感，但我并没有通常在月经来临前的不适和虚弱。现在回想起来，我那时感觉更加平静、安详、自己充满力量。而我嫂子，她却与我完全相反。开始的时候什么感觉都没有，甚至还进行了第二次怀孕测试才确信自己真的怀孕了。"

切都像过去一样而感到恼火。她们想要得到他人的关爱。然而，对于多数人来说，在怀孕整个过程中，什么都不确定，通常各种情感交替或交融在一起，并伴随所有可能的细微差别。

答疑解惑

> " 我的医生说我的子宫后倾，这有什么问题吗？ "

子宫后倾

子宫后倾不是一个问题；这只是人体构造的"变化"。在怀孕前，约1/5的女性有子宫后倾的问题。也就是说子宫的高出并非倾向于前方，而是向后倾。在大多数情况下，在妊娠的最后一个季度，子宫的位置会自行恢复。

如果子宫的位置没有自然校正，你可能感到某些痛苦。最终一旦胎儿足够大使得子宫摆动，就可以使之得以缓解。

> " 自从我怀孕，我就觉得某些食物有奇怪的味道；这正常吗？ "

对食物的厌恶和喜好

贴心的丈夫，在大半夜，睡衣外穿着雨衣在城市里寻找草莓味的蛋糕，为了满足妻子突如其来的愿望远不再是一个老生常谈的事实了。事实上，想吃某种食物的欲望促使其伴侣跑那么远是很少见的。

然而，大部分的女性认为她们的口味在妊娠期间发生变化。这主要是与妊娠期激素紊乱有关。这就是为什么在妊娠的最初三个月对食物的喜恶这么明显，此时激素的混乱达到极点。

然而，激素并不是唯一的解释。事实上，根据"对食物的喜恶是由身体发出的信号"这个理论，我们通常对有害身体的食物感到厌恶，反之，对有益健康的食物无法抗拒，事实证明这并非总是相一致的。例如，当你在没有喝黑咖啡时，身体发出信号，一直无法开始今天的工作，不想工作。相反，当你发现花椰菜有非常苦的味道或无论如何都要吃个冰淇淋，很难相信自己的身体发出这些可靠的信号。

其实，当涉及食物，很难相信身体发出的信号，极有可能是因为我们今天远不能准确解释这些信号的真实需求。

如果你对某一种食物有强烈的愿望，就应该尽量满足自己或通过某种方式找到其替代品，在不增加不必要的卡路里摄入量的条件下满足自己的愿望。例如：用水果酸奶代替含卡路里非常高的巧克力棒。接近怀孕第四个月时，对食物的这种喜恶将会渐渐消失，至少较少发生。

> " 我怀孕八周了，有出血现象。有担忧的必要吗？ "

最初几个月的出血现象

怀孕初期，有出血现象是正常的。如果出血量较少，不伴有下腹疼痛或子宫收缩，是极少有流产风险的。但如果你有出血现象，还是要咨询医生，避免引发任何并发症。

怀孕初期出血，有时是由于子宫颈外翻，子宫颈黏液溢到其外部，伴有激素的变化。子宫颈外翻对胎儿没有危险，但在性生活时可能会流血。

出血也可能是由于受精卵滋养层脱落引起，超声波检查可发现。必须卧床休息直至其恢复，随后妊娠可以继续正常进行。最后，出血可能是宫外孕的先兆。

"我刚刚得知自己怀孕了，有哪些重要的日期需要记住，以便更好地进行和安排自己的妊娠吗？"

怀孕最初三个月的约会

·从现在起，在你所选的产院注册挂号（参阅本书68页）。

·如果你月经周期不规律，你就不确定自己是什么时候怀孕的，建议在得知怀孕第二个月时做一个超声波检查确认怀孕日期，随后进行适合的定期检查。

·无论如何，在闭经的12个星期内预约一次超声波检查（由医生测量颈部），与此同时，在妊娠前三个月标记血清计量。这对于唐氏综合征的筛查特别重要。

·如果你打算参与围产期的交流小组，从现在起就需注册，因为名额有限。另外在妊娠的第五个月开始参与这个聚会。

"我知道自己避免不了患弓形虫病，因为我有一只猫，这是我丈夫养的，最好和这只猫隔离吗？"

预防弓形虫病

人们发现此病的感染率（免疫率）在经常吃生肉或养猫的人群中较高。在首次产前检查必须进行一项血清测试。

如果血液测试显示为阴性的，显然在整个怀孕期间（甚至怀孕后）都需进行检测，以便确定你是否感染此病。如果你患上此疾病，抗生素治疗将可能最大限度地减少你宝宝感染的风险。因为一旦发现你感染此病，对你的危险是比较小的，但对你的孩子的影响是非常严重的。

最好不要与猫一起生活，但如果你不想与猫分开，必须由你丈夫继续照顾它，因为与猫砂和废物（花园、沙箱），尤其是猫粪接触会加大患有弓形虫病的风险。建议每天更换猫砂。

如果在特殊情况下，你不得不清理这些废物，要使用一次性手套，并在结束后彻底洗手。

此外，严格遵守所有其他卫生建议：彻底清洗水果、蔬菜、生菜、香草，尤其是那些含有大量泥土的和要生吃的食物；对于所有的肉类，都要煮熟后再食用；避免食用生牛奶或生鸡蛋；在接触生肉或处理生菜后要仔细洗手；在整理花园时一定要戴手套。

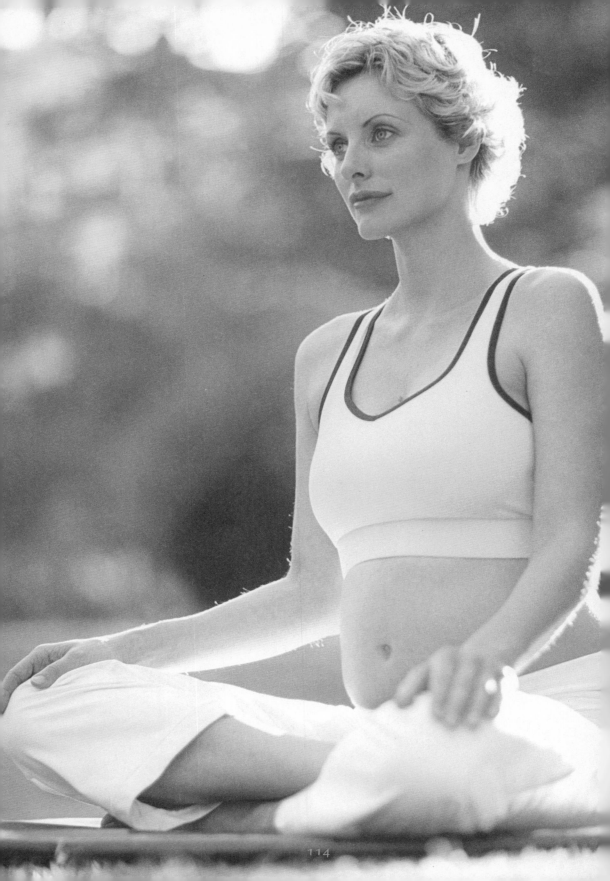

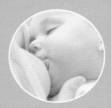

妊娠期第三个月

胎儿的发育状况

在妊娠第三个月初，胚胎期结束：我们不再称其为胚胎，而是胎儿。你仍感觉不到他的运动，但他确实在动！在闭经的第12周到第14周之间进行第一次超声波检查，毫无疑问，你早已失去耐心等待这一刻，医生会向你确认一切都很好。

快速增长发育

所谓的"胚胎期"结束，因为不同器官的雏形开始显露，胚胎被"胎儿"所取代。这种语义的变化有点儿是人为的，因为不同器官的发育、形成和成熟是一个渐进持续的过程，最终在出生后将完全形成。

宝宝将在妊娠的第三个月，身体增大近两倍，身长约10厘米。肾脏开始形成并将尿液排入羊水中。

女孩还是男孩

在这一阶段，外部生殖器开始发育，如果是女孩，卵巢开始下降到腹部。如果是男孩，阴茎在妊娠的第12周变得较为明显，但仍很难通过B超检查出胎儿的性别。要想知道胎儿性别，必须等到妊娠第5个月，除非是胎位不允许（如：脐带在双腿之间）。

胎儿不断地吞食并填充胃部，大脑拥有两个对称的叶。肠道已开始在腹部之外发育并与腹腔融为一体。外部生殖器出现，但还不能完全区分出是男孩还是女孩。头部仍然很大，但逐渐改善。面部已可识别出来，因为面部的组成部分显现出来，宝宝看起来像个小人形状。嘴唇渐渐浮现，眼睛凸显于面部前面，眼皮将其完全覆盖。在妊娠第三个月末，嘴部时张时合，呈现出吮吸的动作。最终，耳朵也在头部两侧安了家。

最初的骨头形成，手变得更加明显，十指开始分开。接近第13周，手指可在手掌内部弯曲（即握拳）。四肢可以伸展，手臂要比腿发育得更快一些，能够具备一些自主性的运动。胎儿已经可以动了，但其动作仍非常轻，以至于他的妈妈还感觉不到。

首次超声波检查

超声波测试是为了衡量颈背的清晰度（如果它升高，则有唐氏综合征的迹象）和确保在这一阶段没有畸形。此项检查同样可以确定妊娠的日期和是否存在双胞胎或三胞

注意！

胎儿的发育是以妊娠的周数来计算的，要从妊娠的有效开始时间开始计算。与闭经周数相比，胎儿发育周期应加上两周：比如，以往描述的第10周即为闭经的第12周。

胎。此时，胎儿从头部到臀部长 6 ~ 7 厘米，重约 50 克。他已经非常大了，但在面对现实生活之前，仍需要许多个星期才能成熟。

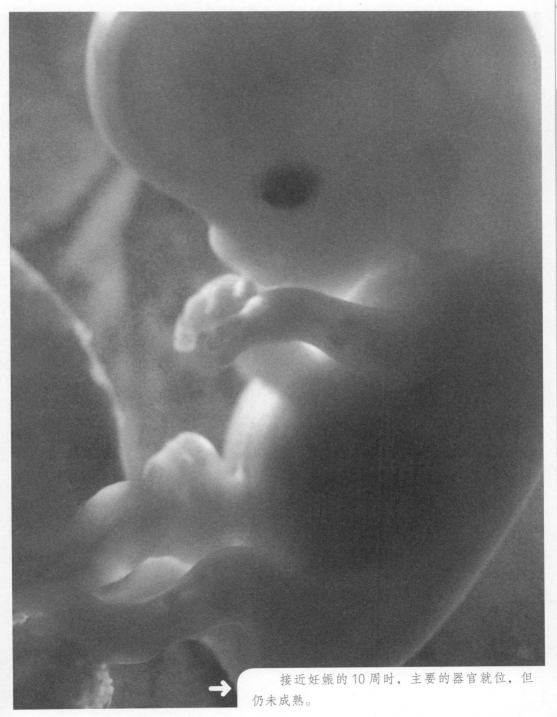

接近妊娠的 10 周时，主要的器官就位，但仍未成熟。

1个月
2个月
3个月
4个月
5个月
6个月
7个月
8个月
9个月

母亲方面

在妊娠第一季度，疲劳与众多小毛病可能会扰乱日常生活。大部分时间是无害的。身体继续变化，但从妊娠第三个月起，大部分的烦恼开始消退。

常见的不适和它们的治疗方法

术语"不适"涵盖不同的状态。如头晕，感觉不舒服或晕倒。大多数情况下，并不严重。以下是最常见的情况。

头晕。有时头晕在你突然站起来时发生。这些小小的不适都是由于血压低所致。如果你总是缓缓地站起，可减少头晕发生的频率：例如，当你躺着的时候，在站起来之前先坐起来。

缺糖。其他的不适多与血液中葡萄糖（血糖）含量低有关，常在空腹的时候发生。在这种情况下，准备些上下午期间的点心，如水果、干果之类的。这种低血糖症通常是无害的，只是极少数人与糖尿病有关。但如果常常感到不舒服，还是要告知医生的。

是否有贫血的危险？在某些特殊情况下，一些不适表明贫血（简单说就是，组织的氧合作用较差是由于缺铁所致）。运动时，会突然感到呼气不畅、心跳加快，此外会脸色惨白、身心疲惫。此时需要立刻就医。

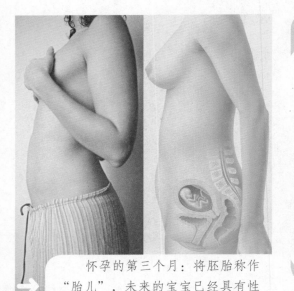

怀孕的第三个月：将胚胎称作"胎儿"，未来的宝宝已经具有性别标识了。

产生让人不愉快的痤疮

> 是的，这常发生！在怀孕初期，受到激素紊乱的影响可能导致痤疮突发。这种让人感到不悦的现象是由不能通过毛孔排出而残留在皮脂下的分泌物所致。多发区域为面部、胸部和背部。

> 要知道，你的医生将给你开锌胶囊剂来调节皮脂的流动。这是针对孕妇唯一的治疗方法。

> 为了提高疗效，要严格遵守卫生原则，对于敏感性皮肤要用针对皮肤病的清洁用品。

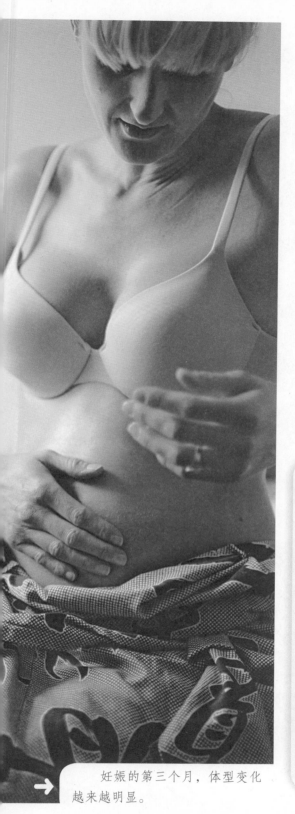

妊娠的第三个月，体型变化越来越明显。

1个月
2个月
3个月
4个月
5个月
6个月
7个月
8个月
9个月

胸罩的重要性

> 自怀孕起，由于雌激素和孕激素的升高，乳房体积变大；它们变得更重和更敏感。为了使其保持完美，它的重量不使你的皮肤变得松弛，在妊娠的九个月期间使用适合的胸罩。买两个胸罩，一个做备用，不需要更多。在怀孕期间，你的内衣尺寸一定会再变。

> 与孕装特殊商店或内衣店预订，并针对不同款式征求建议。

> 选择优质、舒适，最好是棉质的产品。

> 如果你对带钢圈的胸罩不会感到不舒服，最好选择这类内衣以便更好地支撑胸部。在购买之前先试好，避免任何的不适。

> 胸罩应将整个胸包住，用深罩杯将其隔离，但又不能使其有压迫感，选择宽肩带。

> 待妊娠结束，购买哺乳胸罩，买大一码的，因为你的胸部仍有可能增大。

> 我有胀气，我不知道这个让我感到不快的困扰是否会对我的宝宝带来风险。"

胀气

在能吸收一切冲击的羊水的保护下，你的宝宝绝对不会遭受你所抱怨的消化问题。相反，它极有可能通过你腹部的咕噜声得以安抚和缓解。腹胀在一天结束的时候最常见。为了使其减少，要定时去排便，少食多餐，慢慢吃饭，再就是餐前减压放松。最后，试图辨别出使你胀气的食物并剔除它们。最常见的是洋葱、白菜、豆类、油炸食品和富含油脂的酱料。

第一次超声波检查

一季度接着一季度，所提供的这个检查，尽管有某些局限，但仍能监控胎儿的健康和发育状况。在妊娠的第三个月，将进行第一次超声波检查，一次确定是否一切都正常。

什么是超声波检查

超声波是一种雷达，超声波是将探测的部分反弹回来。如：在你的腹部移动，胎儿的器官通过探针显现出来。通过复杂的信息系统分析，一点点形成图像并显现在屏幕上。自从开始应用这一技术，提供的资料多样化，更准确、更可行。绝大部分的胎儿医学诊断都是通过超声波检查获取的。

在医生的监控下，进行筛查测试，在遇到困难时，医生可随时进行干预，协助检查。

超声波对胎儿有危险吗

对于超声波检测释放的超声波对胎儿可能产生的有害影响，已经进行了众多研究。在这些医学诊断中，至今还未发现不利影响。然而，为了慎重起见，仍建议限制此检查的次数。通常只需三次。

如何进行超声波检查

一个非常详细的规程。超声波检查几乎总是同样的程序。医生或是助产士首先询问检查动机：例行筛查或特别指示；同样熟知病人资料：妊娠开始时间、以往检查、病史、可能发生的事故……

你在检查床上躺好，医生在你的腹部涂上凝胶以便超声波通过。通常有一个带有屏幕的仪器放在一边，以便准父母能够观察检查过程。如有必要，超声波探头置于阴道内

为了一个"良好的"超声波检查

> 超声波检查对于你的孩子和你现在与未来身体的健康都至关重要，都是一份安全的担保，为你的妊娠提供一切优势保障。

> 选择对胎儿超声检查有经验的人，检测你妊娠的医生或助产士将给你建议。

> 严格遵从检查日程表。

> 整理你的妊娠期检查文件，并在超声波检查时带着以备不时之需。

> 皮肤可能会阻碍超声波通过。因此要避免在检查的前一周使用任何化妆品、抗妊娠纹的精油、乳液或乳霜。

> 不要过度地填充膀胱。在检查之前，不要在几分钟内排空尿液。

> 避免穿着复杂的和易损材质的衣服；去除在肚脐周围的文身。

> 预留些时间，你的检查（即便没什么病症）可能超出你预计的时间。

> 如果双方都愿意，由准爸爸陪伴，但要避免全家出动。

> 在你到达医生办公室或放射中心前，关闭手机并在离开前一直保持关闭状态。

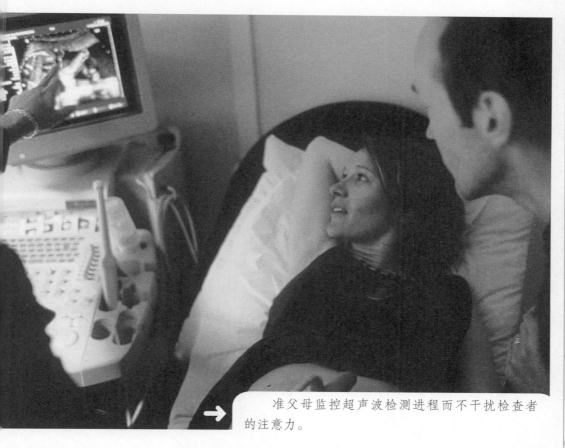

→ 准父母监控超声波检测进程而不干扰检查者的注意力。

（阴道内超声波检查）。这既不会对准妈妈造成痛苦，也不会对胎儿产生危害。

复杂精细的检查。操作者将探头移动、定位，以便获取他所要检查部分的情况。分析研究往往是复杂的，尤其是妊娠的第二个季度，要求高度注意。如果超声波医生表现得没那么健谈，不要感到惊讶。

医生对图像的看法与父母的是非常不一样的。当你希望看到你的孩子时，而他的目标恰恰相反，试图分离一些小细节。因此，你们看不到一样的东西，也会导致一些小误会。例如：当准父母为宝宝美丽的"轮廓"图像而兴奋不已时，医生正感到担心，因为他看不到大脑的某一部分，很小但很重要，通常在检查中是可见的。如果孩子的胎位不

是非常好，超声波的深入条件很困难，在检查过程中，同样的部位要进行许多次。因此，需要耐心等待。此外，在屏幕上形成的图像的质量和清晰度是非常不均衡的，有些图像（胎儿轮廓、心脏、脊柱）是较容易识别的，其他的对于准父母来说将仍是很难看出来的，尤其是涉及器官的细节，还是不容易识别的。

检查总结。在检查过程中，医生会将在光片上的内容记录在纸上。它们并不是对检查的诠释，而是直接显示在屏幕上，但标记不同的时间和存储测量数据，一旦检测结束，医生就会给予你一些建议，并在与所拍的光片附上检测报告。

1个月
2个月
3个月
4个月
5个月
6个月
7个月
8个月
9个月

超声波检查的作用

超声波的独特功能之一是获得一些简单的信息，如：子宫内胎儿的位置。并非通过一堆复杂的检查，如：心脏畸形预测评估测试。超声波的检测使用范围非常广泛而多样。如下几方面：

· 妊娠开始的确切日期。

· 双胞胎或多胞胎妊娠的早期诊断。

· 某些缺陷畸形的诊断。

· "预警病情"的检测（标记可能存在的风险，但并非十分确定）。

· 检测胎儿的生长发育。

· 胎儿"良好状况"的判断（胎动、羊水质量、脐带的流通状况等）。

· 确定胎盘的位置。

它对妊娠的第一季度有什么用

这项检查是至关重要的，因为它能够确定妊娠开始的时间，发现双胞胎或三胞胎的存在，检测有缺陷不能存活的某些畸形胎儿。同样，通过颈项透明层测量来检测唐氏综合征的存在风险。

测量胎儿颈项透明层。颈部透明层是一个狭小的空间，可薄、可厚、可伸展，位于颈后皮下组织，在胎儿第一季度末时出现。当这个厚度增加，我们称之为"颈项透明层过厚"。判断这个测量值的标准取决于胎儿的长度（从头部到臀部）和母亲的年龄。颈项透明层过厚不是一种疾病，而是一种"预警信号"：一个完全健康的孩子也可能存在这个问题，但此项检查可锁定某些症状，首先是染色体异常。

不同类型的超声波检查

几种胎儿的超声波检查可在妊娠期间进行，建议筛查哪些有必要进行的。

超声波筛查

所有孕妇都需进行此项检测。其作用是检测可能病理特征或可疑病症。当然，不可能探究所有病症，应用很长时间通过多项超声波筛查检测达成共识，并在这些检查中发现问题。

超声波诊断

由于病史、妊娠期可能发生的问题或超声波检查指出是否存在特定的风险。此项检查能够发现可疑迹象，由于技术上的困难，仍不全面，这些检测是由专门的超声波检查实现的。

超声波咨询

许多医生在咨询师进行超声波检查。这并非进行真正的超声波检查，而是完善临床检测。这些超声波检查通常是很迅速的，不应与其他检测相混淆。

超声波聚焦

它们属于特定检测协议的一部分，限定几个特定点：如羊水量。

颈项透明层检测常与血清筛查相关，通过采血进行，这是唐氏综合征筛查方式之一。其他病症也可能与颈项透明层增厚有关：某些心脏缺陷。（注意，这个预警可能是短暂的。）通常在妊娠的第12到第13周通过超声波检查进行检测。

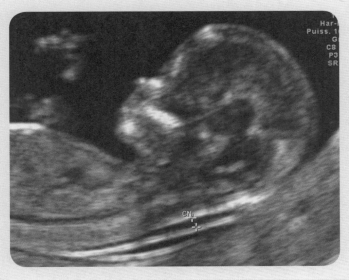

图为妊娠 12 周的超声波检查

医生测量胎儿颈部透明层，即皮下厚度，图中两个黄色十字架的空格部分。

根据胎儿的长度和母亲的年龄来测算，如果测量的数值过大，则称之为颈部透明层异常（有唐氏综合征的危险），同时要确保在这一阶段没有可见的缺陷畸形问题。

进行多少次超声波检查

> 进行多次超声波检查不能提供额外的安全。在正确的时间和良好的条件下进行检测是更为合理和明智的。

> 建议进行三次超声波检查，分别为妊娠的第 12 周、第 22 周和第 32 周。

> 每个测试都针对特定的项目。一些专业人士建立了细致的规则，使得实践和检测质量保持一致。

> 任何的超声波检查都包括四部分，根据妊娠的期限和检测动机，其重要性不断变化：

—生物统计涵盖多项测量，目的是评估胎儿发育状况。

—形态学是为了确保胎儿不同器官的发育状况与妊娠期相一致。

—评估胎儿的生命力，多通过胎儿运动来观察，有时通过多普勒来测量。

—检查附录，涉及胎盘和羊水量的评估。

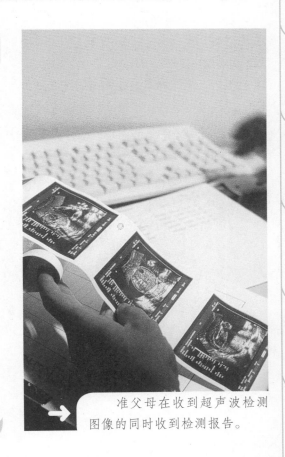

准父母在收到超声波检测图像的同时收到检测报告。

1 个月
2 个月
3 个月
4 个月
5 个月
6 个月
7 个月
8 个月
9 个月

多胎妊娠

尚且不说真实的社会现象，近几年，多胎妊娠不断增加，涉及 1% 以上的孕妇。她们受到紧密的监视，因为这要比单胎妊娠发生并发症的风险较高一些。

更为常见的案例

在 20 世纪 70 年代，生双胞胎是很罕见的，三胞胎更是特例，但也有发生的案例，尤其是在已经出现过这种情况的家庭。今天，1% 以上的孕妇是多胎妊娠（双胞胎、三胞胎）。辅助生育医疗技术的问世增加了这个概率，通过这项技术受孕的孕妇，多胎的可能性为 1/5。现代女性生育越来越晚，求助于辅助生育技术也是不可避免的，随着年龄的增加，生育能力也不断降低。

如果你的家族有生育多胞胎的基因或你通过辅助生育技术受孕（刺激排卵），那么你怀双胞胎或三胞胎的概率就会更大。

变胖更有可能是多胎妊娠吗

胎儿增加，体重也明显增加，不仅仅是胎儿本身的重量，也是由于第二个胎盘（在假双胞胎的情况下，有两个胎盘），羊水量也会大幅增加。通常来说，怀有双胞胎的孕妇会比怀一个的孕妇重 12 ~ 16 千克。

什么时候知道自己怀多胞胎

只有通过超声波检查才能得知自己是否是多胎妊娠。在第一次超声波检查时，诊断出在子宫内存在几个"孕囊"。1/3 的情况下，是"真正的"双胞胎（同卵），一个精子只有唯一的受精卵；1/3 的情况为"假"双胞胎（异卵）。不久之后，医生或助产士将指出子宫足够容纳一个胎儿以上。

如何更好地掌控风险

如今，生双胞胎的概率大幅度增长，让宝宝健康出生的机会也越来越高，这都要归

同卵还是异卵双胞胎

> 当人们谈论双胞胎时，常常听到两个词"同卵"还是"异卵"。它们表示出两种完全不同的生物实体。

> 同卵双胞胎：它们来自于同一个精子的受精卵。然后分成两个细胞。胎儿可能在

一个羊膜囊或两个羊膜囊中发育，但胎盘只有一个。因此，两个胎儿拥有完全一样的基因，同样的性别，看起来就像两滴水一样。

> 异卵双胞胎：在同一个月经周期内，由两个卵细胞同

时或相继与两个不同的精子结合发育而成。每个胎儿在各自的羊膜囊中发育，胎盘也是各自分开的。基因也是完全不同的，这就是胎儿的性别不一定一样原因，只是看起来像姐弟或兄妹。

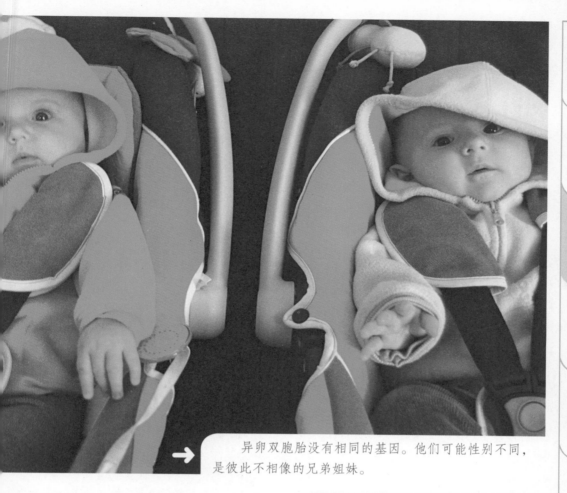

→ 异卵双胞胎没有相同的基因。他们可能性别不同，是彼此不相像的兄弟姐妹。

功于超声波检查和对孕妇的特殊监控。

多胎妊娠确实需要更密切的监测，因为在大部分案例中都是早产，多是不足八个月就生产。早产的那个孩子的风险更大，尤其是营养不足的那一个（体重较轻的那一个）。

此外，准妈妈应更严格地遵循生活卫生习惯并充分地休息。怀有多胞胎的孕妇应享有更长的产假。

有些协会已经形成，它们致力于帮助准妈妈在妊娠过程中给予必要的建议（有学生助产士或护士做家务助理），选择适合的育儿设备以简化她们的日常生活。

66 我体重增加了很多。有没有可能是怀了双胞胎？"

体重与多胎妊娠

毫无疑问你在妊娠第一季度所增重量远远超出平均水平。如果你身材较娇小，子宫体积的增加要比较为强壮的女性发现得更早一些。这并不是因为你的腹部太大可以容纳多个胎儿。医生要想确诊，需考虑几个因素：基因因素、妊娠阶段子宫大小（而非腹部大小）、一个心脏还是两个心脏的搏动、某些症状（晨吐、消化系统问题）更加明显，等等。

双胞胎与失望

很少有夫妻想要买两个婴儿床，两座的婴儿推车，两个座椅，一句话就是同时有两个宝宝！女性在心理和生理上都准备要一个孩子，通常得知怀有双胞胎都是失望和恐慌。事实上，对于自己来说，照顾一个孩子已是一份巨大的责任，不愿将其增加一倍。接受两个孩子的降临和避免责备的这种矛盾心理。反之，利用未来的几周来接受你不久将拥有一对双胞胎的事实。

与你的朋友交流一下并结识有双胞胎的父母。如果你不认识这样的人，向你的医生咨询相关协会的联系方式或让他帮你与其他的父母建立联系平台。你同样可以上网了解一下，你会发现你并不是第一批存有疑虑的父母，大家会帮你接受这种情况。如果说，在第一时间，双胞胎的到来使你的工作量翻倍，那么幸福也将翻倍。

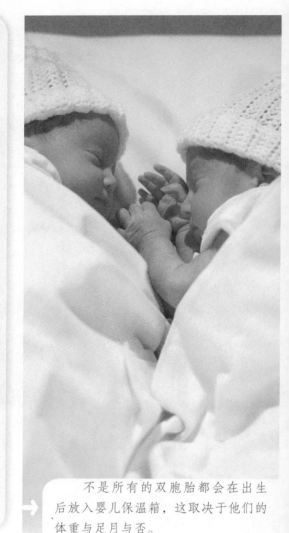

不是所有的双胞胎都会在出生后放入婴儿保温箱，这取决于他们的体重与足月与否。

三种类型的双胎妊娠

当你期盼双胞胎时，医生首要关注的将是在妊娠第一季度尽快进行超声波检查，确定胎盘和羊膜囊的数目。被称为"双囊双胎盘"的妊娠有两个胎盘和两个羊膜囊。"双囊单胎盘"即此时只有一个胎盘和两个相同的羊膜囊。还有一种情况，极为罕见，只发现一个胎盘和一个羊膜囊，称之为"单囊单胎盘"。这三种类型的双胎妊娠彼此都非常不同。

最好的"配置"是两个胎盘和两个羊膜囊，因为双胞胎都是各自独立。当共用一个胎盘时，即为"真正的"孪生兄弟，胎儿之间血脉相通，一个可能要比另一个接受的血液更多一些（双胞胎"输血综合征"），一个可能会比另一个更容易吸收营养，那么较弱的那一个就需要给予特殊的照顾。

从妊娠的 22 周起。每个月或每两个月

进行一次超声波检查，特别监控两个胎儿的发育状况。没有足够血液供应的那个胎儿有时会存在严重的营养不良，而另一个可能会有心脏问题。检测由专门的团队负责，然而这种情况可能会持续一段时间，直到分娩时才趋于稳定。

如果怀有三个或三个以上的孩子

当预测怀有三个或三个以上的胎儿时，比怀双胞胎更需要加强预防措施。有时这类妊娠对于准妈妈是难以应付的，甚至是让人担忧的。如果有必要，直到分娩都需要得到心理咨询师的帮助。超过三个胎儿，并发症的风险进一步增加。足月分娩的概率很小，即在 34 周后生产的概率不大。绝对需要密切监测妊娠状况并在三级产科医院分娩。

医生极有可能建议减少胚胎至双胎妊娠。对于父母来说，通常是更为艰难的决定。如果是在治疗不孕不育症后采取体外受精，更易出现这种情况。在这些罕见情况中，一个或几个胚胎会自发地停止发育。

加强监控

怀有双胞胎或三胞胎的孕妇需要照顾好自己。你将需要产科医生或助产士的帮助，他们提高警惕监控你的身体状况，因为可能发生各种并发症：早产（约 25% 的多胎妊娠胎儿不足 32 个星期，即 7 月末出生），高血压（风险增加 3～4 倍），胎儿过小（营养不良），输血综合征……

紧密的会诊

临床检测更加紧密：通常，每月看一次产科医生，在妊娠末期每两星期见一次医生，但与此同时，你也要自妊娠的第 22 周起每星期由助产士到家问诊一次。主要是为了确保你的休息，没有过多的

子宫收缩，监控你的血压并验证尿液中没有蛋白质。这些问诊都会使你获取不同的建议，比如：饮食方面。的确，当怀有双胞胎或双胞胎时，应多吃一些（需增加原来食量的10%～20%）。

多休息

此外，你应该多休息，以便减少出现危险的可能性。不必一直躺着，有时可能是必要的。合理安排一天的休息时间，自妊娠第五个月起，避免长途旅行。

通常，产科医生会要求你在妊娠的第二个季度早下班，目的是为了预防早产。同时，你可以享有一次家政服务。

然而，在某些情况下，住院观察将是不可避免的。

更为棘手的分娩

双胞胎的妊娠期限是 38 周，而非单胎妊娠的 40 周。多胎妊娠的分娩更复杂，尤其是第二个孩子（根据胎儿出来的顺序）；剖宫产有时是十分必要的，并应提前计划好。因此，建议在能够应对任何问题的产院分娩，即在二级或三级产院生产。

> 第二次超声波检查之后，每月进行一些超声波检查以便紧密监控胎儿的发育状况。

羊膜穿刺术

通过超声波检查和血清标记来最终完善筛查，羊膜穿刺术只在非常特殊的情况下进行。例如：接近 40 岁的准妈妈，胎儿可能存在唐氏综合征的危险，医生会建议进行此项检查。

检查什么

羊膜穿刺术是通过抽取羊水中的液体，分析宝宝的"染色体群"，了解染色体图样。这是唯一的方法能够 100% 确定胎儿是否携带某个异常染色体：比如，唐氏综合征（亦称先天愚型）。当然，这个特别的检查需得到准妈妈的同意。

什么时候做这个检查

非常私人的决定。是否采用羊膜穿刺术是个非常敏感的问题：夫妻双方有可能接受疼爱和养育一个患有唐氏综合征或出现染色体严重异常的孩子吗？

医生的建议

在法国，医生只建议年龄超过 38 岁的孕妇进行羊膜穿刺术，因为随着准妈妈年龄的增加，胎儿患有唐氏综合征的风险也会升高。然而，当在第一次超声波检查时，对于所有的女性来说，医生都会试图通过颈项透明层检测来筛查是否患有唐氏综合征的风险。同样，在妊娠第 14 周和 18 周期间，建议进行简单的采血筛查，当然这都是自由的，

有风险吗

大多数情况下，女人感觉到收缩。因此，它是建议在检查后的 48 小时内休息，避免活动。我们偶尔会发现损失一点儿羊水，很少感染或出现其他并发症，继而导致流产。

可接受也可拒绝。"唐氏综合征血清标志物"（MT21）检测，主要用于计量妊娠中的三种激素。根据结果，医生能够指出孩子哪里具有唐氏综合征的风险，但也并非绝对确定。当其风险高于 1/250（如，1/50），将建议进行羊膜穿刺术。对于年龄低于 38 岁的孕妇，通过颈项透明层检测和血清标记计量检测筛查唐氏综合征的约 80%；年龄更高者，这个比率上升至 93%。如果孕妇年龄超过 38 岁，如果她拒绝采用羊膜穿刺术，医生反不建议进行血清标志物检测。

如何进行这项检查

羊膜穿刺术通常需要住院进行。通常检测在妊娠的第 15 周进行。

在某一区域消毒后，进行抽样，医生在超声波的帮助下定位胎儿和胎盘。然后，在超声波的监控下，用一根细针插入子宫内腔，抽取 10 ~ 20 立方厘米的羊水。持续时间不超过 1 分钟，也并不比抽血疼。任何的麻醉都是没必要的。样品随后被送到特殊实验室。大约三周后就会得知结果。

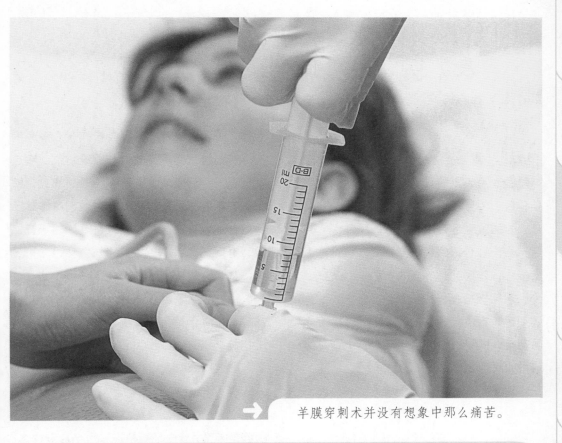

→ 羊膜穿刺术并没有想象中那么痛苦。

羊膜穿刺术的主要适应证

> 唐氏综合征的风险。事实上，80% ~ 90% 的羊膜穿刺术的实施是基于女性的年龄（38 岁以上）和一系列的筛查结果（超声波检查和血清标记物检测），主要是用来确定胎儿是否患有唐氏综合征。

> 已经有一个患有染色体异常的孩子，如：唐氏综合征，亦或有新陈代谢问题的孩子，如：亨特综合征。

> 女性携带一条具有血友病异常遗传基因的 X 染色体（如果怀的是男孩，遗传风险达 50%）。在这种情况下，羊膜穿刺术能得知胎儿是否继承了这一基因。

> 母体与婴儿的血液不相容（RH 因子不相容）的情况。羊膜穿刺术可测量胆红素（反应不相容性的强度）的计量并确定适合的治疗方法。

> 夫妻都携带常染色体隐性遗传疾病，如：先天性黏滞病或镰刀形红细胞疾病（胎儿患病率达 25%）。

> 父母中的一人是亨廷顿氏舞蹈症病理携带者，此遗传基因为显性基因（胎儿患病风险达 50%）。

> 疑似弓形体病或其他胎儿感染，如：巨细胞病毒（CMV）。

> 超声波检查中发现异常：如，唇裂、脐疝（脐内壁异常）和心脏异常。

> 在妊娠晚期需要了解胎儿肺部成熟度（因为这是最后能够自主运行的器官之一）。

基因咨询

在怀孕之前，这种特殊的咨询可评估孩子携带某种基因疾病的风险，如：家族中存在某种基因疾病。在怀孕后，一旦检测出异常便可以接受现实。

遗传问题

遗传咨询是评估在一个家族中再次突发某种疾病的可能性。在某种情况下，可判断未出生的宝宝是否潜在携带严重异常（38岁后，唐氏综合征的风险增加）。因此，基因遗传咨询首要针对所谓的"危险"夫妇。

风险评估基于你所害怕遗传到的疾病的详细诊断。遗传学家将和一个或几个专家一同鉴定，同时也会向你询问一些关于你家庭成员的遗传信息。

家族调查。这涉及那些你害怕继承的携带基因异常的家人。咨询你的家人（或岳父

危险人群

> 怀孕前，寻求遗传咨询是可能在某种情况下得到建议的。

> 已有一个患有遗传疾病孩子的父母可能把遗传疾病传给他们的孩子。

> 如果在你家族中或你孩子父亲的家族中，一个或几个人有已知的一种遗传性疾病（如，血友病）或潜在的遗传性问题：如，神经迟缓或畸形。

> 其他情况可能引发潜在的风险，夫妻某一方存在孕育孩子的问题（如：习惯性流产）。

> 最后，近亲繁殖对于传播异常基因存在更大的风险（如：孩子的父母是表亲）

的家人），如果对于某一种疾病存在多个病例，遗传学家将可能对一种假设定位。在这种情况下，调查成为必不可少的一部分，即使一些家庭成员不愿提供有关他们身体状况的信息。这是一个由目标人群开始的调查，然后是他们的孩子、兄弟姐妹、父母、祖父母、叔叔阿姨以及他们的孩子。由此建立一个家谱，分析家庭疾病的分布状况，建立传播模式，对于每个人来说，除了要标记其出生年份，还需标记他们所有的身体健康信息。而且要试图获取父母祖先及其死亡信息。

基因检测。本次调查可通过基因测试（DNA分析，建立染色体组型）完善，以便检测出异常。首先是简单提取一个血液样本，对于疾病的传播方式和家庭结构，应遵从受检人的意愿。但需要知道：目前所有的具有遗传疾病的基因都尚未鉴定和确认。然而，对有问题基因的了解定位越少，研究就会越困难、越漫长，测试的准确度就会越差。

有哪些传播风险

家族调查和基因检测试图解答这个问题：有没有可能将遗传性疾病传给你的孩子？医生将会向你提供客观的信息以便了解情况，做出你认为最好的决定。事实上，遗传疾病并非都以同一种方式传播。遗传医生的职责之一是以百分比的形式向你解释遗传这种疾病的概率。

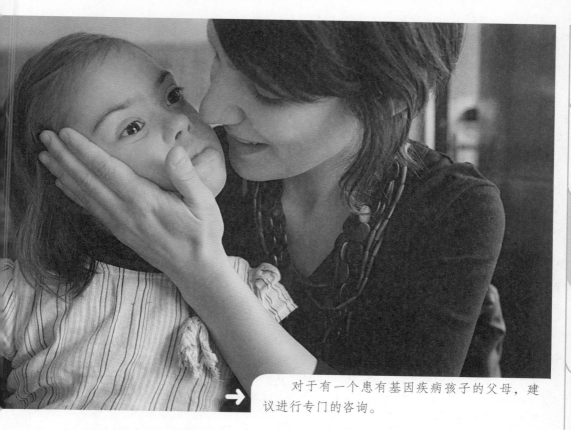

对于有一个患有基因疾病孩子的父母，建议进行专门的咨询。

在某些情况下，当疾病与基因突变相关，并已确定，而且其传播方式是已知的，风险便容易确定：25% 或 50%。比如：在与 X 染色体相关的疾病，如血友病，如果怀的是女儿，患病率为 0；但如果是男孩，概率则为 25% 或 50%。

在妊娠期间

一旦通过超声波检查或羊膜穿刺术检测发现异常，医疗团队可能指导准妈妈参与产前诊断的特殊服务，它包括超声波专家、神经学家、遗传学家、心理学家……其目标是分析畸形问题和确定其是否来自于家庭方面。医生通过询问和补充检查互相帮助，在基因建议下得出检测报告，这将对以后的妊娠大有裨益。

> " 我刚刚得知我母亲和我的姐妹之一都曾在接近分娩时失去了宝宝。没人知道是什么原因，这可能发生在我身上吗？ "

妊娠与家族秘密

在过去，家中往往隐藏孩子生病或夭折的历史，可能是因为他们对此感到惭愧。如今，揭示这样的历史可以保护胎儿。新生儿的死亡也许只是一个巧合，但最好还是告诉你的医生，让他来判断这个情况。任何一对夫妇对于家族中可能发生的遗传疾病信息不知情，但仍应试图了解更多，向家中年长者咨询。产前诊断可检测出某些遗传疾病，从而选择最佳的执行方案。

1 个月
2 个月
3 个月
4 个月
5 个月
6 个月
7 个月
8 个月
9 个月

选择良好的产前培训班

你认为自己了解关于分娩的一切，产前培训班什么都学不到吗？或者认为分娩是在硬外膜麻醉的状态下进行的，任何准备都是无用的？尽管医学不断进步，"在痛苦中分娩"不再是必然，分娩仍是一件需要在生理和心理上都要做好准备的大事件。

一些必要的课程

当然，一个孩子的出生是女人一生中独特的事件，但也是一次真正生理上的动荡。因此，将一切准备好是非常有必要的，众多分娩方法都可给予你帮助（134～137页，212～219页都有细节介绍）。其首要目标是告知你妊娠的各个方面，去除分娩的夸张部分，指明你将面临的生活，缓和你的忧虑。当你知道未来可能发生什么，通常一切都会进行得更顺利。在这些课程中，你可提出你心中的很多疑问，表达你的担忧和喜悦，如果你选择的是集体课程，可与其他的准妈妈分享心得。通常情况下，实用性是这些课程的优点之一。

仔细询问，择优选择

每个准备都遵循特定的方向，但我们可以把经典的准备与其他的方式相结合（除了触压疗法）。没有一个是必需的，最好的就是符合你的期许、你的感觉、准爸爸的投资意愿、你的时间安排以及你的财政手段。当然，你的选择也取决于建议你所生活的地方。

几点实用的建议

在每次问诊前，吃点儿小点心，穿条宽松的长裤。在检查期间，穿上一双易脱易穿的短袜并准备一瓶水。如果可能的话，在出去时，不要很快进行另一个活动，在自己预定的时间内打个盹，因为你会很快发现，困意席卷而来。

综上所述，如果可能，在妊娠第一季度，查询资料并与产院或与有时间的助产士预约，虽然某些准备工作在妊娠的第二季度末或第三季度末无法启动（事实上，是由于需求太高），给予自己充足的时间准备这个重要的日子。确保准备是高水准的，交付于获得专业资格证书的人员，不要局限于某些放松和呼吸练习。选择标准之一是考虑离家较近的上课地点，以便在妊娠末期不把精力浪费在不必要的长途旅行上。课程最好是以小团体的形式，保证参与者的数量不要过多，每个人都有足够的时间可以参与其中。5～6对夫妇是最理想的。

价格是多少

在法国，无论是选择的方式还是课程的类型（个人或集体形式），自妊娠第六个月起，分娩的准备费用完全由医疗保险支付。如果你希望在此之前参与某些课程，只有四次课会全额报销。然而，社会保障支付需具备两个条件：课程应由医生或助产士进行，课程内容需含有理论知识和身体活动（呼吸法，

背部和会阴部的肌肉运动，放松法）；课程
在产院、助产士家中或自己家中进行（如果

你出行不方便），没有医生的处方是无效的。

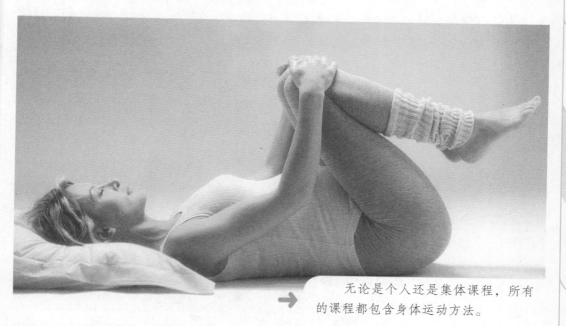

无论是个人还是集体课程，所有的课程都包含身体运动方法。

主要的方法

> 传统的准备或"无痛分娩准备"，主要是基于放松和呼吸方面的实践练习。通常始于妊娠的第7个月。

> 精神放松疗法强调在催眠技术下或通过瑜伽自我催眠来放松自己。应在妊娠近5个月时开始。

> 瑜伽可结合身体各个姿势提高集中力，从而重新获得或保持良好的身心平衡。

> 游泳训练，建议进行一些轻柔的练习，水有利于促进身体的放松和舒展。

> 针刺疗法，产前唱歌，音乐疗法，巴纳帕斯方法，等等。它们都能够练习身体机能和提供有价值的心理帮助。

> 触压疗法指在怀孕期间和产后，建立母亲、孩子和父亲间安心的情感联系。建议尽早开始这一方法。

" 这是我第二次怀孕，是否还要再上一次产前准备课程？"

关于二次分娩

即使女性已经生育过几次，同样可以在新的分娩准备中获益。首先，每次分娩都不同，所以上次的经验并不一定可为你此次做准备，并且准备过程可照顾好自己。其次，即使只是几年前生育过，毫无疑问，情况将与这次不同，尤其是你在其他的机构分娩的。最后，每次妊娠的生理准备都是十分重要的。然而，你可能不需要参与所有的课程，但有些课将会"刷新"记忆。

触压疗法：与孩子相遇

在怀孕期间和分娩后，触压疗法能够实现母亲、孩子和父亲间"确认的"情感关系。正因如此，它显著改变着妊娠和分娩的经历，但不只是局限于对分娩的准备。

初次交流

所有与孩子的初步联系是宝宝在母体子宫内，首选是触压疗法，与宝宝说话，不再称其为胎儿，而用孩子或宝宝取而代之。触压疗法有助于深化孕期内父母与宝宝的关系，确认其存在并让其生活在情感围绕的环境中。这些快乐幸福的相遇促进"基本安全"的建立，并有助于其发育。

父亲与准妈妈和孩子建立情感联系，就可以立刻确定其地位；在一起构成一个情感关系的三角阵，便可克服所谓的"母子共生"。

如何进行

围产期的触压按摩包括 7～9 次会面。在触压疗法国际发展研究中心，由医生、助产士或心理学家进行。在某些产院中一个舒服自由的诊室内实施进行，建议在受孕前开始以最好的条件"准备"迎接未出世的孩子。大多数情况下，会面开始于母亲在妊娠第五个月感知到胎儿的存在。（期满 4 个月时；对于已有一个孩子的女性要更早）。

过了妊娠第六个月末，开始就为时已晚了，因为需要时间整合和反复考虑所发现的经历。在孩子出生后，仍需要几个会面，直到孩子可自己走路。通常需每三周进行一次，但还是要取决于夫妇、孩子和陪同者。

触压疗法同时涉及母亲、父亲和孩子，总是以夫妇的形式进行，从来不以团体形式，因为这是为了分娩做准备，每个夫妇需要一个陪同者，尊重其隐私的地点和时间。如果触压疗法在以往是基于让人安心的触觉接触，重点不是强调理性，而是情感，语言就并非是毫无意义的。展示并给予父母具体的动作，帮助他们 "熟悉"自己的孩子，劝说，安抚，更好地定位孩子，掌握其位置……准爸爸将会知道如何安抚自己的妻子，这样她就可以在最好的条件下孕育这个宝宝：这可以减少脊柱前凸（脊柱内曲和盆骨投影前倾）或减轻宫缩的痛苦……这涉及一起尽可能好地迎接这个小生命。这些行为的整合，家庭的重组，虽不能够使你一直生活在相遇的幸福快乐之中，但情感关系一直都在。

已经感到为人父母

发现宝宝回应他们的触摸并刚刚与他们相碰，对于父母来说是一大惊喜。这一经验强化了他们以为人父母的事实并能够相互获得人际关系最美好的时刻。

在游戏中，三个人的快乐和幸福时光提高了生活质量和在一起生活的乐趣。

"触压疗法使得我们夫妻更好地沟通，通过这些课程，我的丈夫意识到了他在这个怀孕过程中自己的位置，陪伴在我身边，作为父亲陪在孩子左右。"

触压疗法给予父亲一个真实的地位，避免在宝宝刚出生时母亲与子女的关系过于亲密。夫妻意识到一个事实，相对于父亲而言，孩子不再过多的属于母亲：它不属于任何人。

对于母亲

当孩子第一次回应你的触碰，准父母会突然出现非常深刻的情感，这可能使一切发生重大变化。某些女性很容易与她们的孩子建立情感联系；她们立刻感到自己已为人母，她的伴侣也确认她已从"女人"转变为"母亲"。而其他女性，情感关系的建立可能更困难：她们将需要支持和陪伴。

对于父亲

触压疗法使得男人担负起自己的责任，在妻子身边支持她，陪伴在孩子左右。他参与所有的课程、会面：必须亲身经历情感的接触并且在怀孕期间和孩子出生时发掘特殊的方式帮助伴侣放松，有些男人一下子就与他的妻子和孩子建立特殊的情感联系。然后，他们强烈地感到自己已由"男人"变为"父亲"。相反，如同某些女性一样，很难建立柔和的情感关系：有人帮助他们为好。

温柔的触碰

在最初的几次课程中，准父母发现一个相互尊重、彼此触摸的方式，使之安心并确认宝宝处于健康的状态。这种交流既不是居高临下的，也不是充满占有欲的，它让孩子感到自由并给予他信心。它不是在对身体说话，而是对整个人。对于父亲来说，触觉接触是必要的，但妈妈发现在没有这个帮助的情况下，与孩子建立情感联系也是比较快的，与宝宝的关系是内在的。协助者可指导每个人：帮助他们建立属于他们自己的情感关系！

"我的妻子，她能够从她的'新生命'中获取信心，并使我充满爱她和帮助她的能力。她已学会寻求我的支持，我也很高兴能够向她表达我的爱，我想要参与其中的愿望，同时使她放松。"

三人关系。虽然在怀孕初期，女性还没有发现胎儿的活动，伴侣可能已经温柔地陪伴左右了。通常，在丈夫照顾她和他们的孩子时，准妈妈是感到很惬意的。他们渐渐发

宝宝的视角

我发现父母的存在是有区别的，不同的。随着我的感知器官的发育，我能够识别声音、味道、触碰。我喜欢他们和我说话！妈妈的说话声非常近，然而爸爸的声音好像游离在外。我能感觉到他们是高兴还是生气。他们热情的接触让我感觉到自己的存在，我和其他人一样，是一个人。我记得这些关于我、关于他们、关于我们交流的感觉。

现，这一切都可以通过一个触碰"游戏"来激发这一情感。

"我学会了一些手势，可帮助我的妻子缓解妊娠中的痛苦、紧张或疲劳。我已经能够与这个看起来非常脆弱的新身体重新建立起非常强烈的联系。"有价值的发现。准父母渐渐意识到他们已掌握促进自身舒展的才能，无需集中注意力。这些才能使他们加强自身的基本安全，通过肌肉的张力展现巨大的灵活性。当准妈妈对她的丈夫和孩子情感流露时，她的腹部会变软，便于与宝宝接触。在情感接触中，父亲的紧张也会得到缓解。

胎儿的回应

随着课程的继续，准父母意识到他们的孩子很喜欢这种类型的接触。他栖身蜷缩在爱抚的手中。他打滚、摇晃、跳舞并与抚摸他的手相触；他通过摇晃自己来安抚他的父母……在相互的推动下，父母一起促使胎儿在整个子宫内移动。

在分娩过程中

在分娩过程中，父亲的存在是积极和必要的：安全是最好的镇静剂。情感接触可增加对于由内啡肽产生的痛苦的忍耐力。在分娩的过程中，尤其是在宫缩时，父亲在场，坐在分娩台旁边，他妻子的后面，温柔地陪伴在妻子左右，可以让她安心。然而，没有什么是强制性的，如果男人在他的位置感到不舒服，他可以坐在附近，成为一个安心的存在就好。

母亲所感受到的。在怀孕期间，随着触压疗法的发展，准妈妈具有高触觉辨识能力，有助于感受胎动和胎儿的状态。通过父母的陪伴和情感上的支持，孩子就很容易降生；特别是在更困难的情况下（产钳和剖宫产手术）。

出生时。当孩子出生时，将他的手放在母亲的肚子上，使他仍有熟悉的感觉：父母熟悉的声音，母亲的眼神、味道，特别是心脏的节奏。然后父亲将脐带剪断，最终将孩子和母亲体内的胎盘分开。然后在放到与母亲共同休息的地方之前，小心地"展示"给他的母亲看一眼。就这样，让他们一家三口分享这充满喜悦的时刻。随后，将是给孩子清洗、测量、称重、穿衣……第一次在空气中生活，对于宝宝是十分珍贵的，对于父母也是：他们互相了解，要一次又一次的认识、发现、感叹。正是这段情感接近的时刻，新生儿能够体会父母给予他的支持与温暖，第一次吃奶。

独具个性的陪伴

> 每个阶段都不同，需适应每对夫妇的特定变化。

> 触压疗法不是一项技术，这一方法的选择可能并非适用于所有人。如果它被看做是一种责任，一项永久的练习或一份工作，这是适合与伴侣谈论的一个难题。

> 她所需要的可用性，时间和耐心与"在一起"的快乐相关，谋得某种快乐，投资变得富有成效。

> 在子宫内生活期间，孩子发育得就像从不会发生在他身上似的；对于未来所要获取的爱情滋养与母亲自然提供的营养同样重要。

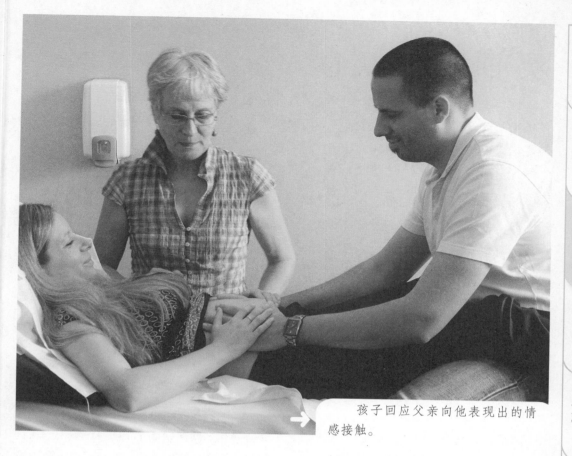

孩子回应父亲向他表现出的情感接触。

1个月
2个月
3个月
4个月
5个月
6个月
7个月
8个月
9个月

分娩之后

上厕所、母乳喂养，这些必不可少的时刻，所有的关心都成为交流、分享快乐、情感维系的时刻。并不是说让孩子成为家中的国王，但要指出清晰的，让人安心的界限，支持他以便接受和融为一体；既不是主导，也不是被支配！在孩子出生的第一年应继续陪伴左右以便父母在困难阶段提供支持，直到孩子能走路为止。

好处。产后观察向孩子展现一个新世界的开始，一个高品质，一种好奇心，一种觉醒，一个确保自己"基本安全"的状态，明确自己的欲望，通往独立和社会之路。这些孩子对接触和情感质量特别敏感。

> "我犹豫选择什么分娩准备。我可以考虑将几种方法结合起来吗"

可把触压疗法和其他方法结合起来吗

这是不可取的，因为其他"准备工作"不追求同样的目标。通常，她们都集中在分娩上：这些都是舒适和放松的身体技巧，需要自我和自己身体的高度集中，通常是些呼吸练习。这一切都与触压疗法不兼容，因为自我集中力阻碍在自我存在和感情接触中超越自我。触摸疗法与其说是一种准备，更像是一种指导。

137

实施均衡饮食

你想要确保你的孩子什么都不缺，既可以吃得高兴，又可以快速简单地准备一顿饭吗？如果遵循一些简单的原则，均衡饮食并不是很难。下面是一些具体的要点和建议，以便一天天丰富你的饮食。

菜单品种多样化

完美食物，汇集人体必需的所有营养成分，是不存在的。一切都归于数量和平衡。

食物被分为五组：肉、鱼或蛋，乳制品，淀粉或豆类，蔬菜水果，脂类。每组食物都有其共同特点，原则上是可以相互转换的，但最好每天变化食物以便充分受益。与此相反，一组食物不能被另一组所取代。

均衡饮食其实很简单：为了达到最佳的营养摄取，只要每天摄取以下食物并摄取指定的量即可。

肉、鱼或蛋。午餐和晚餐，吃 150 ~ 200 克的肉（选择牛肉、小牛肉或家禽肉）或鱼，获取蛋白质，如果你喜欢动物内脏，可每周一次。同样可以用一个鸡蛋或一份乳制品代替 50 克的肉。

你可以每周吃 2 ~ 3 次鱼；变换鱼的种类，限制食用可能由于污染而含有有害物质的鱼（鲷鱼、剑鱼、金枪鱼）。

淀粉或豆类。至少在两顿正餐要吃 150 ~ 200 克，同样可以分布在午餐和晚餐中，与绿色蔬菜混合食用。

茶还是咖啡

茶叶和咖啡分别含有茶碱和咖啡因，属刺激性物质，高剂量可能导致失眠和心悸。通常，怀孕对加强对咖啡因的敏感度，但影响还是因人而异的。你需测试自己茶或咖啡可摄入量，要知道罗布斯塔咖啡是阿拉比卡咖啡因含量的两倍，当然不包括去除咖啡因的咖啡。

蔬菜。根据你的胃口吃 200 ~ 300 克。至少每顿吃一点儿生的，每天吃点儿熟的蔬菜。

乳制品。每顿吃点儿乳制品以便构建胎儿的骨架和保护你。一碗牛奶，一杯酸奶，一个干酪蛋糕或一块奶酪都可以，也可将其与菜混合在一起食用。

水果。吃两到三个生的，原味的或混入酸奶、白奶酪或谷物中；也可弄成果汁、果泥或烤着吃。

面包。吃 80 ~ 120 克，早餐可以三片干面包或 30 克谷物代替 40 克的面包。

脂类。30 ~ 40 克，一半以植物油的形式。如：两汤匙油（20 克）加两个黄油坚果，将其分布在三餐之中。

每天几顿饭

你的宝宝有高热量的需求，必须持续供应。这就是为什么你总是可能长时间感到饥饿。不要忽略任何一餐，尤其不能不吃饭。将饮食分为四餐或更多：三次正餐加上一次早上或下午的零食。这种分布将会有助于你对抗最初几个月的恶心并在妊娠晚期促进消化。

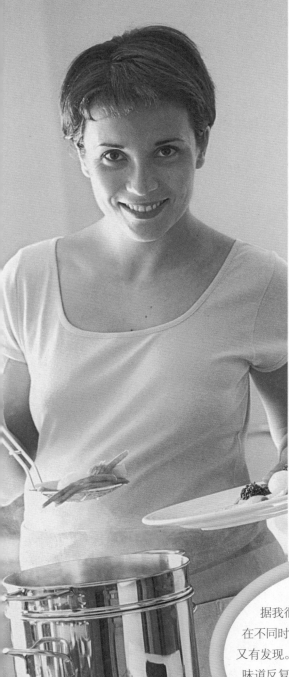

1个月

2个月

3个月

4个月

5个月

6个月

7个月

8个月

9个月

> 我很惊讶，因为怀孕三个月体重就长了6千克。我应该怎么办？"

妊娠第一季度体重增加

你不能和以往比，体重在此时增加是良好的征兆：你不要指望在分娩后立刻恢复身材。胎儿在未来几个月需要定期供应热量和营养，但仍需要减少热量的摄入，否则你将继续增重，甚至在每个月份都增得更多。在妊娠期间从不建议节食减肥。如果你对已经聚集的肥肉毫无对策，你可适当做出反应以便不再恶化。向医生或营养师咨询以便更好地平衡饮食，而不损害妊娠的进行。

宝宝的视角

我能吞咽羊水并漂浮其中。这占据我很多时间并通常没什么差别。但我也能在不同时刻品尝各种不同的味道，这让我既有惊喜又有发现。当我喜欢时，我就会吞咽两次液体，有些味道反复出现，最终我都可以识别出来，太好了！但有时，如果这个味道让我讨厌，我就会蹙眉，宁愿吮吸拇指或睡觉。

用蒸锅烹饪蔬菜和鱼是十分健康和快速的。

日常卫生

怀孕不仅影响腹部的形状，而且身体的许多部分正在发生变化，因此需要特殊照顾。以下是一些常见的卫生问题的解答和建议，将能够使你在妊娠期间保持美丽和健康。如果你通常使用精油，就可以继续放几滴在你的浴缸。在怀孕期间，洗个热水澡，晚上用 10 滴熏衣草精油。

坐浴还是淋浴

尽管存在些误解，坐浴在怀孕期间并不是绝对不推荐的，相反，如果有坐浴，还可以起到放松的作用。如果像许多孕妇一样，存在入睡困难的问题，可晚上泡澡。淋浴也有许多优点：有使人更兴奋的效果。重要小提示：配备一个防滑垫，因为你的情况如果摔倒是很危险的。不论是坐浴还是淋浴，都要避免水过热，因为它有损血液循环。

还可以继续染发吗

一些谨慎的医生特别建议孕妇不要在怀孕期间使用染发剂，即便迄今为止并没有研究表明染料与胎儿畸形存在相关性。显然，化学物质被皮肤吸收的量是如此小以至于没什么可怕的。然而，在怀孕期间，过敏反应的危险性更大。因此在怀孕时，对染发并没有明令禁止，尤其是染发剂中不含有氨成分的时候。但还是不要滥用这种方式，以便保持头发的质量。告知你的发型师你的情况，因为在怀孕期间，他可能不会用相同的方式对待你的头发。为什么不选择只染刘海儿，远离这一危险呢？

可以使用精油吗

如果你习惯使用精油，仍可以在浴缸中放入几滴。妊娠期间，晚上在浴缸中滴放入 10 滴熏衣草精油，洗个热水澡。但要注意绝不可以在皮肤上直接使用。

使用哪种私密处的清洁用品

一般情况下，要特别注意私密处的个人卫生，因为在怀孕期间，阴道分泌物可能更多。用清水配合普通肥皂或妇科专用产品一起清洗私处。妇科专用产品以液体肥皂或稀释粉的形式在药店出售。避免使用所有酸性产品，它们对阴道黏膜具有极大的刺激性。建议，但并非不重要：尽量不要以外用清洁剂来清洗，它可能造成黏膜损伤。穿棉质内裤，易于高温清洗。

可以用热蜡脱毛吗

正如你所注意到的，毛发在妊娠期间往往生长得更快更粗。当有血液循环和双腿酸痛问题时，应避免热蜡脱毛。最好用药店卖的冷蜡或脱毛膏（提前测试自己是否有过敏反应）。

如果你要去除上唇的小汗毛，最好不要进行（即便对过敏有预防作用），因为它可能长得越来越多，变得真的难看了。

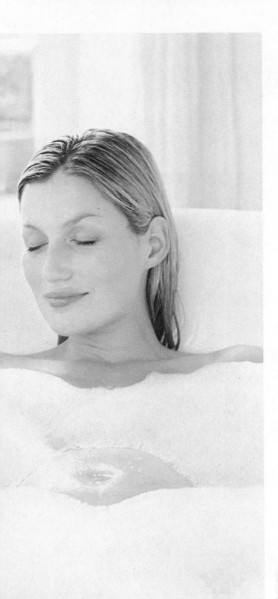

良好的口腔卫生

> 对于孕妇而言，牙龈就像鼻黏膜一样，可能是炎症多发部位，由于妊娠期间激素分泌的原因，很容易出血。此外，牙龈很容易受到牙菌斑和细菌的攻击。治疗过的不良牙齿可能在某一时刻或妊娠时再次露出牙根。幸运的是，这些问题可以通过遵循一些基本规则得以避免。

> 在吃东西时多加注意，尤其是零食。不要被糖果所诱惑。

> 饭后使用牙线或刷牙。如果你饭后不能刷牙，嚼具有杀菌作用不含糖的口香糖（药店有售）。

> 在妊娠过程中和孩子出生后一年内定期检查牙齿。向牙医注明你已怀孕，以便确保做好预防措施（如：不使用 X 光片，等等）。

> 计划定期洗牙，去除可能增加龋齿和加重牙龈问题的牙菌斑。

> 多吃富含维生素 C 的食物，它可强壮牙龈。确保钙的摄入量足够。

"我平常用的香水让我感到不舒服，这正常吗？"

妊娠与嗅觉

与怀孕有关的雌激素大量增加导致嗅觉的过分敏感：你的嗅觉更为发达，你再也不能忍受某些气味。在你的皮肤上，香水仍"围绕"着你，由于出汗增多。如果是这种情况，最好用淡香水，比香水味道更淡。谨防"阳光下的香水"，可能会引起脖子上出现斑点。在你穿衣服时，建议在你周围用些喷雾就好。

为了达到放松的效果，十分推荐晚上泡澡。

心理方面：极度敏感

妊娠开启了女人作为母亲的人生新篇章，既有快乐又有忧虑。它提出了许多问题，改变与周围一切的关系并加深对自我的认知。

欣喜与担忧

孕妇既担心现在的生活，又担心未来作为母亲的角色转变，她们试图准备并预料好一切。通常，她的感情含糊不清，但也充满幸福的期待，妊娠过程中，她可能经历不同阶段：有时粗心大意，像做梦似的，甚至郁闷，有时反而充满生机，感觉自己无懈可击，对自己更加自信。高兴时刻过后就进入悲伤阶段，这并不罕见。激素水平显著增加，时而平静，时而相反，十分脆弱，情绪的平衡被打破。这些不可预测的情绪变化使你和你周围的人都生活得不容易，但又是不可避免的。

有观点认为，母爱往往是一种自然广泛的存在，至今仍是（过去，人们总说"母性"是与生俱来的）。因此，母亲必然是容光焕发的，幸福的。然而，幸福快乐的准妈妈不过是"泡沫"而已，等待着那一天的到来，与其说现实，不如说是梦想。九个月是一段极度敏感的时间，有些女性可能会遇到不愉快。每个人的反应各异，这都取决于自身的脾气，经历和周围人对待你的方式。同样，在不同时期，孕妇可能从幸福的感觉转为某种不安。

疑问阶段

许多女性，包括那些渴望怀孕的女性，在妊娠和分娩时，可能首先感到某种不安，

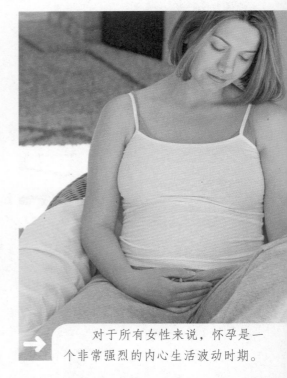

对于所有女性来说，怀孕是一个非常强烈的内心生活波动时期。

进而成为母亲。疑虑与困惑构成等待中的一部分。孕育宝宝是向未知世界的一个跨越，可能感到害怕，尤其是在生第一个孩子的时候。因此，你有很多问题是正常的。

"分娩将会顺利进行吗？"分娩是这一特别事件的不安源泉之一。它是如何进行的？我会感到疼痛吗？硬膜外麻醉会有效吗？孩子会顺利出生吗？虽然这几个月你等得越来越不耐烦，你可能害怕孩子出生那一天的到来。而且，这不是唯一让你担心的，你有时会担心可能会有一些不好的事发生在宝宝身上。如果你流过产或有过不愉快的妊

娠经历，这种不安可能会更强烈。除非你的医生告知你存在某种风险，那就意味着这次不会出现什么问题。此外，通过一些预防措施，某些风险是能够避免的。

"我能够胜任这一职责吗？"第一次生孩子，准妈妈往往都会考虑这些问题。有时，你怀疑自己："我知道怎样对待我的孩子吗？我会爱他吗？我该怎么做才能理解他呢？"实话说，你怀疑你作为一个母亲的能力，因为你从未遇到过这样的情况，你仍不知道自己的能力是怎样的。大多数的准妈妈都抱有这些疑问，经验表明：一旦孩子出生，你照顾他的时候，为人母的能力立刻就显现出来了。

"我有经济能力抚养我的孩子吗？"一些物质性的问题有时也是烦恼的根源。如果你的家庭条件较简朴，可能就会倾向于怎么努力工作也不能满足其需求。钱可能成为焦虑的一个因素，害怕缺钱。

"我的生活会改变到何种程度？"最后，不止一个女性，尤其是年轻女性，并非都准备好接受作为母亲的事实，导致自己产生失落感，至少需要某些调整。有时，准妈妈担心孩子占据她所有的时间和精力，阻挠她的职业追求，打乱与其伴侣的关系。因此认为，担任这一新角色可能会造成隐形的压力。但在一般情况下，当孩子在那里时，就不会有任何失落感，远不只这样。渐渐地，你将重新安排自己的日常生活，既兼顾作为一个母亲、一个女人应有的生活方式，又不会抛弃对于自己重要的东西。

九个月用来学会自信

> 当然，当一个女人怀孕时，她想要她的宝宝在尽可能好的条件中成长。但有时候，越想做得好，就越怀疑自己，发现新的不安因素。

> 想要掌控一切，却抵不住不舒服和疲惫：非常快，孕妇发现自己行动和思考都变得与以往不同，开始放慢。休息一下，少做事并不是失败的标志，相反，这在妊娠过程中是不可避免的。必须接受自己不能掌控一切，顺其自然，相信自己，不必与自己的身体作对。

> 有怀疑、恐惧，也有喜悦和惊喜，怀孕是一段内心激烈活动的生活阶段。这九个月的等待不是简单地准备迎接一个小生命，同样也可能是一个自我发现、成长的过程。

> 像所有的生命的重要阶段一样，总是将自己转变为与以往不同的人，你逐渐意识到自己的力量，惊讶于自己身体的适应能力，学习对自己有信心。准妈妈与她的宝宝一起"成长"，在宝宝出生时，她发现自己作为母亲的新身份。根据儿科医生和精神分析学家唐纳德·温尼科特的表述，准妈妈会找到正确的行动和意志成为"足够好的妈妈"。根据这一理论，她们应该会不惜一切代价成为"一位好母亲"，同样意识到自身的局限性，对于家庭的矛盾感情，对于孩子的复杂要求变得敏感。对于孩子来说，一个"足够好"的母亲并不是一个"全能"母亲，正是因为她的不完美，她才能提供一个坚实的情感基础。在妊娠期间，远不能成为我们幻想中的"理想"母亲，这些预测都是无用的，但同样可以促使我们成为一个母亲。

父亲方面：参与跟踪产检

没要求准爸爸一定要参与产检的。有些人觉得十分有必要，可以提出他们的问题并保证与宝宝第一次接触，随后，他们参与某些咨询或超声波检查。然而，这是两个人的决定，要确定你参与其中而不会让你的妻子感到尴尬。

如何接待准爸爸

在整个妊娠期间，孕妇需被密切监控：在产科医生或助产士帮助下，在产院或诊所进行 7 次必要检查和 3 次超声波检查。理论上来讲，如果准爸爸愿意，每次都可陪同。有人些希望在妻子咨询时陪同左右：大多数情况是，超声波检查有所限制。

他们能够参与其中往往是人员问题。某些医生或助产士知道如何让他们感到自在，其他的则很少考虑他们的存在。然而，检察人员习惯于接收夫妇，在超声波检查过程中没那么容易与准爸爸沟通，在咨询中，沟通较容易一些。

一般情况下，如果你有具体的要求，指出你想要参与的愿望，就会得到更大的关注。

要两个人一起问诊咨询吗

如果你在怀孕初期去咨询或做超声波检查，随后应是在怀孕的第四个月和第九个月，应充分了解和确保自己的身体健康。然而，在决定去做咨询或超声波检查之前，先要与你的丈夫沟通。

事实上，妻子可能感到尴尬，因为涉及私密问题，更喜欢与医生单独见面。必须考虑到这样一个事实，她可能在这样一个医疗环境中感到不自在。如果她有所犹豫，要通过交流找到一个双方都满意的方法，做到彼此尊重。

陪同有什么好处

无论提出什么问题，都不必等回到家再沟通，在场是一个很好的了解方法。当然，提出质疑更好。你前来就是为了"取悦她"，因此保持旁观者的态度是非常没用的。你必须自己找到兴趣所在，即便只是为了满足一点儿好奇心，可以咨询一下妻子的状态和胎儿的发育状况。

了解和消除疑虑。某些男人需要医生在确定一切进展顺利后才安心。她休息的好不好，吃得好不好？她之前感到疼痛，正常吗？其他人可能问一些更私人的问题，如：他为人父的感觉。在咨询中，没有禁忌问题。助产士或医生的职责也是帮助准父母好好地度过这九个月，构建未来的家庭。

与宝宝的第一次接触

事实上，许多男人表示听到和看到宝宝的欲望促使自己想要为人父。对于他们来说，当医生把一个听诊器放到妈妈的肚子上，或当他们透过超声波屏幕看到宝宝的图像，听到孩子的心跳声都有一种强烈的感慨。如果你表达出自己的意愿，助产士会告诉你一些简单的手势，通过妈妈的肚子有胎儿接触。

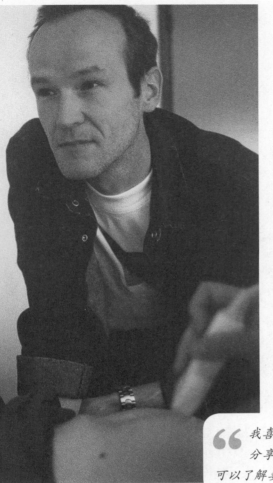

独自咨询吗

有时，感到不满意自己的咨询结果，有些问题不愿在自己的伴侣面前提问。即使夫妇两人无话不谈，每个人都希望在另一个场合表达自己的想法或提出自己的问题。

在妊娠过程中，通常男人很少有机会与医生或助产士单独对话，除非他要求这类会面。除少数特例，检查人员很少考虑给予准爸爸建议：但如果你自愿要求单独见面，医生也会接受。大多数的准爸爸总是自己问自己一些他不敢提出的问题。比如：孩子出生时，我是否要一直在场呢？他们往往希望更好地了解他们妻子的反应或她们的生理问题。他们有自己的疑问，有时需要私下咨询。

> 我喜欢参与每次的超声波检查，这可以使我分享妻子的快乐，看到未来的宝宝，同时也可以了解妻子的状况并提出自己的疑虑。"

难以启齿的问题

> 通常来说，除了怀孕，很少看到一个男人陪着他的妻子看妇科医生。如果决定参与超声波检查或咨询，将进入一个他所不熟悉的私密领域，有时可能会遇到伴侣的害羞尴尬。

> 这就是为什么要先沟通：询问是如何进行的，尤其要了解她是否接受你一直到咨询结束都陪在身边。

> 在检查中间可以出去吗？事实上，会诊分为两个阶段：首先是交流，然后是检查。完全可以在开始时在场，然后在医生或助产士进行阴道检查时，到休息室等候。

> 如果你待在那里，你或你的妻子可让医生用一个单子遮挡下半身；有些检察人员会自发考虑到这一点，有些则

不会。超声波检查是阴道内部的检查（阴道探头引入阴道内部），在此期间，不要犹豫，可提出同样的要求。

> 在任何情况下，与你的医生或助产士沟通：让他知道你可能存在的不适，如果有不明白的地方可以问他，但要确保尊重你妻子的隐私。

答疑解惑

❝ 在我躺着或坐着之后起来会感到头晕。昨天在购物时，感到自己要晕倒，这正常吗？对我的孩子有危险吗？❞

头晕和其他不适

在日常生活中，女人在昏厥边缘通常是怀孕了，但一个孕妇真的不省人事还是相当罕见的。然而，头晕和不适经常是有各种原因：妊娠第一个季度血压下降，自妊娠第二季度起母体血管受到子宫的压迫。有时只是简单的因为你起得太快（输入大脑的血液回流）。解决办法很简单：在你躺在或坐着时，如果电话响了，需要起来，尽量慢慢地，不要急于去接电话，这是让你好转的最好办法！

血糖不足（低血糖症）同样会引起不适。为了避免这种情况，每一餐都要吃消化慢的含糖食物（例如：淀粉、面食、米饭等），避免食用快速消化的含糖食物，如：甜食、糖果、糕点等，这会加重低血糖的现象。

封闭不透风的地方（过热的商店或办公室、公交车，等等）易于产生头晕。在这种情况下，出去呼吸一下新鲜空气或打开窗户透气。同时避免穿得过多，尤其是在颈部和腰部。

如果你觉得要晕倒，立即躺下，提高双腿（而非头部）便于血液流向大脑。即使很少头晕，但一旦发生就需安抚好自己，这对宝宝的发育不会产生任何影响。如果你感觉不适，在下次见到医生时指出这一

问题。头晕可能是贫血的征兆。

❝ 我从没有这样经常头疼，真的什么都做不了吗？❞

如何对抗头疼

头疼的预防和治疗根据触发因素不同而不同。孕妇抱怨的头痛通常是由于激素的变化、疲劳、血压、饥饿、生理或情绪上的压力所致，有时是以上各种因素组合在一起导致的。

以下是不同缓解和防止头痛的方法。

· 冷静下来。对于一些女性来说，怀孕是产生头痛的烦恼根源，冥想和瑜伽可缓解这一问题。对于某些女性，唯一的方法是躺在一个阴暗和安静的房间，或将脚放在办公桌上休息 10 ～ 15 分钟，直到压力去除，头痛消失。

如果头痛是由于压力或过度神经紧张引起的，把冰块放在脖子上约 20 分钟，闭上眼睛，放松自己（你可以使用药店卖的含凝胶的热疗坐垫）。

· 充分休息。孕妇经常按捺不住想要睡觉，尤其是在妊娠的第一和第三季度，如果有工作或已经有孩子，在妊娠末期将更为严重。因此，必须确保充分休息。

· 定时吃饭。低血糖（血液中糖分含量过低）同样可能引起头疼：这就是为什么你不能跳过任何一餐。

· 挺直。沙发上坐姿不好或几个小时

不间断地低头读书工作同样会出现头疼。注意你的姿势。

· 寻求和平与安宁。尽可能远离嘈杂的地方。保持你所处环境通风。避免人工照明。

不明原因的头痛经常持续数小时不间断，应该立刻咨询医生。

另外，要特别注意，在妊娠第三季度，有高血压引发的头痛需立刻就医，甚至住院观察，因为这可能是先兆子痫的标志。

〞 我听说血糖指数低应遵循饮食规则，由什么构成呢？"

低血糖指数的饮食规则

葡萄糖是胎儿形成的主要燃料。血糖指数指某些食物提高血液中的葡萄糖比率的能力。含淀粉的全麦食物具有低血糖指数。

低血糖指数的饮食规则的好处对妈妈和胎儿是多种多样的。母亲葡萄糖的摄入量影响胎儿血液中葡萄糖的比例，生长因素之一。例如：复杂的碳水化合物缓慢降低并定期释放葡萄糖。越多食用简单碳水化合物，越有助于你控制食欲和体重。你的宝宝不断摄取你血液中的葡萄糖并缓慢定期的释放葡萄糖以便持续为你们两个提供能量。

高浓度的葡萄糖会导致婴儿体重超出平均值。同样会对未来孩子的健康带来风险，如肥胖和糖尿病。一项研究表明：采用低血糖饮食规则的孕妇生下的孩子尺寸

正常，要比采用高血糖指数饮食规则的孩子脂肪含量低。

低血糖指数饮食同样有助于调节患有糖尿病孕妇的葡萄糖比率，减少在分娩时产生相关的并发症的发生。

采取均衡饮食：避免精制食物中的简单碳水化合物，因为它们会迅速分解，增加血液中的葡萄糖含量。

〞 我的妇科医生告诉我有卵巢囊肿。她确定没有任何风险，但我还是很担心。"

黄体

在育龄女性中，每个月在卵巢内排卵后都会形成一个小黄体。黄体，为排卵后由卵泡迅速转变成的富有血管的腺体样结构。黄体分泌黄体酮，约14天后自然瓦解后形成，由此导致激素水平下降和月经出血，孕妇黄体持续增加，分泌黄体酮，而后作用于子宫黏膜，然后作用于胎盘。随之，形成一个囊肿。自妊娠的第八个星期，黄体逐渐失去活性，在妊娠第一个季度末完全被胎盘替代，黄体完全消失。

在10%的妊娠中，黄体不退化，仍发展形成囊肿，正如妇科医生所说的，通常不具有任何危险。作为预防措施，你的医生会给你做一个超声波检查以便监控囊肿的规模和结构。如果它变得过大，你的医生会考虑手术切除，卵巢囊肿的发生概率仅有1%。

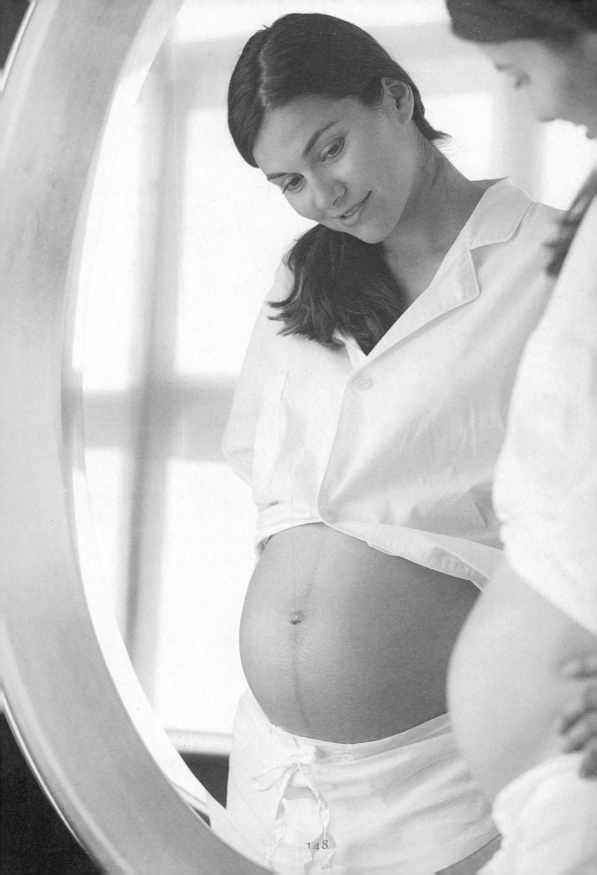

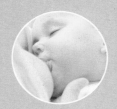

妊娠期第四个月

胎儿的发育状况

新的季度刚刚开始。你的宝宝将会更加明显，如果这是你的第一个孩子，在妊娠的第18周，甚至第21周，你可能还感觉不到他的运动。

主要功能转变

重要器官继续形成时期。在过去的几个星期，在某种程度上进入到不同器官的"定制"与"交付"阶段。某些已经开始工作了。因此，很容易理解这一时期的重要性——由于缺少几个简单的螺丝可能阻碍整个大项目的建设，一个发展初级阶段的小缺陷可能造成或多或少的严重后果。如果某些变质的细胞用于形成肝脏的一部分（因为这点儿数量将会被忽略），构成未来的视神经，将不会产生不良影响。非常幸运的是，发育结构相对的灵活性常常能够解决这些问题，这同样有助于个体的多样性，使得每个人都具有自己的小特质。

注意！

胚胎和胎儿的月份变化不能算得太死板，在一般框架下定义"正常"，但每个人都有其自己的发育情况，某个胎儿某些器官功能可能发育得超前一些，但其他的可能相对较慢一些。

各个器官将逐渐就位。某些器官外观将很快形成，但其他器官在妊娠末期还尚未完全形成：例如，肾脏和大脑将需要一个相当长的过程成熟。

某些发育是相互作用的，血液循环流通促进心腔体积的扩大。这就是为什么胎儿的心脏太"小"，总会迫使心速过快。其他的功能需要相互合作：比如，如果胸部肌肉的发育不能使呼吸畅通，肺部将可能不够成熟。胎儿很早就有呼吸运动，促使肌肉加强和再生，这对以后是十分重要的。

幸运的是，现已完全形成的胎盘可确保大部分的重要功能运行，如：食物的氧气供给和废物的排泄。因此，胎儿把所有的时间用来"运行"和"磨合"这些功能，从而跟上自己的步伐。

或多或少可见的转变

当然，你的宝宝已经长大：长度在12～14厘米，重150～250克。头部伸直一点儿，腿部变得比胳膊长一些。手指和脚趾的指纹出现，他吮吸自己的拇指。肺部仍未发育成熟，但由于在羊水中不规则的呼吸运动，胸部很有活力，可进出肺部。

眼睛的视网膜变得渐渐对光敏感。身体有非常细小的汗毛（胎毛）覆盖，皮肤是透明的并可以看到毛细血管。

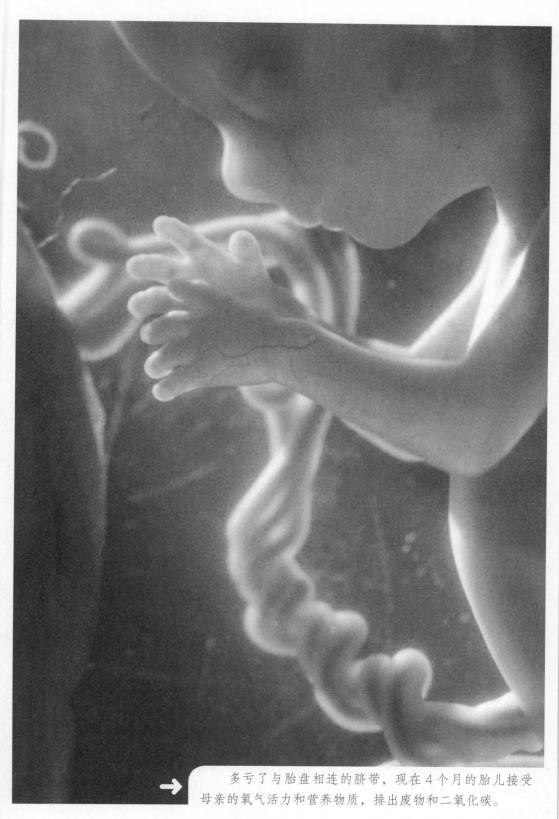

1个月
2个月
3个月
4个月
5个月
6个月
7个月
8个月
9个月

→ 多亏了与胎盘相连的脐带，现在 4 个月的胎儿接受母亲的氧气活力和营养物质，排出废物和二氧化碳。

母亲方面

对于许多孕妇说，妊娠的第二个季度要更舒服一些。上个月进行的第一次超声波检查已使你安心。此外，第一季度最不舒服的症状已经停止了。

显著变化

在妊娠的第一季度，恶心和疲惫频发，第三季度身体明显变大。而第二季度，感觉刚刚好，腹部微微隆起，人们都开始注意到你怀孕了并给予照顾。

你的身体发生什么变化了？子宫的体积继续增大，这个时候，你自己也会意识到并亲眼看到自己的变化。你的身形发生变化，到四个月大的时候，子宫的顶部到达肚脐。

在整个孕期，你可能有大量的白带，这是完全正常的。乳房的血管非常明显，血管变得更加明显。动脉血压慢慢降低，因为血液含量大大增加，血管扩张充血。可能出现抽筋，尤其

呼吸困难问题

孕妇妊娠第二季度常出现气短的问题。在孕激素的影响下，呼吸系统受到刺激：呼气和吸气更加频繁和深入，感觉呼吸困难。随着妊娠的进行，呼吸变得越来越困难。因为子宫在隔膜上，压迫肺部，使之难以舒展。

头发浓密和指甲坚硬

> 自从你怀孕，你的头发可能永远不会如此漂亮、浓密了。在雌激素的作用下，妊娠改善头发干枯分叉的状态，减缓正常的脱发问题。

> 有时头发极易变油，最好常用温性的洗发水洗头，避免离过热的地方过近和吹干头发。

> 如果头发很脆弱，用护发素或修复产品滋养头发，使其恢复光泽和浓密，在所有情况下，选择天然产品。

> 通常，孕激素对指甲有好处：它们比平常更硬，长得更快。但如果你发现它们更脆弱，将其剪短。在孩子出生后，它们会变得坚固而有活力。如果你习惯打磨指甲和涂指甲，你完全可以继续。

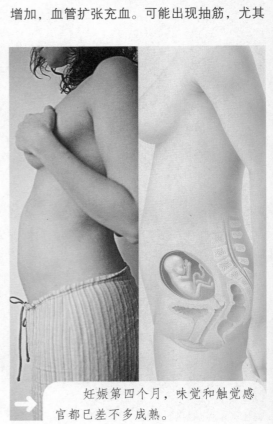

妊娠第四个月，味觉和触觉感官都已差不多成熟。

是晚上。为了对抗这一问题，请医生或助产士开些补充维生素的药物。刷牙时，牙龈较脆弱，易流血。没什么可做的，在分娩后，一切将会恢复正常。最后，唾液分泌可能增加。

你身体上感觉好多了，这四个月看起来很漫长是因为你感觉不到胎儿在动。要小心，尤其是晚上（21 点），通常在这个时候开始感觉到胎儿在动。开始时，他不会每天动，许多女性不是十分确信，可能觉得是肠胃在动。通过听，可能会更早感觉到。每天重复，渐渐地，声音会更强烈。一旦每天感觉到胎儿在动，就会放心并快乐。

" 我还没有感觉到胎儿在动，请问这表示有问题吗？ "

胎动

感觉胎儿的胎动极有可能是一个女人体验到自己怀孕的最大快乐。妊娠测试为阳性，肚子渐渐鼓起了，小脚的撞击和小摩擦都无可争辩地证明一个小生命正在你体内发育。但很少有孕妇在妊娠的第四个月感受到胎动，尤其是怀第一个孩子（初产妇）。而胚胎开始自发地移动四肢始于妊娠的第 7 周，通常母亲感觉到胎动是在第 18 ~ 21 周之间。已经有过一个孩子的孕妇通常会更早发现胎动，首先是知道自己等待的是什么，同样因为腹壁肌肉更松弛，使得胎动更加明显。

由于，某些胎儿踢得非常有力，而其他胎儿可能只触碰到子宫壁。在妊娠21 周之前感觉不到胎动是非常正常的。

妊娠期服装

> 你的孕妇外形逐渐显现，但不要着急买衣服，因为穿不久。

> 首先试下你衣柜里的所有衣服，你将惊奇地发现某些仍然可以穿。

> 随着腹部的和体型的变化买些衣服。

> 不要只局限于孕妇装，无需犹豫得走出"母婴"专柜。

> 佩戴饰品。丝滑的围巾、新颖的耳环、一双色彩明亮的运动鞋可改变你的穿着，更容易配合你的身体状况。

> 保持个人风格。如果你习惯于穿休闲服，没必要穿小花或蕾丝裙。孕妇仍是可以吸引他人的，大概 1 ~ 2 个月，你充满热情的机会稍纵即逝。

> 仔细选择内衣，尤其是胸罩。如果你不习惯穿高腰内裤，选择到腹部以下的比基尼型内裤，注意要选择棉质的。

> 时不时地让你的伴侣在衣橱里找 T 恤，衬衫配条裤子，最好是舒服宽大的运动裤。

> 不要拒绝朋友向你建议的衣服，即使它们不完全符合你的喜好。穿一条裤子或宽松的长裙可能让你感到舒服一些，配上一个或几个饰品使自己更有个性。

> 穿棉质的衣服，透气性更好。孕妇的新陈代谢更快，所以你将感觉比平时更热。当你热的时候，穿宽松和针织的衣服感觉更舒服。天气冷的时候，多穿几层，进入热的地方再脱掉。

> 要知道怀孕时，有时短袜要比连体袜更舒适。如果你要穿袜子，它们一定不能阻断血液循环。

其他诊断

从妊娠的第一季度末到分娩，每个月都要咨询一次产科医生或助产士，以便确认一切都很好。定期检测保证你在任何时候都没有异常。

第一次咨询之后

关于首次咨询，对你有几个要求：在实验室进行第一个季度的超声波检查，保存好这些处方，构建你医疗记录的分析结果和医疗报告。每月一次就诊，建立监测报告，反复检查。为了使这些会面都有效，在你想到问题时就记录下来，然后向医生咨询，即便

总是相同的过程

> 所有的妊娠咨询包括与医生的沟通和全面的临床检查，总是进行相同的过程。不要忘记向医生提出你上次会诊之后标注的问题和在检查过程中出现的问题。

> 常规检查。在第一时间，产科医生或助产士给你称重（在最初的六个月你应该每个月增重 1 千克，然后最后三个月，每个月增重 1.5 ~ 2 千克，总共增加 10 ~ 15 千克）。测量血压（血压必须小于 14 /9，并且它是第二个重要的数据）。同时要检查你的腿（如果出现肿胀，这是水肿的标志），总是要进行尿检。

> 产科检查。产科医生或助产士触摸你的腹部，旨在确定胎儿的位置。为了估算胎儿的体积，用尺测量你子宫的高度。同样用胎心仪听胎儿的心跳，确保其有规律的跳动（正常是每分钟 120 ~ 160 下）。通过阴道检查，最后测量子宫颈的长度和厚度，并确认其是否关闭。

这些问题看起来微不足道。如果两次咨询期间有任何问题或疑虑，最好给监测你的产科医生或助产士打电话；如果他们不在，给他们留言或直接去看急诊。即使一切都正常，每次问诊都很重要：做预防措施，建立你和医生或助产士之间的信任关系，以泰然的方式怀孕并让自己感到安全。

一些好问题

每次咨询，医生和助产士考量你的健康状态和妊娠变化。同样这是一个机会：你可以咨询会面和分娩准备的信息，讨论并安排你的生活方式：休息、饮食、活动。

你有宫缩的问题吗？你觉得腹部变硬，好像子宫有时在"发火"。宫缩不一定是坏事。极少局限于背部，需提高警惕。整个妊娠过程中都会发生，在妊娠末期更加频繁，但它应保持没那么明显和频繁（妊娠第九个月之前每天少于 10 次）。

你有失血问题吗？如果在妊娠第一季度，失血不一定是严重问题，随后，则有可能是胎盘异常，有大出血的危险。如果你在妊娠第四个月失血，必须立即就医，医生将找寻其原因。

你有分泌物吗？这可能涉及正常的阴道分泌物（白带，可能量很大），或是妊娠后期简单的尿液渗漏。当阴道分泌物与感染有关，就可能伴有瘙痒和灼烧感，甚至是异味。

1个月
2个月
3个月
4个月
5个月
6个月
7个月
8个月
9个月

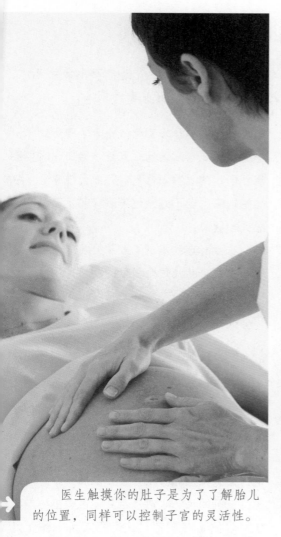

医生触摸你的肚子是为了了解胎儿的位置，同样可以控制子宫的灵活性。

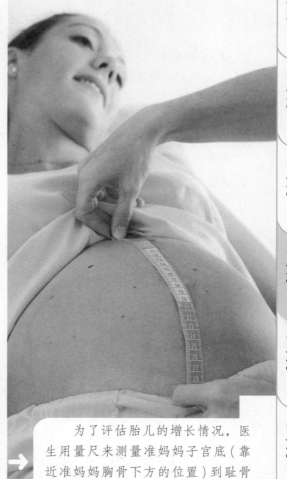

为了评估胎儿的增长情况，医生用量尺来测量准妈妈子宫底（靠近准妈妈胸骨下方的位置）到耻骨联合上缘的长度。

在这种情况下，最好咨询医生。如果你发现流淌像水一样、热的、透明的、带有淡淡的气味的液体，应立刻咨询医生，因为极有可能是羊水。

感觉到胎儿在动吗？首先，是种摩擦，有点像蝴蝶拍动翅膀（它们在第二次怀孕时更易识别），接下来是真正的"踢腿"运动。

在妊娠第三季度，你可能感到局部突然反弹：这是胎儿在打嗝，表示他很舒服。在任何情况下，胎儿一直不停地动超过12小时。你的宝宝以你熟悉的方式活动，你也可能感到他比平常动的少，相信自己。但当有疑问时，咨询你的医生。

排尿时会感到灼烧或疼痛吗？它们可能是尿道感染的情形。你应该咨询你的医生，尤其是伴有发热症状。

你发热吗？发热常常是由感染引起，如果持续超过24小时，应立即就医，它可能会引起子宫收缩。

血清标志物检测

孕妇血清标志物检测可评估孕妇存在的风险，可检测胎儿是否携带异常染色体，尤其是唐氏综合征问题，这一风险对于超过 38 岁的女性，出现率特别高。

测试原理

它需要在一个妊娠非常具体的时间进行：妊娠第 11 周到 13 周加 6 天（或 14 周减 1 天）之间。这一测试可检测母体两种物质的含量：

· PAPP—A（来自于胎盘的糖蛋白）。

· 游离的 B—HCG（游离的人绒毛膜促性腺激素 β 亚基）。

近几年，该测试原理已被修改。羊膜穿刺术不再是常规地建议 38 岁以上的孕妇。

目前，孕初期的超声波检查，同时进行颈部透明层测量和采血测试，以便得到一致的结果。

通过这两个测试，得出风险率（计算概率）。如果风险大于或等于 1/250，建议染色体组型（染色体研究）。孕妇签署书面同意书，进行羊膜穿刺术，主要用于染色体异常的诊断，如：唐氏综合征。5% 进行血清

效率与可靠性

➤ 血清标志物检测同样可以测试三色性 13 和 18。

➤ 通过超声波的颈部透明层检测可确诊 70% 的唐氏综合征；再加上血清标记物测试，确诊率可达 80%。尽管这样，依然有 20% 的患儿没有诊断出患有唐氏综合征。

标志物检测的孕妇都会做一个羊膜穿刺术，这并不意味着发现什么异常。验血有时可能出现所谓的"假阳性"：即血检结果显示危险性很高，但不必通过羊膜穿刺术来证实，胎儿很健康。

血清标志物测试与双胎妊娠。血清标志物反应两个胎儿每个贡献的均值，因此还不能测定为双胎妊娠。在这种情况下，完全基于颈部透明层检测来筛查唐氏综合征。

选择是否做这个测试

对于家长，这是一个真正的挑战。

建议在咨询时，让准爸爸陪同并与你一起商讨。许多问题到最后还是应该选择到底做不做测试：以便确定是唐氏综合征还是其他方面的染色体异常？选择抚养一个患有唐氏综合征的孩子吗？是否要在孩子出生前知道，以便做好准备？是否要求医生终止妊娠？通过测试了解妊娠存在的风险而不做羊膜穿刺术？是否与准爸爸分享和承担这一事实？

有些夫妇宁愿确保未来的孩子是"正常的"而决定做羊膜穿刺术，根据测试结果，了解一切风险后，选择做流产（约 1%）。其他人则恰恰相反，完全不考虑可能对他们未来孩子造成的潜在损害。

与你的伴侣商量并最终作出决定，这是一个极其复杂私人的选择，会影响你们未来的生活。

如遇感染

有时轻度感染对胎儿是有危险的。因此必须在你发热、出现感染的主要症状时，立即咨询医生，治疗往往是有效的。

什么时候拉响警报

根据疾病的性质和妊娠的时间，流产、早产或胎儿感染的风险或多或少加重，只能提高警惕，发热（38℃以上）是感染的主要症状：这是一个预警信号，应毫不迟疑咨询医生，因为它可能引起宫缩，造成早产。

尿路感染和肾盂肾炎

根据解剖学原理，女性更易发生尿道感染，因为她们的尿道很短，有利于细菌进入膀胱。不能自发提供足够的水分是构成额外风险的一个因素，所以每天至少喝1.5升的水十分重要。

在妊娠期间，风险仍在加剧，特别是由于孕激素的增加促使膀胱完全排空。这种类型的感染可能引发早产。

某些信号提示孕妇应该尽快咨询医生：

· 耻骨上方疼痛。

· 从早到晚都尿频。

· 排尿时有灼烧感。

只有尿检可识别病菌，最常见的是大肠杆菌。治疗往往是服用抗生素，同样可防止

生殖器疱疹

这是一种常见病毒，通常导致病变，表现为外阴或阴部疼痛（但某些形式不导致任何症状）。孕妇出现生殖器疱疹时，在分娩时可能会感染新生儿。这种感染是罕见的，但非常严重。如果曾经有过疱疹，要提高警惕，预先告知你的医生或助产士。

肾盂肾炎（肾脏感染），其症状都是一样的，但伴有发热和背部疼痛。

风疹

风疹是一种常影响胎儿的病毒疾病。特点是整个身体和颈部淋巴发疹。然而，成年人往往会被忽略。这种疾病完全是无害的，但对孕妇很危险，不是对母亲，而是对胎儿。在妊娠初期，风疹可能是流产或胎儿畸形的根源：白内障、心脏异常、耳聋、精神运动性迟滞。目前尚无有效的治疗方法，怀孕期间是不适合接种疫苗的。因此，治疗也只是纯粹预防。

预防。妊娠初期，在第一次咨询时，医生总是会让你验血（血清检测）以便确认你是否对风疹免疫。如果你已经得过此病或接种过此类疫苗，你的身体就已产生抗体，抗体在血液中可检测出来并可保护你免受风疹损伤。

诊断。风疹的潜伏期14～21天。怀有患过此病孩子的孕妇应该在接下来的10天内进行血检。结果为阴性不代表最终诊断。15～20天后还要进行第二次检查。只有第二次取样才能确认你是否受到感染。两次取样必须在相同的实验室进行以避免误诊。同

1个月
2个月
3个月
4个月
5个月
6个月
7个月
8个月
9个月

样，如有不明原因的皮疹，应立即进行风疹血清检测。

对胎儿产生的影响。染上风疹的孕妇需等到妊娠第五个月才能知道未出生的孩子是否被感染。事实上，胎儿血液穿刺术是不可能提前的。然而，这一分析能确诊胎儿是否存在感染。结果因女性妊娠的时间而不同。

怀孕初期，胎儿畸形风险显著（达50% ~ 90%）。可能决定中断妊娠，等待胎儿血液分析结果仍是可能。

怀孕中期，胎儿畸形风险较小，但并非为零：15% 的病例中，孩子会有后遗症。在怀孕期间，可能会进行胎儿血液穿刺术：分析能够确定胎儿是否被感染，但不能评估感染的严重程度。

在怀孕后期，胎儿畸形的风险为零。仅有的威胁为肺部感染，将通过长期的婴儿检测才能得知。

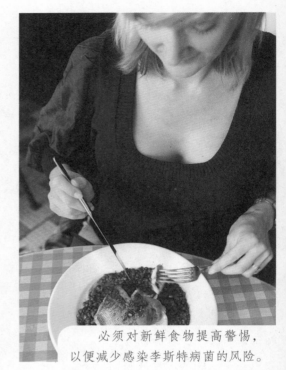

必须对新鲜食物提高警惕，以便减少感染李斯特病菌的风险。

弓形体病

本病来自于未熟的牛羊肉中的寄生虫，十分常见。同样也可能来自于猫：动物，通过吃生肉或未熟的肉而感染，可能存在寄生虫，主要来自于动物的粪便。这种疾病本无害，但可能严重影响母亲，继而传染给胎儿。

诊断和治疗。妊娠初期，医生往往通过验血得知你是否对弓形虫病免疫。不存在针对此疾病的预防性治疗，特别是没有这类疫苗。然而，如果你没能免疫，就应采取一些简单的卫生防御措施避免感染。妊娠期间，每月的产检将至关重要，因为这一疾病常常被忽略。如遇感染，尽可能早地采取抗生素治疗，减少胎儿感染的风险，但不能改变其

感染的严重程度。

胎儿的监测。如母亲感染此病，将必须进行羊膜穿刺术，确定胎儿是否受到感染。根据患上弓形虫病的准妈妈的怀孕时间，产生的后果也各不相同。

在第一次怀孕中，疾病传播给胎儿的风险较低（案例只有 5% ~ 10%）。但如果是这种情况，感染通常是非常严重的，因为它可能会影响胎儿的神经和视觉系统。胎儿在子宫内期间，进行定期的超声波检查将是必不可少的。

怀孕后期，胎儿感染的风险较高，但感染对胎儿产生的危险性较低。因此，妊娠仍可以在治疗下继续。在任何情况下，新生儿的检查将是非常严格的，检测将持续至青春期。

巨细胞病毒感染

巨细胞病毒（CMV）是 0 ~ 2 岁，集体

生活的小孩子最常感染的病毒。从事护士或育儿职业的女性和母亲最易感染此病毒。

一旦感染巨细胞病毒，90%的成年人和孩子没有任何症状。孕妇将出现发热和长痘现象。感染的风险在妊娠进行过程中会降低。然而，巨细胞病毒可能引起耳聋，胎儿宫内发育迟缓（IUGR），甚至是脑畸形。

超声波检查中，如发现疑似感染巨细胞病毒，会让母亲进行验血；如果结果为阳性，则需进行羊膜穿刺术来确诊。如果正如超声波检查所见，医生可能建议你终止妊娠。

水痘

水痘为病毒性疾病，孩子中最常见，罕见于成人。在15天的潜伏期过程中，人是具有传染性的，潜伏期后，先是发热(38℃)，然后皮肤突然出现皮疹。皮疹连续发作约两个星期。小水泡可能延伸到整个身体。接着在干瘪之前转变为囊泡。

在怀孕期间，水痘可能导致孕妇患肺炎，表现为咳嗽。低于五个月大的胎儿，可能诱发胎儿发育不良和皮肤、眼睛、大脑、背部等，发生病变。为了了解胎儿是否被感染，多通过羊膜穿刺术。如果样本为阳性，超声波检查存在异常，就需决定终止妊娠。相反，如果所有检测报告都为阴性，每个月都需进行超声波监测并在第七个月时进行磁共振成像（MRI）。

当母亲恰巧在分娩前后染上水痘，后果是很严重的，因为新生儿也可能感染上此病。

李斯特菌病

李斯特菌病是一种杆菌感染疾病。它通过被感染的食物传播。它是无害的，除非是对于孕妇，因为它可能引起流产，早产或胎儿死亡，常通过胎盘而受感染。这是妊娠期间最可怕的传染病之一。

在成人中，李斯特菌病症状表现为：高热、全身酸痛、头疼……如发生突然的、不明原因的持续超过24小时的发热，应立即就医。医生将给你验血，有必要住院进行抗生素治疗。

> 朋友告诉我要避免食用未经高温消毒过的奶制品，因为可能生病。这是真的吗？

小心李斯特菌病

如果食用原料乳品或原料奶制的奶酪，任何人都可能感染李斯特菌病，但如果是孕妇，危险性更大。某些食物可能含有杆菌，是李斯特病菌的根源，它可能引发孕妇产生严重疾病。此杆菌可直接渗入到血液循环中，并因此迅速通过胎盘传染给胎儿。

因此，重要的是避免食用易感染的食物，同时严格遵守基本的卫生规则：

–定期清理你的冰箱和灶台。

–在购物时，注意食物的冷的保温措施。

–遵循除霜规则。

–扔掉所有看起来不新鲜的食物。

–不要把剩菜露天放着。

–当你准备饭菜时，要勤洗手。

–永远不要吃生肉或带血未熟的肉，鸡蛋要煎熟，生吃的蔬菜要仔细洗干净。

怀孕时如何保养身体

药品、疫苗、X光片对孕妇和胎儿的影响引发合理的担心。为了避免你和你的宝宝有什么问题，最好不要主动服用任何药物，在任何咨询或需要拍摄X光片时，向医生指出自己怀孕的事实。

绝不能自行用药

在妊娠期间，常用的安全药物有时可能引发严重后果。然而，某些预防措施可显著降低风险。如果在怀孕时生病，即便是普通的感冒，也要咨询医生：他将给你开对胎儿无害的药品。如果你有慢性疾病（糖尿病、心脏病等），可能需要改变你的治疗方案。

最佳法则是停止任何自行用药，永远不要自己决定你该服用什么药，即使它们看起来没有任何危险（包括中药）。要一直咨询医生并决定在妊娠期间如何治疗这种疾病。

抵抗咳嗽。如果祛痰药中含羧甲司坦，似乎并不成一个问题；镇咳药通常含有可待因，应予以避免。

抵抗伤风。治疗鼻塞的药物只能在绝对必要的时候用，疑似会引起胎儿畸形。

抵御头疼和发热。常规剂量的对乙酰氨基酚似乎是安全的，但阿司匹林应予以避免，它可能会破坏血液凝固，此外，可能对胎儿的肾脏、心脏和肺造成伤害。

抵抗乏力和贫血。当怀孕时，补铁、维生素和微量元素是很重要的。妊娠期间，医生会按常规方式给孕妇开些药物来对抗可能的缺乏元素。

接种什么疫苗

即使疫苗是无害的，也有可能给胎儿带来危险。如果考虑到对孕妇或胎儿产生的后果，可把疫苗分为三类。

危险的。如下疫苗应避免：口服的抗脊髓灰质炎（沙宾疫苗，含糖），对抗某些疾病，百日咳、腮腺炎、麻疹、风疹（当母亲在妊娠早期接种了疫苗，也没发现任何的胎儿畸

我是否可以拍X光片

➤孕妇常常害怕拍X光片。事实上，大量的辐射明显具有严重风险。如果遵循某些条件并考虑到妊娠的时间问题，通过X射线或X光片进行医学诊断是没有影响的。

➤拍任何X光片之前，

即使是看牙医，请记住必须和放射科医生说明自己已怀孕。

➤直到妊娠后期，通过X射线诊断严重疾病也是有所限制的，必须穿铅围裙来阻止辐射，保护腹部。

➤关于给盆骨拍X光片，

或盆骨量度扫描，在妊娠第九个月进行，为了评估产妇盆骨的形状和尺寸，同样为了评估自然分娩的可能性，这是完全无害的。

怀孕期间住院治疗

> 怀孕时，住院治疗并不少见。当怀孕产生以下问题时：早产威胁，摔倒，发热，出血，胎膜早破，高血压，糖尿病，先兆子痫……

> 尽管对于准父母来说，住院治疗总是让人担忧，有时由医疗团队看护准妈妈并实施必要的监控和治疗是不可避免的。

> 治疗措施可能是繁琐和强制性的（每天重复的超声波检查、血检和监控），有时完全不了解这些检测的原因，在这种情况下，基本会向私人医生提问而不要一直感到不安。即便这意味着助产士或医生需要时间来解释并重组信息！

> 住院的时间是各不相同的。根据其复杂程度，可能需要几天到几个星期，甚至持续一到两个月或更长时间。然而，回家是可以的。在大多数情况下，可实行在家监控治疗，以便准妈妈在最好的条件下继续妊娠。

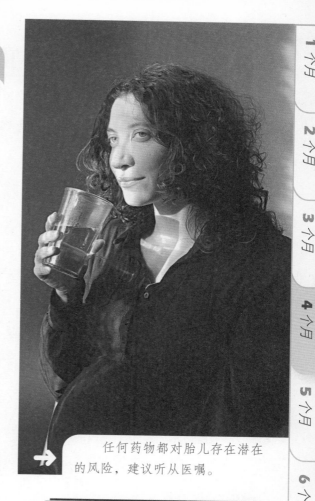

任何药物都对胎儿存在潜在的风险，建议听从医嘱。

形），或对抗黄热病（除非极其必要的情况）。

不建议的。对抗布鲁氏菌（强烈反应的风险）疫苗，白喉（紧急情况预留），狂犬病（疫苗用于接触患有狂犬病动物的疑似病例，因为一旦确诊，这种疾病总是致命的），BCG肺结核，伤寒（疾病治疗对胎儿无害）。

无害的。涉及疫苗：对抗流感，乙型肝炎，注射脊髓灰质炎，破伤风（当生活在乡下或有花园的地方，同样当修补庭院或与马接触时，这种疫苗是必不可少的），霍乱。

注意！

在怀孕期间，某些药物是为了未出生的宝宝而开的。你的身体会将药物运输到你的腹部，以便治疗疾病。

1个月
2个月
3个月
4个月
5个月
6个月
7个月
8个月
9个月

菜单多样化并注意补水

为了保持整个怀孕期间的饮食均衡，最好每天变换菜单，保证摄入不同的食物类别，并注意不要超过推荐量。同样为了确保所有器官对水的需求，适当的补水是必不可少的。

早餐

一整晚，你的身体处于休息状态，但你的宝宝并不是。在一整晚的空腹后，早餐是非常重要的一餐。它应多样化而丰盛，使你重新充满活力。如果你在起床时，感到恶心或不想吃饭，在上午时补上你的早餐。

几点建议。早餐可甜可咸，根据你的口味就好，理想的是包括饮料（给你补充水分），谷类食物（面包、饼干或谷物），一个水果（也可以是果汁或果酱），乳制品（但如果你喝浓茶或咖啡加奶，也是可以的）。建议早餐包括以下食物：

· 一杯果汁，四片烤面包加蜂蜜，一个酸奶。

· 茶或加奶咖啡，三片全麦面包，一片火腿，一个苹果。

· 茶或咖啡，三片面包，一片奶酪，一杯橙汁。

· 茶或咖啡，一碗加奶的麦片，一个梨。

· 茶或咖啡，一个面包，一个猕猴桃，一个酸奶。

· 牛奶，四片涂果酱的黄油面包，半个柚子。

午餐和晚餐

为了饮食均衡，这两餐至少要包含肉或与之相等的食物（如：鱼），淀粉或面包，生的或熟的蔬菜，一点点油脂用于烹煮或调味，乳制品和水果。根据自己的需求和愿望，合理安排膳食；如果你喜欢甜食，时不时做个蛋糕，善待自己吃些奶油和甜点，这可以

补水饮料

> 适当的补水是必不可少的，可以清除你和胎儿体内的毒素和废物，同样可以预防尿道感染，减少便秘风险，保持肌肤水嫩紧致，等等。

> 喝多少水呢？为了弥补需求，最少每天喝 1.5 升水。注意，即使是水肿的情况，也不能不喝水。你可能脱水，而水肿只消耗你所吸收的水分很少的量。

> 喝什么？水是最好的饮料。你同样可以喝茶、牛奶、肉汤和果汁。如果你买"纯果汁"或榨果汁，不要喝苏打水，每升含糖量相当于20块方糖。

不禁止喝咖啡，但不要过量。关于酒精，无论任何形式，一杯也不能喝。事实上，跨过胎盘这一屏障，就可能破坏胎儿的发育。过了前三个月，你可以喝一点儿，一小杯香槟，半杯葡萄酒，而不包括任何其他形式的酒。

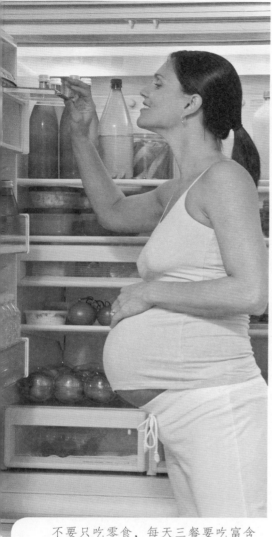

不要只吃零食，每天三餐要吃富含碳水化合物和蛋白质的食物。

为你提供钙。

几个推荐菜单。包括你和你孩子健康所必需的食物种类，当然，以下推荐菜单只是例子，它能够展示午餐和晚餐要如何安排才能均衡和多样化，他们可以相互搭配。

·菜单1 午餐：芹菜蛋黄酱，香草烤牛排，普罗旺斯番茄汤，一块卡门贝干酪，一个水果沙拉，一些面包。晚餐：一个汤，一片鳕鱼配香菜土豆，白奶酪，一个梨。

·菜单2 午餐：黄瓜西红柿沙拉，一片烤鲑鱼，克里奥尔米饭，一片圣保兰干酪，苹果泥配香草冰激凌。晚餐：塔布勒沙拉，面包屑或干酪丝洒在小西葫芦上烘烤的菜，草莓，面包。

·菜单3 午餐：牛肉酱意大利面，蔬菜沙拉，一个酸奶，葡萄。晚餐：野苣甜菜沙拉，蘑菇煎蛋卷配奶酪，李子和面包、

·菜单4 午餐：配苹果、坚果的菊苣沙拉，烤鸡肉，混合蔬菜，粗粮糕点，面包。晚餐：水田芥汤，配有番茄和巴马干酪的意大利干面条，大黄酱，面包。

每天吃一到两次的点心

为了避免两餐之间的极度饥饿，吃些点心：如果你起得早，在上午准备些备用的食物。最好的餐间点心始终包括富含碳水化合物和蛋白质的食物，它会让你有饱腹感而不受零食的诱惑。

水果、乳制品、谷物都是可以补充主餐的食物。如果没有胃口，在饭后少吃一点水果、奶酪或甜点，这些餐间点心对于均衡饮食更为重要。参见以下建议：

·一碗巧克力牛奶，一个黄油面包片，果酱。

·一碗麦片配牛奶。

·一杯水，一个小的黄油火腿或奶酪三明治，一个水果。

·一杯茶，一些饼干，一个酸奶。

·一杯风味牛奶，两片面包。

·葡萄，一片黄油面包。

·干果，白奶酪。

1个月
2个月
3个月
4个月
5个月
6个月
7个月
8个月
9个月

改变生活方式

在妊娠的最初几个月，你肯定会觉得疲惫，你倾向于少出行或避免晚上出去。这相当好！尤其是你在外工作，经常早起，尽量安排好一切。如果你一直非常好客，朋友常到家里聚会，那就需要他们根据时间来拜访。

从电影院到餐厅：可以出去，但要注意

你当然可以继续出入电影院或看演出，如果座位不是不舒服，就没有特别的问题。注意坐骨神经痛！过道太窄同样可让你的腿不舒服，选择靠近走道的位置，可以让你充分伸展开。如果需要呼吸新鲜空气，也可以走出去或上厕所（妊娠第六个月开始，这可能变得越来越频繁）。实用建议：配备一个手电筒，有了它，出去的时候可以找到路而不会摔倒。在任何情况下，避免去舞厅、吵闹的演唱会，远离可被人群推挤的游行。

只去安静的、看起来良好的餐馆。当在外面吃饭时，总是很难保证食品卫生安全，

疲劳，预警标志

这是第一个提醒你注意生活方式的信号。一旦感到疲惫，和你的医生谈谈，以便决定你是否需要休息。了解并尽可能规划你的工作日程，预估大部分的协议并行使自己的权利。同样，舒缓压力，避免在一整天的工作中附加活动。

尽量限制此类出行；也不要常常比平时吃的晚或晚睡。与朋友聚餐，即便你是被邀请的，也要请他们不要在你面前吸烟。

摒弃某些有害物质。

酒精。在妊娠最初三个月的关键时期，放弃任何时候的饮酒。它会直接流入血液，通过胎盘进入胎儿体内，而它并不能过滤酒精。畸形的风险是不容忽视的。从第四个月起，你可以在重大场合上喝半杯红酒或香槟。在整个孕期（加上哺乳期），禁止烈酒（开胃酒、餐后酒，等等）。

烟草。虽然戒烟很困难，但当你的孩子健康到来的那一天，他将会感谢你粉碎了你的最后一根香烟。那么，坚持住！毫无疑问，

"家庭主妇"的综合征

> 家庭不久将壮大，你可能决定搬家。如果是这种情况，尝试在妊娠中期进行，而非妊娠后期。

> 如果你计划春季大扫除，试图找帮手。决不能在爬梯子时冒险摔倒。为了你和你宝宝的幸福，注意身体发出的信号并在你感到疲劳时，抽时间休息一下。

> 在任何情况下，注意你所使用的产品。孩子会吸收有毒物质，这不是把自己锁在不通风的房间里涂油漆，或弄溶剂或染料的时候。

> 至于花园和露台，也不值得优先考虑：放弃喷洒杀虫剂，农药或其他除草剂。

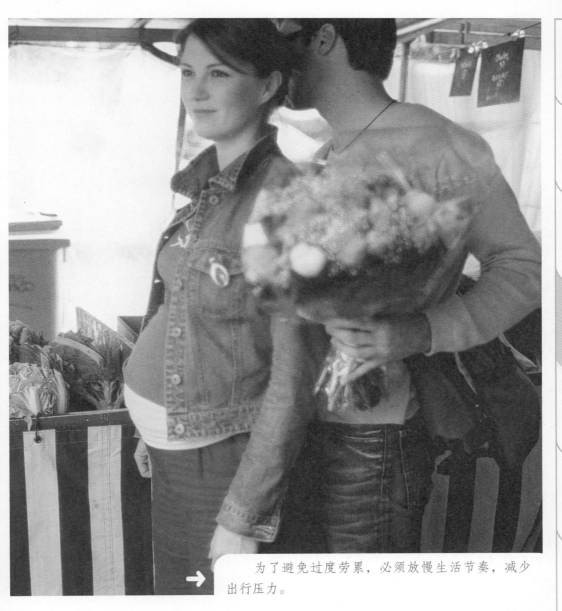

1个月
2个月
3个月
4个月
5个月
6个月
7个月
8个月
9个月

→ 为了避免过度劳累，必须放慢生活节奏，减少出行压力。

尼古丁，尤其是吸收碳和沥青的氧化物具有非常不好的影响，可能造成脐带和子宫血液流通的变化，胎儿呼吸和积极活动的减少。在吸烟后，这些表现持续约 30 分钟。

同样应该知道，吸烟可能导致流产、异位妊娠和早产。

总之，整个孕期内都吸烟的人，此种情况下的新生儿通常要比其他孩子的平均体重轻约 200 克。风险是与你吸烟的数量成正比的。尽管你想要戒烟，但如果你有太多的麻烦，要知道一些替代品（尼古丁贴片）并不禁止。与医生沟通并参与戒烟咨询，但在没有医嘱的情况下不能自行用药。

不要忘了禁止孩子的父亲在你面前吸烟，被动吸烟同样是有害的！

继续从事一项运动

首先，不是因为怀孕就什么活动都不能做。当然，在妊娠期间，也不是做任何运动都是没问题的。遵循一些简单的规则，掌握一点儿常识，你将在这比较特殊的九个月中保持健康。

可以做什么体力活动

过好妊娠生活。随着时间的流逝，感觉身体的变化并在不改变所有生活习惯的前提下强身健体。在这段时期，身体活动的目的不是为了健美，主要是为了维护和调整肌肉工作顺畅，促进血液流通和肠道活动，放松紧张肌肉。

关于分娩、运动可让你更好地了解自己，对自己的身体充满自信，更好地掌握呼吸方法，保持良好的状态。因此，应进行适当的运动，不要过于疲劳并考虑到可能出现的各种不适。

遵循一些规则

当然，避免过于剧烈的运动、较强的关节活动和有碍妊娠的举动。显然在天气炎热的时候，应多休息，避免体力活动。但同样要注意饮食卫生，多吃富含镁的食物，因为在怀孕期间经常发生抽筋问题。最后，你必须多吃蔬菜、水果和肉，不要忘记定期喝大量的水，运动时要小口喝水，避免出现脱水现象。

在妊娠早期。即使你感觉十分健康，也不要冒不必要的风险。这并不意味着你必须卧床不动！如果你从未从事过体育运动，此时也绝不是你施加强度开始运动的时候，想

要保持苗条身材是不可能的。反之，如果你已习惯从事一项体力活动，你可以继续，但不要强度过大。如果你身体健康，医生一定会给予许可，但还是要事先向他说明。事实上，有些运动迟早要终止，如：晃动过多的运动（跑步、骑马、跳跃），过多刺激腹部的运动（田径、攀岩）或加速心率的运动。

你自己会意识到何时该停止这项体育运动。你可能会觉得身体受限，因为感到不再像以往一样自在，你就可能害怕并担心。

在妊娠第四个月起。注意可能导致你摔

我不喜欢运动

> 的确，没什么可以强迫你从事一项运动！许多孕妇没有从事任何体育运动，也都过着良好的妊娠生活并在分娩时没有任何问题。但通常做一些运动可更好地应对你身体的变化。从事运动同样可以让你充满活力并有助于提高睡眠质量。

> 每天走一走(半小时)是你力所能及的，有助于调整呼吸，强健腿部肌肉，改善静脉回流。给自己配备一双好鞋，以你感觉舒服的方式散步，尽量保持背部挺直，不要弯腰，肩部放松并挺胸。

> 为什么不给自己买一辆自行车呢？无需费力，你完全可以在听广播或最喜欢的磁盘的同时练习呼吸和锻炼腿部。

倒的运动（骑马、滑雪），更要注意使身体重心失衡所带来的危险。同样，放弃那些可能让你腹部受到冲击的运动：集体球类运动、柔道、空手道……网球和慢跑也不是大力推荐的，因为它们可能引起强烈的震动或造成扭伤。最后要知道，登山是强烈不建议的，憋气或带氧气瓶潜水是禁止的。无论如何，你失去了一定的活动能力，剔除那些让自己迅速移动、蜷曲身体或压迫腹部的运动。

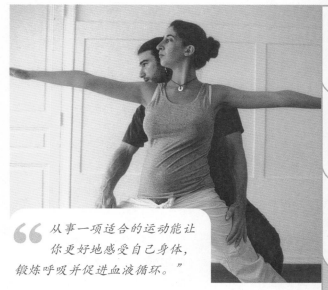

" 从事一项适合的运动能让你更好地感受自己身体，锻炼呼吸并促进血液循环。"

1个月
2个月
3个月
4个月
5个月
6个月
7个月
8个月
9个月

选择一个好的运动项目

散步

在妊娠期间，在可推荐的少之又少的运动中，游泳和散步是可行的。走动，呼吸新鲜空气有助于你保持身体健康和心情舒畅！当然，不要过度。如果你花了一小时购物或做家务，就没必要再徒步。特别要注意的是，当你感到疲劳或宫缩时，应立刻停止，某些孕妇在步行时会很快感到背部下方或腹部疼痛。

游泳

游泳是锻炼的首选，因为它非常放松，增强心脏功能不伴有关节疼痛。找到"基准线"并不受重力影响是非常重要的。如果你喜欢水，你可尽量享受它所给你带来的轻盈感，

但要选择水不是过冷的游泳池（事实上，冷水可能引起宫缩）。在有些游泳馆有专门针对孕妇的游泳课，而且水温适宜，你可以去咨询一下。如果你练蛙泳或自由泳，你可以仰泳。事实上，蛙泳会让你过多的挺胸、仰头。你可以使用一些辅助工具，泡沫浮板，缓缓地移动，背部放平，帮助你伸展脊背，活动双腿。通过慢慢呼气、增强耐力来调整呼吸。最后，让水带动你，放松身心。

柔和的体操

这同样值得推荐，可有助于分娩准备。如果你想做些体操，最好每周2～3次，每次20分钟，而不要进行一个小时，避免一系列腹部的运动。在家

中，不要忘记在开始运动前做些热身，避免过度拉伸，因为在妊娠期间，韧带容易松弛。

其他可行的运动

如果你跳舞，你可以继续适度进行，但要避免跳跃和腹部动作。瑜伽是一项可选运动，它可以让你集中注意力并保持灵活性，直到分娩。当然，要选择适合你的姿势。总之，这是一项呼吸运动，伴有一些拉伸动作，旨在放松心情和减轻你的腰椎和韧带疼痛。

骑车，如果没有禁忌的话，最好在乡下平坦的路面，慢慢骑。但在妊娠后期，你的"大肚子"可能会阻碍你进行此项运动。

心理方面：满足感

孕中期通常是妊娠最美好的时刻。疲劳和偶尔的恶心症状消失，最初的不安结束了！胎儿一切进展顺利，现在的自己已经适应怀孕的状态！

胎儿的最初迹象

孕中期，胎儿有点儿失去他真实的性格，孕妈妈曾经由于感觉不到任何怀孕的迹象而有点儿担心或害怕早期流产，现在终于能够充分感觉到胎儿在她腹中成长。身体慢慢隆起证实了这一点，尽管仍不明显，但妊娠持续良好。特别是某一天，或早或晚，通常是妊娠第四个月，孕妈妈会第一次感受到胎动。这轻微的触碰令准妈妈无以言表。

某些准妈妈在妊娠第三个月就感受到胎儿的胎动，在第一时间，她们总是不敢相信一个小气泡或是汩汩声就是他存在的证明。但是，随着胎儿的生长和反应越来越激烈，他的存在和反应变得越来越明显。从那时起，你将感到非常确定、欣慰，未出生的宝宝就生活在你体内。

像一个气泡

与胎儿的身体接触改变了一切。与他交流，严格说是精神上的，同样是实质的。然而，一个生命在体内孕育，既可以在思想上与之沟通，又可以用手触摸。有些孕妇已经开始产生想要保护宝宝的反应，常做出用前臂抱住腹部的手势。对许多孕妈妈来说，现在是妊娠中最美好的时光。通常，身体状态要比孕早期和孕晚期更好，伴侣、家人和同事有时会表现得更为周到，他人也更易注意到你的状态。

准妈妈处于更有利的情况下，莫名其

何时重拾自己的童年

> 通常情况下，妊娠期间既畅想未来，如：想象与未来孩子的关系，又回想着过去，比如：她的童年。准妈妈徘徊在过去和未来之间的想象中。要像她自己的妈妈一样去做吗？或者，完全相反，不惜一切代价改变为另一种方式？有过温馨或缺憾的回忆吗？每个女人都非常了解自己的梦想和她真实生活的问题……无论是否与自己的母亲相处融洽，她的思想都或多或少地与她的童年相关。

> 精神分析专家莫妮卡·伯劳文斯基曾说过关于孕妇的"心理透明"状态，通过图解的方式表达有意识和无意识之间的障碍变得更具影响性，女性比以往任何时候都容易想起自己的童年。

> 这可能让一个女人再次感到她所得到的爱，淡忘与她母亲的潜在冲突，同样感到更自信。但同样也可能回忆起一些痛苦的、想要隐藏、压抑的事或感觉。准妈妈可能感到不舒服并无法克服。一些从事育儿工作的心理学家很了解这些心理状态，与他们交流可能会有些许安慰，采取必要的心理治疗有利于释放过去的情绪并从中解脱出来。

妙地感到坚强、自信，感到自己生活在一个独特的时刻。她有时像在做梦一样，好像在她和孩子周围创造了一个气泡，自己沉浸其中，一切都围绕在她身边。精神分析学家唐纳德·温尼科特（1896—1971）认为，孕妈妈处于一个独特的精神状态，好似恋爱，这使得她与未来的宝宝的情感同化和认知不断发展直至孩子出生，随后也会有助于孕妈妈理解和满足孩子的需要。

满足感与不安

妊娠中期通常有满足感相关，但并不是所有女人都是这样，至少不会永久。理论上来说，渴望怀孕会充满快乐，但并不排除它可能伴有某些不适，甚至是焦虑。在某些情况下，一些不快乐常来自于伴侣或家人，也可能与自己的童年有关，比如自己的母亲很少陪伴左右。

在其他情况下，某种情感缺失促使情绪忧郁或缺乏信心。怀孕不会抹去心灵最深处的不安，它甚至会将其再次唤醒，通常促使产生一些生存秩序方面的疑问。许多心理学

" 我想要看看我的肚子。"

"当必须通过羊膜穿刺术来确认我的宝贝是否正常时，我感到非常担忧。我觉得等待结果是我和我丈夫所经历的最痛苦的时刻之一。即便一切以幸福告终，我还是担心我的第一次妊娠。有时，当我感觉不到胎儿在动时，我就希望我的肚子是透明的，能够确认一切正常。我以为我会慢慢平静，而事实上是直到我的儿子出生我才平静。这让我和我的家人都很惊讶，因为我一直都压力重重。我曾变得更加安静，我也曾很享受我的妊娠生活，也庆幸一切都已经顺利过去了。"

家将怀孕比做由青少年通往成年人的必经之路。成为母亲意味着一场真实的内心革命。对于某些女性来说，这个过渡看起来轻松，事实上，满足感占主导，如果一切进展顺利，简单地说就是平静；对于其他人，将更为困难，纠结于其他的可能性之间，徘徊于兴奋和焦虑之中，沉溺于过去的经历之中。

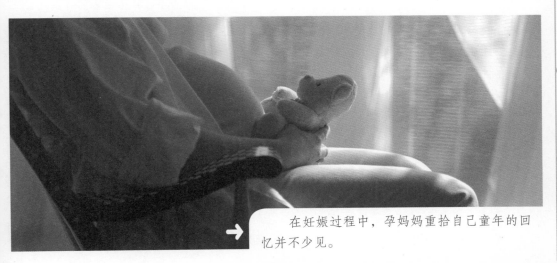

在妊娠过程中，孕妈妈重拾自己童年的回忆并不少见。

愉快的性生活

在妊娠过程中，你们性行为的频率和质量主要取决于你们自己的感觉。根据你和你丈夫的身体状态，精神状态，欲望跌宕起伏。对于某些夫妇，怀孕让他们的爱情更富激情；而对于其他人，则相反。

必要的交流

你和你丈夫的意愿仍是主要方面，但有时为了使一切顺利，交流是必不可少的。比如：如果你发现你的伴侣没那么有激情，不要犹豫问他原因，不要自己下结论说他对你不再有兴趣了，他可能只是害怕影响你腹中的胎儿。

许多心理因素转变，有时有欲望就是最好的。夫妻期盼已久的幸福生活，终于可以无需计算确定排卵期、每天进行排卵测试、关注图表、高兴地做爱了。

生理激素紊乱

除了心理方面，这些生理激素方面的巨大变化可能真的对欲望和快感有所影响。下面讨论的情况是常见的，当然并不是与所有的女性都相符……

最初几个月可能性欲下降。在孕早期，你的身体发生变化，胸部变大，有时乳头疼痛。对于某些孕妈妈，恶心、抑制不住的困意、日益剧增的烦躁和情绪化使得性欲降为次要需求。然而，这些暂时的不适不适于所有的女性，每个人都会发现属于她自己的方式。

真的还是假的

在做爱时，可能感觉到宫缩。真的。但这些痉挛对子宫颈的开合没有任何的影响，没有必要中断性生活。这些都是反射性收缩，可以把站姿改为平躺式姿势。

而两个人的爱情关系仍保持不变。

孕中期性欲旺盛。自怀孕中期起，通常性欲增加，你感觉好一些，但仍非"过于高涨"。激素加强阴道的润滑效果并使其更易充血和敏感，这是一个性生活可能加强的时期。通常，没什么是不允许发生性关系的。与此相反，做爱可以平衡夫妻关系，乐趣可以提高气氛。胎儿在此时处于相对稳定时期，羊水成为他的安全保护气囊。妇科医生只有在特殊情况下才会禁止夫妇发生性行为（例如：早产风险非常高）。

孕晚期你的肚子变得笨重。除非医生禁止，你可以继续保持性生活直到妊娠最后一刻。有时，腹部的体积可能对你造成阻碍，这些"困难"同样可以增强想象力。事实上，它给你提供机会探索新的体位，比如：侧卧或女方蹲坐在男方身体上，而不要面对面压迫腹部。同样可以只是简单地爱抚伴侣，通过任何可能的方式，在抽插的过程中寻求快感。如果女性感到累了，需要轻柔一些，有时身体接触时，男性不要插入得过深。有些人在这段时间里发现一些新的激发性欲的身体部位，而以往曾经忽略的。这使得某些夫

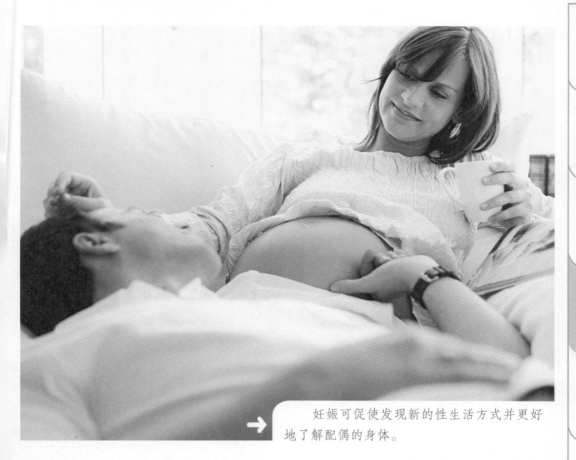

1个月
2个月
3个月
4个月
5个月
6个月
7个月
8个月
9个月

→ 妊娠可促使发现新的性生活方式并更好地了解配偶的身体。

妇意识到怀孕并不意味着限制性行为,仍然可以促进双方更好地了解对方的身体,达到进一步的融合。怀孕也可以为做爱带来前所未有的激情。

几点建议

充实的性生活不是一天就可以建立的,它随着时间、耐心、理解和爱而发展。妊娠的生理和心理真实地改变着性关系。以下几点建议能够给予你些帮助。

· 不要问自己是否要经常做爱。质量重于数量,在妊娠期间更是要这样。

· 不要犹豫去尝试新的体位,给自己时间去适应。

· 如果在晚上感到很疲惫,可以在你想做的时候再做爱(比如午睡时)。

· 意识到自己将要为人父母的这份责任压力,使得对性爱欲望的强度发生改变。彼此之间开诚布公地谈一谈,不要试图否定这些。如果你无法自己解决,不要犹豫,去请教专家。

· 现实一些。有些女性在怀孕时,第一次达到性高潮,而其他人在妊娠过程中,很少有快感。如果你怕触发子宫收缩,就不会专注于高潮(即使在高潮后出现宫缩,也不意味着你将分娩)。重要的是与你的伴侣保持亲密的身体接触并给予对方快感。

对于父亲：老婆变化着

自从最初的几周起，你的老婆与以往不再一样，即便她的身体看起来没什么变化。然后，从妊娠的第四个月起，她的身体渐渐隆起并突然变得很明显。每天都在证明这一变化，你既担心又自豪，或懊恼或开心……

最初几个月的变动

在你的妻子怀孕的最初三个月，你基本没发现任何的身体变化。有时，你甚至觉得生活还在继续，与以往一样，你很难意识到你的老婆的确怀有一个未出生的婴儿。

然而，种种迹象已表明胎儿的存在，每个女人的表现不同而已：头晕、疲倦、嗜睡、易怒或短暂哭泣都是可能的表现形式，但并非强制性的。可以确定的是，你的老婆已经感觉一个新生命在她的体内，她还不能让你感知到。有时你可能发现轻微的改变，她深知自己孩子的存在，而你还没能真正意识到现在的情况。

情绪变化

怀孕初期并非总是影响情绪和性格。但孕妈妈对于一些看似平淡无奇的事反应更为情绪化的情况是相当频繁的。此外，哭泣并不意味着悲伤，恼怒并不是真的生气，所有这些表现，如大笑，都这是情感的表达。

除了腹部隆起，孕妈妈强烈感觉自己身体的重大变化。她的情绪化让你感到困惑，但一切都是很正常的。孕中期，你的妻子变得更为平静，但你可能在此时进入到混乱阶段，因为你刚刚开始进入状态……

因此，每个人都会经历这一时期，如果

可以，要对彼此有耐心。无论做什么，妊娠都正在进行中。重要的是，你要一直做你的妻子的知心伴侣。

以丰满为荣

自妊娠中期，你将发现你妻子的身体渐渐变化。某些男人则对妻子的圆肚子感到自豪，与他的妻子漫步在街上表现出一个男人的喜悦。他们觉得自己的男子气概得到加强。同样，某些女人比以往更具女人味。这些感情也是常伴夫妻左右。通常来说，女人感觉

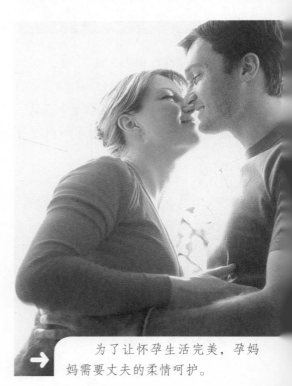

为了让怀孕生活完美，孕妈妈需要丈夫的柔情呵护。

自己的身体越好，男人就越觉得她美丽。

但你偶尔也会觉得身体的变化很奇怪。有时，当肚子大到要换掉衣柜里所有的衣服时，当额外的体重使她站立困难或导致其他各种不便时，女人也开始对自己报以批判的眼光。丈夫的眼光对她来说则更为重要。

如果她常常抱怨

有些女人在怀孕期间几乎没有任何身体的不便。然而，其他人则相反，有时腹痛，经历消化问题或仍不能长时间保持站立……这真的可能使一个女人变为另一个人。

通常，任何可能的麻烦和痛苦都出现在妊娠早期和后期。当这些在最初的几周出现时，有时某些男人很难认真对待，甚至恼火。他们已经知道要支持自己的妻子，但感觉还没准备好。然而通常此时只是要他们倾听自己的妻子哪里不舒服而已。这种情况最晚在妊娠第四个月时有所改善。

面对妻子的抱怨确实不容易，尤其是她们让你烦恼时。有时，你会很困惑，因为你不是很清楚这个情况是否正常或是否存在什么问题。或者是你想要帮忙，却不知道该怎么做。最好的解决办法是沟通。有时你的妻子根本没意识到你的不安和困惑。

有时拉警报。从理论上讲，因为你的妻子经常拜访助产士或产科医生，知道什么值得重视，咨询会很快。你可能只是在旁放哨的角色。还是要多加注意，比如建议她咨询为什么最近总是呕吐或经常腹痛。一般情况下，任何疼痛或情绪障碍持续存在都不是一个好兆头。你可能知道她何时不知所措，何时是疲劳反应，在这种情况下，不要犹豫，陪她去看医生。

学着去信任她

虽然你的妻子时不时地需要你的帮助，她不会因为怀孕而变得更脆弱。某些孕妈妈在这个充分成长的时期显得更强大，更自信。在大多数情况下，准妈妈遵循医生的建议，知道什么是对自己和胎儿是好的。

如果由于工作限制，她有时会有一点儿过度劳累，你可以让她量力而行。但通常还是要相信她。如果她对你说她能够很好地处理一项活动，让她自己做决定。她不需要你的过度关心，而是你的爱。如果你觉得你没有足够地参与其中，告诉自己重要的是陪伴在她身边。

当父亲体重增加

> 在怀孕期间，有时候，男人发胖或有不寻常的背部疼痛，或出现与孕妇类似的症状。这种情况有时会引起周围人的调侃或同情，这也充分证明准爸爸也是感同身受的。

> 医生称之为"产翁现象"，指的某些印度文化中一种习俗：男人，在这种情况下，通过完成某些非常系统的手势，模仿妊娠和分娩，从而确定社会性的父道。

> 在欧洲，所谓的产翁现象揭示了男人作为父亲的一个模糊愿望。一个不可能实现的愿望。这并不是很严重，但值得医生和广大群众的关注。

> 男人可能比其他人更需要说出自己的感受，甚至需要与助产士或医生面对面的咨询。产翁现象不可能牵扯到证明男人身份的问题。

1个月
2个月
3个月
4个月
5个月
6个月
7个月
8个月
9个月

答疑解惑

> ❝在我怀孕之前，我们打算去巴西度假，有什么风险吗？是否应该取消？❞

去遥远国家度假

如果你预料到由于时差、天气变化会使你的旅行非常累，只要安排合理，是没必要取消此次出行的。比如：你的计划包括到巴西和巴西境内的许多旅行，无论是开车还是乘飞机，都需做好选择。

但是，如果你打算穿越大西洋，然后在某处逗留至少15天，卫生条件良好的海边小镇，是没有什么特别禁忌的，当然前提是与你的医生仔细讨论你的健康状况并向其了解是否推荐你前往此国家或地区（某些疫苗可能是禁止孕妇注射的，使用蚊帐、水消毒，等等）。

但无论在哪里，必须做好防晒，常喝水，采取必要的饮食预防措施，等等。

最后，准备一个应急包（向你的医生咨询），携带好你的医疗记录并确认你的旅游保险是否包括医疗和回国费用。

如果你还没有计划好行程安排，最好安排一个轻松的住所：停留在一个地方，最多只有几个小时的路程。

> ❝有时候，我没有任何明显的原因就流鼻血。我需要担心吗？❞

流鼻血

许多孕妇会流鼻血。血液中的雌激素和孕激素升高导致软化鼻黏膜的血液流通增加。这并不会给妊娠带来严重影响，没什么大不了的。需要耐心，在分娩之后，一切都将恢复正常。

> ❝我将每周游两次泳，我喜欢飘浮在水中的感觉！但我害怕游泳池的氯对我的胎儿不好。❞

氯有危险吗

尽管氯的味道会加重晨吐，在含有氯的水中游泳对妈妈和胎儿没有任何危险。如果你在户外开放的游泳池游泳，呕吐会加重。尽量不要吞咽游泳池的水，在出水池之后马上洗澡。

游泳在妊娠期间是没有风险的活动，它是一项很好的锻炼心血管的运动，并可以改善肌肉张力。不要过分担心，充分享受珍贵的放松时刻。

> *我有些阴道分泌物，不是很厚，有些白。它们是由于感染引起的吗？"*

阴道分泌物

在妊娠期间，雌激素的产生导致阴道黏膜细胞增加，以便准备分娩产道。这些多余的细胞增加了白色阴道分泌物，乳白色的，没什么气味（白带）。在孕后期，它们会变得更多更厚。不要使用卫生巾，它会导致细菌增生进入阴道。

无需担心这些分泌物，这很正常，常清洗，保持干燥，但不要冲洗阴道，可能沾染细菌。

如果你感到疼痛或瘙痒，如果分泌物有味道或颜色并非白色好乳状，请咨询医生。如果他认为有必要，将会提取阴道分泌物，以便进行感染治疗。大多数情况下被证明是普通念珠菌病。

> *我怀孕三个多月了，体重一直没有增加，有必要担心吗？"*

体重控制

在这一点上，体重没有增加真的没什么可担心的：你的宝宝将会以他的方式摄取他身体所需要的一切。关键是要确保食物的均衡和卫生。

在最初的三个月，孕妇有可能不发胖，甚至会失去一些重量。尤其是有呕吐和恶心症状的孕妇。这并不严重，你可能会在妊娠的中后期赶上！

自妊娠初期，最好还是体重有所增加。事实上，孕中期的增重是很难避免的。

> *每当刷牙时，我的牙龈就会出血。我觉得我有一颗龋齿，因为要麻醉，我很怕去看牙医。"*

口腔卫生

由于受孕激素影响，牙龈肿胀、变红，很容易出血。而这些出血症状是正常的（如同流鼻血一样）。遗憾的是，不可能进行任何治疗，一旦出血，要有耐心。

此时，牙龈对牙菌斑和细菌的攻击更敏感。为了避免任何牙龈炎的风险，注意你的饮食，尤其是小零食。多吃富含维生素C的食物，它可以坚固牙龈，减少出血风险。同样在妊娠期间，甚至之后都要注意钙的摄取量是否足够。钙是牙齿健康和坚固的重要因素。定期刷牙并遵循牙医的建议。

无论你是否牙疼，在妊娠期间至少要看一次牙医以便进行监控，如有必要，可以去除一下牙垢。治疗过程中的麻醉不成问题。在宝宝出生后的第一年还是要多加注意，进行监测。

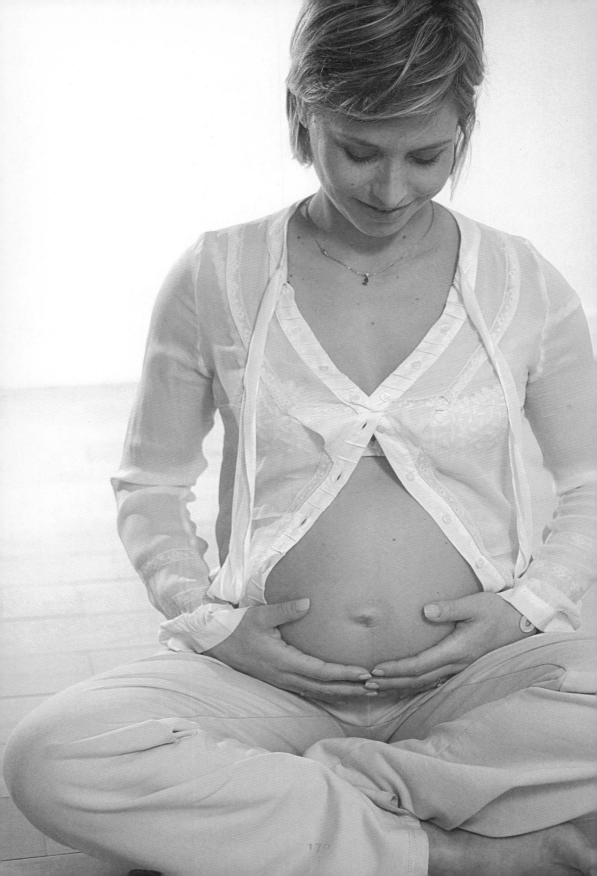

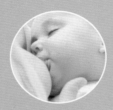

妊娠期第五个月

胎儿的发育状况

在妊娠的第五个月，从第18周到第22周，胎儿的活动将表现得越来越明显，更协调，因为他的肌肉更强壮，骨骼更坚固，神经系统更发达。

前几次翻跟头

你的宝宝已经获得更好的运动机能，甚至能够翻跟头；你终于感到胎动，他用脚踢你的腹部！当他移动胳膊和腿时，可能有一个小凸起出现在你的腹部。第一次，你感到惊讶和感动，然后这将成为他的一个小游戏，这时你抚摸他来作为回应。既有活动期，也有休眠期，后者时间更长，但并非总是与你的作息时间一致；换言之，它可能在你睡觉时坐立不安，把你叫醒……

继续变化

自妊娠第五个月末，他仍在长大。他将有18～24厘米长，在成长和变大的过程中，其身体比例更加平衡，以至于相对于他身体的其他部分，头部开始显得要小一些。你的宝宝可以做各种鬼脸和皱眉。虽然头发和眉毛都还很细，但仍然是可见的。指甲形成，皮肤褶皱，成淡粉红色，但不再那么透明了。他由一种称之为"胎脂"的白色涂层所覆盖，富含油脂和维生素，并由羊水保护。

如果是男孩，他的睾丸开始由腹腔进入阴囊。如果是女孩，阴道开始形成。

注意!

胎儿发育是以妊娠周数来计算的，从怀孕的有效开始时间算起。与闭经周数相比，胎儿的发育周期需加两周：妊娠第18周即为闭经第22周。

感觉胎动

➤ 期待第一次胎动的惶惶不安很快会被其他焦虑所取代，如：他是否动得足够频繁，为什么一段时间都感觉不到他在动。在妊娠第五个月，这些担忧往往是没有必要的，即便它们是可以理解的。

➤ 胎动频率非常多变。胎儿几乎总是处于活动状态，但只有最重要的胎动才是最明显的。

➤ 同样需要注意，如果你步行或移动过多，很有可能使他像在摇篮里，慢慢睡着。

➤ 通常在晚上，当你睡觉时，他反而更活跃（大多数的胎儿都是这样）。

➤ 如果你一天中什么都没感觉到，在晚上躺一个小时，最好是在喝过饮料（如：牛奶）之后来感觉胎动。休息有助于能量的摄入，这使你能更容易发现胎动。

➤ 在闭经第20周之前，常常在1～2天里都感觉不到任何胎动，甚至是连续4天都没有动静。

➤ 在闭经28周之后，胎动变得更加明显，你将更容易感受到胎儿的活动。

在妊娠第五个月，胎儿的鼻子和嘴都已非常明显，脸部线条也相当精细。

1个月
2个月
3个月
4个月
5个月
6个月
7个月
8个月
9个月

母亲方面

在孕初期的不适症状消失之后，通过你的第二次超声波检查，你可能知道自己怀的是男孩还是女孩……并非所有的不适都已经消失，新的可能随即出现，你可能还在上班，有时疲劳感更强。你更有理由利用时间照顾好自己。

精神流浪者

你忘带钥匙，不能集中注意力看书，把饭菜烧焦了……未出生的宝宝对你的注意力有影响吗？事实上是真的，你的思想游离在你的身体之外。因此，没什么好奇怪的，有时你的注意力会转移，精神游离。你可能还不了解这些反应。

因为恶心大概消失，腹部还不是很笨重，不会阻碍你自由活动，你同样呼吸顺畅，这一切使你感觉越来越好，鼓励你从事些体育活动。可做些呼吸练习，帮助你呼吸更顺畅。

神智飘忽不定

胎儿可能会影响你的集中力吗？的确，胎儿栖息于你的身体中，同样栖息在你的头脑中。因此，你偶尔神智游移不定，心在别处也是无需惊讶的。你甚至可能不太确定你的一些反应。

腰酸、腹痛、胃灼热、抽筋和四肢刺痛、腿部乏力、静脉曲张、脚部肿胀、瘙痒、流鼻血都是孕妇在这一阶段最常见的不适。你也可能对热感到更敏感，你经常感觉很热，大量流汗。

不要气馁，的确有很多解决方法帮你渡过这个难关，缓解各种痛苦。不要犹豫，向你的医生征询意见或者与曾经面临相似困扰的朋友交流。

你的身材

妊娠第五个月，你的腹部隆起，怀孕变

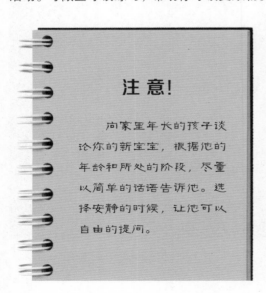

注 意!

向家里年长的孩子谈论你的新宝宝，根据他的年龄和所处的阶段，尽量以简单的话语告诉他。选择安静的时候，让他可以自由的提问。

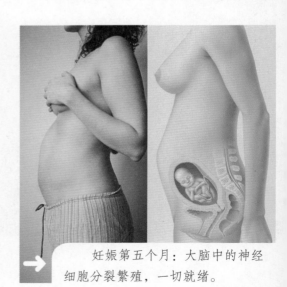

妊娠第五个月：大脑中的神经细胞分裂繁殖，一切就绪。

得特别明显。但对于某些女性来说，腹部仍不是那么引人注目，没什么可担心的。通常在这一时期，你开始需要新衣服了。

女人有很多怀宝宝的方式，充满各种可能性。这取决你身材大小，你的形态，你所增加的重量，胎儿的位置（位置偏高还是偏低，垂直还是水平）。

> "我一个怀孕的朋友相信她在听古典音乐会使得她的孩子也在听。这有可能吗？"

对胎儿的外部影响

自妊娠中期，胎儿的听觉已完全发育，他能够听到音乐。高频声音会被过滤掉，而他只会发觉低频声音，这在妊娠很早的时候就存在了。

胎儿接受所有外部的声音，尤其习惯于你和你丈夫的声音。这就解释了为什么胎儿在一出生就能识别他父母的语音语调。当他听到你的声音，他感到既熟悉又舒服。事实上，一些研究人员指出胎儿在听孕妈妈说话时，心跳会减慢。

关于音乐，研究人员证实某些胎儿通常表示更喜欢轻柔的音乐（通过动作的变化）。甚至有证据表明胎儿可记住他在子宫内所听到一切。因此，在一项研究中，让孕妇在妊娠过程中听德彪西的一段音乐（为了让她心情平和）。人们发现，孩子在出生后，一旦听到这一段就会立刻安静下来。现在还不清楚，这是否会对他有长期的影响，但据专家指出，在出生后习惯听古典音乐的宝宝要比在子宫内就受古典乐熏陶的宝宝成为音乐爱好者的概率低一些。

海水浴疗法和按摩

没有人比孕妇更需要和值得照顾好自己（除了年轻母亲，她很难找到时间照顾自己）。没什么可像按摩一样能够消除痛苦、压力和与妊娠相关的紧张。如果你遵循某些建议，目前是没有任何忧虑的。

> 首先，咨询你的医生，确认是否存在什么禁忌。

> 如果你有约会，指明你已怀孕以便得到适当的照顾。在现场，确保负责照顾你的人知情，尤其是从穿着上来看，你的怀孕还不是很明显。

> 确认按摩师是否进行过产前技术培训。

> 避免使用精油，因为它们对孕妇的影响还尚未知晓。如果护理或按摩需要使用到它们，需提高警惕。

> 避免躺得太久。所有的面部、手部、腿部护理可能都是坐着、倾斜地躺在椅子上或向左侧侧躺来操作的。

> 由于妊娠期所产生的激素，你的皮肤会非常敏感，避免使用刺激性的产品进行面部护理，开始使用酸乙醇磨砂洗面奶。告知你的美容师你已怀孕，以便能够更好地照顾你。

> 避免桑拿、用过热的水和用植物泡澡，因为这可能提高你的体温。与此相反，热浴作为水疗范畴，没有危险，还可以放松。

> 避免吸入刺激性的化学物质：手部和脚部护理必须在通风环境良好的地方进行。

> 在进房间后，如果你有指定的按摩师，最好找一个得到国家认可、具备理疗师资格证的理疗师，找一个专门针对孕妇的受过训练的按摩师。准备一张适合的桌子，以便在你按摩背部时舒服地躺在上面。不要按摩腹部，如有必要，动作要轻柔。最后，不要使用精油。

第二次超声波检查

妊娠中期进行的第二次超声波检查主要是为了检测胎儿的发育。同样有机会向医生表达想要知道宝宝性别的机会，但现在我国是不允许的。

超声波检查在孕中期用来做什么

第二次超声波检查十分重要，建议在妊娠第 20 周（闭经第 22 周）进行。一方面，确保胎儿各个不同器官的基本结构形成并发育得很好。另一方面，寻找导致妊娠特殊疾病的迹象，并非总是病态的：例如，胎儿发育中速问题。首先让孕妈妈多休息，随后监控几个星期确保一切恢复正常。

能够什么都检查得出来吗

超声波检查的可靠性不断增加，出生后的"惊讶"越来越少。但如同所有方法一样，这项检查仍有局限，不能期望什么都可以检查得出来。

筛查范围。某些疾病或缺陷，如：耳聋，从未通过超声波检查出来过。其他没检查出的疾病，也有可能出现。此外，在筛查中，某些疾病也未被发现，因为它对孩子的未来没有影响，产前诊断可能一无所获，这是很少见的。最后，一些缺陷和疾病并不总是具有产前症状的：例如，5% ~ 10% 的唐氏综合征患儿没有任何的产前暗示。

什么是"呼救信号"？通常，超声波检查揭示一个"呼救信号"，即超声波症状并不意味着存在疾病或畸形，但可能存在危险的可能性。可通过另一个检查（超声波导向、羊膜穿刺术、核磁共振等）来确定或排除病变。一些诊断需要特殊的研究，有时在怀孕特定的时间。超声波筛查是有区别的，涉及所有的妊娠问题，检查特别针对过去病史或特别的背景。技术的进步，经验的积累，医疗单位各个部门的合作使得病症检测的偶然性减少，评估更为准确。

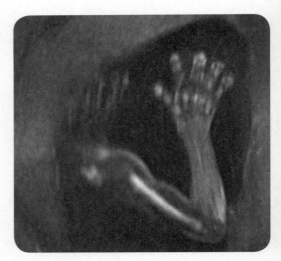

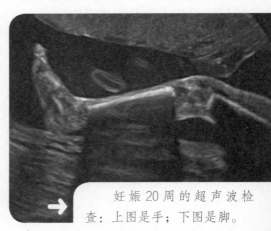

妊娠 20 周的超声波检查：上图是手；下图是脚。

是否需要知道宝宝的性别

> 从医学观点来看，确定胎儿的性别是很少用的。

> 某些准父母急于想要尽可能早知道孩子的性别，出于一些现实原因（以选择宝宝的名字为例），而其他夫妇，为数不多，坚决反对提前知道孩子的性别，更喜欢延长这一悬念。

> 有时，受到周围压力的影响，父母对这一问题持反对观点。

> 总之，信息从未是中立的，一旦知道了结果就不能充当还不知道，最好就是夫妇对此问题在内部达成一致立场，并在检查开始时就告知超声波医师自己是否想知道孩子的性别。

如果你选择要求得知宝宝的性别，一定要找一个有经验的超声波医师来进行超声波检查，错误很少见，但仍可能发生。

医生，一切正常吗

任何超声波检查结束后都会提交一份报告，列举一些检查要点、结果以及各项措施。这份文件是你妊娠期间医疗记录的重要组成部分，用来告知所有相关者（家人和医生）你的检查结果，因此它是十分有必要的。如发现疾病，很少只通过一个检查就得出准确的诊断。通常还要进行后续的监控、评估，与其他检查对比或请其他专家对现在的情况给出

一个清晰的解答。在每一阶段，医生都会坦诚地告知你实情，向你解释他们所知道的具体内容以及他们所担心的，但仍然存在一些悬而未决的问题。

幸运的是，严重危害孩子未来的情况是很少见的。一份超声波检查结果或补充检查最常出于良好的动机：某种"有限"价值的元素，在接下来的两周使之保持稳定或恢复正常；某一身体结构由于技术上的问题尚不能以满意的方式探查出来……

有时，很少证明确实有畸形。总之，关键是要确认专门的超声波检查或其他检测所得出的假设问题，以便能够让准父母清楚现在的情况并作出决定。在特殊情况下，子宫内治疗将是有用的。有时，预兆看似不好，便打算终止妊娠。事实上，如果孕妈妈得到多学科产前诊断中心的结果，便可能在任何时候作出决定。

在大多数情况下，所述疾病是可治疗的，能够预测和防止并发症，安排最好的出生条件和儿科护理，为成功治疗提供最佳机会。

宝宝的视角

有人按压妈妈的肚子，按不同的地方。发生什么事了？我感到不同寻常的震动，让我感到吃惊。奇怪，它追着我！我不熟悉这种感觉，想要玩捉迷藏，如果他过分按压，我会逃到另一侧。他们会知道吗？男孩还是女孩，我不会告诉他们的！你好，这就是我，猜猜吧！等到那一天到来，你就可以用你的心、眼睛和双手感受我了！

众多小疼痛

在怀孕期间，偶有疼痛是很常见的，但每个女人都不同：有些人受腰痛困扰，有些人抽筋，有些人只是因为骨盆韧带拉伸而腹痛。在大多数情况下，休息可以缓解各种疼痛。

我到处都疼

腹痛。有时肚子疼是焦虑引起的，因为害怕宫缩。然而，这些都是相当有特点的：子宫呈坚硬的球形，孕妈妈会感到整个子宫都疼。如果有所疑虑，最好立刻咨询医生。大多数情况都将无大碍。事实上，接近一半以上的孕妈妈都在最初的这几个月忍受这样的折磨，然后，自妊娠的第五个月起，才是真正的腹部和腹股沟疼痛。有时这些疼痛涉及消化问题。通常，它们还由于下腹部和两侧韧带拉伸而引起腹痛。在这种情况下，医生将给你开些维生素和肌肉松弛药。但无论如何，休息才能让你放松。

背部疼痛。自妊娠第五个月起，背部疼痛就变得很明显。可能是因为你的子宫变大，刺激脊柱使之弯曲度加大。一些练习或仰泳能够强化肌肉承受这些加剧的力量。预防方式，建议避免长时间站立并且不要搬运重物；非要抬起重物，不要弯腰，尽可能弯曲双腿。注意坐着的时候一定要挺直背部并且不要久坐，尽量限制在一个小时，然后走一走，舒展一下身体。同样要监控你的体重：每增加一千克都可能给你的背部带来额外的负担，使背部疼痛。

如遇疼痛，应卧床休息，注意保暖将是最好的良药。然而，当疼痛从臀部开始，由大腿后侧一直延伸到脚趾，通常表示有可能

睡觉的正确姿势

> 为了减少大量与妊娠有关的问题，睡眠质量是必不可少的。

> 如果你喜欢躺着或者趴着睡，你必须要很快意识到自己该改变这种习惯，因为你的腹部开始让你感到不便。

> 平躺着是最不舒服的姿势，因为子宫的所有重量都压在背部、肠道和身体的两大主要血管上：主动脉（把心脏血液输送到身体的其他部位）和内腔静脉（将身体底部的血液运回心脏）。没有一个是不加重背部疼痛或痔疮的，可能减缓消化，阻碍呼吸，等等。

> 对你和胎儿都适合的姿势是侧躺（最好是向左侧）。卷曲或者伸展开，如有必要，将一条腿放在另一条腿上面，并在中间夹一个靠垫。这样使得血液供应和营养都达到理想状态。此外，这样可以增加肾功能：使你更好地排泄废物和水，减少脚踝、手和脚出现水肿的风险。

> 不要担心你醒来时是躺着还是趴着。如果你的姿势不舒服，不要只局限于一侧。无论如何，选择你觉得舒服适当的姿势就好。

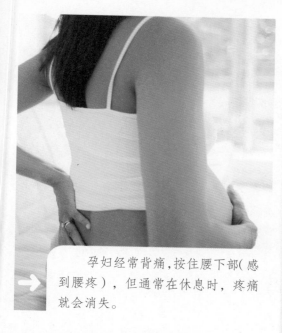

孕妇经常背痛，按住腰下部(感到腰疼)，但通常在休息时，疼痛就会消失。

存在坐骨神经痛，最好咨询医生。

胃灼热与痉挛

胃灼热不像孕吐和疲劳，它是身体疾病最常提及的问题。在妊娠第四到第九个月，由于子宫越来越大，压迫胃部而产生压力，加强了胃部的不适。如果你饭后有胃灼热的感觉并口中时而伴有酸酸的味道，这就是胃食管回流：括约肌位于食管底部没有关闭好，使得胃酸上升到食管。建议你避免吃得过饱，不喝苏打水、茶、咖啡，不吃炖菜和辛辣的食物，远离酸性物质、香料、生菜、油腻的食物。同样不建议饭后立刻躺下。某些药物可缓解因灼烧而引起的疼痛。但在没有医嘱的情况下不能服用任何药物，尤其不要服用苏打水。

脚和小腿抽筋多发生在晚上，平躺时。如果疼醒了，让你的伴侣帮你拉紧腿部并推至脚趾，由下向上按摩小腿。如果抽筋发生较频繁，医生会给你开维生素 B_6 和镁。

"我有一个三岁半的女儿，总是让我抱着上楼梯。但对于我，尤其是我的背部，实在是太沉重了。"

带一个大孩子怀孕

在你背部变得更痛之前，最好改掉这个习惯。你随身携带着一个宝宝的体重，不能再附加一个 13 ~ 18 千克的小女孩。然而，以轻柔的方式和她说，以防她讨厌她未来的弟弟或妹妹，并向她解释这是因为背痛所致。你可以创造一首歌在楼梯内唱（向上，向上，向上爬！出自于白雪公主和七个小矮人）或两个人做游戏，比谁第一个到楼上。当她愿意独自行走时，不要忘记赞赏她。

当然，有时她还会拒绝自己上楼。如果医生没有指出你有什么不适合，你可以在特殊情况下这样抱着她：两腿轻轻分开以便使身体稳定。弯曲膝盖（而非腰部），保持背部挺直，这样你就可以借助你手臂和腿部的力量，而非背部的力量。

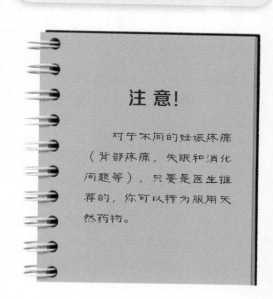

注意！

对于不同的妊娠疼痛（背部疼痛，失眠和消化问题等），只要是医生推荐的，你可以转为服用天然药物。

如果血液循环不好

双腿沉重、静脉曲张、痔疮都是血液循环不好的症状。在大多数情况下，这些症状只是暂时的，结果导致静脉总体扩张。通常，一切都会在分娩后恢复正常。某些预防措施可减少不适并阻止可能发生的并发症。

双腿沉重感

如果脚或脚踝肿胀。

有时，脚、脚踝或腿部出现肿胀：这通常是子宫增大阻碍静脉造成的后果。这些小肿胀不妨碍你走动，但也麻烦不少。为了缓解你的症状，医生会给你开双静脉曲张袜或静脉强化剂，但它是无用的，甚至是有害的。应限制盐的摄入量。

任何可能提高腿部热量的事都应被禁止：热水浴、热蜡脱毛、晒黑疗法、地热采

如果脚或脚踝肿胀

有时脚部、脚踝或腿部会出现轻微的肿胀；它是由于子宫变大对静脉施压的结果。这些小肿块会不停移动，但不会让你感到那么不舒服。为了缓解你的不适，医生将会让你穿些静脉曲张短袜，以便促进血液循环。

暖。然而，散步和游泳将对你有好处。这可避免在妊娠进程中大部分时间里的不适，并可避免出现静脉曲张（静脉异常扩张）。

如有静脉曲张，静脉曲张最常出现在腿部，有时也会延伸到大腿。

除了美观方面的问题，它的存在不会总引起烦恼。我们可能有静脉曲张，但没有痛苦，反而在感到双腿沉重时，看不到静脉。无论如何，建议遵循以上所有建议。为了使腿部放松，用冷水洗澡，把长枕头放

护理好你的脚和腿

> 为了减少血液循环问题，重要的是穿鞋并腿部护理。

> 选择舒适的鞋子：既不要穿高跟鞋，也不要穿平底鞋，最好是穿宽跟，约3厘米高的防滑鞋。

> 选用皮质或帆布材质的鞋，以便透气，很少使脚部肿胀。

> 如果你的脚因水肿或体重增加而变大，不要犹豫选择穿比平时大一号的鞋（为了选择适合的尺码，最好在一天结束的时候选，因为那时脚会有些肿）。

> 如果你腿部乏力，患有血管方面的问题，一定要避免穿靴子。

> 存在特殊的鞋和鞋底，用于纠正重心的改变，缓解你的背部、脚和腿的疼痛。咨询你的医生或商店专业人士。

> 每天穿几个小时的拖鞋以便减轻脚和腿的疼痛。

> 当你坐着的时候，不要交叉或完全放平双腿，以此避免血管问题（脉管曲张、静脉曲张、水肿）。理想的情况是轻轻地抬高你的脚。

> 不要久坐超过1小时，步行几分钟以便刺激血液循环。

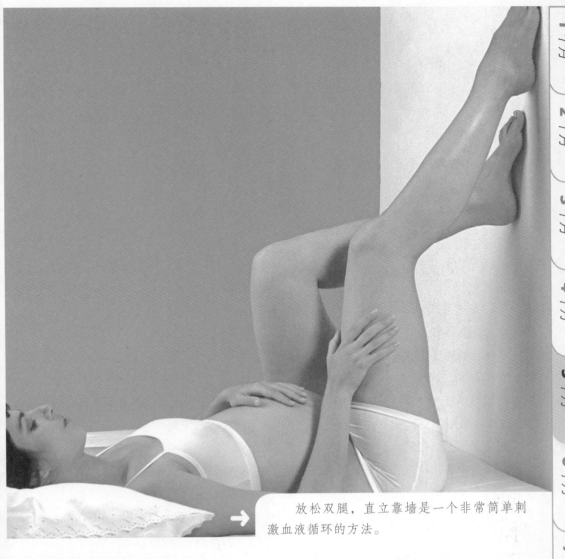

1个月
2个月
3个月
4个月
5个月
6个月
7个月
8个月
9个月

放松双腿，直立靠墙是一个非常简单刺激血液循环的方法。

在床脚，抬起腿睡觉，白天多休息。医生帮不了你太多，即使某些药物可以缓解这种感觉。医生可能建议你穿弹力袜。通常，静脉曲张会在分娩的六个月后消失。

治疗痔疮

痔疮是位于肛门周围的静脉丛屈曲和扩张：它们大多是在妊娠末期频发，分娩后非常疼痛，然后逐渐缓和。此疾病常引起疼痛和沉重感，当我们注意饮食时，它就变得没那么敏感了。改善肠道可缓解不适：如果你想要改善便秘问题，多吃富含纤维的食物，情况将会改善。同样避免食用过于辛辣刺激性的食物。

同样也有一些软膏和口服药针对这一病症，只有在紧急情况下，由医生开具处方才可使用。如果疼痛变得更为严重，最好立即就医，因为可能形成血块（血栓）：这并不严重，但在必要情况下需进行一个小手术。

妊娠的其他烦恼

多汗、流涎、流鼻血……并不严重。对于这些小困扰，不存在真正的解决办法，只可能减少每天的不适。然而，某些泌尿生殖问题以及那些严重瘙痒应立即告知你的医生或助产士。

可以吃中药吗

一些妊娠期间的小毛病可通过中药得到缓解。但是，即便你有一个很好的草药手册，也不能在没有医嘱的情况下自行服药。某些中药可能和你想的不同，如果滥用或用错剂量，都可能导致真正的危险。此外，某些药物是在妊娠期间严令不推荐的。

相比之下，大量喝水可避免排尿时的小刺痛。如果你有灼烧感，应通过尿液分析确认是否存在尿路感染。

白带

由于激素的变化，有时白带的量更多，颜色微白，无痛。如伴有瘙痒和灼烧感就意味着感染。在其他情况下，它不会引起任何后果。唯一有用的预防措施是禁止冲洗阴部，不要带卫生护垫和穿合成纤维内裤（最好穿棉质的），因为它们可能促进真菌感染和细菌增生。

如何将它与羊水区别开来？白带不应该与羊水的溢出混淆，一旦发现羊水，就说明水袋破裂。当羊水孔还很小时，液体不会大量流出。然而，与阴道分泌物不同，羊水是热的，气味温和，透明的，像水一样并随着位置变化可改变流向。如有疑问，不要犹豫，立刻咨询医生。

频繁想上厕所

训练会阴部。有时，在咳嗽或用力时，很难憋住排尿的冲动。许多女性都有这方面的担心，无论是否怀孕。但只存在一个解决办法：进行会阴训练（由肌肉层支撑小盆骨）。这在妊娠期间有时由多项练习构成，尤其是在孩子出生后。

瘙痒

妊娠后期皮肤瘙痒通常是很常见的，并且强调各异，它们在腹部形成妊娠纹。为了减少刺激带来的不适，避免使用易过敏的洗浴用品（香水和除臭剂），最好选用马赛香皂来滋润你的皮肤。棉质衣服将使你的皮肤感觉更好一些。当瘙痒不只局限于腹部并在夜间加重时，最好咨询一下你的医生，因为它们可能是肝脏机能障碍的征兆。

出汗、潮红、气短

我太热了！你因大量出汗，甚至常感觉热而不好意思，只有不含酒精的爽身粉和清凉的爽肤水可缓解这种不适。有时，当你所在的地方较闭塞或者过热，就会突发潮热，可能出现类似的不适。在夏天，当你外出时，不要忘记随身带瓶水、清爽湿巾或喷雾。

我气短。在妊娠的最后五个月，甚至提前一些时，发生气短是有可能的。但不要妄下结论说自己患了心脏病！尤其是由于子宫压迫隔膜或引导呼吸的肌肉而产生压力，造成呼吸不畅。由于气流被堵住，呼吸变短。为了应对这一感觉并跟上你呼气节奏，尽可能深入地用鼻子吸气，然后用嘴静静地呼出。

流鼻血

在妊娠期间，流鼻血相当频繁，但没有任何治疗方法，主要是由于血管脆弱性增加。

牙龈出血。在刷牙时，牙龈常常出血。我们可以通过使用柔软的牙刷或带适合喷头的电动牙刷来减少这一问题的发生。到牙医那里洗牙同样有帮助。除了牙龈炎，不存在任何与妊娠相关的牙齿问题。

流涎。在妊娠的最后几个星期常常流口水，但也是没有任何治疗方法的，在分娩后，一切将恢复正常。

> 自从我怀孕，我就在腿上发现可怕的蜘蛛形的紫红色线条。这是静脉曲张吗？"

脉管炎还是静脉曲张

这些难看的线不是脉管炎，这些小的可见的静脉曲张（扩张的血管）或"毛细管扩张"都是由于一些有遗传倾向的女性激素变化引起的。通常，在分娩后，它们会减退，甚至完全消失。

反之，可通过皮肤护理：注射生理盐水或激光、摧毁、减少并使有问题的血管消失。涂抹含有维生素 K 的乳霜是没用的，因为它们没有效果（分子过大以至于不能渗入皮肤）。

多种不安来源

> 某些孕妇不断出现掌心发红的症状。没什么大不了的，还是激素的问题，它导致掌心（有时是脚掌）又红又痒。这种不适在分娩后会消失。

> 你的指甲长得很快，但可能变得更硬，反之则更脆。指甲油，尤其是速干型的，还有含有丙酮的卸甲水都可能使你的指甲干燥易折。如果你习惯于涂指甲油，最好用温和型的卸甲水。与此同时，确保钙的摄入量是足够的。

> 与汗液相关，孕妇因热疗中排汗增多导致频发皮疹。为了减缓病变，在洗澡后，把爽身粉涂在疱疹上。腺体出汗多位于腋下、乳房下方。妊娠期间，生殖器区域排汗较少。你会更容易出汗疹，但汗水将没什么异味。

> 怀孕期间可能出现各种皮肤病。它们很少非常严重，但如果瘙痒导致你无法入睡就必须向你的医生说明情况。

> 怀孕时，视力变得不太好，还是激素的原因。如果你戴硬性隐形眼镜，你可能会发现它们不舒服并会引起眼干。在怀孕期间，选择眼镜或软性隐形眼镜，一切都会在分娩后恢复正常。如果你打算做激光矫正手术，眼科医生将建议你避免在妊娠期间进行这种类型的手术，同样包括妊娠的前后 6 个月。

1 个月
2 个月
3 个月
4 个月
5 个月
6 个月
7 个月
8 个月
9 个月

何时咨询急诊

在问诊时，不要犹豫向医生咨询让你担心的一些迹象和需要急诊处理的一些症状。如有问题，仔细标注发生过什么，你所能感觉到的，在探访医生的时候，给医生提供尽可能多的信息，以便做出正确的诊断。

什么症状和情况需要咨询急诊

大多数时候，你可以在定期产检时讨论妊娠的痛苦与其解决方法。但某些症状需要尽快就医，甚至是急诊。清单如下：

· 下腹急性间歇性疼痛，就像月经时的感觉。

· 后腰间歇性疼痛可能与宫缩有关。

· 频繁的子宫收缩。

· 腹部持续疼痛。

· 出血，尤其是伴有腹部疼痛。

· 大量或微量脱水。

· 胎动减少或消失。

· 高热（一旦超过 38.5℃，服用对乙酰氨基酚来降温）。

· 流感综合征。

· 排尿时有痛感和灼烧感。

· 经常腹泻（一天超过三次）或粪便中有血液或黏液物质存在。

· 皮疹时不时伴有发热。

· 腹部无限期的瘙痒，在晚上更严重。

· 外阴疼痛（生殖器疱疹）。

· 头疼。

· 当食物没有变化，体重显著增加，可能出现腿部、手部或脸部水肿。

· 视觉问题：飞蚊症。

· 听力问题：耳鸣。

· 大量呕吐，有时有血。

· 由于跌倒或在高速公路上发生事故造成的腹部外伤。

什么时候叫医生

尽管它们不会出现在你的紧急列表中，某些症状或情况应立即联系医生。由他决定是否应该尽快检查或需要做进一步的检查。在某些情况下，你可能直接去你要分娩的产科急诊室。

· 性生活后出血或妇科检查。

· 腿部水肿。

· 饮食习惯没有显著改变，体重突然增加。

· 剧烈头痛超过 2～3 小时。

· 腹部瘙痒。

· 反复不舒服。

· 与患有传染性疾病的孩子接触（如：水痘）。

· 超声波检查异常。

· 血液分析或尿液结果异常。

在任何情况下，都不应该让自己的假设误导医生。向医生尽可能详细地描述你的症状，但不要自行做出诊断。

如何进行

在紧急情况下，给你的医生打电话。如果没有人接听，直接前往你所注册的产科医院急诊室或最近的医院，或拨打医疗急救号码（120）、消防员（119）。仔细向医生指出所发生的事及你的感受，即便是你认为不相关的、不值一提的事。当症状出现时，仔细记录发生的频率，看起来是缓解还是加重，等等。

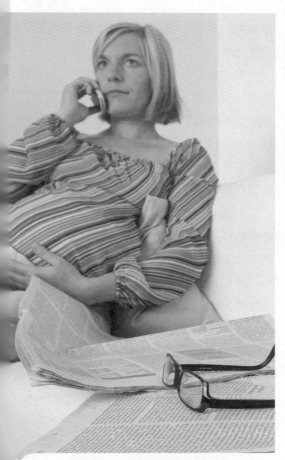

如果你有严重的症状，请联系你的医生并向他仔细描述到底是什么感觉。

> *我知道过了妊娠的第三个月就无需再担心流产了。然而，我认识一个女人在妊娠的第五个月失去了她的孩子。"*

在这一阶段还有可能会流产吗

通常，妊娠三个月后就不再担心流产了，但也发生过在闭经的第 16 周到 22 周之间妊娠终止的情况。我们称之为"晚期流产"。

孕早期流产往往是与胎儿有关，接下来的流产就多是母亲的原因。母亲可能患有严重感染，致使子宫畸形或未发育好的子宫颈过早地打开。严重的身体创伤，如严重事故，无论在妊娠的哪一阶段都可能触发流产。

这就是为什么要特别注意这些小征兆：出血、腹痛，不要犹豫，立即咨询医生。如果孩子来得过早，就需立刻采取紧急措施。

知道如何安排好一切

> 要使自己把一切都安排好，不要把时间浪费在找电话号码上面，以便你的家人知道如何应对紧急情况。把你主治医生的号码，你注册检查和分娩的产院的号码，以及所有可能有用的号码（紧急号码、出租车、救护车，等等）保存到你的电话目录中（固话和手机）。

> 不要犹豫，把这些基本的指令贴到显眼处（如：冰箱）；如果你要求助一个你不认识的人，比如邻居，这些都可能是非常有用的。

1个月
2个月
3个月
4个月
5个月
6个月
7个月
8个月
9个月

妊娠相关的并发症

如今，对妊娠中后期的大部分并发症所进行的的监控和治疗对母亲和胎儿是没有长期影响的。但住院和休息往往是必不可少的。

避免晚期流产

晚期流产发生于妊娠中期，怀孕的第四和第五个月，总是由母体引起的。然而，相对于妊娠初期发生流产是很少见的。常出现一些宫缩，甚至失血。这些标志是比较模糊的，但临床检查发现子宫口打开，羊膜囊有水流入阴道。

在这种情况下，住院是不可避免的。此时需要休息，立即就医停止宫缩，如有可能，实施全身麻醉，加箍关闭子宫颈。同时，进行阴道取样以便研究是否存在特殊的感染疾病。往往都没什么问题。住院后，孕妇因加箍而停止宫缩和出血。再次怀孕时，休息是必须的，此外在妊娠三个月时将建议加箍以防万一。

晚期流产对于孕妈妈是特别痛苦的，她需要周围人的关系与呵护。悲伤在所难免，不应在短期内考虑下次妊娠。对于夫妇双方，相互理解并整合医生的所出具的信息是非常

性行为与宫缩

> 虽然性高潮时子宫会收缩，有时非常强烈，但这些收缩并不意味着分娩，如果妊娠正常，也都是安全的。

> 你可以不用担心，继续做爱。只有在出现严重的早产危险时才会禁止发生性行为。

重要的，当你不能克服这个考验时，寻求心理咨询可能是很有必要的。

察觉早产标志

当在妊娠的第八个月末（闭经 37 周）出现宫缩并伴有子宫颈的变化，就存在早产的威胁。因此，在闭经 37 周之后分娩则不视为早产。

警告标志。宫缩在孕期很常见，但如果它们出现频繁（一天 10 多次）并痛苦，就必须立即咨询医生。还应注意间歇性疼痛（它持续一小时，停了几分钟就又开始了）。某些子宫收缩也会导致背部疼痛。如有疑惑须立即咨询医生。

在最后一次产检后，只有助产士或医生才能够说清子宫颈是否已经变化。他们将关注它的长度、开口度、一致性及其位置。此外，他们将找到婴儿头部的位置：子宫颈上方较低的位置。为了确认早产的威胁，医生随后会做一个产道的超声波检查，以便测量子宫颈的确切长度。如果其长度小于 20 毫米，就存在风险，需要住院观察治疗。

医生将进行评估并找寻原因：活性过强，多胎妊娠，感染，锥切先例（切除宫颈的一部分）……

治疗与休息。如在妊娠 34 周前存在威胁，需住院治疗，注射皮质类固醇激素，以便加速胎儿肺部的成熟度，抑制宫缩。停止

妊娠中期和后期出血现象

当你出现出血现象，立即告知你的医生或助产士，以便他们寻求根源。超声波检查将有助于你的诊断。尽管有时原因仍是未知，但可注意以下一些最常见的出血原因：

外翻

外翻在妊娠期间很常见，是由于子宫颈脆弱，在触碰阴道或发生性行为时可能出现流血的现象，这并不严重。

晚期流产

出现粉红色或褐色分泌物，伴有腹部疼痛，可能担心会发生流产。

胎盘前置或胎盘低脐带边缘插入

血液通常呈鲜红色，但感觉不到任何疼痛。血液自发地流出，有时子宫收缩是一个触发点。无论子宫出血是多还是少，她都需要住院监控，当胎盘处于"低插入"时，仍需多休息。

胎盘早剥

根据胎盘剥落的大小和定位，子宫出血是可多可少的。它与腹痛或子宫收缩紧密相关。立即进行剖宫产手术可挽救孩子的性命。

早产

分娩发生在闭经 22 ~ 38

周之间称之为早产。反复的宫缩可能导致子宫颈变得更短并完全打开。这些变化可能伴有出血。临近预产期，出血伴有宫缩可能表明分娩开始。

其他子宫出血

这特别涉及子宫破裂。子宫内膜被破坏，可能伴有剧烈疼痛和子宫出血。

在一般情况下，如果在采取一切必要措施后，宫缩停止，子宫颈没有开，你就可以回家了，只要在家人的照顾下休息到闭经 36 周就可以了。每周都需助产士到家拜访检测。

宫缩，阻塞子宫颈开口的进程是非常重要的。但休息时必须的，也是非常重要的。治疗的目的就是尽可能长的挽救妊娠并去除极度早产的风险。

高血压和先兆子痫

有时在妊娠期间会出现高血压（自定义的数值大于 140/90）。它可能是单独存在的或与水肿有关（脸、手、脚的水肿），先兆子痫（妊娠毒血症）是由尿蛋白（尿液中的蛋白）确认的。

这种疾病与胎盘功能发育不全有关，可能导致发育迟缓、悬胎，甚至死胎。

必须住院。出现先兆子痫的孕妇监控应非常严密，因为有两种严重的并发症可能会突发导致剖宫产。迫在眉睫：胎盘早期剥离和子痫。子痫是一种痉挛状态，伴有或深或浅的昏迷。它可能最初是头疼，视觉下降，出现耳鸣、腹痛，这些都是预警信号。

治疗目的在于稳定血压和预防发作，医疗小组可根据预产期、症状的严重性以及检查结果来决定是否进行剖宫产。分娩后，疾病停止发展，但在恢复正常之前，控制血压是很有必要的。

1个月
2个月
3个月
4个月
5个月
6个月
7个月
8个月
9个月

在随后的妊娠过程中，预防治疗是必须的，严密监控以防复发，虽然复发几率很小（15%）。

胎儿宫内发育迟缓或营养不良

宫内发育迟缓正如其名，胎儿发育不足，也称之为"营养不良"，在妊娠过程中，胎儿的生长通过每月的临床检查测量子宫的高度（耻骨和子宫上方的距离）获得结果，在超声波检查中要反复进行三次测量。而用超声波检查胎儿的发育问题，需妊娠七个月大时才可以（即闭经32周）。事实上，大部分的发育迟缓都是在孕晚期出现。当诊断出此问题，可能出现两种情况，中度和重度发育不良。

如果是中度发育迟缓，孕妈妈需每半个月拍一次超声波来检查胎儿的发育状况，如发育不良，医生会建议休息并停止一切工作活动。这是唯一可能的治疗方法。当然吸烟者必须马上戒烟。

如果是重度发育迟缓，孕妇必须住院直到分娩以便紧密监测胎儿，他还是很脆弱的。孕妈妈必须休息并在闭经34周之前（七个半月），注射皮质激素以防早产（皮质激素帮助宝宝在出生时更好的呼吸）。

为了确定发育迟缓的原因，医疗小组将通过超声波和多普勒检查搜索其他迹象，最终得出一个整体报告。其原因是多样的：胎儿畸形、感染、先兆子痫（高血压伴有尿蛋白）、吸烟和酗酒、胎盘或脐带异常……每天通过监控器监测胎儿三次。每周两次多普勒检查以便评估胎儿的血管形成情况，超声波检查是每10～14天进行一次，以便确认胎儿的成长状况。

如果胎儿发育迟缓没有加重，可继续妊娠直到闭经37周（8个月），那时就可以进行分娩了。相反，如果发育迟缓加重，胎儿就不会再长了，通过多普勒监测器可发现一些异常。这时就需让你的宝宝出生，然后在孵化器中成长，如果宝宝太脆弱而不能承受自然分娩，极有可能需要剖宫产。

胎膜早破

胎膜破裂是羊膜口破裂，羊水流出。通常它发生在孩子要出生时（出现宫缩之前或分娩时）。但有时，由于感染或早期的子宫破裂而发生早产（9个月或闭经37周时）。在某些情况下，我们没有发现任何触发因素，这种可能性总是让准妈妈非常紧张，因为它可能伴有并发症，此时分娩尚未成熟。

当你发现羊水流出，必须毫不犹豫地马上去产院。医生会进行几项检查，与此同时用窥镜确认羊水流出并提取样本，以便检测可能的感染。他们力求找出子宫收缩并确定胎儿的位置，即可实施监控（记录胎儿的心率和子宫收缩）。

住院是不可避免的。当出现羊水泄漏，孕妈妈就自动入院直到妊娠结束。医疗小组进行全面检查，大多数情况下，分娩就在住院的一周后，孕妈妈应该卧床，不要起身去上厕所或浴室。在接下来的两天必须肌肉注射皮质类固醇以加速胎儿肺部的成熟度，帮助他在出生时呼吸顺畅。每天助产士或医生确认孕妈妈的体温、所流出羊水的颜色，并通过监控器评估胎儿的状态。

在妊娠未满八个月时出现宫缩，只要确

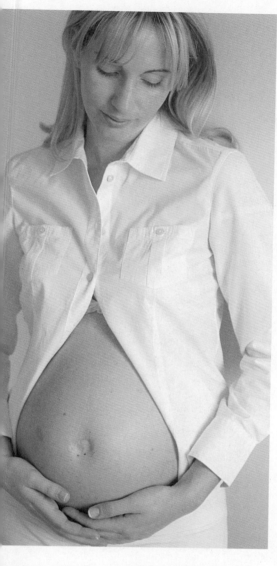

尿病"多发于在血液中检测出由葡萄糖转化为糖的孕妇（高血糖由口服引起）：当女人生下的第一个孩子出生时超过 4 千克，就可能怀疑她患有糖尿病的风险……

如果确诊，咨询糖尿病专家与治疗都是必不可少的。当糖尿病稳定时，死胎的风险几乎为零。治疗只是为了避免胎儿出生时过大。因此，常常提前三周生产。

婴儿出生时需进行监控以确保血糖率没有下降（低血糖）。

胎盘异常

胎盘前置。由于胎盘插入不正，可能呈现许多困难。当胎盘位于胎儿和子宫颈之间，胎儿就不能自然分娩。此外，会产生出血的危险。因为胎盘可能自发流血或在宫缩的影响下出血。当超声波检查发现这一异常时，则称之为"胎盘前置"或"胎盘低脐带插入"，以下有几个预防措施：必须休息禁欲；避免阴道检查。在出血和不可通过剖宫产分娩的情况下，住院治疗是十分必要的。"低插入"胎盘只是接近子宫颈，在某些情况下，可能随着妊娠的演变而上升。

胎盘早剥。有时在分娩前，发生胎盘剥落，引起与子宫长期痉挛和疼痛有关的大出血。高血压孕妇要比其他孕妇的更易发生这一事故。可能导致死胎和早产母亲大出血。如果胎儿仍可存活，为了预防这些风险，需进行紧急剖宫产。

胎盘早剥可能在再次妊娠时复发。在大多数情况下，没有理由让两次妊娠相隔时间太近。

认没有输液感染，产科医生可能需要以注射的方式将病情控制住：最好是早产的孩子没有感染，而不是继续妊娠让胎儿有感染的风险。通常，孕妇分娩很快，在一小时之内。这就是为什么一定要住院一段时间（几天到几个星期）。

妊娠期糖尿病

由于孕妇固有的生理状态的变化，有时会在妊娠中期出现糖尿病，这种"妊娠期糖

饮食：监管体重

在妊娠期间，体重将会增加，太明显可能是没有好处的，甚至是危险的，只有你才能为你未来的宝宝提供所有元素并确保他健康发育。保持体重均衡和你对饮食质量的挑剔眼光。

更多的卡路里

怀孕不可避免地消耗大量卡路里。保证你宝宝发育的新陈代谢是非常重要的，她连接着胎儿和胎盘。

然而，由于你可能限制能量消耗，没必要大量提高食物的消耗量。即使与以前相比，你难以摄取更多的热量，你完全可以正常怀孕并生一个漂亮的宝宝。

总之，如果你在孕前没有体重问题，没必要重新开始计算卡路里摄入量。尽量听从你的身体并确保饮食均衡。

真的还是假的

妊娠期间必须吃两人份吗。真的。但这并不意味着吃两倍多，而要更好地给予胎儿在发育过程中所需摄入量。要知道重要的是要有怎样一个良好的饮食习惯。

多少千克

很长一段时间，人们认为对于孕妇来说，孕期增重12千克是最理想完美的。如今，我们要知道最佳的增重是确保胎儿的正常发育而不有损母亲的健康。每个女人都不一样，特别取决于其体型，也就是说取决于体重和身高的比例，如下图公式。如果你特别瘦，甚至过瘦，一旦怀孕，增重高达18千克并不是问题。这样可避免你的孩子出生时体重过低。相反，如果你天生圆润，你必须确保自己不要太胖，体重显著增加易导致高血压

根据体型建议增重数量

> 最佳的增重是确保胎儿的正常发育而不有损母亲的健康，每个女人都不一样，特别取决于其体型，也就是说取决于体重和身高的比例。

> 如何评估你的身型？计算你的身体质量指数（BMI）：体重（千克）除以身高（米）的平方。例如：如果你重62千克，高1.65米，BMI为 $62 \div (1.65 \times 1.65) = 22.8$。

BMI	体型
< 18.5	偏瘦
18.5 ~ 24.9	正常
> 25	超重

> 如果你身型正常，应增重10 ~ 15千克。

> 如果你很苗条或太瘦，你就需增重多一些，到16 ~ 18千克。

> 如果你很强壮，最好应该少增加些体重：6 ~ 10千克可能就够了，因为宝宝会消耗你的储备能量。

> 如果你未满20岁：你尚未完成发育，应增加15 ~ 18千克。

或糖尿病，如果孩子过大会使分娩更加困难。

的确有些体重增加，但要在合适的时间

在妊娠初期，你增加 3 ~ 4 千克是正常的，然后你的体重就会在最后的四个月中迅速增长。最初增加的体重并没有像最后几个月增加的体重那么有用。

在妊娠初期。在最初的四个月，你将在脂肪组织中建立油脂储存库，主要是在腹部和大腿。换句话说，是你在受益于这些增加的重量，而胎儿的体重增加是非常少的。这些储备并不是多余的：储备的一部分是用于准备妊娠的第二阶段，不久以后的哺乳期。

第四个月之后。在接下来的几个月里，你所增加的体重主要是来自于胎儿的生长发育：他的增重从妊娠四个半月时的 400 ~ 500 克到九个月时的 3 ~ 4 千克！这些存储的能量对于面对快速发育期是非常有用的。因此，目标始终是确保你的宝宝的发育最佳。

在妊娠后期。当你预产期临近，所增加的重量可分为胎儿的体重、胎盘的重量、羊水的重量、子宫和乳房的增重、血液的体积量以及脂肪储备。

接下来呢？分娩后，一般很难减掉多余的体重。这取决于你的基因、年龄、以往的妊娠史和体重史。如果你曾经体重标准或很瘦，你很容易在几个月内减肥成功，自觉地在饮食和运动上多加注意。

暂停减肥

过于严格的控制饮食是很危险的，可能会阻碍胎儿的发育。无论出于什么原因，担心体重过度增加，要知道胎儿是不适合限制性或不合时宜的饮食的。例如：去除糖分和脂肪的饮食只能使你营养不足并导致胎儿出现发育问题。向你的医生或助产士咨询建议。不要剔除任何食物类别，但要限制食用过油过甜的食物。

· 在沙拉中放点儿油，但想着放些香草和调味品。

· 避免甜品和含糖饮料。

· 选择低脂的牛肉（瘦牛肉、小牛肉、去皮的家禽类肉），瘦火腿和鱼。

· 选择低脂奶制品。

· 减少面粉和淀粉的摄入量。

· 多吃生菜，绿色蔬菜和水果，它可以填补你的"胃"。

· 选择不含脂肪的烹饪方式（蒸煮、微波或烤制）。

营养补给

> 每天的补充营养永远无法取代健康均衡的饮食。如果饮食均衡并涵盖胎儿的需求，就没必要进行补给。

> 此外，在妊娠的前几个月需要补充叶酸（甚至在受孕阶段），能大大减少神经管畸形（尤其是脊柱裂）和其他畸形的风险。

> 在没有医嘱的情况下，不要吃任何的营养保健产品。

> 从妊娠的第四个月或四五个月起，如果你贫血或铁的储备量过低，你的医生就可能给你开些补铁的处方。这种补给可能是便秘或腹泻的元凶。有时应选择不同的药物或将铁与其他营养元素分开以便一切进展顺利。

选择孕妇装

"平时"的衣服，我们通常都会认为"不能再穿了"……更何况，当你的身体一周周变化，让自己感觉优雅有时似乎是个很困难的事。在保证舒服的前提下，你将完全可以很有吸引力。

首先要感觉舒服

妊娠期间，唯一的原则是选择舒服的衣服和鞋，因为有些衣服已经挤不下了。你自己感觉身体良好，具有吸引力。然后，你必须佩带配饰、围巾。胸针、项链能提升过去几个月单调的穿着。

从上到下，要实用。首先，你可以继续穿你习惯穿的衣服，因为体重增加是可忽略不计的，你的身型改变不大。然而，你的乳房已经快速发育……所以，首先购买的将是胸罩，要包裹性好，舒适的。几个月后，你将选择更大的衬衫、T恤衫和大毛衣。上衣的解决方法并不复杂，但下身并非如此简单。通常，孕初期过后，你会感觉需要更为宽松的衣服。在这个阶段，有弹力的裙子和裤子都是非常适合的。如果你想要穿紧身裤，选择大两号的并围在胯部的裤子，以便不压迫子宫。

奇装异服？你可能有时会想要去一些特别的商店购物。好消息是今天"准妈妈"可满足你的喜好，如果你不喜欢这样，你将不再非要用彩色戴帽的裙子装扮自己。此外，目前大型服装连锁店都有不错的藏品，其中包括特殊的紧身衣、可调节的裤子或裙子……不要犹豫听取一些朋友的建议：带扣子的或有弹性的。

内衣、短袜和高筒袜。选择棉质的内衣可避免过敏和真菌，特别是你有这种类型问题的时候。事实上，在妊娠期间，合成纤维同样促使真菌增生，你将发现有专门为孕妇设计的高筒袜。如果你有腿部发沉或静脉曲张的倾向，买有固定的短袜。不要因名字而灰心：如今存在各种颜色，你将发现它不可思议的舒适性。

鞋。因怀孕你的重心转移，关节都比较脆弱。如果你喜欢穿高跟鞋，你可以继续穿，但不要太高：最高5厘米！它们还必须足够宽松。关于增高鞋，它们不是不舒服，而是鞋垫过高，可能会使平衡不稳。理想状态是选择舒适的鞋子提供很好的平衡：不要穿得

1个月
2个月
3个月
4个月
5个月
6个月
7个月
8个月
9个月

给你些实用的建议

叠加方式可帮你构造线条: 例如, 试着长衬衫配无袖短开衫, 宽短上衣配贴身长 T 恤或者大的女士衬衫穿在长裙外面……为了打破单调, 可用带弹性的针织腰带或打结的围巾围在肚子上来点缀美化你的衣着。选择颜色鲜艳, 凸显你气色的衣服。通常, 衣服在没有穿上之前都是不能想象它的效果, 怀孕了, 更是这样。目前的趋势不是强调衣服的复杂形式而是让你显得不那么圆润。但也没必要不追赶流行, 根据你的品味、风格和你的身材选择你的衣服。

只要记住所有新奇别致的衣物都是允许的, 只有一个条件: 不要让衣服束缚你。冬天或在潮湿的天气, 注意盖好肚子, 尤其是在孕后期。

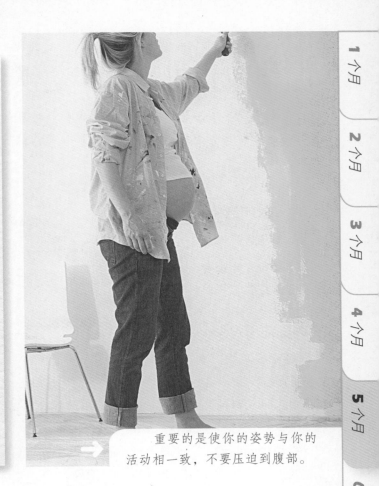

重要的是使你的姿势与你的活动相一致, 不要压迫到腹部。

太紧, 在妊娠后期, 脚可能出现水肿。

关于靴子, 直到明年都不要想了, 因为它会束缚你的小腿, 可能使你的腿和脚变肿 (水肿), 甚至出现静脉曲张。如果你的职业允许, 选择穿网球鞋, 极其舒适, 有多种颜色可选, 可与你的衣服相搭配。

四季都要舒服

夏季高温到来, 你将常常感到特别热, 因为你的新陈代谢满负荷运转。你一定比平时更容易感冒。但仍需保护好自己不受风寒。

预防着凉。孕妇比普通人更容易感冒, 应采取一些预防措施。穿暖和点儿 (不要忘记戴帽子)。多穿一层, 热的时候可以抽出一层。

克服炎热。为了不那么热, 穿些透气性好和宽松的衣物, 比如: 棉布和亚麻, 避免在一天最热的一段时间做运动, 在清晨或傍晚散步。在有空调的房间做运动, 在感觉太热之前停下来休息。在出去时, 远离阳光, 涂防晒霜以减少皮肤的色素沉着。洗温水澡让自己凉快下来或者去游泳。

在你出很多汗时, 尽可能多喝水。脱水的确可能引起不适或泌尿感染。随手总是要备一瓶水。避免咖啡因和酒精 (导致脱水) 以及甜饮料 (水仍存留在消化器官里, 而非快速排出体外)。

心理方面：享受夫妻生活

在生活中，情感联系不断变化，但在妊娠期间会特别混乱。这些变化既会影响准妈妈也会影响准爸爸，这是夫妻关系必经的一步。在两个人之间将构建一个新的平衡。

原本活跃的夫妻生活变得混乱

这让每个人都会想起自己的童年，过去矛盾的情感重新出现，需要解决与自己父母隐藏的冲突。直到孩子出生，这一切都可能扰乱准父母的热情，并在一段时间里打破他们爱情的平衡。

由两个人到三个人。孕育一个孩子改变着两个人的生活，并可能导致情感关系的瓦解。随着时间的流逝，夫妇完全改变家庭的结构。据心理学家所述，在"二人世界"的相互作用下逐渐形成了两人之间特有的羁绊，想要组建一个"三口之家"。未出生的宝宝在母亲的腹中和夫妻两人的心中变得越来越重要。这个小生命虽然仍很陌生，但已使得夫妇为他准备一个新天地。

彼此的目光变了。你曾经是女人、情人，而现在成为母亲。而男人与你生活和爱的这个人一样，即将成为父亲。由夫妻的身份过渡为父母，你开始发现世界变得不同，并以另外一种眼光来看你的伴侣。你们即将成为的父亲和母亲的角色不久将有助于你们增强男子气概和女性魅力。夫妻两个人不再平等

母女之间变得亲密了

通常孕妇会自发地接近自己的母亲，并通过她得到强有力的支持。现在她即将成为母亲，她的确需要照顾和呵护他人，就仿佛自己角色转变需要这种"回归"。有时，由于种种原因，这将是自己扮演家中的一个朋友或另一个女人的角色。

了，每个人都觉得有必要确立自己在未来家庭中的重要性，尤其是谁更高一些。

需要被呵护

在妊娠期间，你需要很多关注。尤其是激素的变化，有时很难控制。你可能会发现脆弱性和情绪化加剧，常常需要他人的安慰和倾听。如果你的伴侣很好地陪伴在你左右，会使你感到两人的情感融合被加固，这使得两人容易沟通。然而，有时你可能会感到孤独，想要更多地看到自己的父母和朋友。

你的伴侣，给予必要的支持。当然，伴侣的支持将帮助你更加安心。在最后的几个月里，如果你感到更沉重、更累，你很少和自己的朋友出入，你将更加需要丈夫爱你。在妊娠后期，你可能很难兼顾大量的活动，你就希望丈夫帮助你准备宝宝的房间，经常去购物，尤其是希望他陪在身边，给予更多的关爱。

理想的情况下，丈夫不知何故成为母亲和孩子保护者的角色。出于这一保护职能，他发觉自己为人父的新身份并帮助妻子感觉

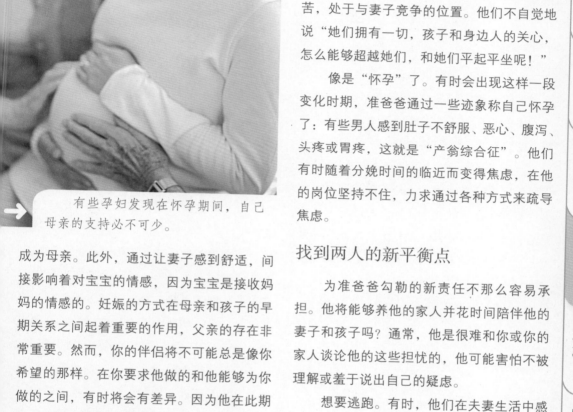

有些孕妇发现在怀孕期间，自己母亲的支持必不可少。

部分精力转移到未来宝宝的身上，还要获取周围人的关注。亲人通常首先担心她的健康和心理状态，而对父亲的感觉却兴趣不大。在这种情况下，你的丈夫能够发觉自己也处于一个关键时期吗？有些男人觉得自己很痛苦，处于与妻子竞争的位置。他们不自觉地说"她们拥有一切，孩子和身边人的关心，怎么能够超越她们，和她们平起平坐呢！"

像是"怀孕"了。有时会出现这样一段变化时期，准爸爸通过一些迹象称自己怀孕了：有些男人感到肚子不舒服、恶心、腹泻、头疼或胃疼，这就是"产翁综合征"。他们有时随着分娩时间的临近而变得焦虑，在他的岗位坚持不住，力求通过各种方式来疏导焦虑。

成为母亲。此外，通过让妻子感到舒适，间接影响着对宝宝的情感，因为宝宝是接收妈妈的情感的。妊娠的方式在母亲和孩子的早期关系之间起着重要的作用，父亲的存在非常重要。然而，你的伴侣将不可能总是像你希望的那样。在你要求他做的和他能够为你做的之间，有时将会有差异。因为他在此期间也会有强烈的内心生活，这将使他采取不同的态度。

不要忽略父亲

准爸爸的行为往往是非常不同的。有些男人全心投入，有些看起来漠不关心，还有一些表现出矛盾的情感：嫉妒、羡慕，有点怕被即将到来的责任压垮的恐惧。感觉排斥。在妊娠期间，某些准爸爸感觉非常排斥，甚至是放弃。女人不仅要把曾经分给丈夫的一

找到两人的新平衡点

为准爸爸勾勒的新责任不那么容易承担。他将能够养他的家人并花时间陪伴他的妻子和孩子吗？通常，他是很难和你或你的家人谈论他的这些担忧的，他可能害怕不被理解或羞于说出自己的疑虑。

想要逃跑。有时，他们在夫妻生活中感到被排斥或许多问题困扰自己，很明显，有些男人想要逃避责任。比如：准妈妈想要待在家里，而准爸爸想要出去旅行、看朋友。在妊娠期间，他有可能大部分时间都不在家，就好像要表明目前什么都没有改变，与以往一样。准妈妈的生活与其丈夫的感觉之间存在差异，这可能导致夫妻关系紧张，但是完全正常的。但孩子的到来也可能是两个人建立新关系的契机，注重建立两人更为紧密的夫妻关系。

对于父亲：与孩子的初次接触

自妊娠的第三个月，父亲和孩子通过母亲的腹部相互感到彼此的存在。有些父亲当感到宝宝在他们的手指下活动时，感慨颇多，有些则不喜欢这类接触。每个人都有自己的想法，是完全自由的。

感官觉醒

如今，医生了解很多孩子未出生之前的生活和感官语言状况。人们认识到母亲可以在脑中与胎儿"谈论"她的想法和情感并与胎儿进行交流。我们同样知道在妊娠第三个月和接近第五个月时，胎儿对触碰和声音都很敏感。这些发现对于准爸爸的态度改变不大。有时是由你的妻子和助产士激发这样的感觉，在孩子出生前，他们更可能"走向宝宝"。要知道，当父亲没有这样的举动，宝宝也同样生机勃勃。通常是由你来使宝宝感觉你的存在。事实上，你能够从中发觉非常个人化的情感快乐或三人亲密时刻的喜悦。你同样可以从中意识到孩子是深刻存在的。

用手和声音说话

自妊娠第三个月起，甚至在此之前，母亲就感到胎儿的胎动，此时母亲用手感觉他的压力、重量和温度。你可以间接地与他交流。

不要害怕轻轻按压。你进行的这种触碰就像你感觉到他一样，关键是你自己是如何感觉的。把手平放在腹部就足以感觉胎儿的存在。但是，如果你不愿意这样做。不要担心，轻轻按压一下以便与他相遇，接触更多。你不会伤害到他，母亲每次收缩腹部肌肉，胎儿都会更活跃，比如，你打喷嚏的时候。另外，你可以一只手抚摸安抚他，另一只手施加压力，轻轻按压。根据你的要求，在与你伴侣一同做产检时，任何一个助产士都可以向你展示这些简单的手势。

胎儿不管怎样都能听到你。你同样可以用声音与胎儿建立联系，如果你愿意，把手放在准妈妈腹部附近。无论如何，自妊娠第五个月，每次当你对准妈妈说话时，胎儿都会听到你的声音，然后他开始对外界很敏感。如果你们两个讨论他，事实上你们已经组建

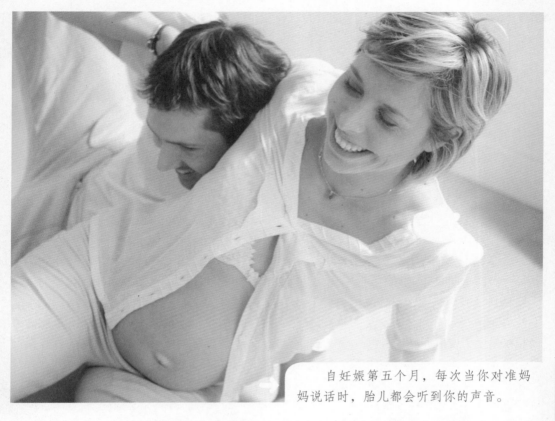

自妊娠第五个月，每次当你对准妈妈说话时，胎儿都会听到你的声音。

1个月
2个月
3个月
4个月
5个月
6个月
7个月
8个月
9个月

了一个三人联系，因为他既可以听到你们两个人的声音，也可以感受到妈妈的柔情。

通过触压疗法会感受更多吗？为了深化三人的关系，可通过触摸和声音，你和你的妻子也可以参加一些触压疗法的课程，从第四个月起，可把它视为准备分娩的一部分。

如果你不想触摸腹中的胎儿

有时，你觉得只有在妊娠后期才有必要建立联系，有时是从不需要做什么。并不会因此责备你，如果你强迫自己这样做，这些动作将没有任何意义。分娩前的感官关系并不会影响你以后与孩子的关系。即使你从未通过触摸准妈妈的腹部与孩子接触，在他出生后，宝宝都会认出你的声音。

有时在怀孕期间，你的妻子可能会误解你的态度，她可能认为你漠不关心，她有可能感到不适和忧虑。她希望与你分享，在你触摸时，她可能忽略你的感觉并不像她那样强烈，因为你并没有怀着宝宝。为了避免任何误会，你可能需要安抚她，以你的方式告诉她你也是同样期待宝宝的到来：不论是通过话语还是简单地表现出你很幸福……

胎儿可听到一切

> 这是父母间常常出现的一个幻想。胎儿可能通过"钥匙孔"窥探到一切并识别出父母的性行为。

> 虽然胎儿从妊娠的第五个月起就对声音敏感，胎儿"什么都不知道"，但他会感觉到父母的幸福、爱和快乐。

答疑解惑

> 最近几个星期，我便秘非常严重。对于孕妇，这是常事吗？"

对抗便秘

孕妇经常便秘，原因是多种多样的。一方面怀孕期间分泌的某些激素比率升高，尤其是孕激素比率，促使肠内肌肉松弛，使得粪便很难排出体外。另一方面，子宫越来越大，压迫难以收缩的肠道。

与大多数孕妇的想法相反，便秘并不是让人无能为力的难事。下面的建议应该可以帮助你有规律地排便，避免出现痔疮。

·多吃纤维食物，少吃精制食品（白米饭或白面面包），很多食物富含高纤维：新鲜水果蔬菜（生的或有点儿熟的），全麦谷物、面包、糕点和其他全麦面粉制成的产品，豆类（豆角和豌豆）和干果（葡萄干、李子、杏和无花果）。

如果直至今天，你的饮食含纤维量较低，逐渐摄入这类食品，以便不破坏你的消化系统。

·多喝水。如果你一整天都喝很多水，便秘的问题应该会很快解决。事实上，大多数饮料，尤其是水和蔬果饮料可软化粪便，防止食物停滞在消化道内。早上空腹喝杯加几滴柠檬汁或一咖啡勺橄榄油的热水都是有效的治疗方法。如果你便秘很严重，也可以试试西梅汁。

·确保排便规律。尽量每天在同一时间排便，运动你的肠胃：不要憋便，这有

可能进一步加重便秘问题。

·注意补给保健品和药物。有时一些营养补充剂（钙和铁），抑制胃痛的制剂、药片和某些药物会促进发生便秘。问一下你的医生是否可用另一种产品代替这类药品，以便解决这一问题。

·进行体力活动。最好是每天步行30分钟并做一些对妊娠没有任何坏处的体育运动。

如果以上都没有效果，极有可能需要咨询你的医生或妇科医生给你开些轻泻药（黏液状的产品），偶尔服一些。

> 我脸上有些黑斑，它们在怀孕后还会有吗？"

注意阳光

额头、鬓角、脸颊上的褐色斑点与晒太阳有关吗？它们是妊娠的有名标志，同样称之为"黄褐斑"，自妊娠第四个月起，70%的孕妇都会出现。这是一种常见的发生于面部的后天性色素沉着过渡性皮肤病，妊娠期间由于色素沉着不足，激素增加，常使皮肤变深，促进黑色素合成增加。

怎样做才能避免这种情况？自然是要避免阳光暴晒的。在阳光明媚的日子，即便是在城市，应使用隔离防晒霜。在强烈的阳光下，戴墨镜，用宽边帽遮阳。尽管使用这些预防措施，还是会突然出现这些斑点，要知道通常在分娩后的六个月，它

们就会消失。

当它依然存在时，有必要让皮肤科医生给你用些皮肤美白霜。每天晚上涂在斑点上，白天涂防晒霜，将构成最顽固的面具。我们通常用含对苯二酚的乳霜，并涉及皮质激素、维生素 A 酸或 α 羟基酸（AHA）。

分娩后，一旦皮肤色素缺乏，避免含有雌激素的避孕药（和你的妇科医生谈一谈这个问题）。

• •

❝ 一个朋友和我说她曾经做过一次 3D 超声波检查，它比传统的超声波要好吗？**❞**

3D 超声波检查

3D 超声波检查能够使你更精确地看到胎儿的外观，但对诊断没有帮助。在大多数的妊娠中，除了让父母看到胎儿的脸，什么都做不了。对于某些夫妇来说，图片可能是有些倒胃口的。

然而，3D 超声波检查常被用于脸部和手部畸形（例如唇裂），因为它能让父母更好地观察他。

• •

❝ 自从我怀孕了，我就尽量均衡饮食，但实施起来是不可能的，因为我几乎每天都在外面吃饭。**❞**

在外面吃饭

对于大多数孕妇来说，这不是用矿泉水代替开胃酒那么简单，这是一个挑战，需要在涂满酱料的菜品和开胃糕点中找到营养食物。以下建议将帮助你找到一个适合的平衡点。

• 最好是全麦面包或传统面包，因为它们富含丰富的纤维，但是，如果做不到这一点，不要吃太多的白面包。

• 你最好在开始或结束一顿饭的时候吃一个绿色沙拉并让他们给你在旁边提供一些调味醋，以便限制食用油脂的摄入。事实上，在主食后吃沙拉更易消化。

• 如果你点了汤，最好选择清汤或蔬菜汤。避免滑腻的奶油汤。

• 选择蛋白质丰富、低脂肪的主菜，最好是鸡肉或小牛肉。通常能够点些烤箱里烤的不含脂肪的熟透的或有点干的鸡肉或鱼肉。如果你是素食主义者，选择全麦谷物和豆类（大豆、豌豆，等等），奶酪和豆腐。

• 配菜，点些新鲜蔬菜、糙米、面食和豆类。毫无疑问，必须避免在食物新鲜度和冷冻方面不合格的食物。

• 如果你每天在外面吃饭，一般需选择新鲜的水果和不含糖的熟食。如果你偶尔吃些冰点或冰淇淋，尽情地与同席者享用！

• •

❝ 我总觉得嘴里充满唾液，在吞咽时，会觉得恶心。这是怎么回事呢？**❞**

过度流涎

产生过多口水的确是妊娠期间可能出现的一种症状。尴尬但没有危险，通常几个月就结束了。这种症状在害喜情况比较严重的孕妇中是比较常见的，可以想办法缓解，但没有任何治疗方法。用薄荷味牙膏刷牙，大口漱口或者嚼无糖口香糖。顺势疗法同样可以帮助你。

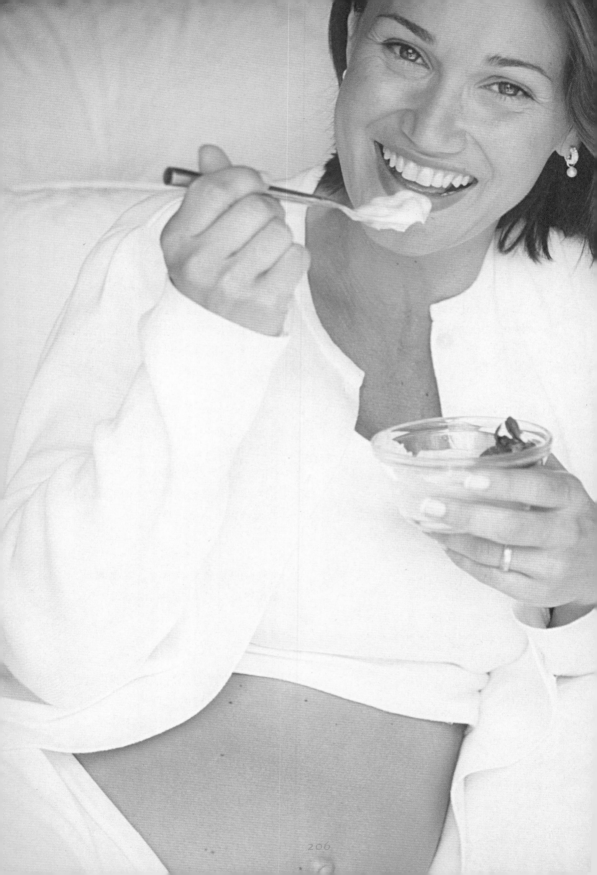

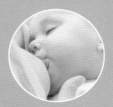

妊娠期第六个月

胎儿的发育状况

在怀孕的第六个月，你的宝宝将变得非常好动，兴奋的时候，活动明显更协调。它将开始睁开眼睛，现在可通过耳朵察觉周围的声音。你可能以"他"或"她"来称呼谈论宝宝。

更加确信的存在

胎儿非常活跃：每半个小时动 20 ~ 60 下，当然一天都是在不断变化的。特别是现在他知道觉醒和睡觉的时间阶段，开始对外部的声音做出反应（多了一个理由让你远离有太多噪声的地方）。不幸的是，他有时特别喜欢在夜间活动，把你弄醒……他的活动更加协调（他用脚蹬并推向子宫壁，可能是为了训练走路），他能用手感觉脐带，他经常打嗝，使得子宫震动。

> 有些日子，我的宝贝经常动来动去，而其他时候，它又非常安静。这正常吗？"

胎儿的活动

通常，胎儿的活动与你的活动相关，像婴儿一样，胎儿也睡得很多。如果你白天工作，你就感觉不到很多，因为你很忙碌。当你休息或放慢节奏的时候，他就开始咄咄逼人了，这就是为什么孕妇在晚上更多地感觉到胎动，白天像是在睡觉一样。他的活跃性在饭后加强，可能是由于糖分（葡萄糖）在血液中的流动。当你兴奋或紧张时，他可能更为活跃，很有可能是受到肾上腺素的刺激，以此来回应你的情绪。

发育突飞猛进

他的脸部变得精致：眉毛显而易见，耳朵更大，鼻子轮廓更清晰，脖子出现。眼皮睁开又再合上，并可对光做出反应（如果强光照到腹部，胎儿可能用手挡住眼睛来保护自己）。他的声带开始运作，但必须等到他出生，发出第一声啼哭才能听到他的声音。未出生的宝宝常常吮吸指头。性别差异显而易见。肺部已经发育良好，但是它将在妊娠的第八个月末才能完全发育完备。如果现在出生就是早产，孩子可能需要在重症监护室才能生存，但机会是微乎其微的。此时，他大约长 37 厘米，重 800 克。

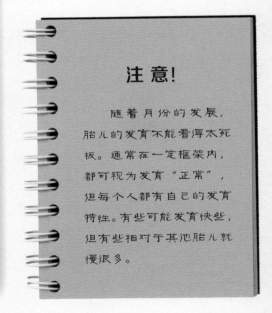

注意!

随着月份的发展，胎儿的发育不能看得太死板。通常在一定框架内，都可视为发育"正常"，但每个人都有自己的发育特性。有些可能发育快些，但有些相对于其他胎儿就慢很多。

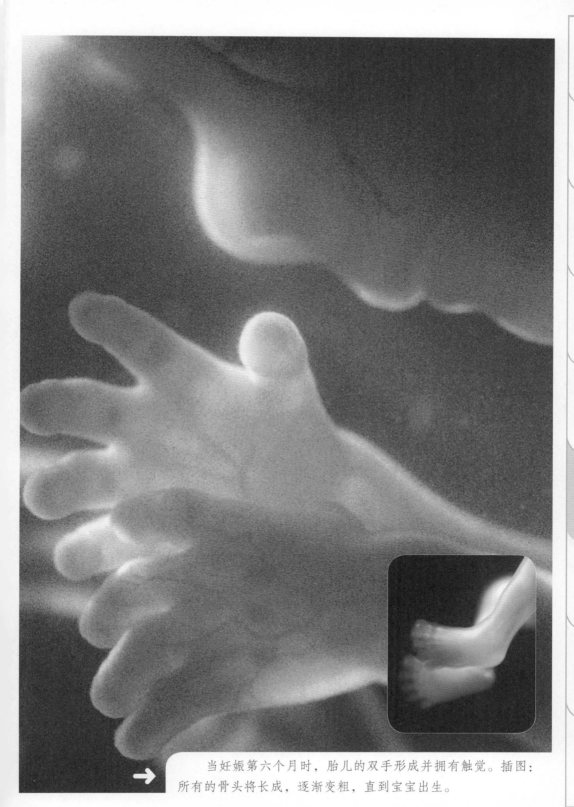

当妊娠第六个月时，胎儿的双手形成并拥有触觉。插图：所有的骨头将长成，逐渐变粗，直到宝宝出生。

1个月
2个月
3个月
4个月
5个月
6个月
7个月
8个月
9个月

母亲方面

你已经习惯了你的身型，但你的大肚子再次让你感到不方便并开始扰乱你的日常生活。学习放松心情并让你的身体逐渐准备好顺利分娩。

你的身体怎么样

子宫体积继续增长：你甚至可以亲自追踪他的发育进程。你的乳房血管更加明显。你的血压略有降低，因为你的血量更大，血管扩张。

抽筋和发麻可能会出现，特别是在晚上。为了应对这些问题，向你的医生或助产士咨询建议，他可能给你开些补充维生素和矿物质的药物。

牙龈更加脆弱，刷牙的时候经常流血。没什么可以做的，一切都会在分娩后恢复正常，照常定期看牙医。

肚脐突出

"在怀孕之前，我的肚脐是完全缩回的。如今，它真的很显眼。在分娩后还会继续这样吗？"
你放心，肚脐突出在孕妇中是很常见的。事实上，腹部隆起，促使肚脐外凸，有时从妊娠第六个月开始出现，在分娩后，通常会恢复，但极有可能变得更宽一点儿。

尽量使用柔和药物

越来越多的方法用于缓解疼痛而不诉诸于药物。对于在妊娠期间使用化学用品的女性和那些最近要戒酒和戒药瘾的女性是非常理想的方法（止痛药和用于安抚情绪的安定剂是禁止的）。

放松疗法、瑜伽、针灸、水疗……都可能是你在准备分娩过程中可能发现的，而且它们可以帮你对抗失眠、疲劳、焦虑、某些痛苦，等等。最好多寻求专业从事孕妇方面工作的人士。

使盆底肌肉强壮

> 学习强化骨盆底部肌肉从来都不早。在20世纪40年代后期，阿诺德·凯格尔，美国妇产科医生，开发了一项练习，用于加强位于骨盆内部，围绕阴道和肛门的肌肉。这套会阴体操将有助于你准备宝宝的分娩。

> 这些练习都是很简单的动作。定期从事这些练习的主要功效是减少以后患有尿失禁的风险。它可以在任何地方、任何时间进行，而且适用于所有的孕妇。

> 首先确认那些肌肉是正常工作并可以阻止尿流。如果可以，你可以做些刺激肌肉的练习。

> 尽可能长时间的收缩骨盆（大约10秒），然后慢慢放松再收缩。每天做三组。

> 你同样可以在每天的任何时间锻炼，起来再坐下，分娩前后都需坚持，每组10～20次；每次都挤压和收缩盆腔肌肉。

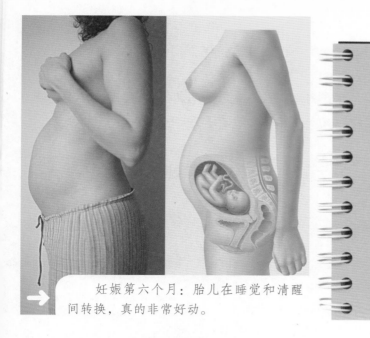

妊娠第六个月：胎儿在睡觉和清醒间转换，真的非常好动。

到……的时候

预估宝宝出生的财政影响并做出预算。咨询家庭津贴补助机构并了解你能够得到什么帮助。

1个月
2个月
3个月
4个月
5个月
6个月
7个月
8个月
9个月

到处都要注意安全

威胁女性最多的风险不是与妊娠有直接关系的并发症，而是各种事故。通常由于缺乏注意，而使自己成为受害者，它们本可以因为一点点谨慎和常识而避免的。采取以下措施尽量减少风险。

任何情况下都要系安全带

在整个汽车和飞机行驶的过程中都要系好安全带。不要害怕压力，主要是以防刹车不对胎儿造成伤害。胎儿完全受到围绕在他周围的羊水和子宫肌保护。在车里，当你坐在副驾驶的位置时，将你的座位向后一些以便在发生事故时不被安全气囊伤到。像往常一样，将安全带尽在系在腹部以下尽

可能低的位置，上面的带子放在胸部两侧。如果你驾车，在方向盘那里有安全气囊，抬高方向盘，以便发生事故时，朝向你的胸部而非腹部，在你和方向盘之间最少保持25厘米的距离。在发生撞击时，确保仪表板上没有任何物体可能伤害到你。如果可能，尽量坐在后面。

不要穿细跟高跟鞋

这几周以来，你不再那么灵活和警觉。你的肚子越大，你的重心就越容易发生变化，你就越容易失去平衡。此外，你将越来越难看到你的脚。所有的变化都可能会引发事故。

不要穿细高跟鞋，软底鞋

或底部很滑的鞋，可能致使你摔倒或扭到脚。不要只穿着袜子或长筒袜在湿滑的地面上走路。

注意周围环境安全

进出浴缸时要小心。在浴缸和淋浴外面放一个防滑垫，如果有必要，安装 1 ~ 2 个扶手，以便你肚子大时不方便，可以抓住。

移除任何可能在家中或花园里导致发生事故的事物：不防滑的地毯，尤其是楼梯顶部的，通过门口或塞满走廊的玩具，地上的电线。

晚上，在你去上厕所时开一盏灯，在睡前，移除地板上所有可能使你跌倒的物件。

产前基本的准备工作

同样称之为"无痛分娩准备"，产前准备已经充分证明其有效性。通过信息采集、放松练习和某些呼吸技巧，它能够减少分娩那天的紧张感。

不再害怕

一方面，害怕往往源于未知，通过向孕妇详细地解释生产的过程，大部分的担忧可能被删除。另一方面，女人事先确定分娩的痛苦，在身体上应进行准备工作，她不会忘记这种痛苦，但将能够更好地融入进去。

通常自妊娠的第七个月起开始经常组织小组课程。有时某些孕妇抱怨这个方法不是非常具有个性化，而其他人很遗憾没有早来上课。当然，一切都取决于你自己，可将其他人的经验与你个人的感觉相融合。

最初几次课程。通过课程，她们可收集信息并在某些情况下通过文献信息加以补充：涉及你的身体、你的妊娠、对你的器官产生的变化以及分娩（可能出现的不同医疗程序：硬膜外麻醉、外阴切开术、产钳、剖宫产）、产后期、哺乳期，等等。

地点。如果你在产院生产，在某些情况下，你将能够结识参与你生产的医疗团队，参观产房和产院的病房。这样使得你渐渐对分娩的过程有了更具体的了解。

注意地面涂料

如果你经常在家做放松练习或会阴操练习，在地上放一个泡沫垫以便更加舒适，最好在地板或地毯上。永远都不要穿着袜子或长筒袜在光滑的地面行走。同样要避免光滑鞋底的鞋。

学会呼吸

在疼痛的影响下，无论源自于哪里，呼吸受阻，身体僵硬，所有的肌肉紧张起来。这一系列的反应产生身体和心理上的紧张感并加强疼痛的第一感觉。放松和呼吸技巧的学习将在可能的条件下帮助你保持冷静，放松并在分娩之初感到宫缩时得以充分地"有氧呼吸"。

放松。放松练习最常用于平躺和侧躺中。它的目的在于逐渐放松身体的每个部分。同样也可以学习收缩某个特定肌肉，排除其他部位在身体放松的情况下进行收缩练习。

呼吸。在妊娠期间，对氧气的需求增加。在分娩时，良好的氧气供应是非常必要的：它可促进肌肉的松弛和扩张。

呼吸技巧通过促进各个器官的氧合作用达到身体的训练。因此，你要学会通过鼻子吸气，再用嘴尽可能慢慢地呼出直至将整个肺部气体清空。快速浅层呼吸被称为"小狗式呼吸"，不再使用。它可能会引起过度换气（肺部空气含量增加），并且导致准妈妈的头疼问题。

学习用力推进 ⬇

呼吸对于分娩时的用力推进起着重要的作用。发生宫缩时，胎儿将从子宫口娩出，呼吸可帮助胎儿跨越骨盆。在每次宫缩时，用力推进三次，在完全排空肺部气体后在进行呼吸。最好在妊娠过半时进行这类练习，通过呼吸，脊柱被拉伸，骨盆被打开。

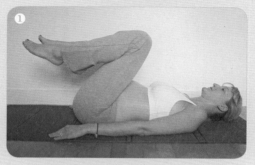

①仰面躺下，双腿稍稍分开，将双腿弯曲抬至腹部之上。

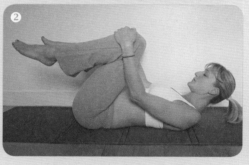

②用手抱住双腿，深吸气使腹部膨胀，然后吸气直到胸部，再呼气。重新深深吸气（隔膜下移），慢慢抬起头部和背部上方，憋气（隔膜压迫子宫底部），然后将膝盖向肩膀方向推进。腹肌运动将对子宫施压（由上到下做运动），随后帮助胎儿下降。同样可以在放松呼气时再推进一点。

会阴操 ➡

为了准备分娩，同样可以练习会阴操。要做到这一点，在妊娠第四个月时开始练习，然后在孩子出生后继续。

①四肢着地，头部放在前臂上，然后放松会阴。

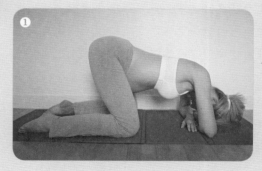

②仰面躺下，腿部弯曲放在椅子上。呼气，将左腿向外翻转，然后在吸气、收缩会阴的同时将腿收回到正中位置。

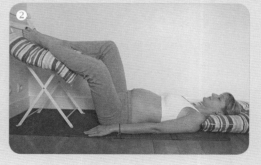

放松疗法和瑜伽：学会自我放松

20 世纪 60 年代源于西班牙，放松疗法通过使用源自于瑜伽的催眠和自我催眠的技术来达到放松的目的。至于瑜伽本身而言，它是一种哲学，开发自我认识的"方式"。然而，它不是让你成为修行者或让你进行一些复杂的动作。

放松疗法：休息和自信

通常始于妊娠的第五个月，它需要相当大的个人投资。实际上，如果你想要在分娩时受益于这一方式，你就应该参与 10 次以上的集体课程（每周一次），每天在助产士的指导下练习 20 分钟。

临近睡眠。站着、坐着或平躺，你在轻柔、平和、单调的声音引导下进入睡眠和清醒的中间意识状态，一个你每天在临睡前常遇到的相似状态。换句话说，你不是在恍惚状态下，也不是在被他人控制的状态下，你也不是在昏睡中，只是简单地放松，完全拥有自己的意识。你学习用自己的呼吸方式进行放松和舒缓身体压力（关节、脊柱、肌肉）。

在妊娠期间，这种方式有助于使分娩更形象化，以积极的方式，无需担忧的对待分娩。在家进行几周定期练习和实践后，听着磁带中瑜伽老师的声音进行练习，你只需闭上眼睛，回想这个声音，快速找到这种状态。

抗疲劳方法。半个小时有意识的半睡眠能够弥补你两个小时的睡眠，这在妊娠期间应经常运用。分娩的那一天，通过这一方法，重新找回平静缓慢的呼吸，创造一个顺利分娩的良好氛围。

分娩之后。放松疗法对于产后也将是非常有用的。当宝宝出生，夜晚将被喂奶打断，

放松疗法将对于睡眠不足、过度疲劳和情绪低落有很大的帮助。

瑜伽：为达到更好的平衡

费德里克·勒宝耶博士曾大力普及在孕妇中练习瑜伽，据他所说，瑜伽不能归结为一项简单体操，不再只是一项运动或治疗方法。它是一种了解自我的方式。

身体和心理的平衡。尽管你以前没有从事过这一运动，怀孕是一个很好的入门机会。实际上，瑜伽将身体姿势和集中注意力相结合，以重新找到或维持身心平衡为目的。它要求身体和精神的统一，这与妊娠的状态是一致的。通过唤醒肌肉和关节意识，这一锻炼有助于缓解妊娠的小疼痛（坐骨神经痛，等等），调节内心情绪。它可通过呼吸控制压力，改善血液循环，促进消化和胎儿的有氧呼吸。

它同样对会阴有利，因为它为分娩做准备，并促进产后肌张力的恢复。

以什么样的节奏来做？特别针对孕妇的瑜伽课程一般都是由助产士或医生来指导进行。课程平均持续一个小时或一个半小时，每周一到两次课，以你方便的时候为主。你同样可以在家进行练习，每天 15 ~ 20 分钟。

不必每个动作都做。在没有进行放松训练的情况下，瑜伽是不可想象的，其目的在

于感知身体、呼吸以及各种感觉，如，热或重力。首先，瑜伽的确是一个人的探索，你需要一直依据自己的能力来调整姿势。所推荐的练习从来都不是全部要做的，你可以重组其中的动作，由你来进行调整以便能够更好地感受。

适合的姿势。这些动作意在锻炼和测试怀孕和分娩期间的肌肉。你将学习如何不费力气，没有痛苦的伸展、站立和弯曲。最后几次课将锻炼宫缩、分娩和用力推进的有用姿势。这些方式对胎儿和妈妈的会阴都不是那么强烈的。无论如何，如果你感到一个姿势不适合自己，就不要维持继续。想要通过瑜伽为妊娠做准备，你有两个选择：找一位会做瑜伽的助产士，更好的是找到一个专门给孕妇上瑜伽课的老师。

放松的三个阶段

为了使放松疗法真的有用，你必须掌握"动态放松"的三个阶段。

> 集中注意力。这是为了让你更好地了解和接受你身体的实际情况，它在怀孕期间和分娩之后都会发生改变。

> 冥想。目的是帮助你意识到自己身处于其他人之中，使自己为即将干扰自己的家庭生活做好准备，尤其是使自己处于准备迎接宝宝到来的和谐精神状态。

> 沉思。通过吸取禅宗和瑜伽的姿势，力图增加自己的集中力，这可使得你在分娩时用得上，一旦宫缩加强，将开始威胁到你的平衡。

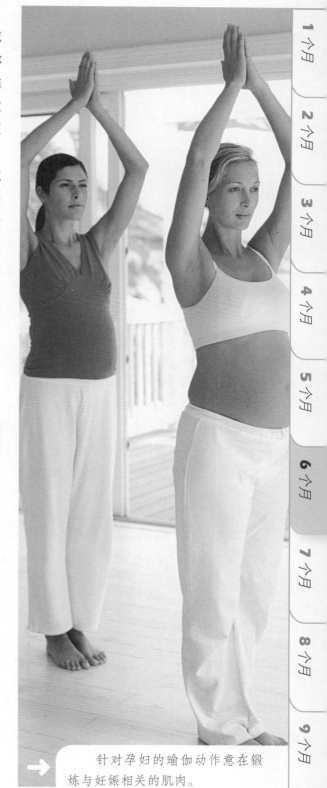

针对孕妇的瑜伽动作意在锻炼与妊娠相关的肌肉。

其他方式

无论你选择哪种准备方式：游泳，胎教唱歌，音乐理疗或是其他更接近于医疗实践的准备，如：针灸。所有方式都能够给你带来身心帮助，你可以选择小组课程或个人课程。

在游泳池准备：轻盈安逸

在水中，身体没那么重。尽管体重增加，但你能感到自己更轻盈，这些准备练习使得分娩顺畅和灵活，特别是水促使你放松并释放自己。水的压力同样可以进行排水按摩，它可放松疲惫的双腿并促进血液循环。如果你有坐骨神经痛、失眠或便秘，你可能对这一准备方式更为感兴趣。最后，你会发现在与其他孕妇一起上课的过程中，你将敢于展示自己的身体，这将帮助你对怀孕应对自如。

获得充分地呼吸。课程持续约为一小时，通常容纳十几个孕妇。

首要目标是训练你的呼吸能力，这将对你妊娠后期和分娩非常有用，你同样可以锻炼会阴部以便为推产和接下来的分娩做准备。一些肌肉拉伸和放松练习可能在适当的时候对你有所帮助。

注意安全。会游泳参与这些课程是没关

在水中分娩

浸泡在水中可在分娩时，通过调整呼吸，减少宫缩的不便和痛苦。水中分娩只在某些机构实行，可在浴缸内，亦可在游泳池。准爸爸可能被允许在水中陪伴他的伴侣：他在她的身后，将手臂放在她的腋窝下以便在分娩时支撑她。

什么时候开始为分娩做准备

> 常规准备：自妊娠的第七个月起。

> 瑜伽：在妊娠第五个月或第六个月开始，如果你感觉疲劳，可更早一些。

> 放松疗法：妊娠接近第五个月时，如果你常焦虑可更早一下。

> Bonapace 方法：准备始于妊娠第六个月，进行 4 次两个小时的课程和 6 次一个半小时的课程。

> 游泳：这是一项可以在整个妊娠期间进行的运动。

> 胎教唱歌：自妊娠初期，因为胎儿已经可以通过骨骼传导发觉声音。自妊娠第五个月，他就可以通过耳朵感知音乐。

> 音乐疗法：无论在妊娠的任何阶段，通常开始于妊娠的第五个月。

> 触压疗法：自从妈妈感觉到胎动（妊娠第五个月），理想的是在受孕之前就开始。

> 针灸：在妊娠的任何时候，但所谓的准备工作可在妊娠的最后三个星期分段进行。它的目的在于重新建立体内能量的平衡。

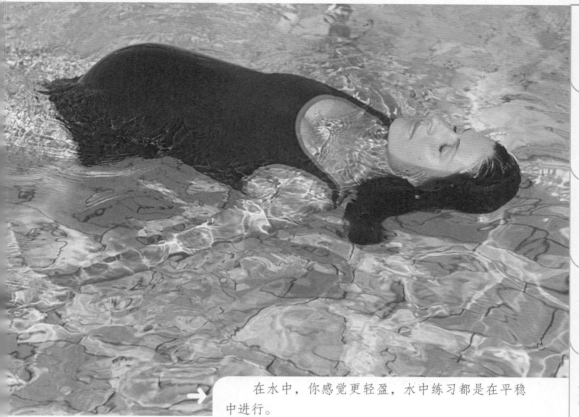

在水中，你感觉更轻盈，水中练习都是在平稳中进行。

1 个月
2 个月
3 个月
4 个月
5 个月
6 个月
7 个月
8 个月
9 个月

系的。针对你的情况，应在指定的区域进行。水温约在 30℃，泳池卫生要一直进行严格监控。在你注册课程时，必须提供医疗证明，指明你可以从事这一类型的准备课程。

课程在救生员的协助下进行，他们也要确保泳池人员的安全，同样助产士也会实施医疗监督，特别指导你的训练。如果你愿意，你可以根据你的节奏定义自己的课程安排。

胎教唱歌：私下练声

这种备产方式是由法国女歌手玛丽·路易斯·欧彻发明的，基于声音对身体的影响。没必要会唱歌才进行这种方式。

对准妈妈和胎儿的影响。产前唱歌有助于调节呼吸，增加腹部张力，活动骨盆和会阴部。此外，比起其他话语，它可以表达感情，忧虑甚至是无意识的焦虑。当然，你的宝宝可以在声音的氛围中发育，充分利用这个机会，因为在某种程度上，他已经在音乐方面名列前茅了。要知道胎儿第一时间通过母亲骨骼传导发现母亲的声音，然后，自妊娠的第五个月才开始用耳朵来听。根据旋律的时高时低，胎儿的反应也不同。在练习的过程中，胎儿自然地受到你身体内部活动抚慰，也通过你的声音获得安全感。

课程进程。课程可能在任何时候，以小组形式进行。通常以小节拍开始，唤醒你身体的各个领域。然后通过某些练习使你的嗓子预热，随后延长发声。在法国，一些产科医院组织一些产前的歌唱课程，不幸的是，非常少见。如果你不能够参与其中，尝试参加合唱团或向专业的声乐老师学习。

在宝宝出生后，你可以继续给宝宝唱歌，哼唱宝宝在腹中听过的旋律。这将是安抚宝宝哭闹温和有效的方式。

针灸疗法：重新使能量平衡

尽管不能把针灸完全归为分娩的准备方式这一类，但这种传统的中医学术可能成为很有用的补充方式。它可以调节妊娠期间的孕妇身体，同样可用于缓解分娩时的痛苦。

在一般情况下，针灸的目的是维持或重建人体内部能量的自由流动。

这种能量（在中医来看，人们视之为生活的能源）由两极构成：阴，即为静态能量；阳，为动态能量。而怀孕使得能量平衡受到重大破坏。在分娩时，稳定"阴"位于盆骨位置，将彻底地转变为活跃的能量"阳"。如果初始能量平衡是令人满意的，那么这种转变将是更加自然，更加和谐。

训练会阴和子宫颈。在理想情况下，应在受孕时就开始使用针灸疗法。但课程可在妊娠的任何时间开始，分娩准备通常在妊娠的最后三个星期分段进行，每周一次。预产期之前的半个月，可以开始训练会阴，然后在最后一周启动子宫颈的成熟进程。

在妇产科有其他的针灸方式：帮助胎儿就位，把头转向下面，缓解分娩时的痛苦。

医生如何进行？针灸疗法可由医生、产科医生或助产士进行，根据

重要的"穴位"，把细针插入人体的不同部位，避开腹部，细针只能用一次，插入 15 ~ 20 分钟。你大可放心，这种方式痛苦很小，甚至是无痛的。最初的恐惧会迅速消失，随后你将进入完全放松的状态。

音乐疗法：在音乐方面准备

通过音乐，你可能进入一个非常放松的状态，可与瑜伽相媲美。如：低音，尤其是低音小提琴可大大促使你放松甚至入眠。这就是为什么音乐疗法有时会融合其他的方法（放松疗法或产前唱歌）来进行分娩准备。

低音和高音。在准备分娩时，这种方式通常会听取不同的音乐片段，录音或者是自己直接弹奏的，当准妈妈发出低音时，可促进呼吸能力或有氧活动，而高音可强化会阴，此方法的目的仍是为了促进呼吸，刺激胎儿的听觉。通常课程始于妊娠的第六个月，但你可以根据自己的意愿提前开始，课程可以是单独的（你可以有你的丈夫或你的其他孩子陪伴）或集体进行，持续大约 20 分钟。

宝宝的视角

我被温热的液体围绕着，生活中伴有各种声音，真是太神奇了。某些声音让我想睡觉，其他的常常引起我的注意并唤起我的好奇心。但妈妈汇聚各种各样的声音，充满活力并有节奏感，这真是太美妙了。我在她丰满的声音和快乐的动作中感到被安抚，震撼和动摇着。没有什么会更好，我将永远记着这一切。

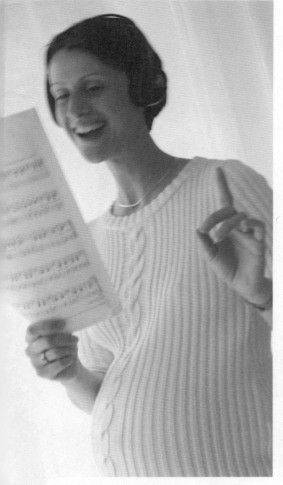

当你唱歌时，呼吸得到锻炼，腹部张力加强，特别是你将感到更加放松，恐惧被排除。

"我对想要分娩的方式有着非常确定的想法和明确的了解。事实上，我怕在疼痛的影响下失控。"

知道放松

你想要医疗团队很好地照顾你和你的宝宝。但如果你是"确保"每天生活的类型，你同样想要最低限度保持对情况的控制。如果你为分娩做好准备，一切都是有机会的，你可以有意识地做些分娩准备课程所推荐的练习，熟悉你所要面临的事物并与产科医生、助产士发展好信任关系。

话虽这么说，但你要明白，并不是在分娩时指导手术，即便你准备得非常充分，你本以为不需要进行外阴切开术，但助产士发觉你的会阴部过于强壮，可能在分娩阶段排除有撕裂的危险……

你本以为不需要进行硬膜外麻醉，但宫缩如此强烈并持续很久，以致于你要求医生进行硬膜外麻醉。你有兴趣知道什么时候"放松"才是对你和宝宝有利。这是在准备分娩过程中需要学习的很重要的一部分。

Bonapace 方法：准爸爸非常活跃

由魁北克人，朱莉·Bonapace 通过针灸和刺激某些身体穴位研发出的一种方法，出现在 1990 年，它可能被用来补充常规准备方法。

它有何新颖之处？准爸爸全程参与。它的原则是什么？通过指压（一种不用针的针灸疗法）、按摩和放松的方法减少疼痛。

手指按摩和施压。将由你的伴侣去学习，找到所谓的"触发点"：八个点位于手、脚、骶骨和臀部。他将按压以帮助你更好地忍受疼痛。建立第二个敏感点的目的是为了使大脑分泌内啡肽来缓解疼痛。他还将学习按摩下背部区域，以便在每次宫缩后减轻背部压力。

举止文雅

　　为了在怀孕期间保持身体健康，学习一些缓解背部疼痛、对抗血液循环问题的姿势是十分有必要的。比如，平躺时而不让肚子妨碍到自己，等等。下面是一些练习和建议。

坐着

　　①当你坐着的时候，确保大腿轴线和你的脊椎成直角。如有必要，把脚抬起，但不要交叉双腿，这会阻碍血液循环。

起身

　　②起身的时候，先把身体向前倾，把手放在大腿上并保持背部挺直。

保持正确的站立姿势

　　这项练习可拉伸脊柱和颈部肌肉

　　③保持站立姿势，双脚轻轻分开与骨盆同宽。把一只手放在后腰的凹陷部位，不要弯曲，尽可能保持你的姿势。闭上眼睛，试着去感觉如何调整让你保持平衡。想象一下，在你的头顶放着一个花瓶，你试图支撑住它而不让它掉下来。

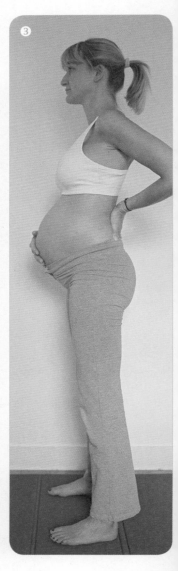

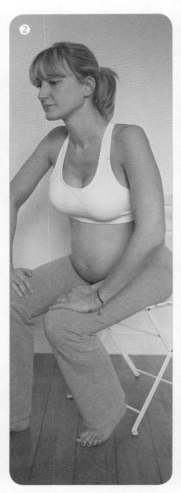

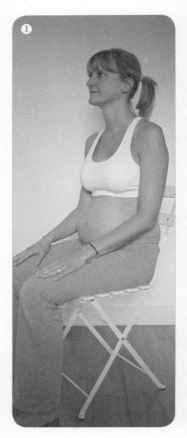

躺下

可能是由于腹部的阻碍，你变得没那么灵活。下面是一些由站立到躺下的一些动作建议。此过程应该成为一种条件反射。重复练习以下动作几次：你将惊讶于它的便利。

①首先，蹲下来保持背部挺直。所有的身体重量都放在腿上，既不要压迫背部也不要压迫腹部。如果你觉得蹲下很困难，先单膝跪地，然后再将另一个跪下。

②一旦双膝跪地，就把屁股轻轻地放在一侧脚跟处。

③侧坐在一边，用手作支撑，身体的重心缓慢移动。

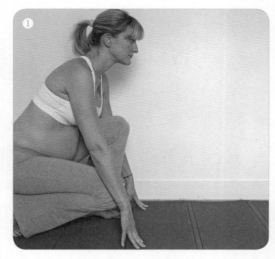

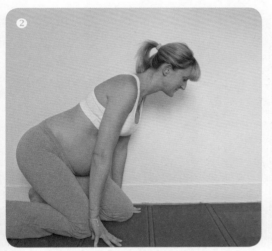

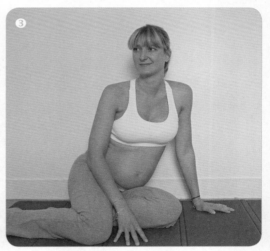

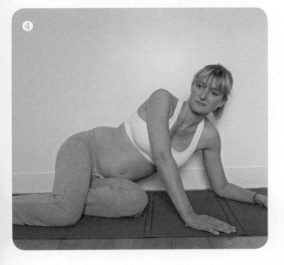

④轻轻地侧躺，将你的双臂渐渐分开，用手作支撑。现在，你将能够完全躺下。将手臂弯曲，慢慢地转动你的腰。

变化姿势。仰卧的姿势将可能显得很痛苦，有时会感觉不舒服。在这种情况下，改变一下姿势，向左侧躺下。某个潜在的不适是由于胎儿的重量和子宫的体积压迫某些血管造成的。事实上，在妊娠后期，子宫重约1千克，胎儿重约3千克，羊水1千克多一点，胎盘大约500克。带着6千克不同寻常的负担，无需惊讶血管壁会受到压迫，尽管它很强壮，血液流回心脏的速度明显变慢。

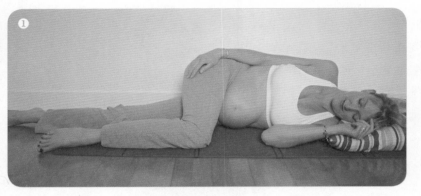

按步骤起身

逐步起身，避免过多运动你的腹部肌肉和让你的背部受损的活动。

①腰部练习之后躺在床上或地上。弯曲双腿，双脚放平，然后将身体转向一侧。将一只手腾出来作为支撑，用一侧肘部的力量重新站起啦。转一圈，让你的四肢着地。

②确认你的膝盖和手牢牢地按在地上。

③把一只脚踩在地上，确保它尽可能靠近另一侧的膝盖，然后将背部挺直。用这只脚的力量支撑并站起，然后再将另一侧的腿抬起。

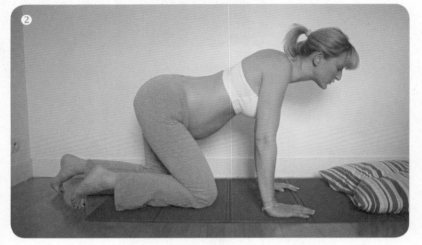

放松颈部

颈部是众多压力汇聚之处，在这一部位做一些运动是有利于放松肌肉和促进血液循环的。首先请你处于一种自然舒适的姿势，例如盘腿坐姿。如若可能，将臀部略抬高一点儿以便于将大腿放平与背部形成直角状态。

①保持盘腿坐姿，双手放于膝盖之上。请闭上眼睛，这样将有助于集中注意力并更好地感受身体的运动。首先由前向后做一些运动，将头部向前倾并尽量使得颈部伸向天花板，但不要放低下巴，然后轻轻地抬起头，面向正前方。

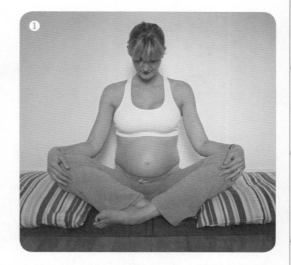

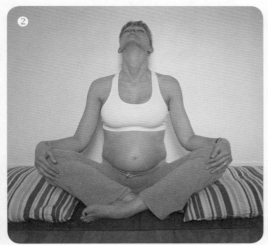

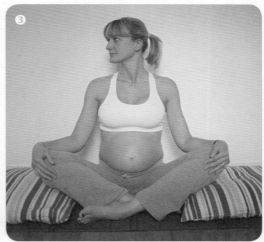

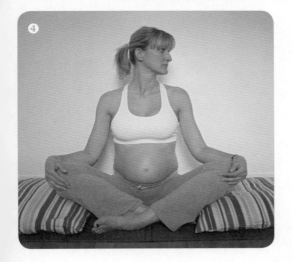

②随之将头向后仰，在感到酸痛时重新将头部竖直回正中。将此动作重复五次。

③现在开始做头部由右向左的动作。首先头向前看，然后向右转动头部并避免使之倾斜。

④接下来请将头部转向另一侧。重复做五次这个动作，完成练习。最后，为了更好地拉伸颈部，可以将颈部尽量向左拉伸，右耳朝向天花板而无需考虑左侧的酸痛。然后抬起头，做另外一侧向右的动作。

1个月
2个月
3个月
4个月
5个月
6个月
7个月
8个月
9个月

注意睡眠

自妊娠的第六个月起，你很难在晚上睡好觉，因为你的肚子越来越大，苦于无法找到一个舒服的姿势入睡。有时并不是腹中的胎儿把你叫醒，而是小便、抽筋等等让你常常起夜。

很难找到一个合适的姿势

从妊娠的第五个月或第六个月起，你就不能再选择自己的睡姿了，你经常想要排尿，抽筋让你感到不舒服，睡觉也变得不安稳，并不是由于胎儿的活动把你惊醒，而是由于多梦。所有的一切都解释了妊娠后期常常失眠的原因。

这些的确对未出生的孩子没有任何影响，胎儿遵循自己的睡眠和觉醒模式。然而疲劳将使你一天休息很多次。如果你不管怎样都睡不着，医生就可能给你开些温和的镇静剂，以便你在分娩前避免长期疲劳。要小心，不要服用安眠药，也不要在没有医嘱的情况下服用任何药物。

侧卧睡觉。在妊娠后期，仰卧睡觉几乎是不可能的，因为会感觉呼吸不畅。俯卧睡觉也是不可取的，即便你可能把腿弯曲四分之三，胎儿受到羊水的保护，将不会感到不舒服。最常见的姿势是侧卧，它也是最实用的。当你向左侧躺时，你将感觉更好一些，但要注意应时不时地变化姿势以避免麻木。

夜间睡眠经常被中断

让你在夜间醒来的动作。在妊娠后期，胎儿活动频繁，可能使你在半夜惊醒。在这一点上，几乎没有办法的，但至少你可以放

> 我半夜醒来是因为右手的几个手指有些麻木，有时候是有些疼痛。这是出于什么原因呢？"

手痛

在妊娠期间，手指麻木和疼痛是正常的。如果涉及拇指、示指、中指和无名指的大半，极有可能是腕管综合征。这一问题特别会影响到用手腕从事活动的人群，同样也会影响到孕妇。在分娩后，这一问题将会消失。腕管是由腕关节骨头包围的空间，有手指神经通过。在妊娠期间，这些神经由于水肿而被压缩，引起麻木、刺痛、灼烧和疼痛。这些症状可能触及手和手腕并蔓延到手臂。最重要的是让你的手在夜晚的时候保持温暖。避免压着手睡觉或在睡觉的时候把手举过枕头之上。在感觉到麻木时，举起手并大力摇晃。

休息的时候戴护腕有时是十分有效的，就像戒掉咖啡因一样。通常进行几次针灸疗法是很有裨益的。如果此问题与你的工作习惯和妊娠有关，当你使用电脑工作时，注意多休息，感到疼痛时，立刻停止。在整个手的帮助下拿放物品，并尽量使用软键盘，确保手腕伸直，手高于手肘的位置。消炎药通常在妊娠期间是禁止服用的，医生将给你进行适当的治疗。

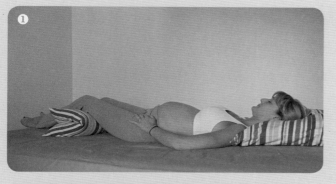

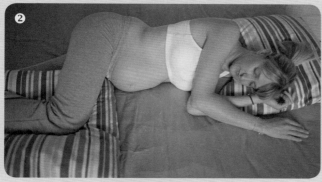

如何睡觉

①仰卧

当胎儿的体重和体积变得更大，趴着睡是非常不舒服的。仰卧将会让你感到不舒服，甚至有窒息感。在头部下方舒服地放一个靠垫，另一个放在腿部下方，这样可以矫正你的弓步弯曲（脊柱前凸）。

②向左侧躺

在你的右膝盖下方放一个枕头或靠垫，你可能感到更舒服，脖子下方放一个扁平的枕头。

心：晚间活动频繁的胎儿将成为在晚上睡眠很好的婴儿。

痉挛痛苦和刺痛。如果腿部和脚部抽筋使你惊醒，缓缓地按摩疼痛处，维持腿部紧绷，将脚向脚踝外拉伸，脚趾向自己的方向拉伸，直到疼痛消失。如果此现象重复发生，须告知你的助产士或医生，因为这可能是由于矿物质和维生素缺乏导致的肌肉僵硬。通过补充镁和B族维生素将可能使你得到缓解。

手指刺痛和疼痛，常在晚上发生，有时是在妊娠后期突然出现。它可能是由于手腕神经受压迫而引起的腕管综合征，这种现象因妊娠而加重。为了让自己感觉好一些，把手放在垫子上。分娩后，这种不适感将会消失。

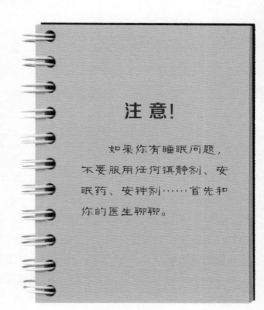

注意!

如果你有睡眠问题，不要服用任何镇静剂、安眠药、安神剂……首先和你的医生聊聊。

1个月
2个月
3个月
4个月
5个月
6个月
7个月
8个月
9个月

预防贫血

女性铁的贮备量不足，难以满足怀孕期间器官的大量需求，常常致使妊娠中后期患有贫血。即便休息也不能改变疲惫状态，这可能就是缺铁的征兆。

铁是为了良好的充氧

铁促进血红蛋白形成，是生命必不可少的元素，因为通过空气给肺部补充氧气，血红蛋白质保证身体组织良好的充氧。

需求增加。在妊娠期间，你的铁需求量明显增加，因为血液和血红细胞的体积增大，从而促进与胎儿的交流。未出生的宝宝也需要自己来储备铁元素，在妊娠后期，铁的需求量要高于平时的 2 ~ 3 倍，从理论上来讲，你应该每天消耗 20 ~ 30 毫克的铁元素。

在妊娠初期，验血以便确定你没有表现出铁含量不足。如果筛查出你存在铁缺乏问题，不要惊慌：你的医生会要求你多吃富含铁的食物并给你开些药剂。

未成年的准妈妈，尤其是她们还仍在发育期以及那些怀双胞胎的女性（或者三胞胎或多胞胎）应该特别需要增加铁的摄入，确保稳定供应。同样，素食、频繁怀孕也可能导致铁缺乏，身体并非总有充足的时间重新储备铁元素。

哪些食物含有丰富的铁？铁多储存于动物性食物中（肉、鱼肉、蛋）或蔬菜中（扁豆、豆类、水果干、蔬菜等）。一般情况下，选择来自于动物中的铁元素，每天至少吃一次肉或鱼。如果你喜欢，经常吃些煮熟的香肠或者野味。事实上，相对于来自于蔬菜中的铁元素（5% ~ 10%），来自于动物食品中的铁元素更容易被吸收（约25%）。

某些情况和某些因素影响这一吸收。因此，自然界是非常有远见的，铁的吸收能力，无论是来自于动物还是植物，在妊娠期间都会增加。但是，应避免喝太多的茶，吃全麦面包、糙米、富含纤维的食物以及与铁同源的食物。茶叶中的单宁酸以及过多的纤维干扰铁的吸收，而维生素 C 可以促进铁的吸收。

贫血：症状和治疗方法

> 孕妇当中，铁不足（亦称为"贫铁"）是很常见的，胎儿吸收母亲的铁并使自己产生血红细胞（在母亲得以满足之前他的则被充满）。在妊娠次数多的女性中，这一问题更为明显。

> 当铁缺乏量很小时，女性没有任何症状，通常是妊娠初期的症状。当缺铁很严重时，血红蛋白携氧量降低，导致各种症状：皮肤苍白、极度疲劳、心悸、呼吸问题，甚至是头晕和低血压。

> 如果贫血通过验血报告确认，医生会给你开些口服药，让你多摄入铁，从妊娠的第六个月起就应该自动加大铁的摄入量。除非极少数的吸收障碍，需进行有效地治疗。

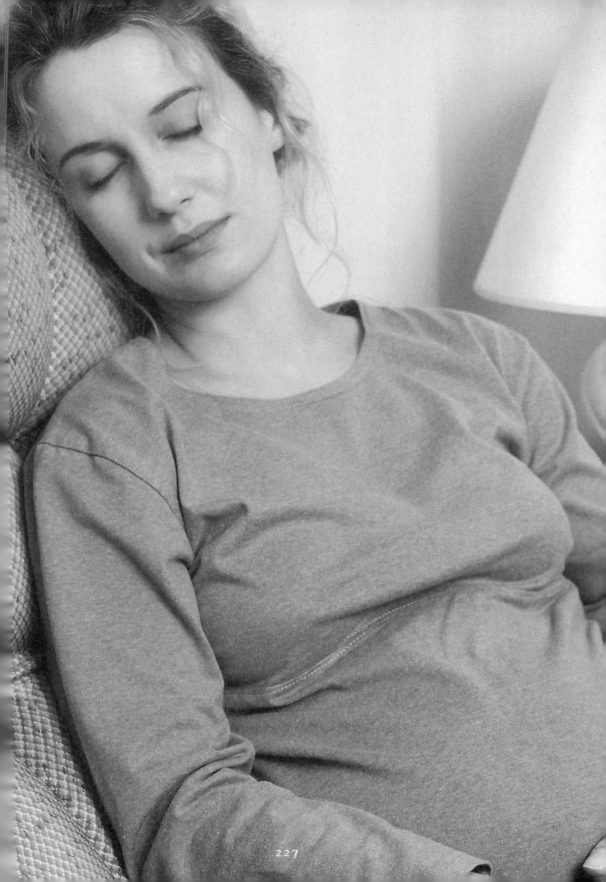

考虑何种看护方式

准备宝宝的到来，同样需要考虑他的未来和你的未来。在组织机构方面：谁将照顾你？什么时候重新开始活动？这是一个非常个人的选择，有时是很困难的。首先要做的事就是详细了解不同方式的优缺点。

选择标准

第一准则往往是非常私人的：当一些女性更喜欢把他们的孩子委托给一个人，其他的只相信集体护理。

但是，你的决定将取决于地方的可行性，还明显包括你的预算。

在作出决定之前，花些时间问一下自己谁对于你的孩子，孩子的爸爸以及家里较大的孩子们什么是重要的。很自然地，你就能找出最符合你情况的方式。有一点是肯定的：必须提前采取措施，并以书面形式确认注册和协议，以便安心生产。

不同类型的看护

集体幼儿园。他们欢迎两个半月到三岁大的孩子，通常是周一到周五，7点30到19点。大多数时候，只有父母都工作的孩子才上幼儿园，此外，名额很少，必须满足一些条件才能申请。然而，临近居住地是一个选择的因素，因为优先考虑的是当地居民。如今，集体幼儿园很受欢迎：因此，自妊娠初期，在某些大城市，人们打算把这个孩子

家庭至上

在我国，照看小孩子的服务部门仍然不足。虽然集体幼儿园是父母最喜爱的看护方式，但只有不到 10% 的孩子才能进得去。在普通家庭，出于经济原因，父母利用假期照顾孩子并有大量的女性不再工作。大约 5% 的孩子在上幼儿园之前由他们的祖父母照顾。

带到这个世界，通常必须在妊娠第六个月时做好咨询以便为他注册幼儿园做好准备。

家庭托儿所。家庭托儿所由欢迎到自己家的母亲互助网构成，看护一到几个两个半月到三岁大的孩子。劳动合同在父母、家庭托儿所的负责人和助手之间签订，他们定义一些接待安排（时间表、餐饮等）和薪酬。

父母托儿所。它是家长协会管理与集体幼儿园相似的机构，父母托儿所服从市政托儿所相同的职能和安全准则。有婴幼儿的一到几个专家监督，他们轮流负责孩子的看护，同样轮流换地方。

自由部门允许下的妈妈助手。为了可从事这一职业，妈妈助手必须获取产妇和婴儿保护许可证，她既可以保证良好的居住状态，也可以保证他们的教育层次和健康状况，他们受到产妇婴儿保护部门的专业培训。

你可以在准予从事妈妈助手名单上通过此部门申请。时间安排方面在你和助手之间达成协议：形式可能存在一些灵活性，但根据个人的情况而有所不同。

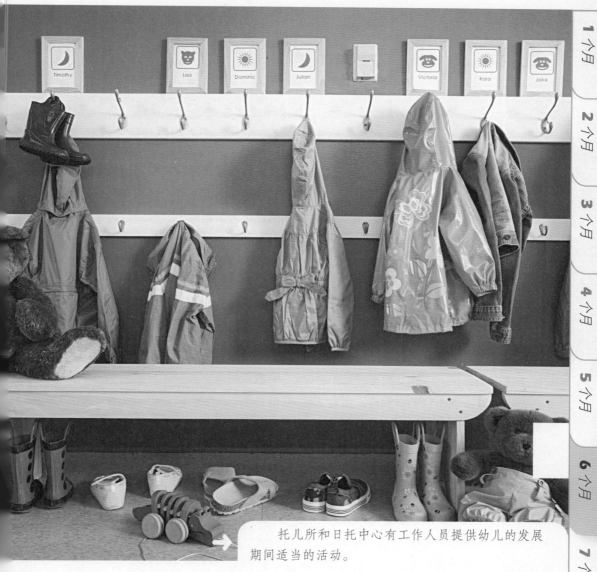

托儿所和日托中心有工作人员提供幼儿的发展期间适当的活动。

保姆。她可能是来自于世界上任何一个国家的人，到这里来照顾你的孩子，但只在有限的时间内。作为回报，你给她提供食宿和报酬，她可能保证晚上做保姆并做些家务，她可能会注册一些外语课程，在她上课期间你可能不能要求她做任何工作。

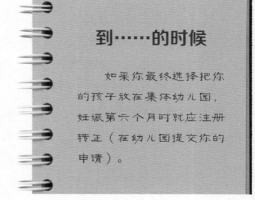

到……的时候

如果你最终选择把你的孩子放在集体幼儿园，妊娠第六个月时就应注册转正（在幼儿园提交你的申请）。

1个月
2个月
3个月
4个月
5个月
6个月
7个月
8个月
9个月

父亲方面：当妻子需要支持时

大多数情况下，当一切进行顺利，男人参与产检是可选的。但在某些情况下，助产士或产科医生将要求准爸爸在场。如果孕妈妈需要进行一个特殊的生活卫生检查，严格规定，最好丈夫或伴侣被很好地告知，这将使得两个人都得到很好的照顾……

日常帮助

通常，当孕妇（或胎儿）遇到医疗问题，医生希望准爸爸在夫妇进行产检咨询时直接了解情况，准妈妈告诉她的丈夫一切都不是进展得很好，即便这并不严重，不总是"客观的"。

如果她担心，说话很感慨，你可能很快就夸大这一情况。相反，如果她试图向你保证（或向自己保证），你可能不好判断发生了什么。认真听取医生的讲解将可能避免这些危险。此外，你将得到所有可能对你有帮助的元素……

如何相互支持。即使某些感染不严重，也需要一些特别的注意事项。例如，妊娠糖尿病必须严格遵守饮食规则。如果你不必遵守她的饮食制度，你将帮助你的妻子丈夫避免被诱惑。你了解得越好，你就越容易帮助她挺过去。

高血压或戒烟情况可能是同类问题……事实上，当两个人一起对此加以注意时，大多数的医疗建议都是很容易遵守的。你的参与，即便只是鼓励都将构成真正的支持。

当宝宝可能早产时。这种情况通常可能改变你的生活方式。准妈妈有时至少应该躺下，对自己更加注意。大部分时间，她将发觉自己很痛苦地限制自己的活动。因此，由准爸爸衡量遵从哪个建议是至关重要的。如果在某方面鼓励她，并通过做一些力所能及的家务来使她放松（或雇人来做），你的妻子将得以充分的休息。

如果你知道一切都是依据医生的处方进行，你这一方面可能感到更安心。

有时，尽管做好所有的预防措施，宝宝还是有可能早产。但如果每个人都为这一可能性做好准备，孩子出生后的几个星期将可能没那么棘手，问题仍然围绕着两个人……

医生什么时候作为调解员

> 有时孕妇可能遇到与环境或家庭相关的困难。通常，出于不同的理由，医生（或助产士）让病人在其丈夫之前了解病情，这时他发挥着调解员的作用。

> 有时，将建议丈夫充挡箭牌，当他的妻子烦躁，不能为自己辩护时，保护他的妻子。这可能能有不同的方式表露出来：例如，迫使无良雇主尊重法律，叫停职业方面的骚扰，或者远离在任何时间打电话过来的失意朋友，甚至是有点过多随意打扰别人的家庭……

> 准爸爸的角色有时会通过。因为如果女人沉浸在这样的担忧里，是没有任何人能过好妊娠生活的。

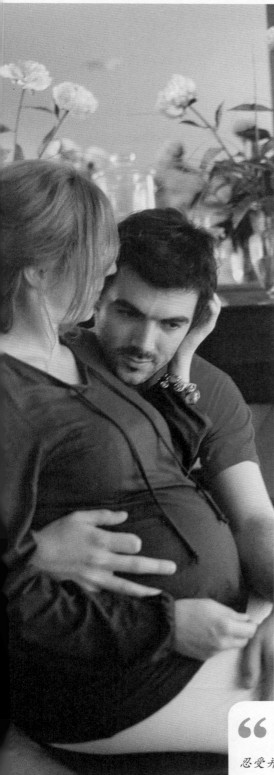

1个月
2个月
3个月
4个月
5个月
6个月
7个月
8个月
9个月

" 我知道如今妊娠和分娩要比过去更加安全，但我不禁想象最糟糕的事可能发生在我妻子的身上。"

对抗焦虑

不可否认，孕妇有时会很脆弱，你想要保护她是很自然的。但是要放松！她几乎是没什么危险的，在工业化国家，由于妊娠、分娩或产褥期而出现的死亡不再是非常少见的。大多数妇女分娩死亡案例都是不幸未能受益于产前护理或适当的照顾。

即使如今的风险很小，你也可以帮助减少更多风险。而实际上，男人可以使得女人的妊娠更安全舒适，很多方式可以安抚你的妻子：

·尽可能得到最好的照顾，进行定期的跟踪检查和合理的饮食，甚至能够帮助你的妻子注意饮食。

·做些运动（得到医生的许可）。

·放松，和她一起做些放松练习。

·多休息，在此期间，你多做些家务劳动：洗衣服、做饭、打扫……

同样需要给予你的伴侣心理支持以便让她感觉到他人的陪伴。不论在现代医疗产科领域进步如何，孕妇将始终需要心理帮助。

" 我的妻子仍经常突然不安发作。我知道这不是她的错，她很脆弱，但有时太难忍受并很难找到话语安抚她。"

答疑解惑

> 我的医生说我应该进行葡萄糖测试，以便确认我没有妊娠糖尿病。有必要这么做吗？"

妊娠糖尿病

某些存在妊娠糖尿病风险的孕妇应在闭经的第 24 到第 28 周（妊娠第五个月）进行血糖检测。风险因素是超重，年龄高于 35 岁，存在家族糖尿病史和某些种族起源（尤其是亚洲人）。

测量方法首先是空腹，然后是在吸收 75 克葡萄糖之后的 1 ~ 2 个小时里测量血糖含量（建议：带些鲜榨的柠檬汁，相比于水，糖分将更容易与柠檬汁混合得以吸收）。

如果测得的数值过高，你可能患有所谓的"妊娠糖尿病"。

当准妈妈血液中的糖分过高，胎儿吸收过多的葡萄糖并以脂肪的形式存储。同样可能增加很多重量，这可能在分娩时引起一些问题。

妊娠糖尿病，涉及 1% ~ 2% 的孕妇，的确是妊娠期间最常见的并发症。幸运的是，这是最容易治疗的病症之一。糖尿病规定的饮食配合运动练习，如有必要，使用胰岛素使得女性妊娠正常进行，最终会有一个健康的宝宝。

糖尿病极有可能在分娩后消失。然而，人们发现不久之后发生糖尿病的风险更高一些，尤其是超重的女性。为了减少这一风险，监控你的体重，定期去看医生。

> 我怎么能够知道自己是否贫血？应该做什么才能不贫血呢？"

缺铁的危险

在妊娠的第六个月，医生让你验血以便确认是否患有贫血。在妊娠初期，是很少出现的。当缺铁现象很低时，女性感觉不到任何症状。当缺铁量大时，血红细胞的运氧量会减少，导致各种症状：脸色苍白，极度疲劳，虚弱乏力，心悸，呼吸困难甚至是头晕和低血压。胎儿需要在离开母体之前就补铁，因此，很少有婴儿在出生时缺铁的。

为了避免贫血风险，孕妇应该食用富含铁的食物。然而要注意食物的相互作用。通常，食物中含铁量不足是难以满足身体的需求的，医生会开些 30 ~ 50 毫克的补充剂，多提供的 30 毫克量就可能确诊是否存在贫血问题。

> 我的宝宝不断乱动。这正常吗？"

胎儿的活动

胎儿继续发育并且活动变得非常激烈。如果他在你的肋骨、肚子或接近会阴部强烈地踢一脚，不要惊讶，这可能让你感到有些疼痛。在这种情况下，换一个位置，这可能会使他冷静一会儿。

只要胎儿不是挤在子宫里（通常是接

近闭经的第34周），他就可能进行各种特技动作。这就是为什么你感觉被击中了"十几拳"，这涉及他的两只手、小膝盖、肘部和脚。

每个宝宝都不同：某些时候很安静，而其他的时间却不停地乱动，包括晚上。胎儿从不过于爱动。

· ·

❝ 我经常感到腰酸背痛。我不知道怎么再去忍受三个月。"

腰酸背痛

自从你怀孕，你的姿势就由于胎儿的重量而改变，同样使你的关节变软。在妊娠的过程中，你的重心前倾，这增加了你背部的弯曲并引起腰部的疼痛。

一些简单的练习和几个预防措施可通过新姿势缓解疼痛。

· 伸展背部。肌肉紧张促使矫正姿势并预防背部疼痛。

· 注意你行走和站立的姿势，不要弯曲后背。

· 正确的坐姿。尽可能选择能很好支撑你背部的座位，最好是带靠背和扶手（扶手可帮助你起身），放一个坐垫，以防你深陷椅子中。不要交叉或伸直双腿以避免血管问题（静脉曲张、蜘蛛痣和水肿）。最理想的是用一个小板凳轻轻地把双腿抬高。

· 学习如何抬起一个重物或一个小孩。不要突然移动身体，轻轻分开双腿以便维持身体平衡。弯曲膝盖并保持背部挺直，这样你将可能借助于胳膊和腿部的力量，而非背部的力量来抬起重物。

· 不要穿过高的高跟鞋。

· 尽量不要增加过多体重。

· ·

❝ 晚上腿部总是抽筋，把我惊醒。"

腿部抽筋

这些痛苦最常在晚上突然发生，在妊娠中后期最常见。活动与休息交替进行一段时间（把脚抬高）可能有助于消除或缓解抽筋的频率。不要忘记多喝水。告诉你的医生，你经常抽筋，他将给你补充矿物质。就像把马赛香皂放在床下，他们就自然消失了一样！

· ·

❝ 我打算和我的丈夫出发去南部待一个星期，最好用哪种交通方式？"

交通方式的选择

原则上来讲，要进行一次长途旅行，飞机要比火车更适合，而人们往往更喜欢开车。然而还是要针对你个人的情况作出适当的决定：比如机场更近，只有两个小时的路程，或者你就住在火车站附近，可能最好选择坐火车。

其他值得考量的标准，如疲劳状态，其他孩子是否同样前往，等等。如果你需要在当地用车，最好让你的丈夫开车过去，然后你乘火车或飞机过去与他汇合。

到妊娠的第七个月末，你都可以乘坐飞机。为了避免形成血栓（在经脉中出现血块，多由于长时间不动所引起，如：在飞机上久坐）的风险，穿短袜，将有利于腿部的血液循环。

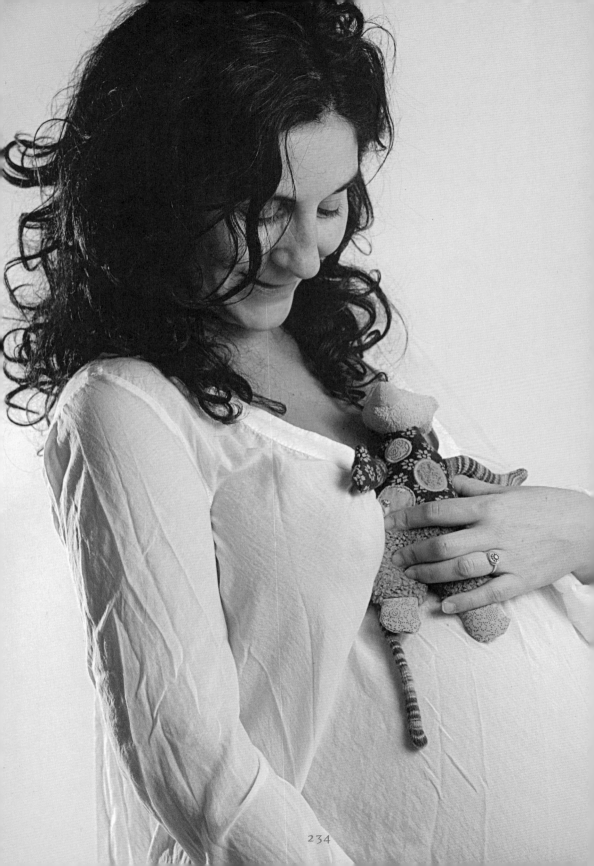

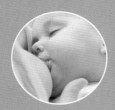

妊娠期第七个月

- 胎儿的成长
- 关于妈妈
- 第三次超声波检查：胎儿的成长
- 不稳的睡眠：梦和噩梦
- 钙和镁的重要性
- 放松背部和腿部
- 给出行和假期做一个好的选择
- 又一次成为母亲
- 对于爸爸：满脑子的问题
- 答疑解惑

胎儿的成长

如果宝宝在这个阶段已经出生，这将是一个过早的早产儿，但宝宝会有很大的机会生存下去。此时的胎儿已经更胖了，在子宫中的活动空间越来越小，你会暂时享受无拳打脚踢的安宁。

子宫里越来越狭窄

在这第七个月的末期，他的胎动将会明显减少。就像刚出生的婴儿，此时的胎儿会进行浅睡和深睡的交替，活动和休息的交替。身长达到了 40 ~ 42 厘米，体重达到了 1.5 ~ 2 千克。由于脂肪在皮下聚集，他的皮肤显得没那么皱了。你将会亲吻的小皱折已经在手腕、脖子、手肘和膝盖上出现。

各器官基本成型

胎儿的呼吸越来越稳定。肺部正在继续地完善。如果此时宝宝刚刚降生，在很好的护理之下，他会有很大的机会生存下去。他的大脑继续快速成长着。胃和肠可以工作了；两个肾基本长成，但它们只有在宝宝出生后才能真正地长好。

注意！

对于胚胎成长是按怀孕周数计算的，从有效怀孕开始算起。相对于停经周数，只要在怀孕周数上加上两个星期：比如，以上提到的怀孕第 30 周就是第 32 个停经周。

他的耳朵在第六个月末已经长出，胎儿对于声音已很敏感并有所反应。他会因关门的响声而受到惊动，会随着父母所听的音乐焦躁或安静下来。他同样会对你的激动很敏感，但他一般不会受此影响。通过每天喝入大量的羊水，他一点点地发现味觉。

就在这个月的末期要进行第三次超声波检查（停经 32 周或妊娠 30 周）。

出生时体重过轻

> 低于正常体重的宝宝会更脆弱。有些导致出生时体重过轻的原因是可以预防的。

> 大部分是因为烟草、酒精或是毒品（特别是可卡因），和一些不好的生活习惯。

> 当然，有些宝宝出生时的体重低于 2.5 千克是由于一些无法更改的原因：体弱的妈妈，胎盘营养不足，遗传疾病。所以，非常均衡的营养和很好的医疗护理是首要任务。

> 当宝宝出生时体重过轻，很好的护理（必要时，实施对新生儿的抢救）通常决定了宝宝的生存和之后良好的健康状况。

> 如果宝宝的低体重是由于早产，那这种情况是有所不同的。在停经 26 ~ 37 周出生，宝宝的生长会是正常的：他的体重是符合这个阶段体重的。但是，在早产这样的情况下，有一个体重高于平均指标的宝宝总是更好的，能预测一下是最好了。

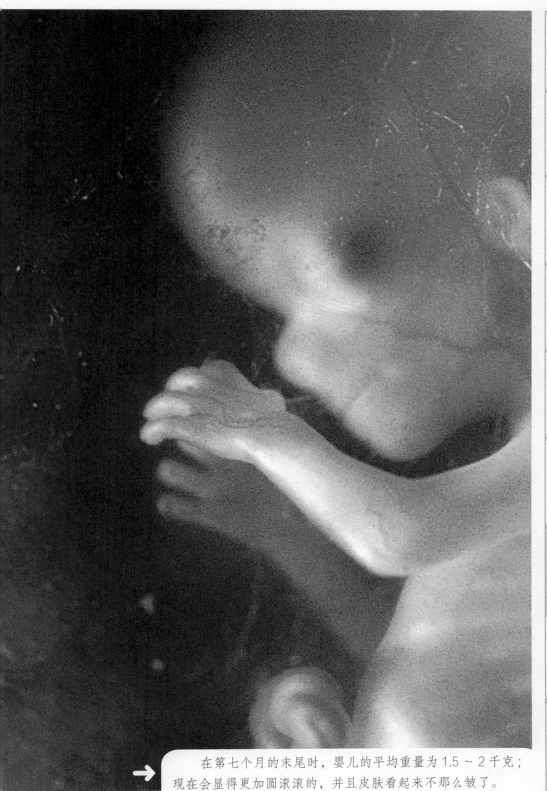

1个月

2个月

3个月

4个月

5个月

6个月

7个月

8个月

9个月

→ 在第七个月的末尾时，婴儿的平均重量为 1.5 ～ 2 千克；现在会显得更加圆滚滚的，并且皮肤看起来不那么皱了。

关于妈妈

最后三个月是最辛苦的，主要是因为胎儿的个头（在怀孕的末期，胎儿的体重超过了3千克，身长平均达到50厘米）。但每个妈妈的实际情况是非常不同的。有些妈妈没有感到任何的不适，觉得怀孕是如此的幸福；但有些妈妈却忍受着多种不适。

主要的不良反应

有些不良反应不是新出现的，但变得更严重了；有些则是刚出现。当体检的时候，要毫不犹豫地向你的医生讲述这些新的症状，说明你的具体感觉。

越来越隆起的腹部。在这最后阶段，你的状态可能还是非常好，或者是另一种经常出现的可能，一些痛苦使你的生活变得困难。你的肚子越来越大，并影响到了你的背、你的腿，同样还有的心情。子宫变得如此之大（平均32厘米）以至于压迫到了周边的一些器官（胃、肠、膀胱、隔膜）

子宫的大小

在体检的时候，医生可以用皮尺从阴阜上方到子宫顶端测量子宫的高度。测得的高度加上4厘米就大概是停经的周数（除了在怀孕的末期）。比如，如果你已停经32周，你的子宫尺寸大约是28厘米。

并强迫你改变一些习惯。你的骨盆开始变宽，为了让已经把头朝下的胎儿能够顺利通过。

你的腿、脚或手有肿胀的可能。夏天，随着气温升高，水肿会更严重。只有少数解决办法：平躺着，腿部微微抬起并用凉水洒在上面。穿合适的鞋子，不要犹豫穿拖鞋，使自己感到舒适。你的手也会水肿：在无法摘下之前把戒指摘下。手的肿胀会导致手腕的神经内压升高。这不会有不良的后果，但可能会不舒服、会发麻，特别是在晚上。试着找到一个适合的姿势，比如把你的手放在枕头上使它们微微抬高。

一些不舒适感会突如其来。当你仰睡时，静脉被子宫挤压，这会产生一些不适感。凭着你自己的感觉改变睡姿：左侧睡会使受压的血管放松。

一些难看的记号。在乳房和妊娠线上，皮肤色斑会更明显。妊娠纹会出现，特别是在腹部和大腿上。它们的出现是因为皮肤被拉伸所至，特别是在体重增加得过快过多的情况下。为了减少妊娠纹，控制好你的体重和保持饮食的平衡。

在这时刻……

分娩的日子快到了，是考虑准备工作的时候了。如果还没准备，快去产前准备班报名吧（参见212～219页）。

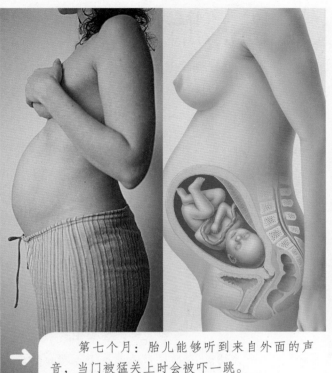

第七个月：胎儿能够听到来自外面的声音，当门被猛关上时会被吓一跳。

1个月
2个月
3个月
4个月
5个月
6个月
7个月
8个月
9个月

❝ 我的腰及右边臀部酸痛，酸痛感传至整个腿部。这是怎么回事？❞

坐骨神经痛

这又是很多孕妇要承受的一种痛苦！大体积的子宫使脊椎承受很大的负荷，这就导致了腰部、臀部和腿部的酸痛。行走和站立因坐骨神经痛而变得很累，休息和局部热敷会减轻疼痛。游泳也可以达到效果。坐骨神经痛可能会消失或者会一直持续到分娩。如果疼痛感很剧烈，我们将建议你在床上休息几天，然后做几次按摩治疗来增强肌肉的力量。

一些温和的疗法，比如整骨疗法，还有针灸也是很有效的。

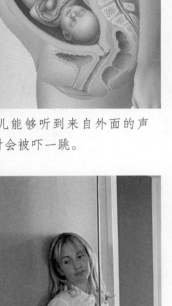

❝ 在所有的不适感消失的头几个月，我从没有感受到如此的安宁和合适。❞

第三次超声波检查：胎儿的成长

当停经后第32周（怀孕第30周）一定要进行一次超声波检查。这是三次超声波健康监测中的一次。这个时候你已经非常了解检查的程序，但这并不影响你再次地感到激动。

我们想要知道什么

第三次超声波检查基本上是在宝宝出生前的最后一次。它能使我们检查胎盘的位置，可能出现的问题（胎儿在成长和体形上出现的障碍）或是能查出胎位的不正。它可以让我们在孕晚期对胎儿进行更加频繁地监测，或做一些产前的特别的预防措施。

3D 或 4D 超声波图片

综合好几张超声波截图，电脑就可以制作出 3D 图片。所有的超声波仪器都可能配有这种功能。主要是一些专门医生（是对胎儿发育不良的孕妇进行检查的医生），只有这些医生需要这项附加功能。如果 3D 图片能吸引一些想看到胎儿的父母，有些父母则会被图片冲击到，他们会发现图片太真实，或是正相反，十分人工化。能使 3D 图片达到动态效果的 4D 图片增加了精彩性。一张满意的 3D 图片的获得是偶然的，主要取决于检查的条件（胎儿的位置，羊水的质量等）。

在医学层面上，3D 图片还没有被证明它的实用性，它主要被认为是用于研究的一种手段。常规截图（2D）的精确度是更高的，3D 的使用并非是高性能检测的标准。在具体操作上，是由医生来决定是否有这个机会及是否使用 3D。

目前，3D 超声波在检测某些发育不良时会有用，比如兔唇。对 3D 图片的观测有助于父母们准备迎接他们的孩子。确实，宣布一个发育不良的婴儿对父母来说总是一个极大的考验。当胎儿有脸部缺陷的情况下，3D 超声波图片通常显示得没有我们想象的那么明显，使我们能更容易接受。

胎儿能感受到吗

胎儿是有能力听到仪器发出的高频超声波，就像钢琴的最高音。然而，听到这些声音并不会损害到胎儿，但会刺激到胎儿的感观，使他蠕动。

能进行记录吗

➤ 给父母做一个对胎儿影像的记录是越来越少了。明显地，它意味着进行检查很正常但会使医生偏离他首要的研究目的。

➤ 相反的，记录并不有利于医生和父母之间的交流，完全相反。

➤ 另外，以往的经验显示父母很少再想看宝宝出生时的画面。

➤ 有些商业公司推荐一些非医学化的记录。这种会牵涉到一些心理和医学方面的问题的记录被很多国家的卫生部门所禁止，特别是因为胎儿会因此接收到过长时间的超声波。

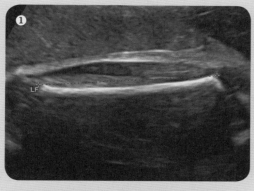

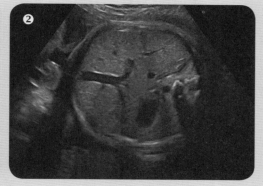

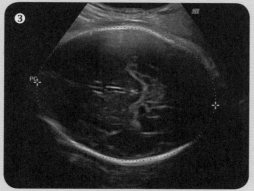

停经 32 周时的超声波图片

①胎儿股骨的图片。

②腹部横截面图，可以测得腰围和腰径。

③胎儿头部横截面图，可以估测顶骨直径、头围。所有这些测量是用来检查胎儿的发育是否正常。

④出生前胎儿脸部的 3D 图片。

在这时刻……

产科医生和助产护士将要求你和麻醉师约好时间，为了在分娩进可能需要的无痛麻醉和所有必须的麻醉措施。

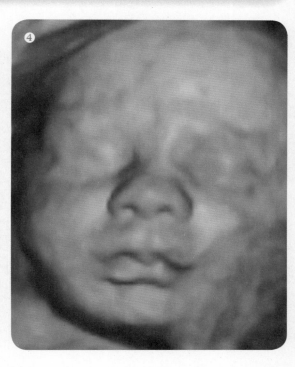

1 个月
2 个月
3 个月
4 个月
5 个月
6 个月
7 个月
8 个月
9 个月

不稳的睡眠：梦和噩梦

在怀孕期间，特别是在产前，你做梦的次数会变多。你会变得更敏感，因为胎儿的蠕动，你会在睡梦中醒来……并且你会记得一些奇怪的甚至是可怕的画面。很多准妈妈出现了严重失眠的现象。

描述她们的梦境

你的睡眠充满了一些奇怪的梦……如果这些梦反映出了你的焦虑，也不至于就是真的会发生的！梦在任何情况下都不是一种征兆，它们只是你心底想法的表现，并不是将会发生的事实。梦只与你经历过的情况有关。从其他方面来说，只有你才能解释你的梦。

理解所发生的事情

是什么原因，在睡眠的情况下你能感觉到一个充满激情的幻想世界？你的梦不一定会进一步地发展，但无疑你会对身体和心理上所发生的变化更加警惕和敏感。由于梦，你会提前考虑未来和宝宝在一起的生活。

在怀孕末期，如果因为胎儿的蠕动使你在睡梦中醒来，你会很容易地记住你梦到的事情。

任何一位准妈妈都会经历一次生存危机。她将不再是她妈妈的小女孩而将成为自己宝宝的妈妈。在这期间，所有被抑制的事情都会浮出水面，通过梦中的画面汇聚在一起，使你将不敢说的话大声说出来。

感到宝宝在动吗

在这个怀孕阶段，如果你没有习惯性地感觉到宝宝在动，就需要紧急地向医生进行咨询或直接住院。他们将会对你做监测措施和进行超声波检查来检测胎儿的情况并使你放心。

为什么会做噩梦

有时有些梦会是噩梦并会使你感到害怕或羞愧，把你的宝宝忘在某个角落，无准备地生了孩子，你闷死了自己的宝宝……请放心，你不是唯一一个在夜晚经历过这些可怕画面的准妈妈。总体来说，孕妇的梦表现了她们的担忧：担心失去自由，担心分娩，担心和宝宝分开，担心成为不了一个好母亲……

如果你的梦境很难承受，那就说出来。通常，把你的梦境说给你的朋友或家人听就能减轻你的担忧。尽管如此，如果一个不适的感觉一直持续着，千万不要犹豫，在体检或产前准备时要有自信。

再次入睡的放松练习

放松练习一般有利于入眠，会使全身肌肉松弛。有些练习可能是在产前准备时已经教过的（参见212～219页），你也已经参加过的例如一些传统练习，瑜伽术或是还有催眠法。你也可以做以下这个练习：

很简单的技术。仰卧平躺，闭上眼睛。集中精力在呼吸上。

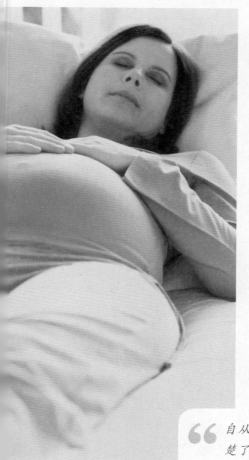

为了能够入睡

> 首先，不要把失眠看作是个悲剧。诚然，整夜醒着并不令人愉快，但你越是急躁反而越不能入睡。

> 可以考虑午睡一会儿，它将能使你在白天恢复一点儿精力。

> 晚上吃得清淡点并在白天避免比如咖啡或茶这类能使人兴奋的食物。

> 睡前洗个温水澡。

> 上床之前喝一杯热牛奶。

> 当你在夜间醒了，打开窗户并呼吸一下新鲜空气，走几步，听一点儿放松的音乐。

> 如果什么都不管用，要跟你的医生说并要求他给你开一些轻微镇静药来帮助你找到一个好的睡眠。

> 请放心，你的失眠对你的宝宝没有任何的不良影响，他还是按他的节奏成长着。

" 自从我怀孕之后，我对梦记得更清楚了，有时这很令人感到不安。"

充分拉伸后颈，使下巴能够碰到胸部并保持肩膀下垂。把手放在下腹，尽量放慢延长你的呼吸，达到呼吸自然。从这时开始，屈腿侧卧。头下枕一个或两个枕头，另外在两腿间再夹一个。要再次注意你的呼吸，并让你的身体随着呼吸越来越放松。开始充分放松脚部的肌肉，然后腿部的，一直到骨盆部位的。接着放松整个背部、腰部，直到肩膀。最后放松手臂、颈部和脸部的所有肌肉，以致使眼皮感到很沉。

宝宝的视角

有的时候很快乐，我感到妈妈变得很安静。她发出的我的耳朵能经常听到的、有节奏的、抚慰着并伴随着我的所有声音变得更慢、更弱。她给了我足够的空间，我能感觉到她是很小心翼翼的。我听到她喜欢的美妙音乐围绕着她，让她能很好地休息，并且我觉察到她感觉很好。渐渐地，我知道了这些安宁的节奏，这使我安静下来。

钙和镁的重要性

除了铁元素，钙和镁是你身体不可或缺的矿物元素。它们会起到一个独立的作用，特别是在胎儿的骨骼和牙齿的发育方面。原则上说，如果你不缺少镁，你就要注意每天对钙的摄入。

胎儿骨骼所需的钙

钙是构成骨头和牙齿的主要成分。它在肌肉、心脏和神经系统的发展中也扮演了一定的角色，同样在血液凝固和酶的激活方面也起到了一定的作用。

为了他的骨骼和牙齿的成长，胎儿必须积累30克的钙。所以你必须要提供给胎儿足够的钙，并保证自己不流失钙质，这就是一个富含钙的饮食的重要性。此外，钙元素对血压也有有利的作用，因为它能降低在怀孕期间患高血压的危险。食物中的钙只有一部分会被人体的器官所吸收（大约30%），尽管在怀孕的时候对钙的吸收有所增加，但对钙的需求量是很大的（每天至少1000毫克）。

每餐食用一种奶制品。你可能知道，奶制品是最富含钙的食物。食用不同品种的奶制品（奶、酸奶、鲜奶酪、奶酪……）是首选。而且，这些食物中的钙是特别容易被人体器官吸收的。为了满足你对钙的需求量，每餐食用一种，每天食用三种或四种不同的奶制品。

还有氟元素

我们讨论过很久关于为了改善宝宝牙齿的状况而给准妈妈们用氟元素的好处。今天我们知道牙齿的永久矿物化只有在宝宝出生后才开始。在头几年，你要给你的孩子用一些氟元素，为了能改善他的牙齿的质量和强度。但是，在怀孕期间，你对氟的需求量没有增加，鱼、水、盐等食物能带来足够的氟元素。

假的欲望或是真的饥饿感

> 想要在11月吃草莓，或是在凌晨三点吃茴香？我们会设法排除这些想法，况且这些奇怪的欲望没有任何的生理和医学上的解释。不过，完全拒绝它们也是不合理的。

> 如果你们中大部分的人在孕期没有任何这方面的欲望，特别是在头三个月，某些食物的味道可能在激素的作用下随着味觉的改变（比如对咖啡的厌恶）而发生变化。

> 原因也可能是心理上的紊乱：需要被关爱，成为被关注的中心……有时是吃东西能掩盖小小的不安，也可能是强迫戒烟导致的后果。

> 在任何情况下，如果你真的有饥饿感，时不时地满足下自己。

> 然而，如果一天有好几次对食物产生欲望，这将会有过分增加体重的危险，并会在正常吃饭的时候失去胃口。所以要注意……

各种食物中钙的含量

食物	钙含量（毫克）
一碗全脂、脱脂或半脱脂牛奶（250 毫升）	300
一罐酸奶	150
一份鲜奶酪（100 克）	120
一块奶酪（30 克）：	
· 爱芒特干酪	300
· 蓝纹奶酪	210
· 圣保琳奶酪	180
· 卡芒贝尔奶酪	210
· 干羊酪	60
一杯矿泉水（125 毫升）	30 ~ 75
杏仁、核桃、榛子（25 克）	50
绿色蔬菜（100 克）	30 ~ 50
肉、鱼（100 克）	10 ~ 20
面、米（100 克）	6
面包（四分之一法棍）	6

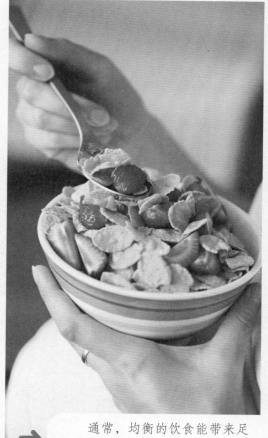

通常，均衡的饮食能带来足够的镁元素。

增加钙的吸收的小窍门。可以在你的沙拉或汤中加入几粒爱芒特或切达奶酪小丁，在你的茶或咖啡中加入一点儿牛奶。吃点心的时候，一罐酸奶或一块奶酪就能满足你一天所需的量。在夏天，一杯冰牛奶可以替代一杯甜的饮料。在冬天，考虑吃一些舒芙蕾、布丁、蔬菜焗土豆或水果。

少量的镁元素

理论上讲，食物中带来的镁已经足够满足在怀孕时的需求。但是，如果你想为了控制卡路里的摄入而减少你的食物量和去掉一些富含镁的食物的话，那你将有可能缺少镁元素。此外，一些技术，比如粮食的精加工，减低了其中镁的含量。如果你有神经过敏或是痉挛症状，正确选择你的食物，增加镁元素的摄入（不一定会增加卡路里）。

可以食用一些绿色蔬菜（菠菜、甜菜、西兰花）和煮熟的贝类。首选一些富含镁的矿泉水。最好吃点儿粗粮：全麦面包、糙米等不要放弃干的蔬菜：它们是镁的非常好的来源，而且在适量食用的情况下，卡路里的摄入也会是合理的。不要过多食用干果（椰枣、无花果或杏干等）和坚果（杏仁、花生、核桃、榛子、开心果等），还有巧克力，虽然含有大量的镁，但卡路里也高。

放松背部和腿部

背部的按摩：
轻摇

这个背部的按摩练习受到很好的评价，因为它能减轻腰椎的酸痛，是怀孕末期常用的方法。这是自己就可以经常进行的按摩。从你的肚子变大了开始，你就能进行这项练习了。

①仰卧平躺，曲起大腿并用双手抱住膝盖下方。手臂要保持放松状态，不要把腿向胸部拉紧。

②轻轻向左侧翻滚，但不要过头，以便不需要用太多的力气回到中间位置。然后回到初始状态。你的头部、颈部和背部必须保持在腿的中轴线上。

③现在向右翻滚。随着动作的节奏进行下去。

充分享受轻摇按摩带来的好处。当你向两个方向轻轻地翻滚时，你的呼吸会更加顺畅，你的背会越来越放松。

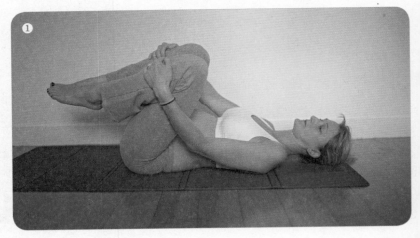

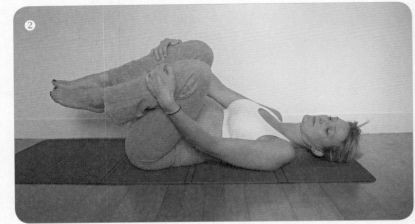

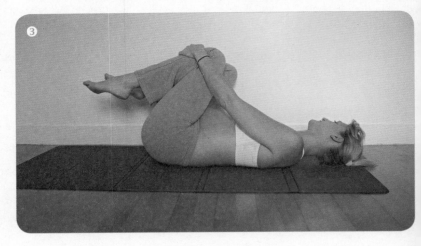

放松你的背部：半桥

　　这个结合了对脊椎的拉伸和骨盆的摇摆练习，应该要平躺着进行。重复这个练习五次，尽量保持你呼吸的节奏。目的就是要拉伸你的脊椎：这就是为什么要把你的臀部置于离肩膀最远的地方。腰部的凹陷将消失或明显减小。

①仰卧平躺，手臂放在身体两侧，腿部弯曲，双脚和髋部平行。你的腰部还是弯曲的。

②在保持呼吸的同时，慢慢抬起你的臀部和背部。在需要的情况下可以借助手臂的力量。保持住这个姿势几秒钟并慢慢地呼吸。

　　在吐气的时候，从颈部开始一直到髋部，一段椎骨一段椎骨的慢慢放下背部。使整个背部贴在地面上。腰部的凹陷又会出现，但有明显的减弱。

③如果坐骨神经痛妨碍了你抬起臀部，可以试一下用抬起上半身的方法来拉伸你的脊椎，但不要勉强。

　　臀部和头部着地，抬起背部。然后从背部下方开始慢慢向上放下，直到肩、颈部位。你的头会贴着地面向上滑动。

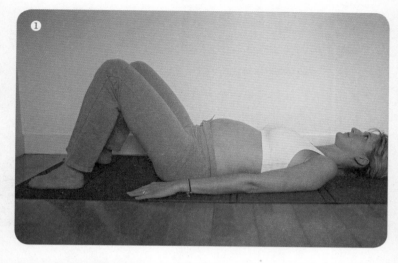

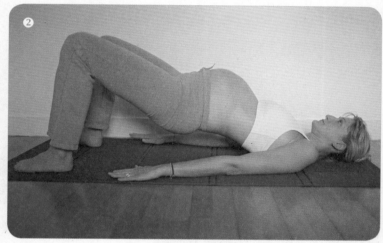

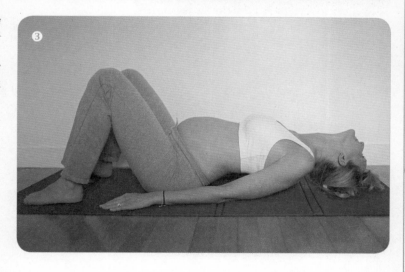

猫卧 ↓

猫卧的练习是以双手、双膝着地来进行的。这个姿势能减轻背部和会阴承受子宫重量的负担。从怀孕第一个月直到分娩，进行这个练习是非常好的。

①双手双脚着地，手臂伸直，双手手掌撑在地上；膝盖置于胯部正下方并和髋部齐宽。抬头并吸气，并使腰椎下陷。
②低头并吐气，收腹，曲背，"就像猫一样"。直到气完全呼出，然后重复以上步骤。

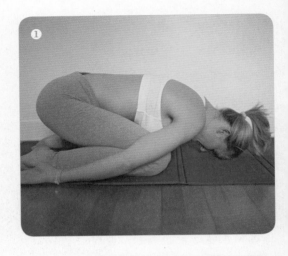

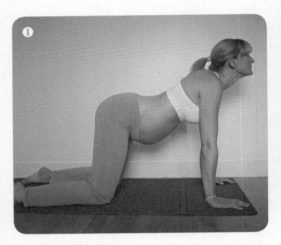

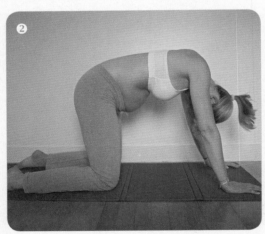

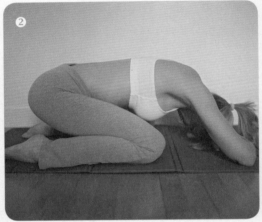

胎儿的姿势 ↑

胎儿的姿势是很有益的，因为它是通过拉伸腰椎来放松背部。还有，它也能使会阴部得到放松。臀部靠近脚跟并注意保持膝盖分开，额头触地，肚子置于两腿之间。

①手臂向后平行放在大腿两侧，两手手掌伸开并向上。自然地呼吸。
②双手着地平放于额前，并集中精力呼吸。你也可以把额头放在握成拳头的双手上。

锻炼你的双腿

　　为了使血液能在双腿中流动顺畅，以下是一个可以经常进行的练习（可能的话，可以在拉伸脊椎的半桥练习之后，参见247页）。让每条腿连续练习几次。

　　①仰卧平躺，双腿弯曲，双臂平放在身体两侧；自然地呼吸。右腿伸直向上。右脚做双向的旋转动作。

　　②放下右腿，并对左腿进行练习。如果把腿伸直向上的动作导致了疼痛，不要强迫做。只需把你的右脚脚踝放在左腿膝盖上（或反过来放）。然后旋转你的脚，就像要画个圆圈。

　　③为了放松你的腿，把它们放在一张椅子或板凳上。为了更加舒适，你可以在腿下加一个垫子。

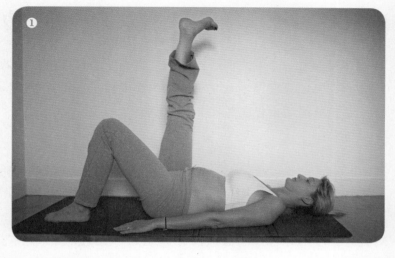

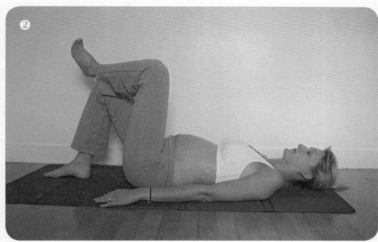

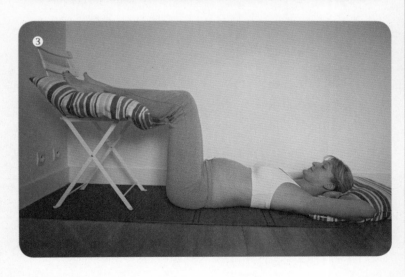

1个月
2个月
3个月
4个月
5个月
6个月
7个月
8个月
9个月

给出行和假期做一个好的选择

不管是在一个周末、一个长的假期或是工作期间，如果一切进展得都没问题，在前六个月间旅行是不被禁止的，但要遵循几条注意事项。从第七个月开始，要避免一些长时间的出行。

出行方式

在平地上进行一个短途的骑车，坐公共汽车或小车，还有坐火车或飞机去长途旅行，都是可以的。如果要出行到你生活的地区之外，一旦路程超过三个小时，记住，能坐火车就不坐汽车，能坐飞机就不坐火车。

自行车。诚然，这是一个很方便的交通工具，但很不舒适。它使身体震动得很厉害。因为有摔倒和车祸的危险，从第七个月开始是很少被建议使用的。所以，除了在乡间的平路上可以骑一会儿之外，当你的肚子圆了之后放弃使用自行车。

公共汽车和地铁。短途乘坐公共汽车是没有任何问题的，但有个条件就是要坐着。此外，在城市的公交工具里，有些座位是专门留给孕妇的：充分利用你的权利，即便有时你会碰到几个不礼貌乱坐的人。不管怎样，尽量避免在高峰期乘坐公共交通，当然，不要跑着去赶准备开动的公共汽车或地铁。

汽车。在城市里或小于一小时的路程，坐汽车没有任何不利。当然不要开得太快和避免坑坑洼洼的路面。注意，一定要系上安全带。就像往常的习惯把安全带横着的部分放在你的肚子下方而不要横放在肚子上。一旦你需要坐很长时间的汽车，最好要遵循以下几条注意事项。

· 在出发前去看下医生。他将会确认一下所坐的交通工具，对于你来说是否被建议。如果没有任何危险的话，他会给你开一些镇痉药以备不时之需。

· 不管你是坐在副驾驶位置还是在开车，一定要镇静地开车，不要超速，也不要急刹车。

为了更舒适的飞行

> 当你坐飞机出行时，为了明显改善舒适度和避免无用的烦恼，做一些预防措施。

> 在飞行时，喝大量的水，因为机舱内的空气很干。

> 在出行的前一晚，避免吃会胀气的食物。气压会使肠道膨胀而导致不舒服的疼痛。

> 安顿好自己，脱掉鞋，做几个放松的动作，不要犹豫在机舱过道上走动（每小时至少一次），这有利于血液的流通，因为你的腿有肿胀的危险。

> 穿一些比以往更加宽松，不要很紧的衣服，特别是在肚子的部位。

> 到达后，和坐车一样的原则：休息！

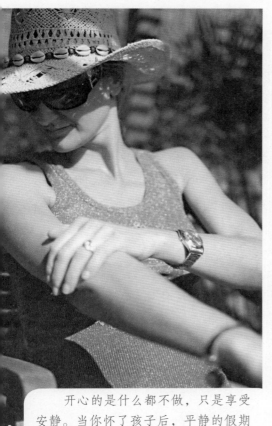

开心的是什么都不做，只是享受安静。当你怀了孩子后，平静的假期是很珍贵的，在休息的时候你终于可以喘口气了。

· 不要连续地跑太多的公里数。建议是每两小时停一下，这适合所有的驾驶员。考虑到驾驶带来的疲劳，它现在被证明是非常无益的。所以不要在周末和旅游旺季的时候打算只开汽车。

· 一旦你到达了目的地，在做所有事之前要先休息，只是休息！

· 看需要，阶段进行。

· 绝对要避免越野运动，哪怕是舒适的四驱车。

火车。如果你可以选择的话，特别是从怀孕第七个月开始，路程超过三个小时的最好选择坐火车。事实上，这种交通工具比汽车更加舒适，因为它的颠簸更少。另外，你可以不必非得好几个小时坐着一动不动，可以在车厢里随时走动。

飞机。对于远距离的行程，飞机是被使用得最多的交通工具。孕期超过八个月的旅行是不建议的（不是因为坐飞机有危险，而是因为机乘人员不一定有能力在飞行过程中对孕妇进行助产）。但你放心，一切都会进行得非常好，由高海拔导致的空气中氧的含量的降低是能被胎儿很好地接受的。

假期中

怀孕和假期更多的是一个很好的组合。实际上，没有什么是比休息和远离日常的烦恼更有帮助的。如果你更多的是属于冒险类型的，总是准备着去探索远方的新世界，你会找到度过一个真正的探索型假期的好方法，而且并不需要从事真的探险活动。

无论哪个目的地。即使你留在国内，在树阴下或在一间清凉的房间里，尽可能多的睡午觉是有利的。

充分准备你的旅行

> 出发之前，要考虑到向你的医生或助产士要一封写在你的病历上的内容的摘要信，或带上你的怀孕记录本，如果从怀孕一开始就已记录了。

> 如果你正在接受治疗，让医生在处方上写明药物的主要成分的名称，以便在没有同样的药物的时候你能找到替代的。

> 在到达后或甚至在出发前，找好一位最近的医生或一家医院。

1个月
2个月
3个月
4个月
5个月
6个月
7个月
8个月
9个月

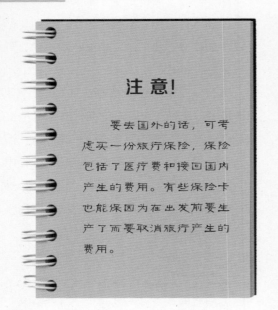

不要不间歇地去参观这个地区的所有古迹或是背着背包去周边的山里爬山。如果要出去，准备穿一些宽松透气的衣服和舒适的鞋子。小心太阳，放弃长时间地待在沙滩上或游泳池边。在海边，可以去水里走一会儿（头上戴个帽子，脸上涂上防晒霜），让你的腿放松一下。

最后，如果你找好了度假地周边的医生或医疗机构的地址，你将无疑是更加安心的，以便在出现任何的紧急情况下（发热、孕缩、出血）可以去接受治疗。

如果你想远行。去一些外国旅行不是没有危险的：时差、气候的突然转变或你的消化系统要花大力气去适应当地的食物，这都将会导致明显的疲劳。在出发前你可以通过根据目的地时间逐渐调整的方式来提前适应时差。

所以，当你怀孕了，在选择度假目的地之前做些很好的咨询是明智的。特别是要避免去一些热带国家。实际上，在你的这种状况下黄热病是危险的：因为这种病可能会导致死亡。疟疾也一样，它会同时威胁到准妈妈的生命（有感染的危险）及胎儿（有流产或早产的危险）。

我们知道还有腹泻，是没有任何有效的预防治疗的。它主要的威胁是会导致人体器官的脱水。

在去热带非洲、亚洲或南美洲旅行之前，要咨询关于这些国家当地的流行病。

以上这些都做了之后，还不要忘记确认一下当地的食物是否能够满足你的饮食需求。如果自来水是不能直接饮用的，一定要确定你能找到瓶装水（或带上能净化水的东西），避免吃生的食物，就像沙拉，生吃食物或水果。

在当地如果天气很热，每天要喝 2 ～ 3 升的矿泉水（或纯净水）是很重要的，为了防止在腹泻时严重脱水。

宝宝的视角

我讨厌我不知道的，能让妈妈受惊的太强的声音。在这种情况下，妈妈会轻摇我。所以我在她变得紧缩的肚子中听到熟悉的声音，在我周围跳动得更快更强。我一点儿也不喜欢这样！我就开始蹬腿、轻敲她的肚子，直到她想起了我的存在。如果她在内心和我说话，或把她的手放在我上面，那我们又有联系了，这样会更好。

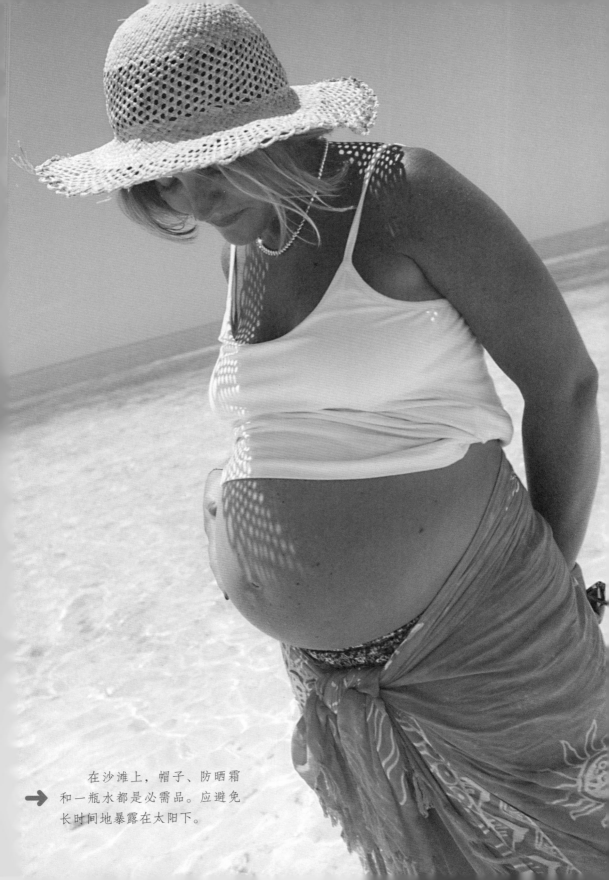

在沙滩上，帽子、防晒霜
和一瓶水都是必需品。应避免
长时间地暴露在太阳下。

又一次成为母亲

在一个家庭中宣布一个宝宝的降生能总能触动家庭成员、远近的亲戚们。如果要出生的孩子不是你的第一个孩子，独生子将不再是独生子，小儿子将成为长子……家庭将扩大，每个人都要准备好为新成员腾出一定的空间。

长子的准备

不建议去问孩子，哪怕是用开玩笑的口气："你想不想要一个弟弟或妹妹呀？"你们不是为了其他的孩子而生孩子，而是从你们夫妻的角度做的决定。当然，也不需要把你们的长子完全排除在这个家庭事件之外，即使是以保护他的名义。

不要太早也不要太迟地宣布。父母们通常想知道在什么样的理想时机来宣布这个重大的消息。小心你孩子们的"第六感"。他们经常能感觉到一些事：妈妈有些更累了、家里有些神秘的气氛、低声地交流……从你开始告诉周边的人的时候，告诉你的长子这个消息。最好是让他第一个知道。如果孩子在猜测或向你询问，不要马上否认，只要简单地和他说等宝宝再长大点儿就会告诉他。

宣布的方法。选择一个适合的时机：早上亲吻孩子时、吃饭时或散步时。最好父母两人都在，为了能使孩子更好地理解这是一个在妈妈、爸爸或两人和未来宝宝之间的事件。简单地告诉他："爸爸和妈妈生的宝宝正在妈妈的肚子里成长着。他不会马上降生"。试着告诉他新宝宝降生的时间，这能让他更容易理解：比如说，在圣诞节前、在他的生日之后、在暑假的时候。

各自的反应

对于这个好消息，长子将如何反应？不会总是像我们想象的那样！有一条是确定的：这不会让他觉得无所谓。有些孩子会什么都不说，没有更多的反应，回去做他自己的事情。最好尊重他的这个反应，并在晚些时候再提出这个事情。有些孩子将会很高兴，想象着和新生的宝宝一起玩耍：要向他们解释宝宝不会马上到来，当他降生的时候他作为一个玩伴还是太小了。

行为上的退步是可能的。长子将很快会知道在他妈妈肚子里长大的宝宝是所有人关心的焦点。有些孩子以行为退步的方式做出反应也不是罕见的。根据年龄的不同会有不同的反应。两三岁的孩子重新会有一些小的行为障碍，在地上爬，或在语言能力的学习上有所停滞；七八岁的孩子会重新吸吮他的拇指。所有这些行为事实上是想唤回对他的关注，重新来围绕着他。即使他在行为上退步，他还是一个在成长的孩子：后退几步是为了更好地完成向前的一大步！

做些什么来支持他

首先使他放心。不管长子在一开始有什么样的反应，要使他放心：是的，妈妈爸爸会继续用心地喜欢第一孩子的同时去喜欢

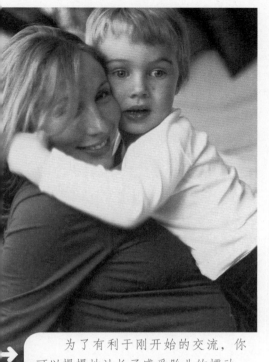

为了有利于刚开始的交流，你可以慢慢地让长子感受胎儿的蠕动。

第二个或第三个孩子。从根本上来说，他的问题是："是不是只有作为宝宝才能得到喜爱？"他会担心不再是你们生活的中心或想象对于你们来说有了他还是不够的。告诉他，并不是因为拥有他还不够，所以要另一个孩子。恰恰相反，正是因为有了像他这样的孩子你们才想要另外一个！对于他的一些退步，训斥和惩罚是起不到任何作用的，相反地，要利用这个机会向他好好说说新宝宝的降生。通过照片或视频，给他展示他是如何地被期待、被欢迎和被宠爱。

难免的嫉妒。最大的孩子也会出现退步反应，甚至有点暴力。他会很坚持他的想法："我不想要他，他生下来之后我会把他扔掉！"或还有"我不想让这个宝宝住在我家！"他也会试着想在你的肚子上踢几脚。他还会表达出在面对使他模糊并无法掌握的情况时所产生的嫉妒和混乱。你们面对他的忧愁不要有罪恶感，并自问："我们应该等他再大一点儿。"

让孩子参与到准备工作中来。你认为你面临着诸多问题且什么都没解决？这不要紧：向孩子时不时地说一下宝宝，告诉他一些情况，但不要完全只谈这个话题。还有，当准备工作要加快的时候，建议他也参与进来。你要重新布置一个房间，让他分担对墙纸颜色的选择。你要购买宝宝的衣服，让他在你选中的衣服中再挑选一下。也让他可以发表他对宝宝玩具的看法。

保留长子的空间。做好住院准备是很重要的：把孩子托付给他信任的人。告诉他将可以来看你和宝宝。准备好一份以宝宝的名义给他的礼物。如果新生宝宝的到来需要加入一张大床，要提前几个月做好。

宝宝的视角

我感觉到有不同的人存在着，在我周边。他们有着不同的看法，不同的节奏，还有他们和我打招呼的方式也不一样。有一个小家伙很热情、活泼，时而有些生硬，时而又那么温柔，他有一个尖细的声音并喜欢贴着妈妈的肚子和我说话。有时他叫得很响，或突然扑在妈妈的肚子上和我说你好，让妈妈痉挛。但我发现在他更安静的时候我会很开心。

1个月
2个月
3个月
4个月
5个月
6个月
7个月
8个月
9个月

255

对于爸爸：满脑子的问题

对未来，对今后的家庭生活，对成为母亲后你的妻子的态度的想象也是你成为父亲道路上的一部分。如果这个未来的宝宝是你的第一个孩子，你通常会担心你未来所要承担的责任，和所有在你的日常生活中和夫妻关系中将会被改变的事实……

各自以自己的方式生活

在等待宝宝的出生同时，日常生活会基本和往常一样地进行着。有些人更多地过着夫妻俩的家庭生活，很少外出了，为的是建设自己的家；有些人则利用这产假更进一步地享受外出的生活。这九个月给准爸爸带来不少的压力。但他也不是如此的消极。即便什么都还不可预见，他也继续着他内心的心路历程。保持一定的距离，暂时拒绝父亲的身份有时是跨向新生活必经的几个阶段。

现在所做的事情不是完全自觉地去做的。问题、疑虑、对未来生活的设想只是看得见的一部分。即使是想当父亲很久的男人也会遇到这种精神上的困惑。这是成为父亲道路上的一部分。

面对他未来的责任

有时会有准爸爸担心和即将出生的孩子的关系，但经常是一些更多的关于日常生活的问题。一个孩子的到来也需要在物质生活上的改变：开销的预算这些问题最终提出了要你担起这些未来的责任：我能够面对这些责任吗？如果夫妻中的一方的工作不稳定的话，那财政问题会是很具体的担忧。

但是，大部分的夫妻能意识到他们的家庭需要做出一些调整。你们会外出得很少，而更多地待在家里，至少在开始几个月里更少地接待亲朋好友。你将无疑会承担大部分的你妻子无法单独完成的事情和家务。这些日常生活问题的提出会让你感到害怕。可是当宝宝到来之后，其实事实并没有我们想象中的那么可怕！比如和宝宝一起度过的时间是十分美好和神圣的。

对于夫妻的一些担忧

在宝宝出生前，很多男人还担心夫妻关系的变化。他们的妻子显示出怀孕给她们带来极大的幸福感，及成为母亲会使他们感到害怕。孩子会不会填满了她所有的情感需求？作为情人，我将占据她的什么位置？除了作为父亲这个作用，她还会对我感兴趣吗？很多准爸爸都会有很多的问题。妻子转变成了母亲这是事实，但你也成了父亲。

或许是没有意识到这个转变才是让人担忧的，但这样的变化不是不可避免的。也就是说，没有任何理由减少你们之间相互的爱，也许只需要注意不要忽视了对方的感受。当然，如果你自己首先把你的妻子看成一位母亲，有很大的概率她会把所有的情感投入到宝宝身上。如果你经常不在，你不关心她，你忽略了她的一些曾经的爱好，却以成为母亲满足她的幸福为借口，那这些担忧将会发生在你的身上。

考虑未来

你会或多或少地在这九个月中考虑你们的未来，你的伴侣也一样，这是很正常的。你成了你想要成为的那个样子的父亲，你也想象着孩子将是什么样子的，还有关于你妻子的行为。所有这些画面都包含了一定的幻想，它们反映的是你内心深处的愿望，而事实将会是另外一个样子。

当你们希望是一个儿子时

男人一般在他们未来孩子的身体特征方面比女人考虑得少一点。可能和孩子有关的一些计划，或想和他一起参与的一些活动通常在孩子出生后才会考虑到。然而，一些准爸爸们想明确地知道未来孩子的性别。比如他们想要一个儿子，这对他们来说很重要。如果这个愿望是如此的强烈以至于有放弃一个女儿的危险，那你最好提前去知道宝宝的性别。这样可以避免在宝宝出生的时候产生很大的失望。时间可以让你思考这个事情，给一个人生命，这个生命是只属于他自己的，因为人们不是为了自己而生小孩的。

梦想着一个完美的母亲

根据你想象的完美画面，你心底的愿望，也许只是简单的出于你自己的母亲，无疑地你会幻想着你的妻子对宝宝将会有这样的态度。比如，你想象她会是很温柔、很"感触"，但她未必会是像你想象中的那样。所以你要适应现实。为了一切都好，重要的是要避免在价值观上对她的评判。"标准的好母亲"是不存在的。如果你对你的伴侣在成为母亲的能力上有所疑问的话，那整个家庭都会受到不好的影响。其实你也需要她对你作为父亲有信心。这将是你们夫妻生活的另外一个阶段，是各自以新的身份去探索的阶段，有时会让人感到惊讶。

> "我不停地问我自己，是否这个宝宝将会打乱我的生活。"

成为父母

有些害怕宝宝的到来是常见和正常的，就像生活中的每一次的重大变化一样（工作中的新责任、结婚，等等）。也就是说，如果你的期望是比较现实的，那你肯定会对宝宝的到来感到很幸福。但是，如果你期望的宝宝是听话的、总是笑的和完美的，那我们猜你将会失望。开始的时候会很难理解新生的宝宝。另外，几乎不可避免的，宝宝会在你准备吃饭、准备温柔地说话、准备洗澡或在你筋疲力尽的时候哭闹。

如果你对未来父母身份的看法只停留在公园里安静的散步，在动物园里的快乐一天或度过几小时的幸福时刻在整理衣柜上，那么事实将会使你失望。有时，你会还没有注意到白天，连大门都没出的时候，黑夜已经降临了。然而，等待你的会是你一生中最美妙的经历之一。当把这个小家伙抱在怀里轻轻地摇着的时候，我们的幸福感是无与伦比的（即便他刚刚才因肚子疼而叫喊着），就像他的第一个微笑一样。所以即使晚上不能睡觉、在最后一分钟还吃不了饭、成堆的衣服和没有了夫妻间的亲密时刻，但这一切还是值得的。

和你的宝宝在一起你幸福吗？当然是的，只要你没有胡思乱想。

> "在这九个月的等待中，对未来宝宝的想象很快会消失，对他母亲的也一样。"

257

答疑解惑

· ·

❝ 我听说有些孕妇在最后三个月都感觉很好。但我总是觉得很累。❞

疲劳度的增加

拥有梦幻般孕期的孕妇是少见的。实际上，在头三个月和最后三个月是会很疲劳的。有些孕妇在最后三个月都没怎么累过也是事实，但大部分的准妈妈都不是这样的。

再说，在最后三个月拥有更少的精力是很容易理解的。首先，你的肚子更大。其次，因为你没有像以前那样睡得香或不断地在想宝宝的降临，所以也许你就不能很好地恢复体力。最后，如果你有其他的孩子，如果你还继续在工作或两个都是，就会导致疲劳加倍。

疲劳是孕期中的一个正常的现象，但这并不是说就得要听天由命。就和平时一样，这是身体向你发出的一个信号，要让你进行自我调节。所以尽量地多休息和睡午觉，放弃那些不是首要的事情。你需要将所有的精力都为那个重要的一天和以后的日子做好准备。

❝ 我的脚踝和脚很肿胀，特别是在天热和傍晚的时候。这是个坏的信号吗？❞

脚踝和脚的水肿

脚踝肿胀和脚在鞋子里觉得很紧是在怀孕末期的孕妇所避免不了的经历，特别是在夏天。即使这迫使你需要放弃你的高跟鞋，让它在壁柜里待一段时间，也是完全正常的。严重的水肿只是由于胎儿引起的静脉曲张造成的后果。特别是在傍晚、天热或长时间的坐着或站着的时候会发生。这些水肿会在夜晚或躺着休息了几小时之后有所减轻。

为了控制水肿，避免长时间地站立，可能的话在你坐着的时候微微抬起你的腿，短时间的午睡一下（左侧睡），穿舒适的鞋子，避免穿中筒袜和太紧的袜子。

你也可以穿长筒或连裤丝袜；有专门给孕妇的款式（在肚子的部位更宽松）。可以去向药店的药剂师进行咨询。在醒来之后下床之前就要把它们穿上。

减少盐的摄入是没用的，但也是要避免过多地食用。

如果你的手和脸也出现肿胀，或水肿导致了在几天之内体重快速地增加，那就需要告诉你的医生。或许一切都是正常的，但有时这是妊娠毒血症开始的征兆（高血压和尿蛋白）。

❝ 今天我在马路上绊倒了，肚子撞到了地上。这样的跌倒会损害到我的宝宝吗？❞

跌倒带来的后果

跌倒可能导致一些擦伤和小的破损，

但很少有胎儿因此受到痛苦。事实上，他是会受到世界上最尖端的避震系统之一的保护：羊水、结实的腔壁、有弹性肌肉的子宫和被肌肉保护着的腹腔。

如果胎儿要受到伤害，将需要一次非常厉害的撞击，在这种情况下就要紧急入院了。

可能更多的是受到惊吓而不是受伤，但还是要去看医生。通过超声波来检查胎儿的心律和胎盘，你也会更加安心。也可能会让你第二天再去医院做一下复查。

摔倒导致流产是非常少见的，更常见的是胎盘的过早剥离。在出现流血、肚子疼痛或子宫痉挛，或是你感觉不到胎儿的蠕动的情况下，就要立刻去医院进行急诊。

> 我需要做些什么事来避免我的宝宝提前出生？"

避免早产

早产的危险会随着时间而发展，但有时会发生不知道是什么原因导致了宝宝早产的情况。你的宝宝很有可能在预产期降生，但了解导致早产危险的因素不是没有用的。通常是长时间地坐着汽车去度假，每天坐很多的公交去上班，工作太繁忙，预产期临近，有年纪还小的孩子，怀了双胞胎。

在任何情况下，注意你的健康，当你感到累了就要休息。你是唯一能保护胎儿和设定限制的人。

同样也要注意避免受感染的危险。预防所有的感染是不可能的，但我们可以降低这个危险。如果你容易受到尿液感染，那就大量喝水并且一有尿意就要去上厕所。

> 在一次性高潮之后，我的宝宝通常在半个小时内停止敲打。是不是最好要停止做爱？"

是否做爱

当父母做爱时，胎儿的反应是不一样的。有些胎儿，被摇晃着并随着你们有节奏的做爱动作进入梦乡。另外一些会受到刺激而变得更多动。这两种情况都是正常的，并且一点儿也不能说明胎儿能意识到所发生的或受到任何形式的痛苦。

事实上，除非你的医生不建议，你们可以继续做爱并达到性高潮，直到分娩前。这就是我们所建议的，当然在可能的情况下。

> 我感觉我的外阴很胀，非常胀痛，我问我自己到底发生了什么？"

外阴的静脉曲张

这是外阴静脉曲张，就像腿部的静脉曲张和痔疮一样，它是怀孕带来的烦恼中的一部分。在最后三个月的时候子宫给了骨盆部位很大的压力，这种静脉曲张就经常发生。

告诉你的医生，他会给你建议让你减轻痛苦（尽量避免站立，穿专门的连裤袜，服用一些强化血管壁的药物，等等）。请放心，这种静脉曲张在分娩后会慢慢消失的。

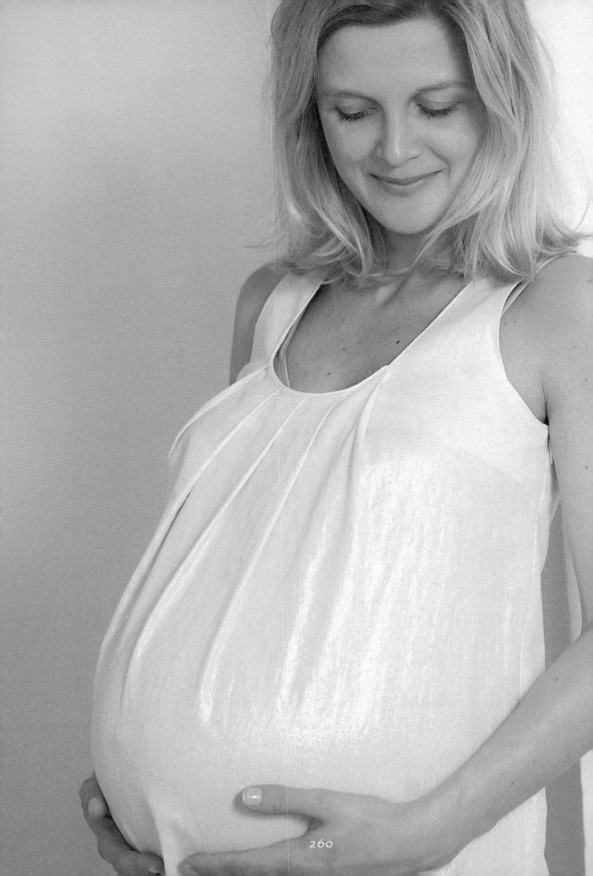

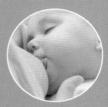

妊娠期第八个月

- 胎儿的发育
- 妈妈的情况
- 宫缩
- 最后一次约见医生及麻醉师
- 为宝宝回家做准备
- 准备分娩箱
- 心理方面：当宝宝需要更多的空间
- 爸爸方面：孤单却不孤独
- 答疑解惑

胎儿的发育

如果孩子现在要出生，健康的可能性很大。现在，对于他来说子宫的空间很小，很难移动，他现在要保持同一种姿势直到分娩，除非他的位置不对，医生决定使其转动位置。

分娩时的位置

胎儿最终分娩的位置一般会在第八个月形成：最普遍的姿势是头朝下，屁股朝上。如果不是这种情况，产科医生可能会尝试使其翻转（见 268、290 和 291 页）。根据不同的时期，胎儿通过嘴或鼻孔吞咽液体或反流。这不仅仅是一个简单的准备进食的练习。吞咽的液体穿过整个消化道，羊水中的组成部分会促进肺部的成熟。

双胞胎往往早产

随着逐渐生长，双胞胎很快就会感觉到子宫内很狭小，而你什么也做不了。但是你和你的医生可以最大限度地推迟他们的到来（见 124—127 页）。双胞胎最理想的出生时间是在怀孕第 38 周。

越来越像一个婴儿

一小层脂肪覆盖在皮肤上，汗毛将逐渐取代这层保护层。眼睛的虹膜是蓝色的多见于皮肤浅色的婴儿，而棕色的则多见于皮肤深色的婴儿，但是也要等到出生几个月以后来决定其颜色。他们的骨头继续生长并变厚。接近月底的时候，胎儿的体重会有 2.5 千克（他每天增长超过 15 克），身高 47 厘米。

宝宝是什么样子的

> 胎儿在母体中经常是头冲下（也叫"头位"），但他也有可能是其他姿势。（见 290 和 291 页）。

> "臀位"有多种形式：不完全臀位——胎儿的臀部朝下，双腿朝上；完全臀位——宝宝盘腿而坐（双脚朝下）；胎儿也可能是一只脚朝上一只脚朝下（半完全臀位）。

> 最后还有一种位置是横向的（也叫"肩"位），胎儿在母体中头朝向一侧水平躺着，偏离宫颈。对于这种情况，假如以这种情况使婴儿出生，他的肩会先出现，所以这种情况是完全被排除的。

注意！

对于几个月以来传递给我们的胚胎和胎儿的信息都不是很严格的。它存在一个通常的结构，定义为"正常"进化，但每一个个体都有其自己的发展动态。一些胎儿可能有一些功能很早发育，但其他的就会晚一些获得。

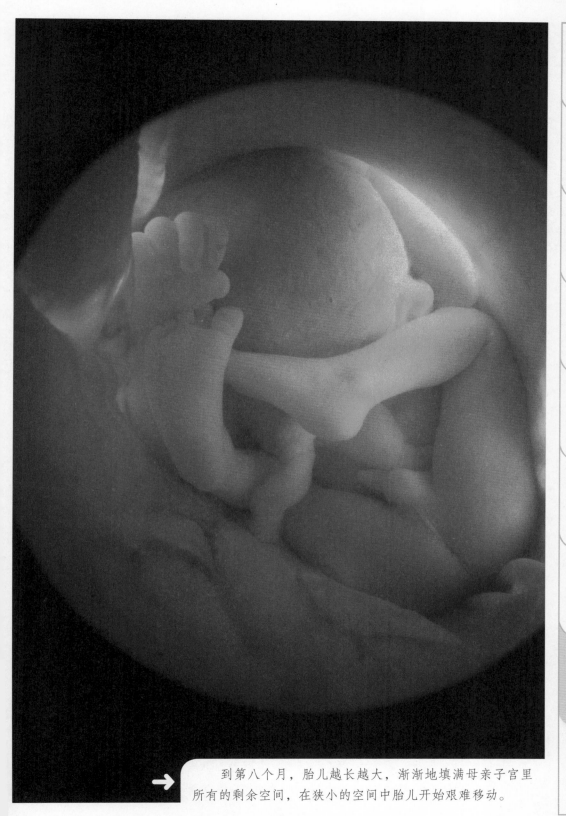

→ 到第八个月，胎儿越长越大，渐渐地填满母亲子宫里所有的剩余空间，在狭小的空间中胎儿开始艰难移动。

1个月
2个月
3个月
4个月
5个月
6个月
7个月
8个月
9个月

妈妈的情况

在倒数第二个月里，你可能在细细品味刚刚过去的几周，或者相反，你带着这个很圆的"美丽的肚子"已经行动非常困难，更谈不上晚上可以好好睡觉了。反正你开始担心期待已久的事情：宝宝的出生。

热情和焦虑

你和你伴侣都充满了热情，但不是说就不存在顾虑，尤其是当子宫收缩的时候，或者是第一次做父母。所有的父母都要经历这段矛盾的情感交融的阶段。你可以与有过这段经历的朋友或家人一起讨论。

你急于分娩的结束，又担心未来宝宝的健康，并且试图想象分娩过程中的恐慌……

根据腹部的形状预测

没有两个孕妇的轮廓是一样的。你怀着未来宝宝，你的肚子在不断变大，他的体积、他的形状都取决于很多不同的因素。从你的外表很少能看出胎儿的大小。医生往往是唯一可以提供胎儿的生长和状态准确信息的人。当你不在医生的诊室时，没有必要把你的肚子和其他长得更大、更胖、更小、更矮、更高的准妈妈进行不准确的比较。

日益减少的活动性

日常最简单的活动现在都变得很困难，比如早上的洗漱、做饭、睡觉……你可能很难自己进入浴池。你害怕一只脚站着会失去平衡而摔倒，坐着洗澡可能会更安全一点儿。

你现在对于穿衣服也感到很累，最危险的就是系鞋带——因为你的腹部变得很大而使你不能向前倾斜。

这样也许对你有所帮助，你可以坐着的时候把一只脚放到另一条大腿上，然后呼气直立身体，在做下一个动作之前可以先停顿几秒，所有这些都需要些努力。

你不能跑步并且走路也很困难，就像鸭子一样，因为你的体重要从一只脚传递到另一只脚上。对于一个孕妇来说，最后这段日子，好像"世界的尽头，就是街道的尽头"。

同时你也很难从躺着姿势过渡到站立姿势，反之亦然。若要让自己站起来，不要忘记，为了不让你的腹部肌肉过度拉伸，可以让一边先起来（见 222 页），然后在全部起来之前以坐的姿势停顿几秒。

最后这段时间，尽管是在一些小事情上你也会经常花费很多时间，比如洗碗，因为你的肚子让你远离水龙头（尽可能寻找帮助），给孩子洗澡（如果没有人可以替代你，你必须坐下来洗），在电脑前工作（工作一两个小时之后，你必须站起来休息）。

警惕

在有一段时间里，你经常想小便。不要养成拖延去洗手间的坏习惯：它可能会引起子宫收缩和尿道感染。所以如果想去厕所就马上去，尽管晚上要起来许多次。如果有必要可以考虑照亮通向厕所的路。

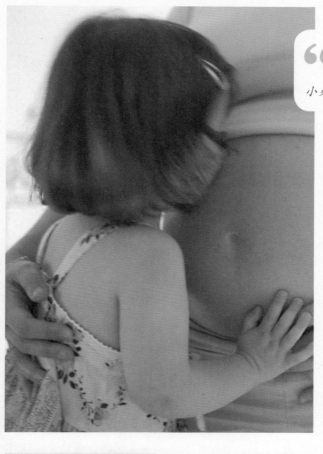

1个月
2个月
3个月
4个月
5个月
6个月
7个月
8个月
9个月

" 我很喜欢妈妈让我碰
她的肚子并亲吻我的
小弟弟。**"**

" 我的丈夫告诉我，有一
段时间，我在夜间打呼
噜——这从来没有在我身上发
生过。这个问题是否需要关
注？**"**

打鼾会影响自己的睡眠，
并且还影响和他一起睡觉的
人。在你的宝宝出生以后，很
大程度上你的睡眠会断断续
续，当你有机会时就要尝试多
休息。可以在房间里放置一个
加湿器，睡觉的时候头稍微抬
高一点儿。

打鼾有时伴有睡眠呼吸暂
停，也就是说，在睡眠过程中
呼吸暂时中断，这样会暂时减
少吸氧量。在某种程度上，孕
妇要提供两个人的呼吸，氧气
的供给尤为重要。睡眠中呼吸
暂停是一种需要治疗的疾病。

体重增加过多会促使打鼾
和睡眠中呼吸暂停，所以下次
产前检查是可以和医生讨论这
个问题。

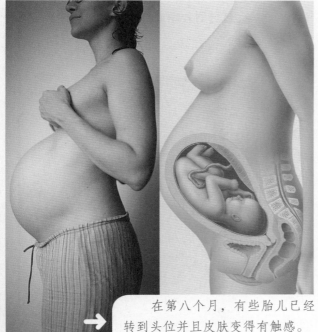

→ 在第八个月，有些胎儿已经
转到头位并且皮肤变得有触感。

宫缩

在怀孕的最后几个月，你会感觉到子宫的收缩，通常不痛。在分娩的当天，它会变得很疼，并且在分娩初期会加剧。你需要对它进行了解并要计时，以便决定何时去医院分娩。

妊娠收缩

有些女性在分娩当天都没有宫缩，而另一些则很早就感觉到并很担心。如果宫缩的次数每天不超过十次，并且不疼，很轻微，则这些宫缩在怀孕期间都是正常的。相反，如果收缩很频繁并且很疼，则需要去咨询医生。

分娩时的宫缩。接近分娩的日子了，宫缩经常突然发生在晚上，为之后的宫颈做准备。如果这些早期的宫缩演变成更强烈、更疼痛、更频繁的时候，你自己就要意识到分娩的时候到了。可能会是以下这些情况：

· 宫缩会加强而不是减弱。每一次新的收缩并不一定比上一次更疼、更长（通常持续 30 ～ 70 秒），随着分娩的情况的进展，会一点点增强。同样收缩的频率也会慢慢增加，增强度通常不是一个恒定的值，肯定会逐渐加强。

· 宫缩变得更加有规律。

· 收缩引起的疼痛有时会导致肠功能紊乱，出现腹泻。而且总是伴随着整个肚子的肌肉硬化的情况，产妇感觉子宫如同是被浇

你来计时

在分娩初期，你要用时钟计时，在 30 分钟内，请记录每一次宫缩的开始到下一次宫缩的开始之间的间隔。如果它们的间隔时间长于 30 分钟，这种情况就需要延长计时的间隔。当然不需要眼睛一直盯着钟表。不过，重要的是请记录下宫缩开始的时间和它的频率，以便当你到达医院时能通知助产士。

筑成的一样。

· 分娩早期收缩时的疼痛类似月经时的疼痛。

· 有黏液的阻塞物流出（阴道分泌物、黏液，或多或少带有血）。

分娩进程

宫颈扩张的曲线一般分三个阶段。

· 首先是一个准备的阶段，持续时间很长，宫颈扩张至 2 ～ 3 厘米；在这个阶段你将会被送到分娩室，可能你还需要进行硬膜外麻醉。

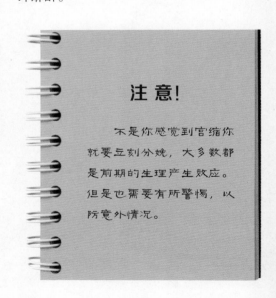

注意！

不是你感觉到宫缩你就要立刻分娩，大多数都是前期的生理产生效应。但是也需要有所警惕，以防意外情况。

·接下来这个阶段会进行的更快，宫颈扩张4～8厘米之间。

·最后一个阶段被称作"减速"阶段，扩张会超过8厘米以上。

因为整个过程速度放缓了，所以也就因此得名。宫颈会扩张8～10厘米，这时宝宝下降到骨盆。一旦分娩正式开始，收缩间隔不会超过2～3分钟，这时的收缩是非常强烈的，要持续60～90秒。对于生产多胞胎的产妇感受会更强烈，似乎永远都不会停止似的。

假临产症状

这种情况会产生有规律并且疼痛的宫缩，但这些宫缩并不能引导分娩的开始。它们甚至开始改变宫颈宽度，但过了一段时间

这种收缩是什么

> 子宫收缩引起肌肉纤维缩短。随着每次宫缩，宫颈都在"拉伸"。想象一下，就好像一个松散的宫颈口在受到不断地向下变形的力的作用下，最后撑开变成了一个平整的紧绷的宫颈口。事实上，第一个阶段分娩的过程也是如此。

> 然后宫颈完全张开，胎儿在收缩压力的作用下被挤出来。

> 所以，子宫的强烈收缩是分娩必不可少的条件：是它使得宝宝顺利出生。

> 如果你在用力收缩上的注意力越多，那么，在疼痛上的注意力自然就会减少，会帮助你顺利度过这个阶段。

> 如果孕妇产前有足够的分娩知识的话，会有效地帮助减少与宫缩有关的疼痛。

后，状况会完全停止。就需要等待下次宫缩的到来，而宫缩也许会发生在几天之后。就这样，孕妇可能不得不在家和医院之间穿梭。这就是所谓的"假警报"。为了区分假分娩和"真正的分娩"，医生可以给你建议一种镇痉药剂来停止子宫的收缩。如果这样治疗可以停止子宫收缩，那说明你还没有开始真正的分娩。

改变宫颈

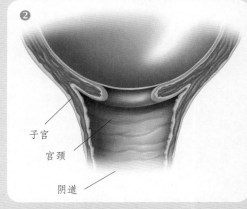

❶
子宫
宫颈
阴道

❷
子宫
宫颈
阴道

①分娩前宫颈图：宫颈长而封闭。
②宫颈扩张过程中图：颈部的紧锁状态被解除了，并开始打开。

1个月
2个月
3个月
4个月
5个月
6个月
7个月
8个月
9个月

最后一次约见医生及麻醉师

进入第八个月底的时候，你将会有两次最基本的医疗咨询。一次是和你的产科医生或助产士一起讨论分娩的事宜。另一次是必须要约见麻醉师，其目的是获得需要的信息以应对孕妇在硬膜外麻醉或其他麻醉时的突发情况。

最后一次约见产科医生

当分娩前最后一次约见医生或助产士的时候，主要是决定宝宝将来的出生方式。医生要通过阴道检查来评估你骨盆的大小：因为它必须足够大以便胎儿通过。

在分娩前使胎儿旋转。当胎儿是臀位时，我们可以尝试使宝宝翻转，令其头朝下。

其中有很多不同的方法。最常见的是"外部方式版本"，由产科医生在第8月底完成。通过超声波检查发现胎儿的位置不正之后，

> ❝ 我如何知道宝宝已经是分娩时正确的位置？❞

宝宝的位置

你会花一个美好的夜晚来猜测你的宝宝是哪个位置朝下（脚、手肘、臀部）？这样的猜测不会告诉你胎儿的准确的位置。医生用他专业的手会更好地对你的腹部进行简单的触诊。比如，他将会辨认出胎儿背部的轮廓是凸起并且光滑的，和手肘、膝盖或脚是完全不一样的不规则的形状。第八个月的时候，通常胎儿的头部已经靠近骨盆，它是圆的，在耻骨下非常坚硬。臀部形状凸起，但不是很硬。如果有什么疑问，用超声波可以解决。

由医生帮助孕妇的双手举过头顶，这样子宫会比较宽松易动。之后，医生手摸到婴儿的头部，帮助其头部转动到妈妈的骨盆中。这种方法有一半的成功率。

其他可以自己实现的方法有"印度桥"姿势和针灸法。"印度桥"姿势是采用一种特别的姿势，每天两次，每次10～20分钟。仰卧，垫高骨盆，借助坐垫使其抬高30～35厘米，用另一个坐垫垫高头部，离地15厘米，双腿伸直，脚跟触地。

针灸，它采用所谓的"灸"（燃烧一些植物靠近皮肤）的技术。在小脚趾的附近通过每天点燃一段艾绒的棍子（艾蒿），在大约一周的时间里，我们试图增加胎儿的运动，来使其自行翻转。

如果你曾经做过子宫手术。比如你曾经做过剖宫产手术或纤维瘤手术，你的子宫有一个伤疤（我们称为"瘢痕子宫"）。这种情况子宫的坚实度或高或低，但是没有哪个检查从表面上能看得出来，或者当新生儿出生的时候是否可以抵抗住宫缩。如果不是这种情况，则必须要进行剖宫产手术。

在最后一次约见医生时，将会对这次分娩的风险做出评估。如果骨盆在X射线测试显示正常，最后一次超声波检查胎儿不是很大并且上一次剖宫产手术没有并发症发生，我们不一定继续使用剖宫产手术，但当你有

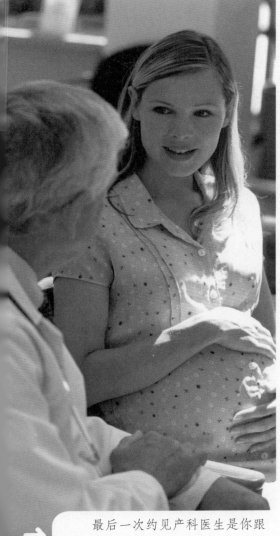

最后一次约见产科医生是你跟医生讨论生产前最后的问题。

第一次宫缩时就要马上去医院。

必须约见麻醉师

这个月约见医生的时候，产科医生或助产士会要求你预约麻醉师，以便在分娩过程中需要进行硬膜外麻醉或其他形式的麻醉。

好好准备分娩。为了更好的准备分娩，在第八个月底必须要约见麻醉师。这次咨询是对你的医疗和手术史做一次非常彻底的询

> 我的妇科医生通知我，要进行剖宫产手术。它是否比正常分娩更危险？"

剖宫产的危险

虽然作为一个手术它被认为很"重要"，但剖宫产手术的危险性通常是很小的。

今天剖宫产手术几乎和自然分娩同样安全。剖宫产手术对宝宝没有危害，如果确实有必要进行，相反，它比阴道分娩对宝宝更安全。每天，有成千上万的新生儿不是通过阴道分娩也同样安全无恙。剖宫产出生的婴儿头是圆的（不像别人是尖的），也起到了小小的美容作用。

问，你可能有药物过敏（杀菌剂、抗生素等）。并且在诊室还会有一个全面的检查。这次检查主要针对你是否有出血和过敏的危险，寻找在进行硬膜外麻醉时是否有禁忌，以及评估出最有利的麻醉姿势（检查脊椎、口腔），其目的就是要在分娩前充分了解你。这一次与麻醉师的咨询看起来是多余的，因为大部分的孕妇都是年轻、健康的，但是这些信息在分娩过程中处理紧急情况时是非常有用的。

硬膜外麻醉。麻醉师同样会跟你解释什么是硬膜外麻醉，它是如何实现的及在分娩中的反应。他会跟你确认剖宫产过程中同样可以使用硬膜外麻醉。经常是同时进行的，医院也会安排时间介绍关于这方面的情况。

为宝宝回家做准备

你已经考虑过将要如何布置宝宝的小天地。无论是他自己一个房间还是一块属于他个人的地方，关键是属于他自己的。当你和宝宝一起回到家中，在照顾孩子和你自己之前，你一定会感到非常疲惫。对于这种情况最好的办法是：最好与专业人士联系以获得帮助。

一切为了他

无论你选择什么地方，注意一定要易于通风，易于出入——想想当晚上他醒来的时候！——并且白天阳光充足。首先决定床或是摇篮的位置：它要远离温度高的或者窗户的位置。还有考虑温度因素：最好是在17℃～19℃，如果有可能的话最好避免屋顶或是阳光强烈的地方。

首先要安静。为了让宝宝不被外界的声音打扰，喇叭、汽笛等，比如可以不让宝宝的房间临街。考虑到日常的噪声也是非常重要的：在某种程度上要尽量远离电视或者音响。如果你害怕听不到宝宝的哭声，可以使用监控器远距离监控宝宝的睡眠。

具有功能性和受欢迎的地方。一旦位置选好了，你就和准爸爸或者是年纪大的孩子一起根据你的喜好装饰和布置房间，然后那些刷墙或者挂毯的工作就留给你的另一半了。房间布置可以考虑使用易于维护的材料：墙纸或可清洗油漆、瓷砖、塑料地面或抛光地板。如果家里有人过敏，应避免使用地毯。不过当房间有点儿冷时，地毯也起到了隔凉的作用。

对于装修，不要忘记，新生儿对反差特别敏感。比如他可能对墙纸或者油漆的颜色

无动于衷，而对于运动的东西就很感兴趣。如果你想墙纸多保留几年，最简单的方法是选择欢快柔和的颜色或者分散的图案，去除四周的边框。如果你还不知道宝宝的性别，那么就选择一个男孩女孩都适用的装饰。

光源和照明。可以根据自己的口味来选择窗帘，但是不要忘记窗帘有过滤光线的作用十分重要，这样可以让宝宝逐渐学会区分白天和黑夜。如果你没有百叶窗就用双层的

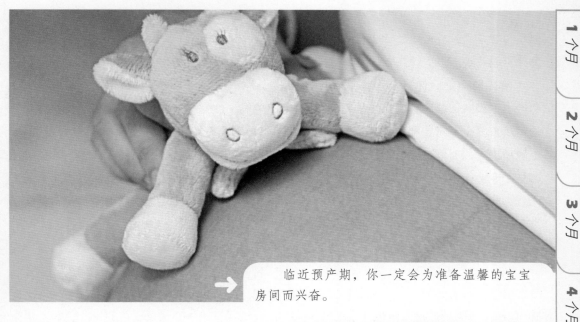

→ 临近预产期，你一定会为准备温馨的宝宝房间而兴奋。

1个月
2个月
3个月
4个月
5个月
6个月
7个月
8个月
9个月

窗帘让屋子昏暗一点儿。

当孩子是新生儿时，天花板灯最好带有调节器，在旁边的桌子上再放一个小灯，甚至是小夜灯。之后照明可以适应孩子不同的活动，比如玩的时候或者睡觉的时候。

首先是安全性

为了确保宝宝在房间里是安全的，要事先预想到一切他可能抓住的东西（例如，摇篮的窗帘），并确保没有什么障碍。比如避免在他的床上安装架子或临近他的位置安装灯：很快地，他就会占用上面的空间来学习站起来。也不要把床放在窗帘旁边：他的小手很快就会学会抓窗帘或绳子。

注意床和床垫。如果你选择围栏式的小床，在最初的几个月最好使用床围并确保那些木杆足够高以避免宝宝跌倒。同时还要注意床垫的质量。它应该适合摇篮或者床的尺寸，从而使周围没有空隙。还要注意它的硬度和厚度。不能太软，也不能是空心的或者

选择名字

> 这是一个费脑筋并使人兴奋的话题。

> 有一件事是肯定的：选择权在你和准爸爸手里。这主要取决于你们的品味及文化和家庭对你们的影响。

> 有一些障碍是要避免的：要注意一时流行但很快就会"不流行"的名字（在学校里，班级会有 5 个孩子和你孩子同名）。

> 可以让名字和你的姓氏有联系。

> 如果你还不确定，可以先保留直到看到宝宝，留个悬念。

> 另外注意，登记处可能会拒绝一些太离谱的名字。

有凸起。

预想到最初的需求

家务需要帮助。如果你认为你需要帮助，可以去附近的社区了解你是否可以得益于家庭补助，以减轻你每天的家务或购物，使你

自己轻松一点儿。或者，如果你的经济状况允许可以找钟点工。

家庭助产士。你可以考虑找一个家庭助产士：如果你哺乳，那么她的帮助对于你的产后恢复是非常重要的。事实上，当我们分娩后出院的时候，哺乳不是总会成功的，有一个专业人士在你身边会变得更顺利一点儿。可能从现在开始就要考虑找一个物理治疗师或助产士来帮助你进行产后恢复。因为宝宝出生后这些事做的就少了。

找医生。在准备去分娩前，最好找一个家庭医生或者儿科医生将来负责宝宝的健康。如果你急需就诊的时候也可以考虑找他：对于第一次就诊有些医生甚至可以到产院。口碑相传也是找个好医生的好办法，你可以问问身边的人（朋友、药剂师等）。

从购物到出生贺卡

不是说你们从医院回到家里就要马上去购物。你和你的伴侣可以根据你们的需要预想一下。有些产品你们回到家后会大量需要：尿布、宝宝的护理产品、矿泉水、牛奶等。储存一些罐头食品和冷冻食品在不需要外出的情况下，可能对你们回到家的第一餐会很有帮助。

你也可以准备一下宝宝的出生贺卡。你只需要打电话、打印、告诉他们孩子的姓名和出生日期。随时等待宝宝的出生，在出发前给准爸爸一张清单，上面写上你想到的东西和电话号码。

也要考虑到你的舒适性

给宝宝换尿布或穿衣服的时候是个特殊的时刻，通常这是一个获得默契、欢笑、亲吻的机会。但是如果宝宝开始哭闹，你可能还是会有点紧张……然而在没有人看管的情况下，永远不能把宝宝一个人留在换洗桌上。

换尿布

首先要考虑安装一个实用的装置。换洗桌可以放在房间里或浴室里，主要根据你家的空间的大小。重要的是在给宝宝换尿布时眼睛不要离开他，要把所有需要的东西放在手边：尿布、乳液、生理盐水、棉签等。当然也有一些特殊的家具可以整理所有这些东西。只需要装一个尿布垫并让宝宝靠近你就足够了。但是你也可以使用你选择的桌子。尤为重要的是你选择家具的高度，不要太弯腰（你会经常要做这件事情，至少一年）。

其他设备

你已经准备了一张床和一个可以换尿布的地方，现在要考虑宝宝将来的穿衣、吃饭、洗澡、散步的问题……这类设备的清单可能看起来很长：婴儿车，折叠式婴儿车，汽车安全座椅，婴儿背带，婴儿浴室，高脚椅，旅行婴儿床，等等。

一些东西可以借来使用，而买一些你一心想要的东西。这些东西通常很贵，至少对于一些东西（如汽车座椅）可以考虑买到旧货。

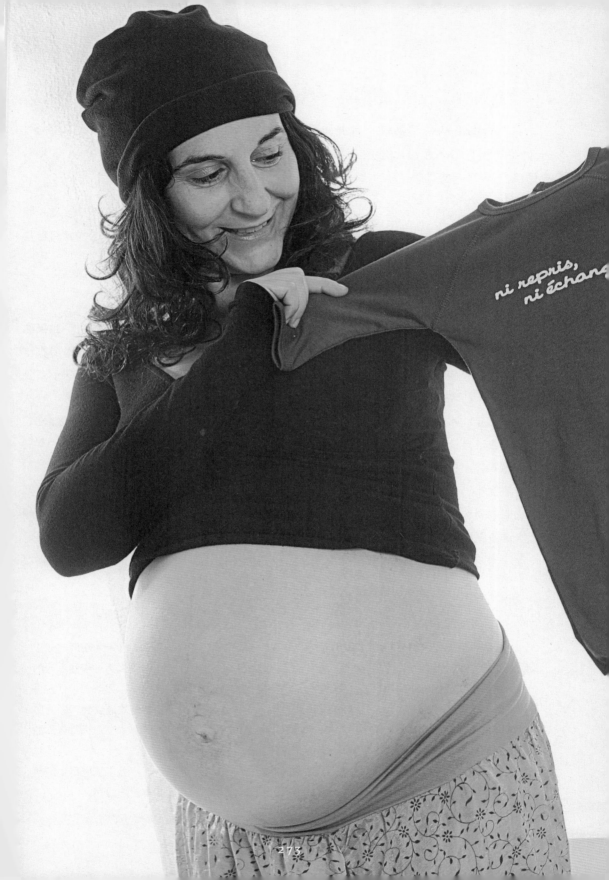

ni repris,
ni échang

准备分娩箱

虽然没必要从怀孕第四个月开始就准备箱子，但是也不要等到最后一刻来准备。因为从怀孕第九个月，比预产期早四周时你就可以分娩。这里介绍一些分娩当天以及住院需要的一些物品。

分娩当天

对于你。在宝宝出生当天，你要准备一个包，里面装上一件大的 T 恤衫或者宽松衬衣（你要让自己感觉很舒适），如果你是长头发，要准备扎头发的物品，一个喷雾瓶，一瓶水。你还可以准备听音乐或者收音机时的耳机，如果分娩一旦开始，可以看一些读物（容易的）让等待的时间变得短一些。

对于宝宝。准备小的浴巾（包裹新生儿并且可以擦干自己：因为分娩后全身会湿透，不能着凉），一件内衣，一件睡衣，一件开衫（冷热视季节而定）和一顶纯棉或羊毛帽子。衣服的材料要天然的，如果有可能同时给宝宝准备刚出生的及第一个月的衣服。

至于准爸爸，一定记得不要盖得太多，产房里总是很热的！准备些饮料，以及一些小吃和阅读书或杂志，因为等待的时间经常会很长。

在妈妈的住院期间

事先想到的大件 T 恤衫或睡袍（如果你哺乳，前面的开口最好很大），一件浴衣，一件房内穿的长裙或长开衫及一双袜子。还要带哺乳胸罩（及溢乳垫）和三角裤（一次性的）。网状的不要很性感的，但要很舒服。

在卫生和护理方面，需要纸巾和"产后特殊"卫生巾。准备好你平时需要的洗浴用品加上清洁湿巾，小的救生圈（如果有会阴切开手术），吹风机，面巾纸。以及准备好另一半送给你的，你喜欢的外出衣服（最好是宽大的衣服，因为你肯定还没有恢复到以

一些对于你有帮助或令你感到愉快的物品

> 手表可以监控宫缩时间及随后安排宝宝的生活节奏。

> 电话簿或者你想通知的身边人的电话清单。

> 一支笔和笔记本，用来记录宝宝醒来的时间、母乳或吃奶瓶的时间，你和宝宝健康方面的问题及得到的答案，可以让自己做个记号。如果你想记录私人日记，也是有用的。

> 一个自己的枕头会感觉更舒服一点儿。

> 一个可以给宝宝拍照的相机，即使准爸爸不在旁边的时候。

> 宠爱一下自己，可以带些喜欢的水果（新鲜的或干的），为什么不再带些喜欢的糕点和饮品（如茶）。你还可以准备些喜欢的食物，因为医院的饭菜总不会那么符合你的口味。

> 一本关于宝宝出生最初几周基本护理的书。

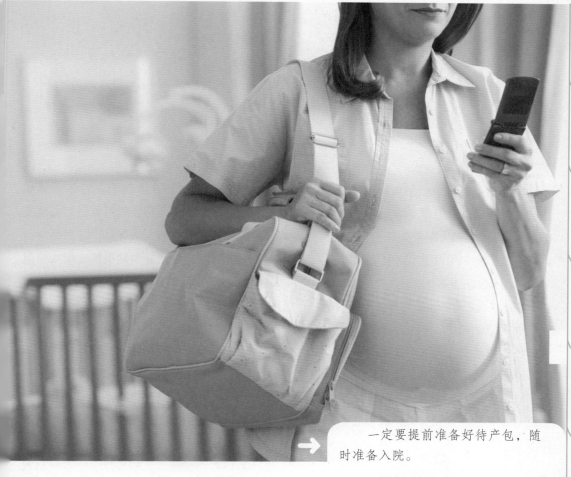

1个月
2个月
3个月
4个月
5个月
6个月
7个月
8个月
9个月

一定要提前准备好待产包，随时准备入院。

前的身材）。

在宝宝住院期间

考虑准备每天一件内衣和一件睡衣（婴儿穿的上衣连裤兼有鞋子的服装），除非有人会在你住院期间洗衣服，两到三件长袖内衣或羊毛背心，两双袜子，一顶纯棉或薄羊毛帽子，围兜，一个睡袋及出门的衣服。

记得拿两条婴儿摇篮的床单（医院通常只提供毯子），小的毛绒玩具及浴巾。

不要忘记宝宝的洗浴用品（浴液、甜杏仁油、婴儿液体肥皂、宝宝发刷和梳子），和护理产品：生理盐水、红药水、棉花和温

度计。通常情况下，医院会提前提供一张清单，上面会标明他们提供给妈妈的物品。

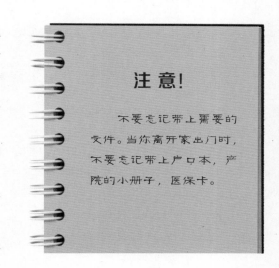

注 意!

不要忘记带上需要的文件。当你离开家出门时，不要忘记带上户口本，产院的小册子，医保卡。

心理方面：当宝宝需要更多的空间

怀孕第七个月和第八个月通常是许多女性和腹中的胎儿之间互相交流的一段时期。但同时也伴有身体上的不适及对未来的恐惧。

在别人的眼里

除非特殊情况，怀孕从第七个月开始就不容被忽视了。这通常会导致周围人对你的态度的转变，许多人都会变得更体贴更亲切。即使不是经常性的，但别人的目光里还是充满了同情。一般这些都有助于建立一个积极的自我形象。这些还有助于感受到周围人的保护。

然而这些关心，这些重要的目光有些时候却使她们感到压抑。事实上，孕妇要经常感到快乐。否则当她们感到身体的不适或者不开心沮丧的时刻，看到别人亲切的目光就会感到压抑，并且没有多少自由空间来表达矛盾的心情。

> **"我什么都不在乎！"**
>
> "从第八个月开始，我已经被医生命令必须要减少活动。我已经在家两周了，我承认我喜欢：我闲着，我休息，甚至我都不想阅读。我什么都不想，只想我自己和我的女儿，另外我和她经常说话。我给她听我喜欢的音乐。就好像没有什么重要的事情。我就好像在一个蚕茧里被保护着，没人需要我做什么。我的丈夫，他似乎对所有涉及我们女儿出生的事情都有点儿担心。我没事，我很好，我尽可能地利用这段时间来好好休息。"

减少活动

现在的情感主要依赖于良好的身体状态。在第三季度，各种疾病可能引起疼痛或疲劳等，一些女性确实很痛苦。这对情绪会有明显的影响，有时会引起哭闹或潜在的刺激。并且有些女性很难接受活动减少或者被限制行动。

根据自己的个性和年龄，注意让生活节奏再慢一些可能会容易些。然而有些年轻的女性被迫放弃她们喜欢的活动，节日庆祝或体育活动，可能就是一种真正的放弃。她们确实意识到她们的生活发生了变化，这使人感到害怕。对于一些年轻的孕妇来说，对未来的恐惧是一种很常见的情感：这可能出现在任何年龄阶段及怀孕过程的任何时刻，或强或弱，时间或长或短。

大肚子的接受程度

一般情况下，大多数女性看到自己的肚子长大都会很高兴，因为她们认为这可以确认胎儿发育得很好，并且胎儿在肚子里感觉很舒服。一般从前被圆润身材困扰的女性现在都会选择紧身衣，而不会感到不适。如果丈夫或者另一半引以为荣，孕妇通常会感受到更多的快乐，并会以不同的方式体现。然而也有些女性总是想减肥，害怕不能恢复到以前的身材。更罕见的是，一些迫于准爸爸

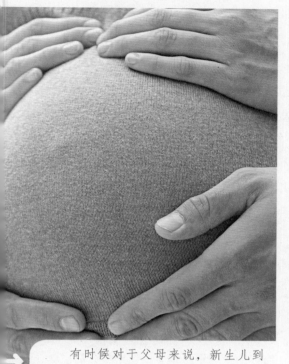

有时候对于父母来说，新生儿到来的喜悦会转变成一种莫名的焦虑。

出现，但是当这种情况发生时，她们通常是被情绪所淹没，并且意识到自己的身体变成了另外一个。

和宝宝对话

现在回想起来，女人往往会忘记在她们怀孕过程中偶尔的焦虑甚至是情绪波动。事实上，在许多人眼里，最后一个月是和宝宝互相交流的最神奇的一段时间。正是这样一段幸福会留在我们的记忆里。一般从第七个月开始，孕妇会分辨出从哪边可以找到她的孩子，并且她们可以用手刺激胎儿移动。她经常会跟胎儿大声说话。在黑暗中，她确信胎儿可以感受到惊吓，给他唱歌或给他听音乐。根据他的反应，她们之间已经建立了真正的对话。未来的宝宝不断增加体重，俨然有了人的样子。幸好有超声波，我们可以看到他的外观，通常会知道性别，那么名字经常就会在父母之间讨论。一周又一周，他变得更结实，他变成了一个真正的人，他变成了"我的孩子，我们的孩子"。

的压力下才生宝宝的女性，可能会把新的身材看作是一种变形的身材。但是没有什么是一成不变的，完全有可能那个时候拒绝大肚子，而之后骄傲的展示出来。有些女性需要一些时间来感受和接受这样的肚子在生活中

胎儿的感官能力

> 当然，在这个阶段，这意味着腹中的胎儿尚未成熟，但胎儿的感官能力已经很惊人了。

> 嗅觉和味觉在怀孕最初三个月已经产生，有的研究人员认为，胎儿在其出生前就会逐渐记住某种味道。

> 之后是触觉，在第五个月，在指尖形成皮肤的敏感性。

> 听觉会在相同的时期发育，在第二个季度末的时候，未来的宝宝完全有能力应对外界的声音。不仅仅是听到，他还可以逐步地分辨出一些声音。新生儿会在众多声音中很快分辨出母亲的声音，然后是父亲的声音，之后是兄弟姐妹

的，甚至是一些音乐。有研究表明，在怀孕过程中母亲经常哼歌，事实上对宝宝出生后有特别的安抚作用。

> 根据研究人员，在胎儿中已经存在感官记忆的一种形式。但这仍然是个假设。

爸爸方面：孤单却不孤独

在怀孕期间，夫妻之间的情感生活会有很大的变化：准妈妈有非常温柔的时候，也有大发脾气的时候，这都是可能的，一般都是由双方的态度变化引起的。我们每一个人都很难真正地分享内心的担心和不安，所以就会以其他的方式来表达。当你们理解了彼此不同的情绪反应方式，那么通常夫妻之间的交流就会变得简单和有效了。

夫妻关系的变化

对于一些夫妻来说，怀孕阶段就是情绪的风暴时期，会有很多的争论与和解，或者觉得对方的不可理喻。相反，对于另一些夫妻而言，正在怀孕9个月期间，夫妻关系更为紧密和不可分割，几乎有合二为一的趋势。但往往会对所应该思考的问题考虑不全面。实际情况并没有那么糟糕，在这段情绪变化的时期中，其实每个人都会有自己的面对问题的方法和寻找快乐减压的方式。

你和妻子及孩子的关系

大多数时间，两个人的生活和以前相比并没有太多的变化。你当然不可能一直想象着未来的孩子。当孩子在你们两个人眼前出现时，就已经形成了一个三口之家。你也应该同样好好享受只有夫妻的二人世界。你有时会跟孩子说说话、聊聊天，显然，孩子不是你讨论的唯一的中心。丈夫永远是会爱两个人的，并且开始慢慢地成为未来的父母。当你们步调不一致时，伤害会突然出现，这几乎是不可避免的，特别是当拥有第一个孩子的时候。从某种程度上说，这就是些断断续续的片段，可以在这段时期中促进夫妻关系的发展。

为什么会不协调？许多误解都涉及未来的孩子和你自己感受的方式。往往你的另一半首先意识到这点，然而新生儿对你来说是抽象而遥远的。他处在一个确实不能跟你分享的情感状态中，也有时这样的状况是相反的，你很快已经做好了迎接新宝宝的准备。

有时候你们的愿望不在同一基调上。你希望两个人待在家里，而她希望出去，去参观博物馆或者看表演，因为她害怕以后就没有时间了。或者相反……

也许你还对家庭产生分歧，如果她什么事情都要过问，你就会感到不舒服。男人和女人之间互相误解彼此的行为同样是很常见的。你喜欢少说话，你从不表露自己的情感，你隐

准备房间

> 一般情况下，是由准爸爸来给未来宝宝准备好他的房间，因为你的另一半要避免太接近而吸入油漆或胶水的味道。另外，孕妇做这些工作也会非常疲惫的。她们就给孩子选择一些她们想要的：选择的颜色、材料、家具、装饰……

> 如果她的意见是有价值的，你同样也有你的发言权。给宝宝安排房间对于父亲也是很重要的。和另一半一起发挥你们的想象力，按照你们的愿望打造一个温馨舒适的地方。

藏自己的恐惧，而她则认为这些都是冷漠……

不得不各自面对的变化

即使你们两个人尽量分享这段妊娠时光，但你不能和她生活的完全一样。首先，从生理的角度来看，因为她的身体正在发生变化，而不是你的，因为她能感受到宝宝亲密的方式，而你不能。这些区别是不可避免

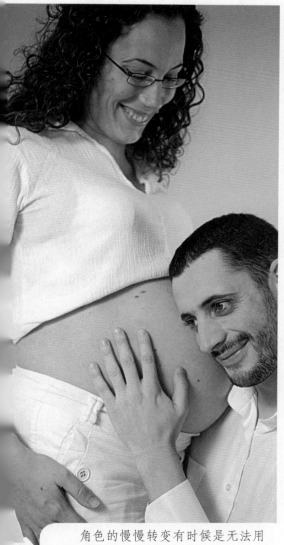

角色的慢慢转变有时候是无法用语言来描述和彼此来分享的。

的。每个人的角色不同，你要从儿子的角色转换成父亲，她要从女儿的角色转换成母亲。

你有可能并不是很清楚在你身上所发生的转变。成为了一个怎样的父亲（或母亲）都是由你自己来决定的，当然，也受到你的内在的影响。你希望像你的父母一样吗？他们还是那么沉闷或疏远吗？你想逃避你的孩子？或者相反离不开他？你如何梦想你的成年生活？你对你所做的满意吗？所有这些在过去和将来之间的来来回回会逐渐让你认识到父亲这个角色，并帮助你完成这个角色。即使你不问任何这些问题，或不以这种形式，通常你会被或多或少的童年记忆所搅动……

男人不被爱情和抚养孩子的问题困扰是很罕见的。在各种不同情况下，每个男人都有自己不同的应对方式。对于你的妻子，她同样有相似的恐慌，只是她在怀孕初期就已经经历了这个心理历程。你们可以尝试讨论，但是关于什么主题呢？是否需要呢？比分享更重要的是要尊重他人的生活不受打扰。

尊重他人生活

这似乎是显而易见的，但它不是无用的重复：当彼此都互相尊重各自的情感时，怀孕期间夫妻间的关系无疑是很简单的。你们要互相给予对方权利，即使是你不明白的时候。对于每个生活在这个阶段的人，自由表达的他们的情感和彼此间的互动都是必不可少的。

准备迎接孩子就意味着将与他朝夕相处。你向你的妻子说明，你不总有足够的时间，有时可能需要你和孩子在一起。但是你也要意识到，她不仅需要生活中的私人时间，

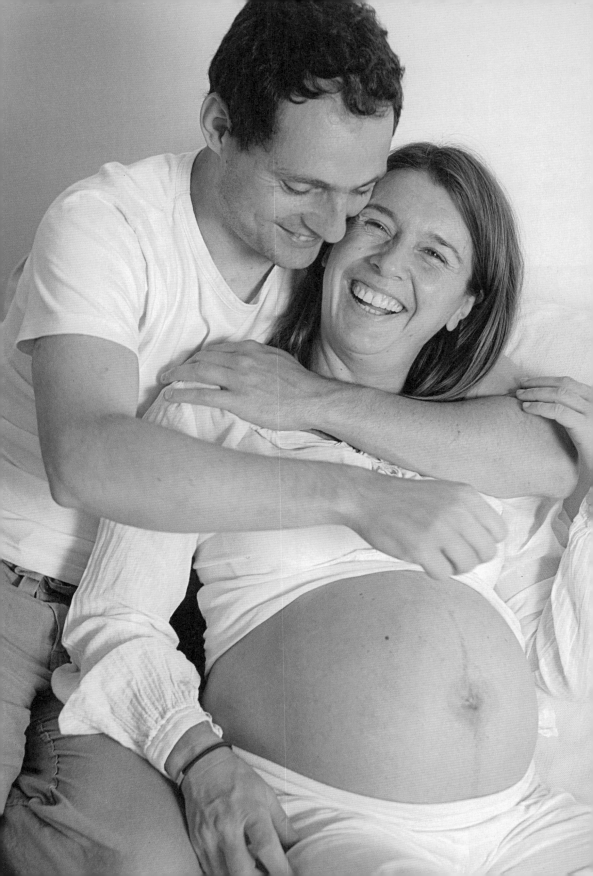

当有更多的对话

> 当你发现你找不到主题无法理解对方的时候，当你无法和对方沟通的时候，当你们不再有温馨时刻，不再有性爱的时候，你们当中的一个就要敲响警钟了。

> 如果情况还是很糟，最好两个人坐下来谈谈。逃避或缄默解决不了问题，哪怕是先想个解决的办法。

> 确实有些夫妻，在宝宝出生前分开，之后再在一起。也许这样不会给任何人造成伤害。

并且她也同样需要和宝宝在一起。总而言之，比较好的方式是两人各自有时间来用心地陪伴孩子，而不是按照任何标准。

性欲波动

至于感情生活，在怀孕期间夫妻间的性生活会有极大的变化。有些会做爱减少，尤其是在最后一段时间，而另一些则更有乐趣。对于这两种情况，通常夫妻双方都参与到这种演变中。

仅仅是因为女性的身体状况就减少性欲是很少见的，更多的是每个人的情感和精神状态而导致欲望降低。相反，同样的两个人也可以相互促进。当女性在整个怀孕时期都感觉良好时，她就会在另一半眼中变得更美丽性感。两个人都体会到彼此的吸引力更强，在性爱中感受到更多的快乐。

生理变化。然而，有时怀孕可以引起女性性欲微小的变化。如果在过去几周她在性爱中很快就感受到快乐或者有些小小的疼痛，不要感到惊讶。这些小小的变化都是激素系统引起的，不用担心，只是需要双方都做出一些小的调整。

害怕做爱。有时男性限制了自己在妻子怀孕期间的性爱，最普遍的原因是害怕在做爱的时候伤害到对方，甚至精子会污染到胎儿，尤其是当动作变得明显的时候。这种担心是没有根据的。阴茎从来没有进入子宫，胎儿从来不会被男性在母亲肚子（很富有弹性）上的压力所打扰，即使在最后时刻。

另一种原因是不情愿，或许较少承认，来自于女性在男性眼中的样子。当女性肚子变圆时，使其神圣化，在性爱中引进了"罪孽"的概念，情况就变得更复杂。在任何情况下，如果有可能，应该和伴侣说出你的顾虑，因为如果你对她缄默，不跟她解释，她会认为自己不再性感，甚至更糟糕的是，她将不再是你的爱人。

宝宝的视角

在所有周围的嘈杂声中，有一种是低沉的，节奏柔和，震动舒缓。他经常地接近或远离，出现或消失，但是他也带来很多热量，包裹着妈妈，每当他在的时候，我们就感到很温暖。当他把手放在妈妈的肚子上轻轻抚摸的时候，我很喜欢在他温暖的大手下面。他是那么好，只是听着，我会在他的身边，我知道他们俩都喜欢这样。

答疑解惑

" 我每半个小时就要去一次厕所,这样经常小便是正常的吗?"

想排尿的频率

大多数的孕妇在妊娠期的第一和第三个阶段经常去厕所。有很多原因来解释这个现象:液体在体内的体积增大,肾脏和子宫的负担增大,体积越大,膀胱的压力越大。当怀孕第四个月子宫重新上升到腹腔中时,这种压力会减少,当怀孕进入第三季度,胎儿第九个月进入骨盆时,子宫体积增大,这种压力也就增大了。每个女性内脏的位置略有不同,怀孕期间小便的次数也是各不相同的。有些女性没有注意到任何变化,而另一些则确实被尿频所困扰。

如果你晚上不得不起床好几次,那么在睡觉前两小时不要喝水。白天可以多喝水。

" 有时我的子宫收缩好像要卷成一个球,这是什么原因?"

子宫不规则收缩

你的子宫已经经历过这样的收缩。你可能已经感觉到我们所说的"子宫不规则收缩",它从闭经第20周开始就为子宫将来的工作做好准备。已经生过孩子的女性可能会感觉到比较早。在这种情况下,子宫只是通过反射收缩。最初,这些收缩虽然烦人但是无痛的。你会感觉到你的子宫在15～30秒内逐渐变硬。

在分娩前几天,它会变得更加频繁、激烈,有时甚至很疼。有些人可能会持续1～2分钟。分娩时需要很高的效率,分娩前的宫缩可以提高分娩效率,并且使宫颈扩张。

对于一些人感觉非常不舒服时可以变换一下位置:如果你是站着的话,为了让自己舒服点儿可以躺下或者坐下;相反,如果你是坐着,那么就站起来走走。在这种情况下,你可以学习一些呼吸技巧,可以更好的应对分娩时的宫缩。

这些收缩就像是真正在分娩。然而在怀孕期间,你会发现很难区分。下次咨询医生的时候不要忘记向医生描述你的感受。

如果宫缩过于频繁(每小时超过4次),并伴有疼痛(腹部或背部)或有不寻常的阴道分泌物,或者如果你有早产的危险,请立即就医。医生将会给你开镇痉药剂以便使你的子宫放松。

" 我只能勉强坐在方向盘后面。请问我还可以开车吗?"

安全驾车

向后移动座椅,调整方向盘位置,你要确保刹车总是可以踩到底。如果这个位置你感觉很舒服，那么对于短距离的驾车没有禁止。相反，如果你感觉到不舒服或有其他症状时应避免驾车，否则会很危险。

在妊娠末期，超过几个小时的旅程通常都是很累的，即使你不开车。如果你必须进行长途旅行，而且得到了医生的许可，那么要经常变换一下坐姿，并且每两个小时要停下来，站起来走走。同时也做些颈部的放松练习和伸展运动，使你的旅途更加愉快。

注意：如果分娩就要开始，不要试图以任何方式自己一个人开车去医院，永远不要忘记交通规则的重要性：开车时，我们或者是司机，或者是乘客（即使你乘车去医院分娩），所有人都要系上安全带。

> 我增加了很多体重，我担心宝宝太大不容易出生。"

你和宝宝的体重

不是说你增加了很多体重，胎儿就会增加相同的重量。在这方面有很多变量发挥着作用，包括遗传，你出生时的体重（如果当初你是一个大宝宝，那么你的孩子有可能和你一样），你怀孕前的体重（丰满的女性可能会生出较重的婴儿），还有你的饮食情况。但是如果你增加了很多的体重，你的骨盆可能会集聚很多脂肪，这将不利于分娩。

在经过腹部触诊及测量子宫高度后，医生会告诉你是否怀有一个巨大儿。超声波检查同样会估计出胎儿的体重 +/ － 15%。

如果害怕胎儿骨盆不对称（相对于骨盆胎儿太大），通常产科医生会让分娩开始，但是会密切监视。如果宫颈扩张良好，胎儿下降，那么就会继续进行自然分娩。相反，如果没有任何进展，医生还是会使用激素（催产素）来促进宫颈扩张，以及胎儿的头在母亲骨盆中的进展。如果这样还不够，那么最后的手段就是剖宫产手术。你在怀孕过程中增加的体重越多，分娩后就越难减掉。出于种种原因，所以在怀孕期间一定要注意你的体重及饮食。

> 我感觉到呼吸急促。当我气喘吁吁的时候，我的宝宝是不是也同样缺氧？"

呼吸急促

呼吸急促并不意味着缺乏氧气。相反，孕妇的呼吸器官会更好地吸入氧气。情况确实如此，许多孕妇都遇到过呼吸困难，有些甚至偶尔还要进行深呼吸。通常怀孕最后阶段，当子宫重新上升顶到了腹腔隔膜压迫到肺部的时候，这个现象比较严重。当胎儿开始下降到骨盆时，这个现象就会消失。对于第一次怀孕，通常是分娩前 2 ~ 3 周。

到那时你肯定更容易呼吸，如果在你站直的情况下（这也是对你的背部一个很好的解决方案），在你睡觉的时候身体稍微抬高 2 ~ 3 个枕头的距离，你还要避免过度用力。

如果胎儿在相当低的位置，也不会感到呼吸困难，这也是很正常的。

当同时还有很严重的胸痛时，就要立刻咨询医生或去急诊检查。

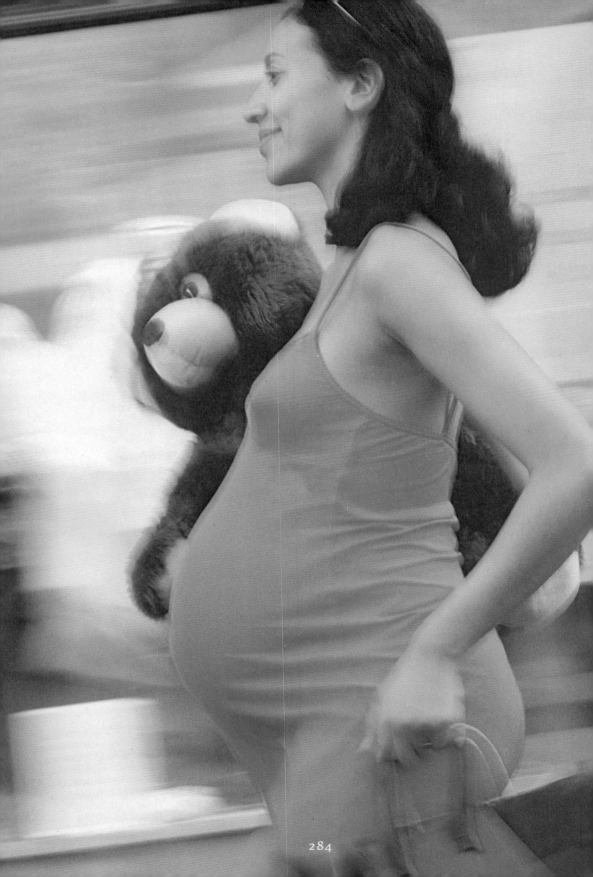

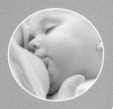

妊娠期第九个月

胎儿的发育

此时你走路像只鸭子，因为韧带疼痛，盆腔沉重，你的宝宝会继续快速增长。从第九个月开始，他就正式被认为是"足月"了，可以准备出生了。他的增长速度会很快。

潜水的姿势

在怀孕的最后一个月，胎儿会长约 5 厘米，并且体重增加 1.15 千克。在这个月结束时，通常重 3 千克，身高 50 厘米。

胎儿已经几乎不能再活动了，肯定想早日出去。这可以由他自己来决定出生的日子。虽然局促，但不影响监测他的活动。胎儿的活动方式你现在会非常了解，并且同样你也会感受到他的活动比平时减少了。相信自己，但是如果有疑虑就马上咨询医生。

大多数胎儿在这个阶段都是类似潜水的姿势，头向下。大约在怀孕 37 周的时候，会慢慢降下来。脐带长度大于 60 厘米，胎盘重约 600 克。

> 66 我已经怀孕 37 周了，但是胎儿的位置还很"高"，这是不是说明我分娩的日期要推后？"

胎儿的下降

胎儿的下降是当胎儿的头下降到由盆骨形成的盆腔，这也就意味着胎儿已经准备好出来了。但真正分娩的时候不一定是这样的。这个信号并不能指示大概的分娩日期。只能说当它出现时，大多数情况下分娩会顺利进行。

临床检查可以确定婴儿的头是否已经下降。对于阴道检查，会触摸到婴儿的头，它被支撑在骨盆（骨盆输入）的顶部，并不会再后退：我们说它被很好地"固定"。

但你自己会感觉到：你的肚子好像下垂。子宫的上半部不再需要隔膜支撑，这样可以使你感觉呼吸更轻松。同时，你的胃有了更大的空间，消化变得更好。很明显，这些优点与对膀胱，骨盆关节和会阴的压力而言都不足挂齿了。

光滑的皮肤

胎垢会慢慢脱落，并漂浮在羊水中。现在你的宝宝的皮肤非常光滑，因为他很丰满。他的头骨还没有完全骨化：有两个囟门，骨头之间的这些纤维缝隙会在出生数月后闭合（见 365 页）。

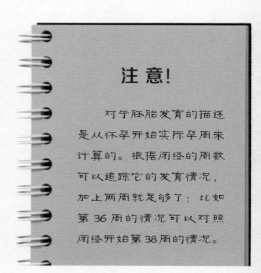

注 意!

对于胚胎发育的描述是从怀孕开始实际孕周来计算的。根据闭经的周数可以追踪它的发育情况，加上两周就足够了：比如第 36 周的情况可以对照闭经开始第 38 周的情况。

→ 你可能从没想过自己的肚子会这么大。

1个月
2个月
3个月
4个月
5个月
6个月
7个月
8个月
9个月

妈妈的情况

如果你觉得最后一个季度时间很长，甚至还有最后的几天，不要忘记怀孕是个短暂的时期：只有生命中的九个月而已。所以尽量享受这个神奇的状态吧。

"我到处都疼"

骨盆疼痛。你可能会有耻骨韧带疼痛，这会导致你走路困难，或者肚子下部的左右侧疼痛。这些疼痛会让你感觉很不舒服，但对胎儿没什么影响。

起初，如果你肚子疼的时候，你可能很难区分宫缩的疼痛和肚子疼痛的区别。

但是疼痛的位置是不一样的：宫缩会牵涉到你的子宫，所以位于肚子的中部，同时你的子宫变硬、变小，像个小球，因为它"收缩"了一次。

由于胎儿的疼痛。胎儿的位置可能会让你不舒服：比如胎儿头朝下会使你走路的时候双腿要分开。他还有可能把头或双脚放到你的肋骨下面。

你的子宫几乎占据了整个腹部。它已逐渐成长，一周又一周，顶部是从耻骨联合30～32厘米。在接近分娩的日子的时候，你的体重不断地增加。你肚子上的皮肤会感觉到已经被撑到最大。

安排好年龄大的孩子

在你准备去医生生产之前，要把年龄大的孩子安排好，并好好安慰他，跟他解释接下来将要发生什么。还要想到在你不在的时间里，他的看管问题，以及最快的解决方案来应对紧急事情的发生。

害怕疼痛

> 关于分娩有两三件事情要说一下，而无关于其强度。

> 首先，它的持续时间是有限的时间：这可能在那个时候很难相信，但分娩不会一直继续的。第一次分娩的时间平均12～14个小时，而对于大多数女性来说，这些时间中只有一段时间是难以忍受的。

> 生产有时候会很长，但产科医生不会让时间超过24小时，如果有需要会进行剖宫产手术。

> 最后，与其他疼痛不同的是，这种疼痛的目的是令人欣慰的。宫缩会使宫颈一点点张开，每一步都使得你更接近你的宝宝。当进行难以忍受的分娩时你没有看到你的宝宝，而头脑里只有一个念头就是赶快停止时，不要太自责，大多数的妇女都是这样的体验。

饮食和睡眠障碍

你吃饭时要小口吃，因为胎儿压着你的胃部，你不能大口吞咽。尽管你每餐吃得很少，但你仍然感觉胃部不舒服，并且有呼吸困难的感觉：挺直背部，会感觉好一点儿。有一些孕妇还会感觉到胃部灼热，甚至可以上升到喉咙。

你会睡得不好，晚上醒来好几次，可能是由于想小便或者是胎动，但你也找不到原

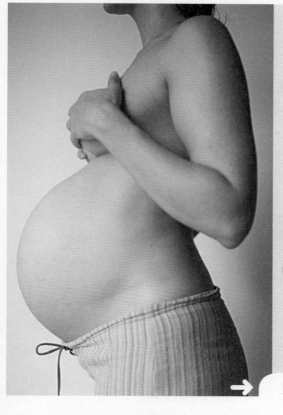

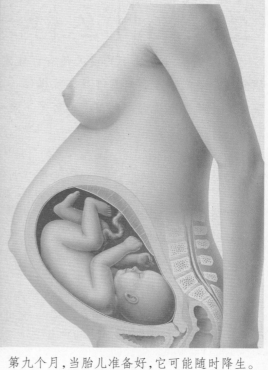

第九个月,当胎儿准备好,它可能随时降生。

1个月
2个月
3个月
4个月
5个月
6个月
7个月
8个月
9个月

因。任何情况下,当你想小便的时候都不要等待,因为充盈的膀胱会引起收缩。解决睡眠问题的唯一办法就是每天中午进行午睡来弥补不足的睡眠。事实上,你已经开始进行了宝宝出生以后的生活节奏(频繁的夜间觉醒)。

你会感觉每天都很累,有些日子、有些时候更累。接受这样的状态并且要好好休息,这是很重要的,因为这样可以让怀孕的过程顺利进行。如果你不想晚上外出,就安静待在家里,早早休息。

非常敏感的乳房

大多数孕妇都感觉到乳房非常敏感,她们有时会感到乳头刺痛、跳痛或疼痛。所有这些不适都与乳房发育有关。如果乳头疼痛,

当你涂抹护肤霜或乳液时,对于按摩乳头是没有用的。现在还没有什么灵丹妙药,有点儿耐心,情况会稳定一点儿。

黄色液体的外观。有时会有初乳(黄色的黏稠液体)从乳头流出。这是正常的,没有什么特别的,只是垫上溢乳垫,以避免弄脏你的胸罩。不要挤压乳头使液体流出,这样可能会导致宫缩。如果你已经决定母乳喂养,这种物质将成为你的宝宝头三天的食物。

准备好母乳喂养。喂奶时间加长,尤其是在泌乳初期,有时会导致乳头受伤。为了避免这些裂口,在分娩前两三个月时,就要开始加强保护你的皮肤,因为这也是很痛苦的。要做到这一点,每天可以用加几滴柠檬的杏仁油来按摩乳房,轻轻拉伸,这样当你给宝宝喂奶时,你的皮肤的弹性会更好。

宝宝是什么样子

宝宝的头没有朝下的情况是有可能发生的，有时会引起难产。但是也不排除自然阴道分娩的情况。只有涉及宝宝横位（肩）或者前额朝下时才进行剖宫产手术。如果宝宝是脸部或者臀部朝下，剖宫产不是必须的。

为什么会有不同的姿势

在怀孕7个月之前，大多数的胎儿会以他们认为最舒服的姿势存在：头位、臀位或者横位。接下来，往往头部越来越重，快到8个月的时候，他们开始摇摆，然后头部就会朝下，臀部朝上。

一般在分娩的当天，都会采用这个姿势。然而有些胎儿不会做出这样的翻身动作。

臀位分娩

在臀位的情况下，我们可以尝试在怀孕第8个月末期旋转宝宝，让他变成"头位"。这有一些不同的方法，可以由妇科医生或者母亲来进行。但是如果尝试失败，那么就要通过剖宫产手术来解决。

当胎儿是臀位时，只有满足一些特定条件才允许自然分娩。事实上，它必须满足许多标准才能确保分娩的安全。

首先，骨盆要足够大，母亲要做一个X光检查，叫做"骨盆透视"，可以获得骨盆的尺寸。然后胎儿不能太大，他的头应该很好地弯曲（下巴靠在胸部），宽度不超过10厘米。

一个更安全的环境。如果你可以进行自

进行 X 射线骨盆测量

骨盆的 X 射线检测一般在怀孕的第9个月进行，可以判断产妇骨盆的形状和尺寸。它可以评估进行自然阴道分娩的安全的可能性是可行的。

然分娩，接下来宫颈的扩张也要符合标准。你将在手术室进行分娩，因此，如果有需要，医生会进行简单而快速的剖宫产手术。你的合作是非常重要的，因为只有靠你自己的努力才可以分娩。当臀位时，产科医生是不能使用产钳的。通常外阴切开术是经常性的。

横位

当胎儿是水平伸展，在子宫中处于横向的时候，我们叫做"肩位"或"横向位"，这样会影响其正常下降到骨盆中。这种情况最后总是要进行剖宫产手术，除非产科医生在分娩前改变了胎儿的位置。

脸位

在这种情况下，胎儿头部向后甩，下巴向前，嘴和鼻子被定位在骨盆的中心。自然分娩还是可能的，但是这需要胎儿的下巴固定在妈妈的耻骨以下，然后在其周围弯曲。因此出生的婴儿几乎都出现脸部水肿的情况，会在接下来的几天自行消失。脸部呈现不应该与前额呈现混淆，因为前额呈现的情况还是需要进行剖宫产手术。

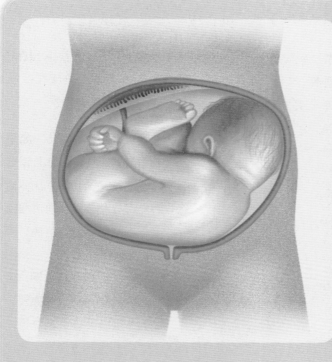

两种不常见的位置

到怀孕第八个月的时候，胎儿的位置一般就是最后分娩时的位置：头部朝下，臀部朝上。有时会出现一些不常见的位置，臀部或肩部朝下。当第八个月咨询医生或助产士的时候会知道胎儿是什么位置。如果有疑问，可以做超声波检查。

①横向

胎儿在子宫中处于水平横向的位置，他的头既不在上面也不在下面，而是在旁边。它属于"肩部朝下"，也叫做"横向"。有时产科医生会通过操作横向腹壁使胎儿头朝下。但是这种操作不是总能成功的，有时候是禁忌的。

②完全或不完全臀位

胎儿是臀部朝下。我们说这有两种不同的表现方式。有三分之一的情况，胎儿盘腿而坐：这就是所谓的"完全臀位"。在其他的情况中，胎儿是臀部朝下，脚抬起，这种情况称为"不完全臀位"。对于阴道分娩，后者的情况是更好的。

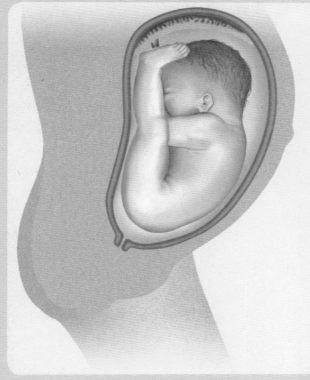

1个月
2个月
3个月
4个月
5个月
6个月
7个月
8个月
9个月

接近分娩的日子

最后的日子似乎往往很长，你开始变得没什么耐心了。一方面希望宝宝快点出生，而另一方面又想他在你的身体里再待一段时间。你同样期望着第一次宫缩。现在是很好的机会来做最后的准备工作，并且要照顾好自己。

准备出发

明天，也许后天？分娩的预计日期已经非常接近了，现在已经不是哪天的问题了，如果有需要，现在是精心准备出发的时候。箱子收拾好了吗？准备好所有住院需要的资料了吗？对于大孩子的看管都安排好了吗？

做愉快的事情

当一切真的准备好了，全部的经历都关注在孩子的出生已经临近。

你想散步，或者和朋友出去购物？不要犹豫，因为这些都是很好的活动，可帮助你分娩，不要跑就不会有危险。同样在最后一刻，如果你们感觉有欲望，你们也可以做爱。宝宝的出生是新一页的开始，同时也预示着分离：母子之间的联系也将是另一种的需要。

谁来陪产

今天，大多数的产院都允许第三个人陪同出现在分娩室。这个人可能是你的丈夫或伴侣，也可能是你的母亲、姐妹或者朋友。如果准爸爸有空，如果你想让他陪同你分娩，

出租车或救护车

尽量避免出租车，因为往往他们是拒绝承载孕妇的。打电话给消防部门也是没用的。但是为了可以处理所有可能发生的情况，你要自己获得医院急救中心的电话号码（该费用由社会保险报销）。

那么他就可以陪在你身边。如果你很犹豫，要知道你可以选择签署一个协定：比如他可以在分娩的前过程陪伴你，但是出生的时候离开。

在所有情况下，关键是你们两个人的愿望。看到宝宝出生会引起恐慌，不要自责，分娩令很多男性印象深刻。

出生球

> 柔软而富有弹性，出生球一般长45～75厘米之间。在怀孕期间，它可以当成座椅，因为它可以帮助减少会阴的压力，并且可以减轻每天作用在背部的压力。

> 练习时，坐在出生球上，对会阴有一个支撑作用；当宝宝下降压力增大时，可以在垂直的位置支撑很长时间。还可以摇摆骨盆：这个摇摆动作会令你感到很放松。

> 可以到妇产医院或者网上查找如何获得高质量的出生球，要适合你的身高和体重，并学习如果使用它。测试的方法是，当你坐在球上时，你的小腿和大腿之间形成一个直角，双腿分开与髋部相同的宽度，双脚平放在地面。

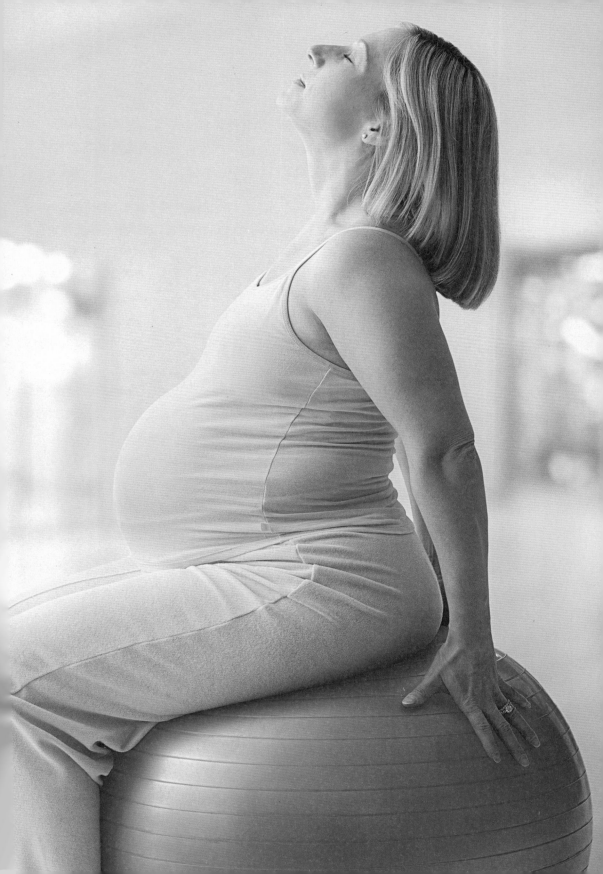

母乳或奶瓶

在 20 世纪，女性已逐渐放弃母乳喂养。社会评论过于苛刻，女性希望获得一切自由。从 1980 年以来，母乳喂养开始慢慢流行。但对于一些不愿意母乳或不能母乳喂养的女性，奶瓶还是具有一定的优势的。

母乳的优点

当没有什么特殊的情况下，母乳喂养仍然是最适合你的孩子的。初乳（前三天产生的液体）和母乳可以提供一切宝宝的营养需求。

控制感染和过敏。有研究表明，母乳喂养的婴儿比奶瓶喂养的婴儿的感染率低。事实上，母乳中含有的抗体（免疫球蛋白），能保护孩子，直到他产生自己的免疫系统。它可以显著减少患胃肠道疾病（腹泻）和呼吸疾病（哮喘）的风险，但还是会有耳部感染和鼻咽炎。此外，母乳非常适合宝宝的不成熟的肠道，而牛奶（以婴幼儿配方奶粉）则需要特别的努力，宝宝的身体才能接受。另外，一些化合物会刺激儿童的免疫系统的发展，使其避免过敏反应。

非常容易消化。母乳非常容易消化：一天又一天，一周又一周，无论是足月分娩或是早产，在整个母乳喂养阶段，它都可以适

爸爸的重要作用

如果母乳喂养时只有你和宝宝两个人，那么你的另一半往往在喂养初期对你的支持起到重要的作用。最近的一项研究表明，当父亲支持的母亲的这项选择，有 96％的新妈妈们愿意尝试。然而，当他们不太相信母乳喂养的好处时，这个数字下降到 26％。

选择母乳喂养

> 有些女性在没有孩子以前就选择母乳喂养。另一些人是怀孕前没有考虑过这个问题，当听到母乳喂养的好处时，也选择了它。还有一些人悬而未决，直到分娩。最后，只有少数女性认为，母乳喂养是不适合她们。

> 对于所有拿不定主意的事情，这里有一个建议：尝试。如果最后你不是很喜欢，你还是有时间停下来，至少可以使你摆脱疑虑。对于你和宝宝最重要的就是从母乳喂养中受益，即使是在短期内。要知道，想要人信服可能需要花上一段时间。

> 最初的几个星期总是有挑战性的，即使是对于母乳喂养的拥护者。事实上，母乳喂养需要双方都要努力学习，经过一段时间来建立一个良好的母乳喂养关系。这也同样需要母亲来决定时间上是否合适。

> 很多女性害怕母乳喂养会导致胸部变形（或损伤）。怀孕和母乳喂养都会使乳房体积增大（有时非常大）。怀孕和哺乳后，乳房体积缩小，并变得很"软"。然而，随着时间的推移，乳房会重新变得坚挺。

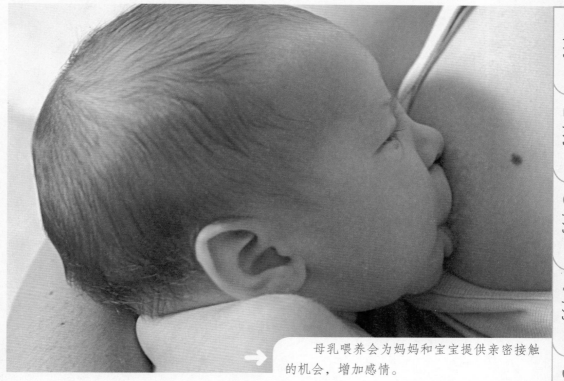

母乳喂养会为妈妈和宝宝提供亲密接触的机会，增加感情。

应宝宝的需要。几乎没有宝宝对母乳过敏，尽管母亲对牛奶等一些食物呈现出过敏反应。

所谓"人乳化"牛奶（由牛奶制成）可能引起过敏反应。越温和越严重。对于那些对奶粉过敏的婴儿，儿科医生会推荐一些主要含有蛋白水解物的特殊奶粉。

健康。你要确信你的乳汁是精心准备的，也是毫无污染的（只要你不是患有禁止母乳喂养的疾病），并且没有变质的危险。

长期。母乳喂养具有长期有益的影响：它可以减少过敏、肥胖和青少年糖尿病患儿的风险。此外，由于吸吮乳房比吮吸奶瓶需要更用力，因此，母乳喂养还可以促进颌骨、牙齿和上腭的发育。

母乳喂养对母亲的好处

实践。母乳喂养不需要特殊的安排或设备。乳汁和乳房无需准备，并且温度合适。在公共场合哺乳也开始被接受：你出门不需要计算每次喂奶的时间。如果在公共场合太私密的动作令你感到很不舒服，但幸运的是这不会持续很长时间。

经济。无需奶瓶、橡皮奶头、奶粉罐或瓶装水。不要再浪费喝剩下的半瓶奶了。

重新处于分娩状态。通过宫缩会很容易使子宫缩回，有时很疼，我们称为"绞痛"，特别是第二次分娩。它们会在泌乳激素（催产素）的作用下增加。

月经延期。在一定程度上母乳暂停喂养排卵继续，月经恢复。需要注意的是，不能依赖这种情况来避孕，因为它只是延迟了几个月的月经而已。

降低患癌症的风险。多项研究表明，有年幼孩子的妇女或是哺乳过的女性患有乳腺

母乳喂养的禁忌

有些母亲没有选择：她们不能或不应该进行母乳喂养。这可能是由于心理或者生理上的原因，因为她们自己或者孩子长期或暂时的健康问题。有时哺乳初期可以进行的很顺利。下面介绍一些限制母亲和孩子的最常见的因素。

对于母亲

·严重的心血管疾病，肾病等。

·一些慢性疾病会渗透到母乳中，并对孩子造成危害：化疗，抗高血压药或抗抑郁药，抗精神病药，锂、镇静剂或单一镇静剂。

如果你很想哺乳，可以和医生咨询一下。在某些情况下，有可能修改治疗方案或改变解决方法。要知道服用一些特殊药物如青霉素，对母乳喂养没有任何禁忌。一些女性由于种种原因在分娩过程中接受了抗生素的治疗，经常性地在接下来的治疗过程中继续哺乳。

·艾滋病和艾滋病毒感染。这些疾病可以通过黏液和血液，也可通过母乳传染。

·服用可卡因类的毒品，海洛因、美沙酮、大麻和镇静剂和酒精。

·在工作场所暴露于有毒化学品。

对于新生儿

有些疾病或问题会使得母乳喂养很困难。但是如果你有适当的医疗支持，不一定是不可能的。

·同化问题，如乳糖不耐受，或苯丙酮尿症，说明无论是母乳或者牛奶都不消化。在苯丙酮尿症的情况下，我们可以给宝宝喂养不含苯丙氨酸的奶粉。

·唇裂和腭裂，或其他嘴部畸形问题使得哺乳困难。是否可以进行母乳喂养取决于嘴部畸形的情况，但是还是可以通过特殊的医疗方法来解决。

失败的情况

有时，没有出现任何禁忌问题，尽管你和宝宝都做出了许多努力，但还是无法进行母乳喂养。但这种情况很少见。

如果你是这种情况，不要感到失望、内疚或失败。先把这样的感情放到一边，你和宝宝之间建立的母爱亲情更加重要。

癌的概率都较低。这并不总是正确的，尤其是当有遗传因素诱发乳腺癌的时候。

奶瓶的优点

对于不愿意或者不能哺乳的女性，奶瓶具有一定的优势。

分享责任。奶瓶可以让父亲从孩子出生开始就参与喂养的工作。这样也可以使父子感情建立得更快更容易（对于母乳喂养的孩子的父亲也可以通过其他照顾方式，如给宝宝洗澡或哄宝宝睡觉来建立这样的感情）。

同样，家里年纪大一点儿的孩子、爷爷奶奶、其他的家庭成员甚至朋友都可以通过用奶瓶给你的宝宝喂奶来建立感情，这样你也会轻松许多。

更灵活自由。用奶瓶喂养可以让母亲有更多独立于孩子的时间。你可以出去几个小时购物或者透透气而不用着急，你的另一半（或身边的其他人）可以接管。

没有受限制食品。奶瓶喂养不需要任何

特定食物强加给母亲，不像是母乳喂养。母亲是否吃辛辣的食品，是否吃了酸菜（此外，如果有的宝宝不喜欢的卷心菜，别人喜欢），喝的牛奶多或者少，喝了一杯酒等。

压力更小。有些女性在哺乳时会感觉太焦虑、太紧张。

减少疲劳。奶瓶喂养比母乳喂养减少"疲劳"，比如可以在一天中任何时候交给你的另一半来喂养。

对于夫妻生活更容易。奶瓶喂养可以在夫妻生活中减少一些令人扫兴的事情（除非宝宝在不正确的时候醒来突然想吃奶）。

相反，母乳喂养有时是存在扰乱因素的。负责促进乳汁分泌的激素会使阴道在分娩后持续干燥（可以使用润滑剂减轻）。性生活时，

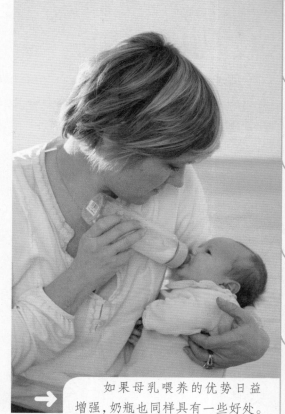

如果母乳喂养的优势日益增强，奶瓶也同样具有一些好处。

喂养宝宝

> 一个特定的时间。喂养宝宝是一个和孩子之间建立学习了解关系的有利时刻。无论你的选择是什么，都不要勉强自己。如果你已经选择哺乳，但是出于某种原因，进行得不顺利，或者你想哺乳但不能进行时，你的不快、你的失望、你的自责会传达给你的宝宝。最重要的是要把这些时间花在和宝宝在一起，无论是母乳喂养或者奶瓶喂养。

> 母乳喂养。皮肤贴着皮肤，双目对视，每天6～8次，你会爱上这种情感和亲密感。这是真正的快乐分享。

> 奶瓶喂养。和母乳喂养一样，坐下来让自己舒服，好好享受这个属于你们两个人的时刻。你也可以让你的小宝宝紧贴着你的皮肤，打开衬衣，在他用奶瓶喝奶的时候，让他舒服地贴着你的乳房。

乳汁也会流失，在一些夫妻之间也起到了反作用。而奶瓶喂养，乳房可以保持它原有的特性，且就这一个。

母乳喂养与奶瓶喂养交替

有些女性选择母乳喂养，但是由于某种原因，她不能只用这一种喂养方式，根据她自己的生活显得不太实际（出差太多，工作中不能使用吸奶器），或难以维持一段时间（奶量不够）。幸运的是，母乳喂养和奶瓶喂养并不互相排斥。把两种方式结合在一起是一个很好的解决办法。

但需要注意的是，如果你选择奶瓶／母乳交替使用，不要忘记，在给宝宝加入奶粉喂养之前进行母乳喂养（5～6周）。

最初的信号

在感觉到分娩临近的信号以前，我们往往害怕不知道如何区分。但当它真正到来的时候，一般我们会确信：宫缩强烈并且规则，或者羊水破裂，或者两者兼而有之……就是这个时候，现在知道了吧！

最初的宫缩

一般情况，所有初期的宫缩似乎持续时间都很短。大约每隔一刻钟或半小时，你会感觉到轻微的抽痛，就好像月经一样，或者类似肠绞痛。你也可能只是感觉到后背疼痛，用正常的方法无法及时区分。

但是任何情况下，分娩前的宫缩与怀孕期间的疼痛不太一样。现在会更有规律，更疼，越来越频繁，持续时间越来越长。你会感觉子宫变硬像一个球，然后在手中重新变得很软。这是无意识的，自发的，完全不受你的意志控制的。这时的宫缩表明，你的工作开始了（如用于医疗行业的"工作"一词是指分娩过程中，宫颈扩张的开始，直到孩子出生）。

或多或少漫长的等待。在女性中，突如其来的强烈的有规律的宫缩有的持续时间长，有的时间短。对有些人来说，比如宫缩持续的不规则，并且没有那么痛；而对另一些人来说则相反，宫缩强烈而迅速。然而，在一般情况下，建议不要第一次宫缩后马上去医院生产，可以再等一会儿。

有耐心，放松心情。当宫缩开始变得有规律的时候，你可以洗个热水澡，让自己放松，当然这是在羊水没有破裂的情况下。也许在洗澡后你会感觉宫缩没有那么强烈了。你也可以好好享受这个暂时的休息，放松身体。洗澡后，

让自己觉得舒适：给自己找个更舒适的姿势，可以垫个枕头坐在地上，或双腿打开，坐在椅子上。你可以听轻柔的音乐，或者尝试你在助产士那里学到的准备分娩时的呼吸方法。放松，使得自己在每次宫缩后都能更好"迎接"下一次宫缩的到来。

每五分钟一次的宫缩。当分娩的时刻接近，宫缩也会加速，它会变得更强烈，持续时间更长。在出发去医院生产之前等一下。一般情况下，当母亲是头胎时，建议等到宫缩在两个小时之内每五分钟一次的时候。这段延迟只是个参考。如果你已经是妈妈，你也可以把它一分为二，因为一切都会很快。另外上一次的生产促使你不能等在家里。如果你住的离医院

分娩和顺势疗法

> 顺势疗法可以帮助你进行一次更为平静的分娩。最好是由你来主导这种预防辅助治疗，这是一种完全依照你个人定制的治疗手段 — 可以理解为是你分娩中的"理想药物"。就好像是顺势疗法中的治疗手段是完全根据每个人不同反应所制定的。如果你需要采用这种顺势疗法，可以在分娩前，或是在生产过程中。

顺势疗法能缓解因宫缩引起的疼痛，并且可以促进分娩速度。请注意，自我用药是禁止的。

舒适的姿势

当你感觉到开始宫缩，但还没有强烈到马上要去医院的时候，放松自己。在分娩初期，你可以尽可能地选择一些姿势让自己感觉到更加放松：

· 蹲下。

· 两手放在前面跪下。

· 弯曲双膝，背靠在墙面。

· 跨坐在椅子上，头部弯曲靠在椅背。

· 盘腿坐在垫子上。

最后两个姿势如下图所示。

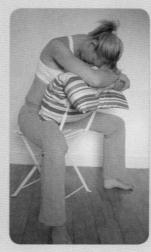

①靠在椅子上面：反坐在椅子上，双手与头部紧靠椅背，背部蜷曲。

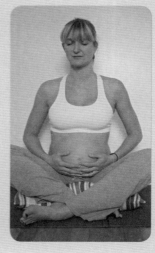

②坐在靠垫上面：你还可以席地而坐，穿好舒适的居家服，臀部紧挨靠垫坐好。

很远，还必须考虑到出行时间，交通包括在内。最后，坚信孩子即将出生，虽然是主观的，但也不容忽视。

可能损失羊水

如果羊水破裂。尽管羊膜囊破裂完全无痛，都是不容忽视的，可能还会感到印象深刻。它发生的太突然了，可能或有或没有宫缩，其特点就是丢失温暖的液体，看起来像水一样。这种大量流出的液体会令你感到惊讶，并且你会毫无疑问的知道你在流水。之后，液体还会继续流出直到分娩。你应该立即开始分娩，因为宝宝已经不再受到保护。

如果羊膜囊只是裂缝。羊膜囊包裹着羊水，不会总是完全撕裂。有时就只是裂缝，里面的羊水流动得非常缓慢。你可能会把这种缓慢的流水与漏尿或者阴道里流出的黏液混淆。如果

你有疑虑，别犹豫，马上去医院。

如果羊水囊没有破裂。羊水破裂是不可预知的，有时它会在强烈的宫缩和疼痛之前，有时会在其之后。有时候当宫颈扩张的时候会破裂，甚至有时候完好直到孩子出生（我们说孩子出生"封顶"）。最后一种情况经常是助产士在分娩过程中打破羊水。

出发的时刻

尽管孩子出生在即，也没必要恐慌。经常在产院还要等待几个小时，直到身体真正准备好开始分娩。如果羊水破了，建议在去医院的路上最好平躺或半卧的姿势，这样对于孩子更安全。如果你是一个人，可以叫医院救护车而不是普通急救车，他们可以把你送到最近的医院。如果羊水没有破裂，你也没有什么问题，可以坐车前往医院，但不建议自己开车。

1个月
2个月
3个月
4个月
5个月
6个月
7个月
8个月
9个月

心理方面：在不安与焦急之间

怀孕过程一切顺利，孕妇也充分享受了这段美好时光，到了第九个月的时候，通常都有强烈的愿望，孩子终于要来到这个世界上了，需要做好一切准备来更好地迎接宝宝。

离巢

在怀孕的最后一个月，由于等待的时间很长，每个女性都会有或多或少的不耐烦。面对疲劳，睡眠不足，每天日常生活中的困难，似乎逐渐都变得厌烦，感觉是该到时候了……大多数人这个时候非常渴望看见宝宝是什么样子，并把他抱到怀里。他们认为要顺其自然，因此快到分娩的时候，就像胎儿一样，她们也准备好了。

需要重新找到一种保护

> 通常，一个孕妇已经不由自主地趋向于更接近她的母亲，发现她是最有力的支持。这次自己做了母亲，但事实上她还是需要一点儿母亲的照顾和宠爱，仿佛第一次经历"回归"的这个阶段状态的变化。

> 有时，由于种种原因，这将是另一位女性亲戚或朋友扮演这个角色——但是这是相同的。

> 尽管我们提及的很少，但是男性自己还是需要一段相似的时间——为了将来可以更好地胜任父亲这个角色，他们重新找到一个暂时的庇护。有时这也解释了为什么年轻的爸爸要回到家里两三天，回到他们的家人或亲密的朋友或兄弟中间去，而妻子和孩子都在产房。

但是有些女性却一点儿都不着急。周围的人像母亲般的照顾，其配偶也是抱着保护的态度。他们希望可以推迟孩子的出生，以及随之而来的责任。他们有一种对未来混乱的担心，希望可以继续被宠爱，有点儿像个孩子，只要可能，在往前跳跃一大步之前总想后退。

还有时一些女性在之前跟宝宝融合的问题上有困难，直到后来才享受和他在一起的亲密时光。根据心理学家研究，孩子的出生对于母亲来说也是一种损失，是与宝宝共生状态的结束。有些女性对于这种状态感觉更加强烈和惶恐，而另一些人则逐渐接受，在新的关系中会接受的更容易点。

近期的焦虑

在妊娠后期，有些女性经常说她们的害怕是不由自主的，比如通过可怕的梦境，但是她们还是可以通过不同的问题来有意识的表述。这些暂时的焦虑可以增加成为未来一个母亲的能力，这也是我们希望的。她们有时还涉及夫妻双方的财务问题及日常生活的安排，一种兼顾工作和生活的方式。有时她们还担心长子或长女的反应，害怕他们觉得委屈。

然而，所有与这些有关的焦虑已经出现在妊娠的其他期间。它们没有任何有规律的情况，这种恐惧心情是非常合理的：这是分娩的恐惧。越平常的方式，问题越容易存在。已

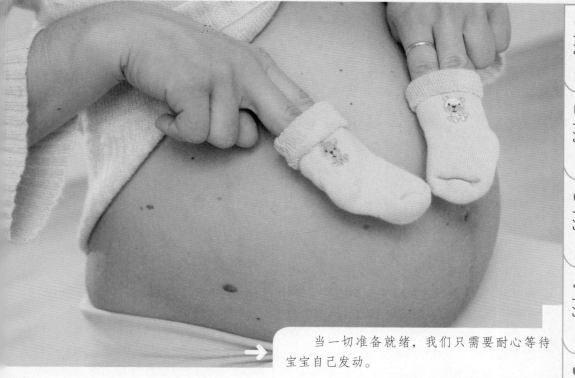

当一切准备就绪，我们只需要耐心等待宝宝自己发动。

经深思熟虑的事情经常让步于一些平常小事。我是否会正常生产？我是否要进行剖宫产，要用产钳，会阴要侧切吗？

非常具体的问题

不论她们是否表现出不耐烦，是状态激动或是状态平静，大多数的女性都是在最后几周开始准备。尤其有些女性非常享受这段时间来放松自己，已经过上了孩子出生后的慢节奏生活。然而，另一些人则相反，对于最后的准备是一丝不苟，审查每一个细节：最后要买的东西，与将来看管孩子的人取得联系，找儿科医生，写邀请函等。此外，相传在出生前的几天，女人有很大的能量提升。确实有些女性证明了，越是到生产临近，她们越开始疯狂地整理东西。但是，这并不是一个普遍的规律。

最后这几周也是非常好的享受机会，做自己想做的事情，夫妻之间共度愉快的时光。如果身体允许，同样可以享受……

> "她出生以后，我就想做其他事情……"

"八个月以来，我都很高兴每天带着我的女儿，但是现在，我觉得受够了。我感觉到沉重、疲惫。我需要帮助来照顾我的家庭。我感觉到我必须要放慢生活节奏，但是我又讨厌没有事情做。其实，我真希望这样的生活能停下来，可以做其他的事情，重新找回我的风度和朋友们一起出去。

但我也觉得是时候该我们进行到下一步，我已经准备好了，她也是。运气好的话，她可能会比预期早一点儿出生"。

1个月
2个月
3个月
4个月
5个月
6个月
7个月
8个月
9个月

答疑解惑

" 还有不到一个月就要分娩了，我还真
的不是很确认什么时候应该去医院的
急诊。"

什么时候去急诊

所有这些信息都会在准备出生的过程
中和最后一次约见医生的时候给你。下面
四种情况，你不应该犹豫马上去医院：

· 当你在 30 分钟内，每 5 分钟一次有
规律的宫缩，并且很疼的时候。

· 当你羊水破裂或即使有个很小的裂
缝的时候，因为这同样有感染的危险。

· 当你有出血的时候。

· 当胎儿活动变少的时候。

" 我不敢出门，因为我害怕在公共场合
羊水破裂。"

羊水破裂

在公共汽车上或者是商店里羊水破裂
的想法使许多孕妇感到恐惧。在你担心之
前，在头脑里记住两件事情。

首先在分娩之前漏水是很罕见的。这
种情况在怀孕期间小于 15%。

万一羊水破裂，水流出来不是最重要
的，如果它只是羊膜囊有裂缝。

相反，破裂也可能导致大量的羊水流
出，不过发生这种情况你在外面的可能性
很小。

" 怀孕九个月的时候，是否性高潮可以
引发早产"？

性高潮和早期分娩

在怀孕期间，性高潮不能触发分娩。
相反，如果临近分娩，并且身体上已经准
备好，性爱可以促进分娩，因为前列腺素
的精子可以使宫颈成熟。

" 我读到书上说按摩会阴可以防止撕
裂，这是什么原理"？

会阴按摩

每天按摩会阴（阴道和肛门之间的区
域）五分钟，可以减少在孩子出生瞬间会
阴撕裂和会阴切开手术的危险，并且减少
这个敏感区域的产后疼痛，即使是在会阴
切开手术之后。你也可以在分娩后继续这
种按摩，直到你的会阴部痊愈。

> 助产士给我做检查，在这之后，很快
> 就会分娩，她跟我说真的不会错吗"？

确认分娩日子

助产士无法非常准确地预测你分娩的日子。

宫颈缩短，张开两指，柔软而集中，说明马上就要分娩了，但这不是有规律的。同样，宫颈长、封闭、坚硬并且还很靠后也说明不了什么。

你可以准备好你的箱子等待。而有些很早就住进医院的孕妇，每天都处在严重的分娩恐吓中，甚至都超过了正常的分娩日期。

> 我的母亲告诉我，她从怀孕的最后一
> 个月就有奶，而我没有。这是否意味
> 着我将无法进行母乳喂养？"

奶和初乳

事实上，从孕妇的乳房中流出的还不是真正的奶，无论是否是自发的，只是初乳。这种淡黄色液体含有丰富的蛋白质和低脂肪和低乳糖，母乳一般是从分娩后第4或第5天开始产生的。此外，它包含了有价值的母源抗体，保护宝宝免受疾病。

然而，大多数女性在分娩后都没有初乳（甚至有时宝宝开始吮吸的时候，她们都没有意识到这个问题）。任何情况下，这个与母乳喂养问题都没有什么关联。

> 几年前，我做过一次整形手术来减小
> 我乳房的大小。请问我是否可以进行
> 母乳喂养？"

乳房手术与母乳哺育

很少有女性做了减小乳房手术还可以母乳喂养的。你的奶量取决于乳房的容量，强化可能将取决于整形手术，切口的位置和所用的外科手术技术的重要性。你可以咨询你的整形医生，如果乳腺管和神经通路是完好的，部分母乳喂养应该是可能的。

如果医生不是特别确定，你还是可以尝试一下。多阅读一些这方面的资料来增加自己的机会。

请记住，无论是完全、还是部分母乳喂养，都是有益的。

> 是否疼痛的且有规律的宫缩总是有效
> 率的，并且意味着分娩的开始？"

难产的开始

这是一个鲜为人知的现象，但只发生在女性身上，分娩日期临近，已经开始宫缩，意味着分娩的开始，但宫颈口仍没有张开。

这个准备阶段可以持续好几个小时，疼痛往往难以承受；已经开始有规律的宫缩和疼痛，但是宫颈最大只能开到1~2指。这个阶段还不能用硬膜外麻醉，因为宫缩可能会停止，只有当真正分娩开始的时候才能通过麻醉药物减轻疼痛。

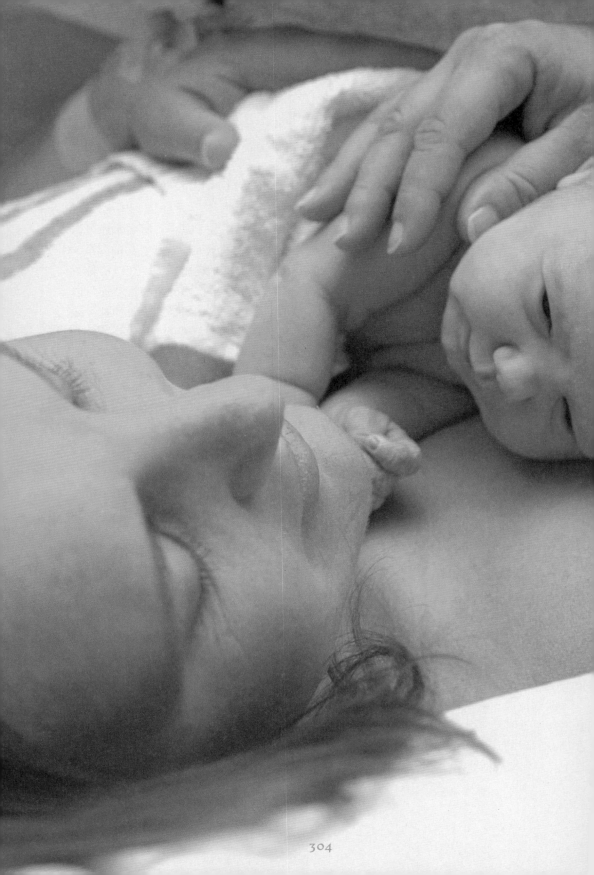

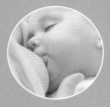

分娩与诞生

初到妇产医院

到达妇产科医院后你将受到助产士的照顾。她会为你做检查并决定下一步的做法：要么分娩程序尚未开始，你将被请回家休息；要么子宫颈已经开始扩张，你需要留宿医院。

将会发生什么

得益于你的病历，助产士已经对你的医疗和怀孕历史了如指掌。她会问你几个问题：

· 宫缩怎样？

· 宫缩什么时候开始的？

· 你的羊水流失了吗？流血了吗？

· 你感受到胎儿在动吗？

接下来，她会为你做检查，然后安装监控……

连接到记录仪器的感应装置在测量你的宫缩同时测量胎儿的心跳。直至进入产房之前，对你的监控都只是间断式的。绝大部分情况下，你无须卧床；相反的，你需要适当走动以促进分娩。只有在宫颈足够打开的情况下你才会被请进产房。

初步的医疗检查。助产士将关注你的血压、体重和体温。她会分析你的尿液以获取葡萄糖和白蛋白的含量。她还会进行阴道取样和抽血（尤其是为了硬膜外麻醉所需的混凝报表），如果这些检查尚未进行的话。

最重要的是，她将评判分娩程序是否即将开始，以及是否可以顺利地自然分娩。通过对你腹部的触诊，她将以感应到胎儿的头部而确认他如预期般安好。通过触摸阴道，她期待获得两个重要信息：你的宝宝头部的位置（上还是下）以及你子宫颈的情况（长度、声音、开口和位置）。

可能的情况。根据检查结果，助产士将决定接下来的计划。如果宫颈还没有开始打开，而且你也没有流失羊水，她将建议你回家休息或者留院观察进展情况一两个小时。如果宫颈已经开始打开，或者如果羊膜囊已经破裂，你将被要求留在妇产医院。

宫缩是否有效

当你有宫缩的时候，关键需要知道它们是否会导致宫颈扩张，换句话说它们是否有效。这一情况将由医疗检查确定。如果还需耐心等待，医护人员会时不时地来查看你的状况。这正是实践分娩准备过程中学习的放松技巧的极佳时机。

如果宫缩并不是有效的。那么你将在待产室或病房中等待几个小时。接下来，要么

宫缩的作用

在怀孕期间，子宫颈大约有3厘米的长度。它是封闭的，位于阴道的后方。在宫缩的效果影响下，宫颈首先会缩短，接着移动到阴道的中心。之后，它会开始扩张：逐渐打开，就像由"高领"演变成"圆领"一样。这样足以让宝宝的头部滑进妈妈的骨盆（参见316页图）。

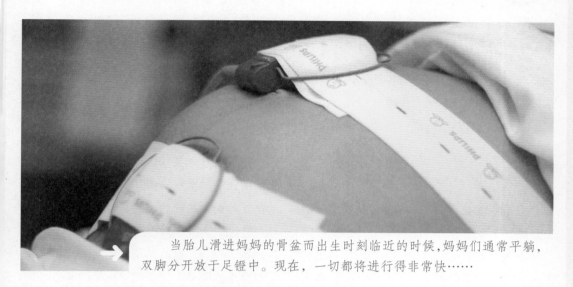

当胎儿滑进妈妈的骨盆而出生时刻临近的时候,妈妈们通常平躺,双脚分开放于足镫中。现在,一切都将进行得非常快……

宫缩逐渐加强并开始发挥它们对于分娩的引擎作用;要么相反,它们逐渐消失。在后一种情况下,为了消磨时间,也为了稍微加快进程,不要犹豫,可以去散散步。

刚刚打开"工作"的序幕。宫颈扩张开始了,你通常可以在病房中等待。此时你可以根据地点和设施的条件选择采取合适你的位置。如果你有一个浴缸而你的羊膜还是完整的,可以在里面舒坦地待上好一会儿,不过需要特别注意舒展背部,防止弓曲。最后,除非羊水已经流失,你甚至可以在室外走动。作为预防措施,你将被要求不吃不喝,以此为可能的全身麻醉做好准备。

如果已经失去羊水

如果羊水流失后子宫收缩迅速出现,你将被很快送入产房。但是,即使你感受不到任何宫缩,也不会被建议离开妇产医院。如果分娩在你到达医院 12 小时后尚未开始,胎儿将不再受羊膜囊保护,抵抗可能的病菌攻击,医护人员将给你摄入抗生素。他们还会定时监控你的体温和羊水颜色,它们可以是胎儿健康情况的指标。

在产房里

当助产士发现宫颈扩张已经足够,医护人员将把你安顿在产房。在那里,你穿着大褂或是自己选择的衣服,坐在或躺在专门为你准备的产床上。整个分娩过程中和宝宝出生至少两小时内,将会被注射点滴,以此保证持续的充足的水分和葡萄糖供给。如果选择了硬膜外麻醉,点滴注射可以帮助你在麻醉时摄入生理盐水,以防止血压骤降。

监控。你还将受到监控(记录宫缩和胎儿的心跳)。你听到的稳健而快速的节拍声就是胎儿的心跳,每分钟可以跳 120 ~ 160 次。这个频率在分娩过程中会不断变化。如果心跳速度变得过慢,医疗团队可以迅速作出反应,例如考虑紧急剖宫产。

是否硬膜外麻醉。通常情况下,在分娩之前你已经选择好是否进行硬膜外麻醉。不过,在分娩过程中你依然可以改变决定。

诱导分娩的情况

目前在我国，至少 20% 的分娩是因为医疗原因，或者在个别情况下因为"个人原因"被诱导分娩的。在这两种情况下，医师为产妇注射药品以触发子宫收缩。这种痛苦是比较难以忍受的，并且分娩往往会持续时间更长。

诱导分娩的不同原因

在某些情况下，医生可能会选择诱导触发分娩。以下是一些例子：

· 当预产期已经超过 （41 孕周）。

· 当羊膜囊破裂 24 ～ 48 小时后，仍无宫缩现象。

· 当一些复杂情况出现影响胎儿健康，例如胎儿宫内发育迟缓。

什么是足月妊娠

> 从第九个月（41 孕周）末开始，妊娠期限就到了。

> 如果第 41 孕周还是没有任何迹象，你就需要去一趟妇产医院。在这里，胎儿的健康将得到监测。事实上，胎盘可能已经无法确保给胎儿的食物和氧气的需求。因此胎儿可能受到伤害，甚至还有生命危险。

> 要了解情况，助产士观察监测设备和超声波测量胎儿的心跳速度和羊水的量，以及通过曼宁得分测量胎儿的生命体征（它的动作）。如果发现异常（胎儿心脏速率，羊水或胎儿的活动量减少），分娩将会被认为触发。

> 但是，如果一切指数都正常，分娩将在超过预产期 3 ～ 5 天后被人为诱发。妊娠时间必须不能超过 42 孕周。

母亲也可以要求计划分娩日期：这就是我们所说的"便利的催产"。这种情况适用于居住地距离妇产医院特别远的孕妇，以及已经有过快速顺产经历的孕妇。

附加条件。医生并不总是同意产妇计划诱导分娩的要求，需要满足一定的条件。你必须至少已经生产一次，并且子宫颈已经扩张。分娩不可以在妊娠 39 周前触发，换句话说，就是在距离预产期 14 天以前。小心谨慎是必须的，因为一些可能出现的问题隐患在该日期前尚未完全排除。虽然相当罕见，但是有些宝宝确实会遇到呼吸方面的困难。

分娩如何进行

如果需要催产，操作方法根据宫颈的"成熟度"有所不同。要了解情况，助产士将对阴道进行触摸检查，并给予 Bishop 得分（分数从 0 ～ 10）。得高分（大于或等于 6）表明子宫颈已经"成熟"：它是张开的 （可以伸一到两个手指进去），短的（约 1 厘米长），柔软的（松），中心的（位于阴道的中间）。一个"成熟"的宫颈将会迅速扩张：分娩即将进行。

相反，一个封闭的，长的（3 厘米），有弹性的（硬）和位置偏后的（阴道后部）的宫颈尚未准备好打开让胎儿通过：产妇还需要耐心等待。

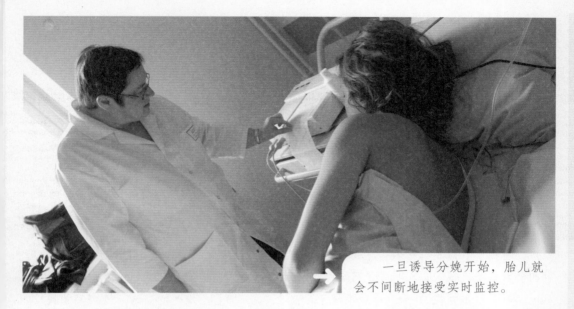

一旦诱导分娩开始，胎儿就会不间断地接受实时监控。

如果宫颈已经足够"成熟"。你将被安顿在产房，进行输液和实时监测，就跟任何待产的女性一样。与自然分娩的唯一区别是：你将被注射药品（催产素），这会导致子宫收缩。然后，一旦可能，助产士会尽快打破羊水袋。你的分娩一定会在当天进行。

如果宫颈还不够"成熟"。如果你的子宫颈还没有准备好（低 Bishop 评分），就要从补救它开始做起。这大约需要一到两天的时间。所以建议你在行李箱中放上几本书或一些音乐。助产士首先会在你的阴道里放置一根含有激素的棉条。这根棉条将会引起子宫收缩，使子宫颈打开、变软、缩短和移位到中央。经过数个小时的监测后，你就可以回到房间休息。如果 24 小时内分娩程序还没有开始，助产士将在第二天通过触摸阴道的方式再次检查子宫颈的情况。如果宫颈足够成熟，催产工作将伴随静脉输液和打破羊膜囊展开。但是如果宫颈仍然不成熟，就需要涂抹一种凝胶（胶状物质）并等待 6 个小时，有时甚至还需要等到第三天早上。

耐心乐观地面对。如果你被要求回到病房等待宫颈的变化，利用这一机会：好好休息、沐浴并走动。有时诱导分娩会在当夜才开始，这样就最好了。因为，你最终几乎在自然临产的状态。无论如何，宁愿静静等待宫颈状态成熟，总是好过诱导分娩失败后进行剖宫产。

催产素

> 这是一种由下丘脑分泌存储于垂体后叶的天然激素。它的功能是在分娩过程中，刺激子宫肌肉收缩和通过收缩乳腺促进母乳分泌。

> 该激素也可通过合成获得，在诱导分娩的情况下通过静脉缓慢注射。在分娩过程中它也被使用以增加子宫收缩的频率和强度。它的使用只在特定的医疗条件下进行，用量必须严格控制。实时监测设备必须到位，以确保胎儿不因宫缩的出现或增强而受影响。

> 合成催产素有时也在分娩后立即注射，以促进胎盘的排出、子宫的收缩和减少出血。

硬膜外麻醉

硬膜外镇痛对产妇分娩有着革命性的意义。它也是如今直至孩子出生最常用的局部缓解疼痛手段。进入产房后，如果宫颈已经扩张，你就可以要求安装硬膜外麻醉设备。

每个女人对疼痛的感受都不尽相同

子宫收缩和宝宝的娩出是分娩过程中的两种痛苦现象。但是女人们对它的感知各不相同。对于1%的女性，疼痛几乎是不存在的；对于有些人，疼痛感肯定存在，但是也不过如此；然而对于大多数人，疼痛强烈并难以忍受。因此，在各个妇产医院，使用不同的技术来减轻或者消除疼痛已经变得习以为常了。

这些方法在很大程度上被证明是有效的，但是它们并不能免除分娩之前精心准备的必要性，无论是身体上还是心理上（见第132 ~ 137页和第212 ~ 219页）。

硬膜外麻醉无痛分娩

在所有无痛生育技术中，硬膜外麻醉是当今最常用的。这是所谓"镇痛剂"的方法，意味着减轻疼痛感觉，但是并不消除宫缩的感知。而麻醉方法本身则会造成完全的无知觉。

我们感觉到什么。硬膜外麻醉只是让你的下身没有知觉，你还是可以体验到分娩的一部分——没有痛苦——因为你将保持清醒。有些女性可能会因为缺乏感觉而感到沮丧，但是大多数是还是高兴于不那么痛苦。

如果止痛药剂量过高，你可能会在分娩过程中难以移动双腿或者无法用力推。根据

> " 我想做硬膜外麻醉。所有的女性都做，我也动心，以减少痛苦。可是有什么反对的理由吗？"

规划硬膜外麻醉

随着止痛药的出现，特别是硬膜外麻醉，分娩期间不再疼痛已成为可能。在不觉疼痛的情况下把自己的孩子带到世界上来似乎很诱人。

但是要知道，即使从来没有比硬膜外更加安全和有效的了，它依然有一定程度的内在风险，就像任何其他的产科手术一样。换句话说，将由麻醉师在分娩前，审核决定硬膜外麻醉是否适用于你的情况（关于分娩时用药的更多信息，请参见第269页）。

另外，现在回想起来，有些妇女因为硬膜外麻醉而沮丧。她们感觉自己似乎错过了分娩经历。

不同的情况，分娩持续时间和你自己的敏感度，有时候还是可以感觉宝宝出来的。

此外，如今医务人员尝试控制镇痛产品的用量，以求维持产妇的感知从而提高推力的效率。这是可以在进入产房时同麻醉师讨论的话题。

"硬膜外门诊"。这种特殊的硬膜外技术允许准妈妈在待产过程中行走，似乎这可

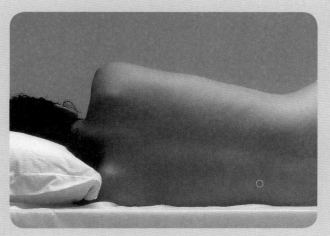

药品注入

硬膜外可以要求在任何时候进行：子宫颈扩张至少需要 2 ～ 3 厘米。镇痛效果大约在注射 20 分钟后达到全效，并将持续一到两个小时。

①注射姿势

你弓背而坐或者朝左侧躺，双腿往肚子方向弯曲。这就是安置硬膜外麻醉的姿势。

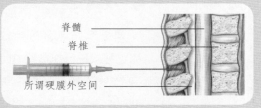

脊髓
脊椎
所谓硬膜外空间

②注射程序

镇痛药品通过针管注射是在腰椎第三和第五节之间，一个被称为"硬膜外"的空间里，处于围绕脊髓（但不包括）的膜周围。在将针头取出之前，医生在针头的位置植入一个非常细的塑料小管（导管），就这样麻醉药品将被注入。

以使分娩过程更加容易。可惜不是所有的妇产医院都可以实施这项技术。

手术如何进行

硬膜外麻醉的原理是在负责传递下半身疼痛至大脑的神经根注入麻醉剂。这对宝宝完全没有影响。消毒皮肤和局部麻醉后，麻醉师在两节腰椎之间插入针头，远低于到达脊髓的深度（见上图）。瘫痪的危险是极其罕见的。然后，他在去掉针头之前插入一根细管或导管。导管将留在那儿，直到分娩结束，这样一来可以时不时地根据需要注入新的止痛药剂量。

剖宫产的情况。当产妇处于硬膜外麻醉的状态，产科医生也可以根据需要进行剖宫产。在这种情况下，你不会感到疼痛，但是你也许会有点儿不舒适的感觉。但是，如果你没有接受硬膜外麻醉，而又有必要进行紧急剖宫产，医疗团队可在数分钟内对你实行全身麻醉（硬膜外麻醉的实施时间大约需要 10 分钟）。

可能的失败

硬膜外麻醉也可能会失败（比例为 1%），或只作用于身体的一侧(10%的病例)。有时你不得不接受第二次硬膜外麻醉。如果患有某些神经系统疾病，血液凝固困难，发热或者背部皮肤的感染性疾病，这一技术并不适合。有时，由于椎骨位置的异常，硬膜外麻醉是无法实施的。麻醉师将会在产前的会面过程中跟你探讨协商方案（见 269 页）。你也要知道，硬膜外麻醉可能导致分娩时血压升高、排尿难度下降以及分娩后的头痛。

其他止痛方式

虽然硬膜外麻醉可能是当今使用的技术中最为公众所熟悉的，但是它绝不是唯一的。除了产妇的愿望，止痛方式的选择主要取决于持续的医疗目的和妇产医院提供的可能性。在孕八月末与麻醉师会面时可以咨询相关问题。

病人自控镇痛

当硬膜外麻醉不适合或者不可能实现的时候，医院会建议产妇使用含有止痛剂的电动注射器。她自己通过连接到注射器的按钮激活镇痛剂的输注。这样一来，产妇根据自身需求在分娩进程中控制镇痛药的注入量。当然，最大剂量是有限制的，并且医生实时监测母亲和胎儿的情况。通常情况下镇痛药品不会对宫缩有干扰（除非在剂量很大的情况下，宫缩有可能减缓或减弱）。

镇痛效果在产妇身上各有不同。有些人感到放松并觉得可以帮助用力，另一些人却感到困乏，觉得痛得不得了，完全没办法用力。可能的不良反应包括恶心、呕吐和血压骤降。

椎管内麻醉

通常用于有计划的剖宫产，椎管内麻醉可以让产妇保持清醒并且看着自己的孩子出生。麻醉师在产妇后腰第3和第5腰椎之间扎针，将止痛药推入脑脊髓液中。这种方法实现快速，但是与硬膜外麻醉不同，它不能留下导管就位，在需要延长麻醉作用的情况下重新注射麻醉剂产品。

全身麻醉是否需要空腹

是的。我们要求即将分娩的女性禁食禁饮，以防需要全身麻醉时呕吐的风险（食品可能错被吸入支气管内）。然而，少量的饮水还是被允许的。

该止痛方式有时会导致恶心和呕吐，以及同样有血压骤降的危险。输液可以有效地克服或预防这些问题。需要时还可以给予其他药物。分娩后，如果产妇患有持续性头痛，可以进行血液贴片（在脊髓麻醉处注射产妇血液）进行缓解。该止痛方式的禁忌证同硬膜外麻醉一样。

全身麻醉

往往出现在剖宫产或使用产钳的情况下，全身麻醉总是在紧急情况下进行，因为它的实现非常快速。只需插管（插入进气管）就可以让产妇失去知觉。在剖宫产或产钳使用的全程都保持麻醉。

其主要缺点是母亲在宝宝出生的时候没有知觉。尽管已经取得了巨大的技术进步，它依然有可能会导致痛苦的觉醒。此外，新生儿有可能在注入母体的麻醉剂作用下于熟睡中出生，因此，需要的话需要送往儿科进行护理。

吸入式麻醉

此方法是让产妇吸入一氧化二氮和氧气

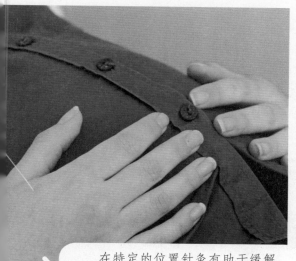

在特定的位置针灸有助于缓解怀孕和分娩过程中的疼痛。

脉")流通经过各个分工定义明确的穴位。用细针戳某些穴位，我们尝试纠正能量失衡这一痛苦的源泉。

在分娩过程中，我们将插入 8 ~ 10 支无菌针头，一次性的，在小臂、大腿和后腰。这种行为是无痛的，由受过专门训练的医生或助产士执行。

> 经历过几次硬膜外麻醉，尽管每一个宝宝的诞生都是美好回忆，我仍然默默背负着由于麻醉而在精神上与分娩这一自然过程断开的无奈。"

无硬膜外麻醉

当我最近一次怀孕的时候，我产生了强烈的愿望：为宝宝的自然分娩做准备，不用硬膜外麻醉。

这个计划在我怀孕的过程中孕育成熟，并且通过阅读各种故事以及和细心医生的对话，我获得了足够的信心，相信自己的身体有能力平稳地度过这一事件。

我积极地练产前瑜伽，多多地跟肚子里的宝宝交流，向丈夫解释这一决定对我的重要性，并且草拟了生育计划以便医护人员了解我的愿望。

漫长而痛苦的分娩过程中，助产士和医生一直陪伴和安慰我。

得益于较少的医疗干预和更多的行动自由，我能够专注于每一个收缩，在我的孩子降生的道路上与他完全融合。

在丈夫的支持下，我信心十足。他也第一次在这个简单自然的分娩过程中找到自己的价值。与宝宝的第一次皮肤与皮肤的接触是令人难忘的力量与和谐的时刻。

的混合气体。必须在宫缩前 30 秒戴上面罩（因为它的效果不是即时的），然后按照宫缩的节奏，根据需要继续吸入麻醉气体。有些产妇感到神智上去分娩经历"断开连接"的情节记忆相当糟糕。然后截至不久前，这个面具还是缓解妇女分娩疼痛的唯一方法。

会阴神经麻醉

也被称作"阴部麻醉"，这种局部麻醉对宫缩的疼痛没有影响，而是作用于减少胎儿娩出过程中的疼痛感觉。必要的话它还有助于产钳的安装使用（见 320 页）。为了麻木会阴神经这个骨盆的肌肉"地板"，医生使用注射器在生殖器部位注射麻醉剂。产科医生就可以执行这个注射，无需麻醉师在场。产品的效果足够以修补外阴切开术，它往往与麻醉性镇痛药结合。

针灸

根据中医理论，镇痛是阴阳两种能量失衡的结果。这些看不见的能量，按照路径（"经

分娩过程

娩出，孩子降临世界的这个阶段，是分娩过程中持续时间最短的一个步骤：那么一定要使劲"推"，帮助宝宝移动通过骨盆。这一步骤需要在子宫颈充分扩张的情况下才能发生，而不出意外的话，这需要很长时间。而当孩子出生以后，还有"卸货"娩出胎盘这个分娩的最后一步。

宫颈扩张

现在身处产房，你将开始分娩过程中最漫长的阶段：宫颈扩张。所花费的时间取决于你先前的分娩次数，宫缩的性质——是否有效，你骨盆和胎儿的大小以及胎儿的位置姿势。一般情况下，如果是第一次生产，子宫颈扩张的速度为大约每小时 1 厘米，然后在随后的分娩中大约是每小时 2 厘米的扩张速度。至少对于生第一个孩子来说，若要子宫颈完全扩张，达到 10 厘米的开口，平均需要 12 小时。但是对于一些女性来说它的速度更快；然而对于另一些人，时间却更长（最长可达 24 小时）。此外，在第一次分娩时，子宫颈会在宝宝的头下降之前扩张。而在后续的分娩中，宫颈扩张和宝宝头的下降同时发生。这样一来，它的速度就更快了。

你并不孤单。在这段时间里，直到分娩结束后，你都会有助产士指导监护。只有在出现问题时才会请产科医生出现。每隔一小时，她都会在护士的协助下触摸阴道作检查。他们时不时地还会为你测量体温和血压。

麻醉师就在附近。如果你选择了硬膜外麻醉，他也将密切关注你的情况。有时宫缩可能由于硬膜外麻醉而减弱，此时助产士会给你注射催产素，从而使宫缩加强。

宫颈扩张时怎么办。为了加强宫缩的效果，使扩张速度更快，分娩时需要注意身体的姿势：舒展你的背部，不要弓背。在产房里，你可能会被要求半坐半躺，最好的就是侧躺，下面的腿伸直，上面的腿弯曲。你也可以双脚微抬搁在一张矮凳上。

为了忍受宫缩的痛苦，你可以使用传统准备课程或瑜伽课程中所教授的呼吸技巧（见 212 和 213 页）。如果你选择了放松疗法，你的主要目的就是放松，这也将有利于分娩进程。一般情况下，子宫收缩会造成下腹部的有疼痛感。不要害怕，相反，"迎难而上"，你甚至可以设法超越疼痛，保持与宝宝的接触，并陪伴其发展。宫缩带来的不仅是痛苦，正是由于它们的出现，你才能成功分娩和最终见到你的宝宝。伴随每次宫缩，你的宝宝都会一毫米一毫米地前进，直到出世。只要子宫颈尚未完全扩张，就没有必要用力推，即使你有这个冲动。

是真是假

羊水可能在分娩过程中流失？真的。的确在开始分娩之前流失羊水是比较常见的情况，往往这正是前往妇产医院的信号。但是它也可以发生在产床上。

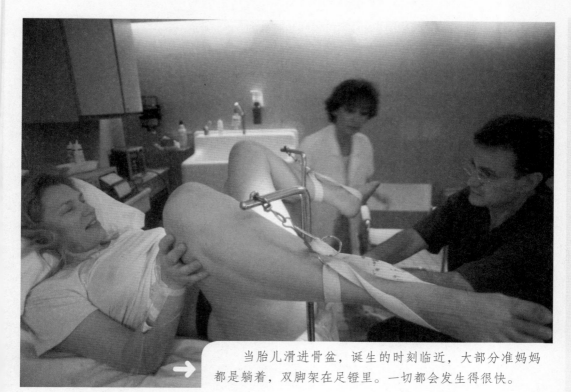

当胎儿滑进骨盆，诞生的时刻临近，大部分准妈妈都是躺着，双脚架在足镫里。一切都会发生得很快。

娩出瞬间

只有当宫颈完全扩张并且宝宝滑进骨盆时你才可以开始推动。娩出过程一般持续20～30分钟。在那个时候，你通常是躺着的，双腿分开，小腿放在调整好的挂槽里。必要的话，你外阴周围的毛发会被剃光。如果你不能自己小便，医生将通过导管清空你的膀胱。现在宫缩的持续时间更长，进程步伐也越来越快。如果你能够按照助产士的指导操作，将更加轻松。

在宫缩的时候用力推。这个节奏多半由助产士掌控。她会要求你在每次宫缩的时候推动2～3次，并在两次宫缩之间休息。这是将产前准备课程中所学付诸实践的机会。伴随每次宫缩，通过憋气（吸气后）或吹气（呼气时）推动。剧烈地收缩腹部，放松阴部。推力时间越长越好（见213页），以让孩子稳步前进。

为了使事情变得更容易和努力更有效，你可以用手抓住床沿或两侧的把手，甚至为了防止会阴收缩，

宝宝的视角

从出生时起，宝宝就对声音、触摸、眼神和周围人的爱抚非常敏感：他需要亲情。不要把他吓到：轻声对他说话，哄哄他。请记住，如果你感觉宝宝已经在你身上共处了九个月时光，对于宝宝的父亲来说，他们才刚刚认识对方。也许他也想拥抱宝宝。根据触觉学原理，父亲怀抱新生儿，托着他的臀部向外转动，向世界开放。

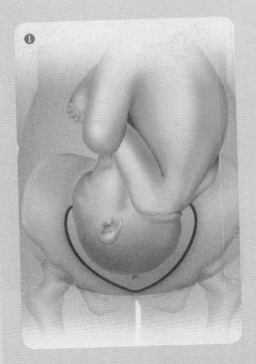

①

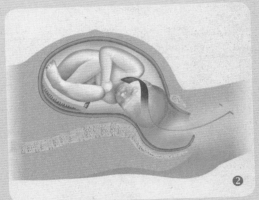

②

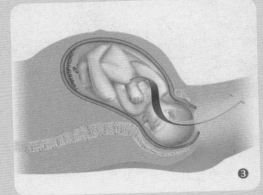

③

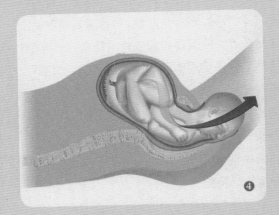

④

胎儿的进程

滑进骨盆

①在分娩初期甚至分娩前不久，胎头将滑进骨盆。助产士通过触诊准妈妈的腹部或阴部对他进行检测。

②骨盆的入口，或者说"边缘"是很窄的，但是胎儿必须适应这一通道的狭窄。在多数情况下，他必须把头倾斜45°，以期度过骨盆最宽敞的部分。他还需要力图呈现头部最小直径进入骨盆：因而通常是他得弯曲头部露出后脑勺（低头下巴抵着胸部）。**在骨盆内的下降和转身。**

③一旦胎头进入骨盆，胎儿的身体就会下降。在宫缩和产妇推动的效果作用下，胎头向下前进：他保证以倾斜的姿势通过骨盆，然后再进行另一个45°旋转（大部分情况下）以期直立出来。然后他在耻骨下停住并按压会阴肌肉，后者由于其良好的弹性而会逐渐放松。胎头下至外阴处，将转正。外阴在胎儿头部的压力下将打开。于是胎儿的头顶就露出来了。**胎头的释放和胎儿的娩出。**

④宝宝的头出来了：头部的释放是通过母亲的推力和助产士或产科医生的努力一毫米一毫米地实现的，这样可以避免撕裂。然后助产士将帮助宝宝的肩膀完全出来，最后整个身体地娩出就会毫无困难了。

可以把膝盖伸向肩膀并握住大腿。与此同时，你可以像划桨一样展开双肘，把下巴放在胸口。一旦宝宝的颅骨到达外阴，娩出只是早晚的事儿。助产士会要求你放松，以便头部能够逐步出来。也许在宝宝的肩膀通过阴道时还需要最后一次努力，稍后身体的其余部分将会很快出来。几秒钟后，你就会发现自己的孩子被放置在你的肚子上了。

生产，或者胎盘的娩出

经历漫长地等待，你的宝宝终于出生了。一时间精疲力竭又情绪激动的终于可以面对面地跟宝宝交流，当然多半是在孩子父亲的见证下。如果宝宝并不需要立即接受护理，你们可以在一起待上一会儿。但是如果他在子宫内进行了他的第一次排便，助产士就需要迅速带他去吸出胎粪，并防止它蔓延到肺部。

20～30分钟后，子宫收缩恢复。它们将会造成胎盘分离，你还需要做最后一次推动：这就是医生们所说的"卸货"。

胎盘检查。医务人员在胎盘娩出后对它进行仔细的检查。的确需要检查保证它已经完全排出。如果有任何疑问，产科医生就需要把手伸进子宫，以确保它空空如也——以医疗用语来说，就是"子宫检查"。如果产妇不能即刻自然排出胎盘，医生也会进行这项操作。这个手术虽然听起来叫人毛骨悚然，然而却不会引起任何疼痛，因为它是在硬膜外麻醉下，或者在必要时，在全身麻醉下进行的。

大量出血的情况。有时候，产妇在分娩后流失大量的血，这种"产后出血"与平常少量的出血完全没有可比性。此时唯一可行的解决方案就是由产科医生迅速取出胎盘。

会阴缝合。在进行会阴侧切的情况下，医生或助产士会在胎盘娩出后立刻缝合被切开的组织。即使没有侧切，小撕裂的缝合往往也是必要的。

分娩后的时刻

分娩后，你还会在产房里滞留两个小时。如果你的孩子需要被抱出产房外接受初生照顾和第一次沐浴，这一切结束后他将被抱回到你的身边与你团聚。即使分娩已经结束，你还是需要在医生的监护下休息。每隔一段时间，护士都会来测量你的体温和血压。助产士监测少量出血的发展情况，并且确保你的子宫收缩良好。最后，如果你情况稳定，就可以回到自己的房间了。

脐带血保存

> 在某些特殊情况下，可能有必要从宝宝的脐带和胎盘中抽取一点血并将它保存在脐带血库，以备有朝一日可能需要用干细胞治疗宝宝或其他家庭成员的严重疾病。

> 这是一个无痛的过程，全程不超过5分钟的时间。他是在已经夹紧和剪断脐带后进行的。只要不过早操作，它对母亲和宝宝都是安全的。

> 脐带血可以免费赠送给需要它的人，从而挽救一条生命。

分娩双胞胎

双胞胎的诞生需要医疗团队全员：即使一切顺利，场面也令人印象深刻。如果你已经详细地询问过产科医生，以了解所有的细节，一个个产妇不同的分娩故事，你将体验到更加具有挑战性和感动人心的时刻。

通过自然方式分娩
还是剖宫产手术

即使在手术室进行，通常双胞胎的分娩也不会发生重大的问题，也就是说通过自然方式分娩。关键是由两个胎儿在子宫内的位置确定分娩方式。

如果必须剖宫产，产科医生通常有计划地将生产提前。这种情况下分娩将在孕38周进行，换句话说，生双胞胎比生一个宝宝要早。

防止并发症

> 大多数多胞胎通常是阴道自然分娩，无并发症。但是，多胞胎的生产需要更多的照顾。

> 孕妇大多被建议前往生育功能设备比较完善的产科医院（二级或三级，请参阅第70页）。

> 在这些医疗机构中，时刻有一名值班产科医生和值班麻醉师。

> 两个胎儿时刻受到监护监测。

> 一名儿科医生在分娩现场值班待命，以便接管有问题的新生儿。

> 二级或三级的妇产医院都备有新生儿病房，以便对早产儿或拥有不同程度疾病的新生儿采取适当的照顾。

胎头位的情况。最好的情况是双胞胎中老大的头朝下。老二的胎位并不重要。这种情况下，产妇通常自然分娩。

胎臀位的情况。如果双胞胎臀部朝下，有些妇产医院依然会允许自然分娩，但是这并不常见。此外，如果双胞胎老大是臀位，老二是头位，剖宫产就是唯一的选择。在自然分娩的过程中胎儿的下巴容易发生冲突从而阻止双胞胎的生产：这是相当罕见的事故，但是对两个宝宝都有致命危险。

只有一个胎盘和一个羊水袋的情况。在3%的案例中，双胞胎在母体成长时共享一个胎盘和羊水袋（见126页）。这类罕见的双胞胎被称为"单绒毛膜单羊膜"双胞胎。在这种情况下，总是进行剖宫产以避免在出生时脐带相互缠绕导致胎儿生命危险。

一个非常安全的环境

为了避免出现问题，双胞胎的诞生总是在一个非常安全的环境里进行，有产科医生的在场。即使一切看起来进展顺利，自然分娩，你还是将经历一个相对特殊的分娩环境。不要吃惊，如此多的关注并不意味着有问题。

外科手术室的安全保证。直到子宫颈完全扩张，你都会留在产房。但是分娩过程本身总是发生在手术室，在开始用力推动之前，你将被转移至手术室。这种预防措施确保在

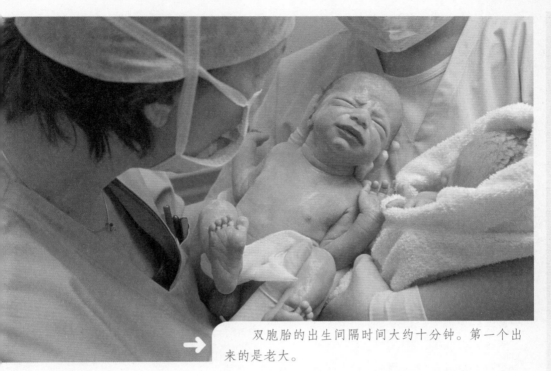

→ 双胞胎的出生间隔时间大约十分钟。第一个出来的是老大。

迫切需要时可以进行剖宫产。事实上，在双胞胎的第一胎诞生之后，产科医生被迫为第二胎做剖宫产的情况也是有可能的：但是这种情况是极个别的。只要分娩继续通过自然手段，你的丈夫或伴侣就可以在场陪同继续给你支持。

整个团队为你服务。很多医护人员聚集在你的周围：两名助产士（为你和两个宝宝），一名产科医生，一名包扎师（手术室的护士），以及一名麻醉师和他的护士。不要被这样严阵以待的阵势给吓坏了。所有这些人都在这里守护着你和宝宝。你可以指定一名特别伙伴见证手术全程，例如在整个怀孕过程中支持你到现在的助产士。

使两倍的劲儿

从纯物理的角度来看，双胞胎的出生当然是更累。在娩出的开始阶段，你的宝宝真的需要你。你必须使两倍的劲儿推，除非产科医生使用产钳帮助你。首先，你要用力推动第一个孩子。他出生后，负责的助产士把他抱给你。与此同时，另一名助产士维持你肚子的挺拔位置以保证第二胎以正确的方向娩出。因为休息是短暂的。很快，产科医生会检查你的第二个宝宝。通常情况下，他会打破第二个孩子的羊膜囊，并要求你重新用力推。接下来，就轮到这第二个宝宝落地啼哭了！

直到完全"卸货"。在你的孩子们出生后，像所有其他分娩一样，轮到胎盘的娩出，也就是"解脱"。产科医生可能需要人工干预胎盘娩出以避免大出血。与此同时，你的双胞胎宝宝将在他们父亲的陪同下送往保育区照顾。很快，你将被送回产房，但是如果医生为你进行了会阴侧切或者已经撕裂，你就需要等待会阴缝合完毕了。

产钳和其他工具

如果你已经用尽力气，或者宝宝的出生不能再耽搁了，产科医生可能通过各种仪器设备帮助宝宝出来。这些器具的使用发生在大约15%的新生儿上。其中最广泛使用的是产钳。

什么是产钳

产钳由两个勺形关节臂构成。它围绕着宝宝的头的两侧，将有助于在产妇用力推的时候引导胎儿进入骨盆。然后，它帮助胎儿头部娩出。该仪器可能在孩子的额头、脸颊或头骨上留下痕迹，但是它们并不严重，并将在两三天内消失。

只有在胎儿头位时我们才使用产钳（如果不是这样，建议剖宫产）。同时，为了防止会阴撕裂，产钳的使用几乎总是伴随会阴切开术。如果产妇没有进行硬膜外麻醉的话，局部或全身麻醉可能是必要的。

吸盘和产科铲

吸盘是一种圆形塑料杯，它被放置在胎儿或宝宝的颅骨顶部引导通过骨盆。它会延续推动的成果，防止宝宝的头在收缩结束和推动停止的时候往上走。收缩时轻轻地拉吸盘以保持宝宝头部的弯曲。外阴切开术不是必须的。

产科铲由两个非铰接的勺形臂组成，也可以引导胎儿的头部通过骨盆。勺形铲一前一后插到宝宝的头部两侧，产科医生轻轻将头拉出。它有对宝宝头部创伤小的优势，但是对阴道及会阴的创伤比较大。如产钳一样，它的使用经常与外阴切开术相联。

> **产钳或者产科吸盘的使用是否对宝宝造成危险？**

为了一个没有风险的使用

1598年，彼得·钱伯伦发明产钳——由两把巨大的勺子组成的器具。在难产的情况下，母亲与孩子的生命都处于危险之中时钳住宝宝的头帮它通过骨盆产道。与其他接生方法相比，用产钳或吸盘分娩并不会带来更多或者更少的风险。这些器具在当代产科都有它们存在的依据，当然也需要符合一些条件。

事实上，产钳必须由经验丰富的产科医生在非常精确的情况下使用：娩出过程非常长，产妇已经尽力，不再有力量推动或者患有严重近视无法推动，宝宝胎心率异常（有可能是因为脐带缠绕婴儿脖子所致）。

同产钳一样，吸盘也只能在非常特殊的情况下使用：它必须由经验丰富的产科医生使用，并且绝对不能用于孕34周之前的产妇。

产钳和吸盘只能用于宫口完全扩张，宝宝头部已经进入骨盆的产妇。此外，一切都必须准备好在产钳分娩失败的紧急情况下可以进行剖宫产手术。不要等到分娩时刻再向医生咨询有关使用这些工具的问题。

会阴侧切术

当宝宝的头将要娩出时，助产士（或者医生）可能需要在外阴的底部做一个小切口。这个被称为"会阴侧切术"的手术是相当普遍的。在用力推动的过程中它的进行相当快。如果你被硬膜外麻醉，那么在侧切瞬间完全感受不到疼痛。

优点和缺点

侧切使得分娩更加容易，也减小对产妇的危险。然而，产科是一门是不断发展的科学，今天很多医生都反对常规使用会阴切开术。

这一转变基于一个简单的观察：貌似会阴侧切术并不总是达到预期收益。它应该使分娩过程更快，同时避免产妇会阴撕裂以及产后尿失禁的问题。人们还认为，在侧切手术的帮助下，分娩对婴儿的创伤减小（婴儿的头部试图清理出一条道路，并按压会阴才能娩出）。会阴切开术也有一些缺点：

· 它使产妇流更多的血。

· 它需要在硬膜外麻醉或局部麻醉时精确缝合。

· 它可在接下来的数日里导致疼痛，尤其是在大小便时。

为什么和怎么做

会阴切开术的主要目的是为了防止会阴肌肉撕裂：确实一个干净的切口好过一个可能直至肛门的撕裂。如果会阴过硬或太脆弱，或者说宝宝的头相对于外阴的宽度太大了，就需要实行会阴切开术。在使用产钳或吸盘帮助分娩时往往也需要切开会阴。生第一胎时会阴切开的情况更加常见。切口最普遍的类型是内－外切口。这是在会阴部到肛门的一侧对角线切口。正中切口具有优势：不太严重的出血，愈合快，分娩后较少的不适和感染风险。然而在宝宝娩出时撕裂肛门的风险较大，所以它很少被使用。

会阴侧切术后

在进行会阴切开术的情况下，一旦胎盘娩出，医生就会缝合切口。这将在硬膜外麻醉或局部麻醉下进行。一种可以自愈的线将被用于阴道及会阴部肌肉的缝合。对于皮肤的缝合，不可吸收的线可以被使用，并在大约五天后被拆线。阴道分娩导致的会阴部疼痛通常由于会阴切开术而加剧。

如同任何新鲜的伤口，缝合区域需要时间来愈合，通常需要 7 ~ 10 天。在此期间，轻微的疼痛不一定是感染的迹象，除非它是不可忍受的。感染是有可能的，但是可能性很小，只要严格遵守会阴部的卫生保健原则。

是否可以尽量避免侧切

骨盆底肌肉越硬，侧切的机会就越大。为了软化你的会阴，尝试在预产期 6 ~ 8 周前开始按摩会阴。

如果你还没有这样做的话，请咨询你的产科医生，在什么情况下，他将不得不对你进行侧切。但也需要注意，如果确有必要，产科医生也可能在任何时候决定执行会阴切开术。

剖宫产

剖宫产是一项为妇产科医生熟知的手术，如今它的技术已经简化。多亏了它，一度被认为是严重复杂的分娩情况，如今也可以没有任何大问题的顺利进行。但它也是不简单的，可能会导致并发症，也给今后的妊娠埋下隐患。

有计划的剖宫产

在某些情况下，产科医生在孕第8或第9月时预计剖宫产。然后手术将被安排在指定日期进行。计划性剖宫产的原因解释可能是下列原因之一，但是这个清单并不详尽。

· 胎儿有严重的发育迟缓，似乎太脆弱无法以自然方式诞生（见194页）。

· 产妇曾经有过一次剖宫产经历，她的骨盆狭窄而且胎儿太大。

· 产妇已经有过两次剖宫产经历，阴道分娩是不合适的。

· 胎盘的位置阻止胎儿的头部移动通过骨盆（胎盘前置或覆盖物），并且产妇有大出血风险。

· 胎儿的胎位是横位。

往往是紧急情况下的决定

有时候剖宫产是在分娩时紧急决定的。如果医生看到胎儿很痛苦或者很有可能遭遇痛苦，通常他们会采取剖宫产的决定，从而孩子不会有任何神经系统后遗症。他们可能监测出胎心率的异常：宫缩期间或之后胎儿心率的异常减缓。

有时，宫颈扩张停止，或者即使宫颈完全扩张和宫缩充分"有效"婴儿的头部依然无法穿过骨盆（婴儿头部过大或产妇骨盆过窄）：尽管有超声波的存在，这一情形也是不可预见的。无论如何，胎儿的疼痛通常将导致剖宫产。这些紧急情况下的剖宫产是很难计划的。

什么类型的麻醉

剖宫产总是在手术室里进行。三种麻醉技术是可能的：硬膜外麻醉，椎管内麻醉和全身麻醉。

紧急手术的情况。当手术决定是在紧急情况下，医生更愿意进行全身麻醉（除非产妇已经硬膜外麻醉了），因为这样可以使操作流程在更短的时间内完成。稍后，你将在术后唤醒室里看到自己新生的宝宝。

预计剖宫产的情况。当手术被提前计划的时候，医生的做法一般是椎管内麻醉。生产过程中你将保持清醒，感受到被触摸，但是当然感觉不到疼痛！不过你什么都不会看到，因为手术操作区域将被隐藏在竖挂的布

准备好以备不时之需

你是否顺利经历剖宫产将取决于你对剖宫产这一分娩可能性的接受能力。在准备分娩过程中，你需要：在精神上做好剖宫产的准备，如果这是必要的无须太失望，不要认为这个手术是一件负面的事情。

料后面。好处是如果新生儿健康良好，他将被立刻放到你的怀里。并且，有些情况下孩子的父亲也会被允许在生产时留在你的身边。

简化的手术程序

近年来，剖宫产的手术技术进行了简化。现在最常使用的是科恩技术——以发明这一技术的外科医生名字命名。

科恩技术。不同于传统技术在数个步骤中频繁使用手术刀、剪刀和镊子（连续打开不同组织层），外科医生主要使用他们的手指。他们仅仅使用三次手术刀，用以在叠加的不同组织中作出"水滴"（小孔）。他们将手指穿过这些"水滴"，拨开组织层以方便宝宝的头娩出。之后依次打开皮肤，筋膜（壁的强度），腹膜（围绕腹腔脏器）和子宫。

这种新技术具有以下几个优点：手术快速（持续时间不超过 45 分钟），产妇失血比较少，手术后的痛苦也比较少。很快，她们就可以下床，并且可以照顾婴儿。

传统技术。如果你已经有一次剖宫产的经历，组织可能会更加纤维化，更加硬，并且粘在一起。因此外科医生必须使用，至少

部分地使用，传统剖宫产技术（用到仪器）。它通常在耻骨上方切口以便未来伤疤隐藏在阴毛里。手术过程需要一个多小时，因为打开子宫的流程较长。伤口缝合所用的线（或钉）将在手术六天后被拆除。

比较快的恢复

手术后你将在恢复室里被监控两小时。护士将检查你的生命体征（脉搏、血压、体温等）、流血和疤痕情况。剖宫产后，一旦离开手术室或者从全身麻醉中醒来，你就可以跟宝宝团聚。你可以抚摸他和哺乳。

剖宫产的第二天起，医护人员会来帮助你从床上起身和去水槽如厕。随后一天，如果你觉得可以，就会尝试走几步。

你的情绪也会对恢复的速度造成影响。伤口的疼痛必然会在数日内困扰你。

手术后的第三天以后才可以大解，这是任何腹部手术造成的不便。接下来的日子里将受到各种照顾（见 342 页和 343 页）。平均而言，你需要住院 6 ~ 7 天，比正常分娩久一点儿。无论如何，只有在完全具备能力照顾婴儿的时候你才会被允许出院。

疤痕子宫和经历过剖宫产的女性

> 目前剖宫产比例有上升的趋势：20%的分娩。而它对于女性将来生育的影响是不可忽视的。

> 对于正常的怀孕，除非胎臀位的情况，否则是非常罕见为第一胎计划剖宫产的。当然，它依赖于医疗团队。

> 经过剖宫产手术的女性的产科未来更复杂。更何况产后往往移动困难，很难立刻照顾婴儿。疼痛可以持续个把月，并伴有皮肤疤痕的疼痛感觉。并发症有可能出现，如手术中的大出血、血肿壁（有时需要翻修手术）、伤口感染等。

> 关于以后的分娩，只有50%的女性可以通过自然方式生育。疤痕可能导致子宫更加脆弱，不过目前无法对其进行评估。

婴儿诞生

就这样……对你来说，分娩已经结束了。对于宝宝，这个刚刚降临世界的孩子，一切才刚刚开始……在几秒钟的光景里，他的肺适应露天，首次呼吸，而他的血液也会很快独立循环流动。离开了你肚皮的保护和喂养，新生儿将迎来他生命中第一个重大的动荡。

五分钟……一切都改变了

不到五分钟的时间，新生儿就可以适应在露天的独立生活。他的呼吸系统和血液循环将迅速生效。然而，这需要高度复杂的机制的参与。不要忘记，其实直至出生前，胎儿还是通过脐带依靠母亲的血液生活的。他的肺部还不能正常工作。更加没有心脏和肺之间的血液流动，而是由胎盘保证富含氧气的母亲的

血液与富含二氧化碳的宝宝的血液之间的交换。因此诞生是对宝宝肌体的一个大动荡。为了衡量肌体运作情况，医生使用 APGAR 评分系统。

APGAR 评分系统。这个测试，以发明它的美国麻醉师命名，需要进行两次：在宝宝出生 1 分钟和 5 分钟时。测试的时间不超过几秒钟，并且只是相当简单的观察。医生观察新生儿的颜色、动作、呼吸以及通过触诊脐带测量心跳。他们还可以检测到可能

不再拍背了

得益于弗雷德里克·乐博叶医生以及他的书，《为了一个没有暴力的诞生》1974年问世，迎接新生儿的方式演变得更加注重宝宝作为人的感受。因此，产房里的冷光灯不见了，人们开始关心宝宝与父母的第一次接触，新生的宝宝也被包在毯子里，这样他就不会冷了……

APGAR 评分

分值	0	1	2
心率（每分钟心跳）	0	少于100	大于100
呼吸运动	0	不均匀	均匀
肌张力	0	轻微弯曲	良好弯曲
对接触刺激的反应	0	鬼脸或轻微的动作	啼哭
肤色	蓝色（发绀）	末端发蓝（发绀型）身体粉红	婴儿完全粉红色

APGAR 评分系统从五个方面给予 0~2 的参数。如果一切顺利，宝宝诞生的第一分钟总得分等于或大于 8，并且会迅速达到 10。一个明显较低的参数表示需要为宝宝建立"有效通气"和良好的血液循环。如果这些措施能在极短的时间内完成，那么对宝宝未来的生活是不会有任何影响的。

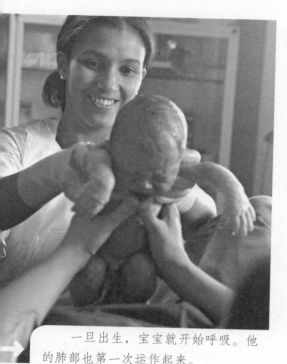

一旦出生，宝宝就开始呼吸。他的肺部也第一次运作起来。

的肺部还有点儿剩余的羊水和黏液。但是，一切安好，他在呼吸！

宝宝为什么哭

新生儿的第一声啼哭反映其对子宫外的生活的适应。一旦离开子宫，婴儿就会有很多感受：寒冷，与周围环境的直接接触，自身的神经反射，声门打开，以及负责呼吸的肌肉的剧烈收缩。这就造成在胸腔内强烈的负压，造成气体的排出：这就是第一次吸气。接下来是第一次呼气，而声门部分封闭：这就是第一声啼哭。

初生时不哭倒也不一定异常，例如，它可能表示孩子出生时睡着了，因为产妇可能被全身麻醉。在大多数情况下，手动刺激或面罩通气足以使孩子第一次啼哭。

脐带切断意味着什么

脐带通常由产科医生或助产士剪断，这样就切断了宝宝和胎盘之间的连接。随即，从新生儿的小心脏里流出的血液必须通过肺部血管寻找氧气供给，截至此刻一直是通过胎盘从母体的血液中汲取的。肺动脉打开，从而闭合肺部各个通道，使得新生儿全身血液得以循环而不必穿过肺部。新生儿的心脏与肺循环也从此建立起来。他的脸色也会由先前的青蓝色变成粉红色。但是，不要因为他的心脏跳动非常迅速（平均每分钟120～160次）而感到惊讶，这几乎比成年人快一倍。

此外，新生儿的呼吸有点不均匀是正常的（有时深，有时浅，或者时快时慢），在初生的第一年里他都会继续这样。

的异常。如有必要，医护人员可以吸走可能扰乱新生儿肺部的流体和黏液，并输入氧气。这样的急救复苏可以避免大脑的潜在损害。一个出生时 APGAR 评分低的宝宝完全有可能恢复健康。并且，记录在健康卡上的这一检查结果，也不能预示宝宝未来的成长发展。

第一声啼哭，第一次呼吸

一旦头露在空气中，新生儿就开始哭泣和呼吸：这是第一次吸气哭。当他张开嘴，空气冲进肺部，胸部呼吸肌第一次运动，推动空气进肺泡中，它们现在可用了，因为在子宫里生活时，那充满肺部的羊水已经在穿过母体狭窄的生殖器道路时很大程度上排除了。有时，新生儿在被助产士放到妈妈肚子上之前就哭上几秒，有时则在被放置到妈妈肚子上几秒钟后才大哭起来。有时，这种吸气哭，只是一个很小的啜泣，这是因为宝宝

新生儿关爱

一旦出生，甚至在被切断脐带之前，宝宝就会被放在妈妈的肚子上。这样安放在你身上的宝宝，一定与你想象中的他不尽相同。你看着他，抚摸它，也许他已经蠢蠢欲动地寻找你的乳房。这些个初步接触，夹杂着感动和疲劳的复杂情绪，当然少不了医务人员特别是护士的疏导照顾。

终于面对面了

在大部分情况下，如果一切顺利，诞生现场的医务人员会让初生的宝宝趴在妈妈的肚皮上，悄然适应空气中的生活。这样，他将渐渐熟悉爸爸妈妈的温暖、气味、心跳和他们的声音。

第一次的亲密接触。终于见到了宝宝，有充裕的时间来观察和抚摸他。当然，它看起来并不像拍广告的天使，他的皮肤偏一点点紫色，经常满脸皱纹，即使正在逐渐变成粉红色。说不定你一点儿也不觉得他漂亮。然而，你目不转睛地注视他，感受他的身体和呼吸。

他也尝试跟你接触。可能他已经在寻找你的乳房，以他自己的方式往你肚皮的上方挪动。最终，他可能吸上几毫升的初乳，乳汁分泌前的高营养的分泌物。他的嘴本能地知道吸吮动作。

脐带由谁剪断。与此同时，医务人员已经用镊子夹紧脐带。稍候，它可能由孩子的

宝宝的视角

震惊！

周围什么都没有！

刚刚还是完整的、有弹性的、温暖的、有声音的，可是现在我只感到空荡荡硬邦邦。我感觉冷。我又笨拙又沉重，只要我尝试睁开眼睛它们就灼热的疼，并且我的耳朵里嗡嗡作响。我的手怎么也摸不到曾经软绵绵滑溜溜的东西了。快！把我放到暖和的地方，把我包起来，抱着我，摇晃我，不要扔下我！我要妈妈的味道，她的心跳，我要听到她安慰我的声音。

宝宝的初次沐浴

> 初浴的操作方式取决于不同的妇产科医院。

> 大多数情况下，宝宝一出生就从头洗到脚。

> 然而有些诊所建议只是擦拭孩子，等到第二天再进行深度的清洗护理。这样一来，妈妈也可以参加宝宝的第一次沐浴。

> 新生儿并不会受到这一延迟的打扰，他甚至会因为闻到在母体中熟悉的液体的味道而感到安心。并且在这几个小时内他将被胎脂（白色涂层）覆盖，可以起到一定的保护作用。

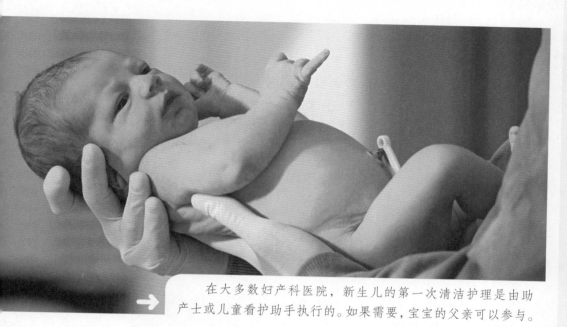

在大多数妇产科医院，新生儿的第一次清洁护理是由助产士或儿童看护助手执行的。如果需要，宝宝的父亲可以参与。

父亲剪断。脐带这一物理连接打破以后，新生儿会离开你一会儿去到他父亲的怀抱。现在他已经能够睁开眼睛。所有这些第一步的动作，第一次的见面并不会持续很长时间，但是这不会影响他给你带来强烈的震撼。

宝宝的初次医疗关爱

完成分娩和见过宝宝之后，你还需要在医疗小组的密切监护下待大约两个小时。在此期间，你的宝宝将受到对他的安全和健康不可或缺的新生儿护理。助产士用一个小吸管清洁宝宝的鼻子和喉咙（咽喉），滴眼药水在他眼里进行消毒，给他口服维生素 K 预防大出血。最后，她们在更靠近肚脐的地方剪断脐带。

称重和测量。宝宝很快将被称重和量体。平均而言，足月的宝宝重约 3.3 千克（男孩重一点儿，女孩轻一点儿），但是两名新生儿之间的体重差异可能是巨大的，少则 2.5 千克，重超 4 千克。然而，婴儿的身长变化并不大，多在平均身高 50 厘米的正负 3 或 4 厘米间浮动。最后，宝宝的头围一般在 35 厘米上下 1 厘米间。当然，这些都只是平均数据。出生时的大小和体重并不能决定宝宝乃至幼儿未来的成长情况。

宝宝的初次个人护理

作为被照顾的对象之一，你本人并不会参与由助产士操作的婴儿的第一次个人护理，除非它在产房内进行。宝宝的父亲可以参加。在此之际，医务人员清洗祛除覆盖在宝宝皮肤上的白色涂料（胎脂）。胎脂在皮肤的褶皱里相当丰富，如果新生儿不被清洗的话，它将在 24 小时内干燥并自然消失。

最后，穿戴整齐宝宝将被放回你的怀抱享受他当之无愧的休息。稍候他将被饥饿唤醒，这是一种对他来说未知的感觉。第一次哺乳的时刻即将到来。

认识自己的宝宝

那些期待在出生后立即抱着波提切利画中的小天使的父母们可能会非常失望！但是幸运的是，大多数宝宝很快就会失去所有新生儿那些难看的外观特点。

新生儿看起来什么样

初生的婴儿很少如他的父母想象的那么美。事实上，在羊水中沐浴9个月后受到12小时甚至更久的收缩骨盆的挤压，最后再勉强通过生殖器管道，是会留下痕迹的。一般来说，通过剖宫产出生的婴儿身上的印记都不太明显。幸运的是，大多数

一个庞大而沉重的脑袋

新生儿的头看起来还是巨大的：它占了大约宝宝身体的四分之一。新生儿不具备足够的力量支撑它，所以在头几个月必须小心仔细地托住他的脑袋。三个月后，当你举起他身体的时候，他将逐渐开始能够抬起头来。

> 宝宝皮肤的状态让我担心……我该怎么办？"

皮肤的小瑕疵

新生儿的皮肤往往不像你想象的样子，但是它也并不需要什么特别的照顾。绝大部分小瑕疵会自动消失。例如，宝宝的皮肤很红是正常的，在手脚等四肢末端甚至又干又紫，这是由于他们长期泡在羊水中所以才皱巴巴的。出生一两天后，这些皱批以小碎片样状剥落，这时只要用保湿霜按摩皮肤就会恢复柔软。在鼻子和下巴，有时会出现针头大小的白色颗粒，它们叫"粟粒疹"。它们集结成群出现，但是会在几个星期后自然消失。

婴儿身上这些难看的特征——狭长的脑袋、皱巴巴的皮肤、水肿的眼睛都会消失，随着时间的推移，他们都会变成可爱的宝宝。

细长的脑袋。在穿越母亲的骨盆的过程中，宝宝的头部往往塑造成圆锥形。压迫在尚未完全扩张的子宫颈上是解释新生儿头部出现淤肿的最常见原因。淤血通常一两天后会自然消失，而宝宝的脑袋也会在一到两周后变得浑圆。

出生时，婴儿的头部是全身最大的部位，头围几乎与胸围一样大。几个月后，这个比例将逐渐改变。

新生儿的头发。覆盖在新生儿头骨上的毛发和那些日后长出来的头发没有什么关系。有些婴儿出生时几乎是光头，而其他有厚厚的鬃毛或只是零星几股发丝。几乎所有的婴儿都会失去他们出生时的头发，并逐渐长出可能颜色和质地都不一样的毛发。

胎脂。在子宫内，胎儿的身体上覆盖着一层白色物质，保护沐浴在羊水中的皮肤。早产儿的身体几乎完全覆盖着胎脂，而在足月后出生的宝宝的胎脂就主要分布在皮肤褶皱和指甲下。

膨胀的生殖器。新生儿的生殖器几乎总是肿胀的，无论是女孩还是男孩。乳腺——不论男孩和女孩也很大。有些女婴出生时甚至有略带血色白带分泌物，就像是一个小小的月经，这也是正常的。肿胀的乳腺将在出生后8～10天后收缩，阴道分泌物也会消失。

胎毛。宝宝身上或浓厚或稀少的黑色绒毛被称为"胎毛"，它们有时会覆盖肩、背、四肢和额头。足月儿身上的胎毛一周后将消失。早产儿的胎毛更加丰富，因此需要更长的时间才会消失。而过期儿的身上几乎看不到胎毛。

肿眼睛。考虑到他九个月来和诞生过程中的经历，肿眼睛是很正常的！过不了几天，婴儿的眼睛就不再肿了。就大部分白种人而言，无论日后眼睛是什么颜色，婴儿总是有蓝石板色的眼睛。通常有黝黑的皮肤的宝宝眼睛颜色也比较深。

胎记和皮肤损伤。白种婴儿出生时可能会有一个或多个红色的斑点，大小不同。它们是血管瘤，又称"酒"斑。它们一般出现在上眼皮，前额或头顶。完全消失前它们往往会变成灰色。

亚洲的宝宝往往生来就有所谓"蒙古"斑。这些蓝灰色色素沉着形成的斑点一般出现在背部和臀部，但是在极少情况下也会出现在手臂和大腿。当孩子接近4岁，它们就会消失。

咖啡斑（牛奶咖啡的颜色）可能出现在身体的任何部位，而且通常不会消失。

暴露在空气中，皮肤会变得干燥甚至脱落。他需要适应自己生活的新环境。

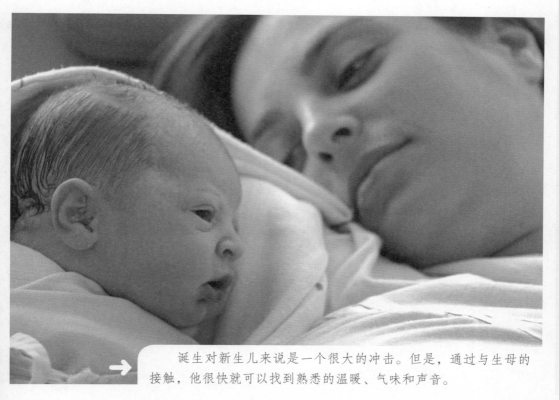

诞生对新生儿来说是一个很大的冲击。但是，通过与生母的接触，他很快就可以找到熟悉的温暖、气味和声音。

329

见证诞生时刻的父亲

选择是否参加分娩并不是一个简单的决定，尤其是当我们对这样的经验一无所知的时候。爸爸们是否可以随时走出产房？站在哪里以及如何鼓励安慰自己的伴侣？有什么会伤害到男人吗？这些问题都将在此章节进行讨论，以期给未来父母的决定提供帮助。

等候在家

共同在家里度过临产前的最后几个小时等待，是件让年轻的未来父母们放心和愉快的事。但是由于职业的限制，并非所有的爸爸都可以抽身，无论如何它都是需要一些准备的——例如提前告知同事在未来几天里你可能随时需要迅速离开。并且，对于生第一个孩子的父母来说，从你的太太觉得到第一次宫缩，到离开家去妇产医院的时刻，通常需要好几个小时。你有足够的时间安排工作的替换，并且有可能来得及回一趟家。

每个人都以自己的方式度过这最后几个小时在家里等待的时间。你可以检查保证一切都准备妥当以减轻你的伴侣的最后准备工作负担。摆脱外部限制的干扰，你的伴侣将更加冷静。当然，其余的一切将取决于每个人的敏感度。总之，以你自己的方式，尤其是你惯有的方式陪伴在伴侣身边。此时此刻，没有什么必须采取的态度或行动：你可以或坐或躺在对方身边，通过爱抚帮助她放松；也可以避免身体接触，如果她此刻的经历让

害怕见到血

有些男人担心在分娩的瞬间看到血。但是，这并不会发生，因为宝宝诞生时父亲通常站在靠近产妇头的一侧。女人可能在生产，也就是娩出胎盘的时候出血。但在这个时候，父亲往往忙于照顾新生儿并且可能不在产房内了。

你紧张和震惊。无论如何，你的伴侣应该正集中精力在她的身体和正在临近的分娩上。此刻她并不一定特别想要跟你交流。她越是仔细倾听自己的身体，对分娩越有利。唯一能让你感觉守护在她身边的做法就是安慰稳定你自己的情绪，并为即将发生的事件做好准备。但是，如果你的伴侣焦虑紧张，你温柔的手势一定会给她安慰。

学会信任。在临产前最后一次看医生的时候，很多准爸爸会问什么时候应该离开家去医院。助产士的说明毫无疑问将帮助你，但是这个问题的答案掌握在你的伴侣手中。临产当日，她需要感觉自己的身体。如果你有点儿不明白"怎么回事"，那么请信任她。

是否参与分娩

陪伴进入产房的决定需由夫妻双方共同决定。有可能你的伴侣不希望你在场，出于

→ 只要你在妇产医院，无论你是否在产房内陪同分娩，都会在宝宝出生后的几分钟内看到孩子……这将是你们一家三口第一次团聚的瞬间。

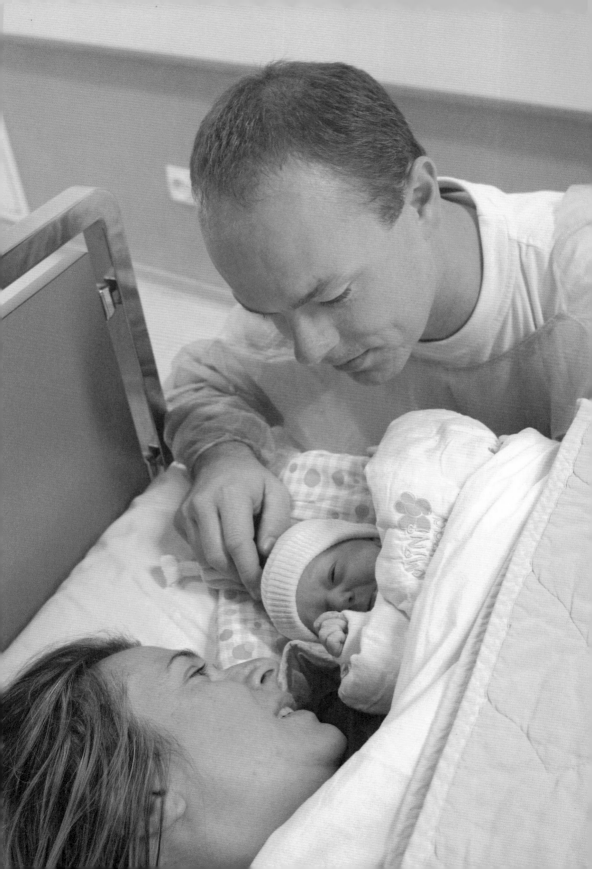

害羞，因为她害怕不敢自由地表达她的痛苦；也可能是因为她担心以后你会觉得她不那么有魅力；或者因为其他任何原因。但是也有可能是你不想进产房，这都是可以理解的。关键是，无论在哪种情况下，双方都需要理解对方的决定，并且尊重它。

以另一种方式在一起。并不是因为你不在产房内待着，就意味着你们不在一起了。有些女性只要知道孩子的父亲在精神上与她和他们待出生的婴儿在一起，就已经获取了巨大的力量。她们并不需要爸爸们的身体陪伴。反观一个男人，即使没有亲眼目睹生产的过程，同样可以经历一个激烈震撼的时刻。尤其是当他步入妇产医院，当他听见产妇的呼喊，当他看到进进出出忙碌的医务人员，当他在焦急地等待……

当助产士向等待中的准爸爸宣布他的孩子诞生的时候，他的情绪会同样强大。

在某种程度上，除了参与生育的行动，最重要的是他对妻子的爱，和对这个即将出世的孩子关心的事实。每个人都以自己的方式经历孩子的诞生，关键是遵循他的愿望。

间断地参与分娩

事实上，"参加生育"包括各种可能的陪伴方式。你可以在整个待产阶段和宫口扩张阶段都陪同在伴侣身边，这个过程将在待产室里持续若干小时。接下来你可以选择不进产房，也可以选择从开始到结束都陪伴在旁，包括大约半小时的分娩最后阶段。在这种情况下，你将会见证婴儿出现和诞生。

无论如何，你都可以如愿自由地进出产房。有些男人在分娩前决定参加，然而亲临

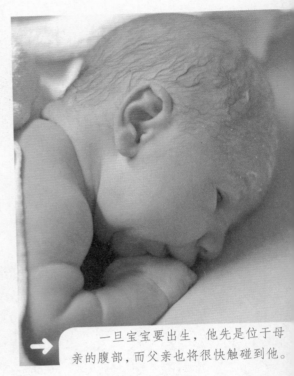

一旦宝宝要出生，他先是位于母亲的腹部，而父亲也将很快触碰到他。

现场后感觉很不舒服，宁愿在外面等着。这些进出都是被允许的。与其受刺激，还不如在适当的时刻离开得好。更何况没有人能够保持陪同将近十二个小时的分娩全程，要知道这可是分娩的平均长度。

知道期待什么

若想预先认识分娩过程，可以陪同伴侣一起出席准备会议（见 132 ～ 137 页和 212 ～ 219 页）。这将减少分娩当日你受到的惊讶，并可能学会如何支持你的伴侣。然而这些准备是不足够的。事实上，许多准爸爸在宝宝诞生时都体验到比他们想象中的要大得多的影响。

旁观痛苦。在分娩过程中最难熬的无非是看到自己心爱的妻子受苦，而自己却不能做任何事情。其实"受苦"并不是准确的用词。产妇一脸苦相、呻吟和惨叫并不总是在

表达强烈的痛苦，而有可能是一种发泄方式，因为它有助于更好地完成分娩必需的努力。当然，产妇有时会觉得很痛，但是她们对于孩子娩出的关注时常超越了这个疼痛本身。就像一名登山运动员，集合他所有的力量以最快的速度冲向顶峰，进而忘却身体所经历的痛苦。

你肯定会吃惊。当然并非每一名产妇都会呼喊和呻吟。她们各自以自己的方式面对分娩。正如一名父亲给朋友写信所描述："在最后时刻她不停地重复：'这是不可能的，不可能的，不可能的'和'我要死了'等许多其他惊人的声音和句子。"这位准爸爸显然很惊讶太太的辱骂，因为他一个温柔的手势，却她粗暴地"推开"了。很多见证过分娩过程的男性在这个话题上都有讲不完的故事。

站在哪里

在大多数情况下，准爸爸被要求站在产妇旁边或身后。当宝宝开始娩出，助产士有时会建议准爸爸，如果他愿意的话站在正面看着自己孩子出世的过程。但有一些女性担心自己的伴侣看过这场面以后对她们不再感兴趣。如果你的妻子感到尴尬，最好避免它。谨慎的人甚至可以要求在孩子娩出时放置一块布遮住产妇下腹部。这是一个值得夫妻双方事先冷静讨论的问题。

你也需要认识到自己的极限：见证生育现场往往比人们的想象更加震撼人心。守候在妻子的身边，你将见证宝宝的头和整个身体娩出的过程。尤其是这个位置是对孩子的母亲而言不那么激进也更加欣慰，因为她能感受到名副其实肩并肩的支持。你将接近你的伴侣，

可以安抚她和鼓励她，并在她的耳边细语。夫妻二人也将在同一侧，朝向同一方向。

如何支持妻子

关于如何观摩分娩过程的行为并没有严格的规定。你在现场陪伴本身已经是一个巨大的安慰。尽管你需要做一些温柔的手势以帮助你的伴侣放松。但是不要忘记，不应该替代助产士。有时候你和你的太太可能单独处于待产室，尤其是在待产初期。但是，如果有任何问题，一定要请求帮助。无论如何，你在现场的作用都不是帮助分娩。支持你心爱的女人，看着你们的孩子出生，这就够了。

什么时候做什么。有时，你可以通过两人间熟悉的亲密手势支持你的妻子：把一只手放在她的肩膀上，触摸她的脸颊……但是，除非她要求，否则不要在她疼痛或者正在用尽全力推的时候碰触她。任何安慰行动都必须在两次宫缩或两次用力推动之间进行，当她的身体放松时。否则你可能会干扰产妇而不受她的欢迎。如果她抵抗宫缩，你可以帮助她放松，站在她身后支持她拱起的背（产前准备会将帮助你找到合适的位置）。此刻，你可以建议她身体前倾，或者呼叫助产士！

将太太抱在怀里。当你的妻子比较放松时，你也可以拥她入怀。具体的操作方法是坐在待产床上她的身后，确保她的背部是弓形的。还有一个小建议：最好在你和夫人单独在待产室的时候调整好姿势。这样一来，助产士回来时看到一切安好，产妇放松也就不会说什么了。然而如果向她征求许可，她可能会拒绝，因为即使已经在产前准备会上教授，这些做法仍然非常罕见。

宝宝与爸爸的第一次接触

即使没有参加分娩，你依然会在第一时间得到孩子出生的通知。你将会看到太太的怀里温柔地抱着仍然赤身裸体的小不点儿。这个画面叫人很难无动于衷……每一个父亲都以自己的方式经历这一独一无二的时刻，有的张扬，有的内敛，有的用行动或言语表述，有的用沉默表达，无论触不触摸孩子。

头几次短暂接触的瞬间

无论是否见证诞生过程，与宝宝相处的最初时光总是显得很短暂。孩子一出生就会被放在母亲的肚子上，然后由助产士或父亲剪断脐带。在一般情况下，随后会留一点点时间让婴儿和他的父母相处认识。随即，孩子将被护士抱走做初生关爱（见 326 页和 327 页），直到最后进行清洁护理时你才可以参与。这些最初时刻总是很忙碌的。

剪或不剪脐带。根据心理学家分析，剪脐带的父亲，象征性参与到孩子的出生，并且帮助他与母体分离。但是大家对这个操作的意义价值观点不一。如果你不希望剪断这个有点黏的物体，只需简单地说"不"，然后交给助产士负责，没有人会怪罪你。另一个同样具有一个象征意义的姿态，标志着宝宝来到世界，就是将宝宝从母亲的肚皮上抱起来，把他交给助产士为他进行初生照顾。

强烈的情感可能姗姗来迟

有些男人在看到自己孩子的第一眼时失声痛哭，这些眼泪混杂着情绪和压力的释放。也有些人只是满足地微笑，每一个人都根据自己的性格，用自己的方式按不同程度的自由表达感情。此时此刻，如果社会的礼数障碍束缚再薄弱一点儿就好了，因为自己孩子的诞生是生命中最伟大的情感之一。有时我们默默地什么表达都没有，这一情况也发生在一些过于疲惫的母亲身上。经历情感是一回事，展现情感是另一回事。每个人都会有意识到自己的宝宝真真切切地在那里，活生生地在那里的时候，对于爸爸们来说，宝宝出生这一事件的震撼效果并不是同时产生的。

跟着感觉走

爸爸们应该根据自己的愿望迎接宝宝的到来。不要介于在场的医务人员而阻止自己一些动作或态度的表达。跟母亲一样，有些父亲也会感受一下孩子的皮肤。为什么不去亲他呢？

这些与婴儿的第一次亲密接触，无论如何，都反映出一种个人的需求。它们仅限于你和孩子之间，对你俩来说都非常重要。但是有时候，我们甚至不敢碰宝宝，害怕笨手笨脚地伤害他。然而并不存在"标准的"抱婴儿的方式。如果你觉得有必要，护理人员将很乐意为你提供帮助。不要犹豫征询他的意见，助产士不一定顾得过来询问一名站得远远的父亲。反过来，你也很可能无意在第一时间触碰宝宝，因为对你来说还太早。你可能正有些惶恐地看着湿漉漉的宝宝，他

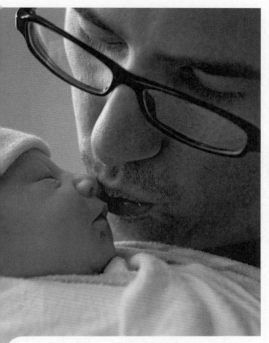

出生以后，很快新生儿就可以安安静静地接触他的父亲了。

的身上覆盖着从母体中带来的白色液体。此时，选择权还是在你的手中。

参与宝宝的第一次沐浴

护理人员通常会邀请父亲参加宝宝的第一次沐浴和更衣。你可以选择接受或者拒绝，反正宝宝的妈妈娩出胎盘接受护理时你多半想要离开产房。大多数情况下，给新生儿洗澡时，护理工会在你面前操作，但是并不会把婴儿交给你。如果想更加积极地参与清洁或给自己的宝宝更衣，这需要你自己提出来，甚至需要一定的坚持。在妇产医院，父亲如果不希望像个旁观者一样被对待，就需要主动出击。这个情况在随后的几天里也一样。如果护理人员让你接手宝宝的清洗工作，一定会传授一些技巧。你可以把她的建议作为辅助手段，但是不要认为她的方法就是唯一

有利于孩子的操作。你会一步步地逐渐发现特属于你的操作方式，这也有助于建立你与婴儿的关系。当然这也同样适用于给宝宝穿衣或拥抱……

剖宫产和父亲的陪伴

> 随着硬膜外或椎管内麻醉的普及，剖宫产的女性也可以和她的伴侣一起见证自己孩子出生的过程了。

> 预计剖宫产的情况下，一些医疗团队在条件允许时许可父亲出现在手术室。这样一来新生的家庭成员一出生就会跟他的父母接触，就像通过自然手段分娩一样。

> 研究表明，这种"简单正常化"的手术有助于夫妻双方更好地经历分娩，让他们更加安心，并且减少母亲产后抑郁症或有内疚感的风险。它还有助于加快建立孩子与父母的联系。在准备分娩的课程中，会有专门一节课关于剖宫产。你可以趁此机会提问你所关心的问题。

> 如果你的丈夫决定出席分娩，他将穿上病号服、口罩、帽子和拖鞋。在麻醉完成和手术帘安装完毕后，他最后一个进入手术室。坐在靠近你头部的位置，他将握着你的手在精神上给予你支持。靠在你的身边，他将有机会欣赏到宝宝出生的瞬间画面。

> 如果需要全身麻醉，医务人员会要求准爸爸离开手术室。稍后，你将会在宝宝被抱出手术室的第一时间见到他。

> 如果是非计划性剖宫产的，事情将会进行得非常快。你得试着保持冷静。你需要遵守妇产医院的规定，在剖宫产的过程中离开你的伴侣。总之，全程持续时间通常不会超过一个小时。

答疑解惑

> *我知道待产过程中最好不要平躺太久。什么才是最好的姿势呢？*

待产时期的姿势

最理想的姿势就是你觉得最舒服的。事实上几乎所有的姿势都是可行的，除了背朝下平躺——一方面它可能减缓分娩进程；另一方面由于压迫主要血管，它可能减缓血液流向胎儿。其他所有姿势都是可行的。

最有效的位置似乎是那些挺直背部，而不是拱形的。当产妇或站，或坐（在床上、椅子上、或在伴侣的臂弯中），或跪（在床上或地板上），甚至跨在椅子上时待产工作进程最好。

走路和上述任意姿势一样，可以加快进度，有时也会使痛苦更容易承受。有些妇女说"四条腿"安镇痛，如果你更愿意躺着，朝左边或右边侧躺，腿向胸部弯曲。

> *我的助产士希望引产。这可能是什么原因呢？*

引产

因为某些原因，比预期提前诞下宝宝往往是更加谨慎，甚至是必要的。有时候需要进行剖宫产。但是如果检查发现孩子和母亲都能够很好地支持自然分娩，并且产科医生也认为没有理由反对用自然的方式来分娩，引产往往是较好的选择。

以下是几种需要引产的情况。

· 胎儿停止生长：发育得不好。检查显示，胎盘工作状态不佳，而子宫也不再是一个胎儿健康的庇护所。

· 预产期已到，羊水的量减少了，你觉得胎儿的胎动减少。

· 胎儿已经足月，羊膜囊破了，羊水被污染。

· 准妈妈患有糖尿病并用胰岛素治疗。此外，一切数据都显示，胎儿如果足月，体积将会非常大。

· 母亲患有先兆子痫，无论彻底休息还是服药治疗都不能改善症状，她或宝宝的生命处于危险之中。

· 宝宝（Rh 阳性）患有贫血症，因为他的母亲（Rh 阴性）产生排斥红细胞的抗体。

· 产科医生担心准妈妈无法及时赶到医院，要么是因为她住得很远，要么是因为她以前的分娩速度非常快。

> *我听说产妇分娩前可能会流血。为什么？*

临产前的流血

在大多数情况下，接近分娩时出血是由于黏液栓的脱落，或者仅仅是子宫颈开始扩张的事实。完全没有必要担心。

请记住，即使出血只是少量的，你也必须去妇产医院。医生将检查确认你没有高血压或蛋白尿，胎盘位置不过低，并且胎盘没有早剥（见第 193 页"胎盘早剥"）。通过监测，医生还要确认胎儿的心跳是否正常。

" 羊膜囊破了，流出的液体不是透明的，而是绿褐色。发生了什么事？"

羊水颜色

羊水的绿褐色是宝宝的消化系统初步开始运作排泄的结果的，通常它们都是在出生后才会排出的。但是，如果宝宝在子宫内受到压迫，胎粪就会在出生前排入羊水中。

但是，这样受污染的羊水不一定代表胎儿有危险。不过，最好还是立即咨询医生。

" 宝宝诞生之后我可以把他抱在身边待一会儿吗？"

与宝宝的肌肤之亲

刚出生后，宝宝立即会被放置在你的肚子上。这样的第一次会面，即使它持续的时间不长，其实也是至关重要的。稍后，脐带被剪断，医务人员会来把宝宝抱走并给他一些必要的照顾（见第 326 页），但是很快他们就会再把宝宝抱回到你的身边。

现在我们知道，皮肤与皮肤的接触对新生儿的幸福感是很重要的，并且它能够促进乳汁的分泌。产后在产房驻留观察的两个小时里你可以充分地跟他接触。请记得携带 2 ~ 3 条小毛巾和一条毯子用来覆盖赤裸的宝宝。

" 剪断脐带的时候我的宝宝会疼吗？"

剪断脐带

无论是宝宝还是妈妈，都不会感觉到剪断脐带的疼痛，这是因为脐带上没有神经。但是父亲们可能会觉得不舒服而拒绝操作。不要强迫父亲们去剪脐带，因为对于没有经验的人来说可能不太好剪。而助产士只消几秒钟就可以将它打结并剪断。你甚至都没有叹口气"哎"一声的功夫，脐带就已经被剪断了。

" 我害怕分娩后，我的阴道被拉伸和撕裂，会对以后的性生活产生影响。"

阴道和会阴的弹性

阴道是一个弹性绝佳的在分娩时期会打开的器官。事实证明，有时连塞入一根棉条都困难的阴道，却可以容纳通过一个体重 3 ~ 4 千克的婴儿。在分娩之后的几周内，它会慢慢恢复正常大小。在某些女性身上，可能分娩后的阴道会轻微松弛，而她们对阴部肌肉的控制能力也会减弱。但是这些变化并不会影响性高潮的强烈程度。

在产后大约六个星期后的体检时，医生或助产士会检查你盆底肌肉的张力（会阴是骨盆的"底板"，它围绕尿道、阴道和肛门）。你也不要忽视每天数次的自己练习，在洗澡的时候，在推着宝宝散布的时候，又或者是你坐在电脑前的时候……

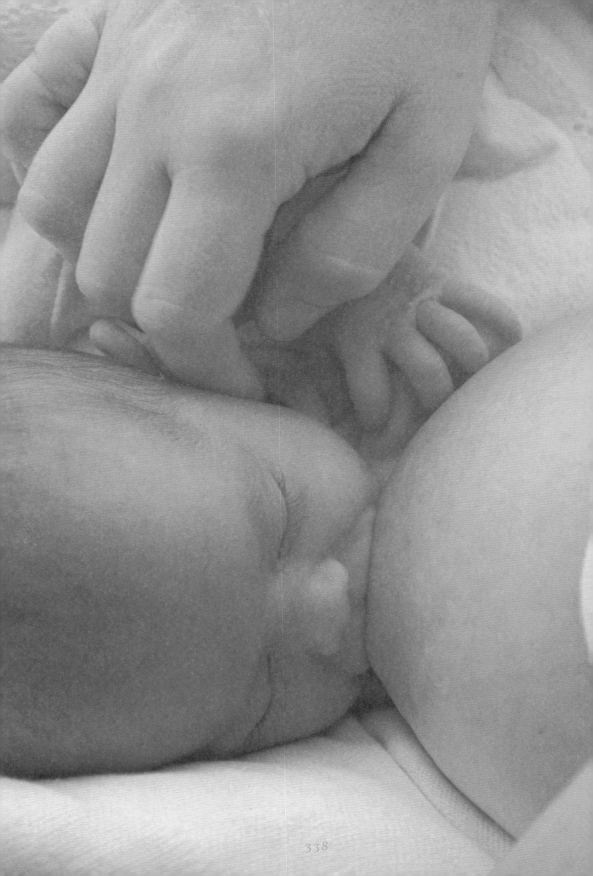

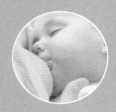

产后住院的日子

分娩后的新妈妈

不管分娩时婴儿的条件是如何的好，分娩过程是如何的顺利，但对于母亲而言，这都是一个巨大的生理和心理的变化。你的身体需要一天一天的恢复，正常需要6～8周你的身体才能恢复新的平衡：这就是"产后休整期"。这个时期的初始都会有些艰难。

疲劳

生完孩子之后的第一时间，产妇有可能感觉不到疲劳。这是由于产妇第一次做妈妈和看到孩子时巨大的幸福替代了疲劳。这是非常正常的，由于在正式生产前产妇已经很疲劳了：比如何在夜间无法得到很好的休息；很难找到良好的入睡姿势；夜间胎儿胎动很多；也可能在妊娠末期，你会有一些特别的产前焦虑。

尤其是在产前的最后几周，你的身体已经消耗大量的储备养分给孩子（在生产前，准妈妈就可能已经缺钙、铁和镁）。

更重要的是，你感到的疲倦是由于分娩本身：这个过程，你几乎已经耗尽了全身的精力。你的身体之前也处于一个高强度的工作状态，所以产生的后果是有疼痛的感觉。即使是分娩的过程快速而顺利，产后第二天产妇仍有疼痛的感觉。

显然，你的身体需要一点时间来恢复，特别是因为它在产后会再次产生巨大的改变。通常对于新妈妈，不仅仅是身体上的变化，也有心理上的巨大改变。所以，产后初期的日子一定会很疲劳。还有，你的情绪，

正确或错误

人们认为生完第一个孩子之后，不可能快速地怀上第二胎。错误。如果你不喂奶的话，两个月之后就有可能怀上第二胎。如果你喂奶，会减少怀孕风险，但喂奶本身不能作为一种避孕措施。

来来往往的探视者，初期哺乳的艰难和夜间照顾宝贝，也都是疲劳的根源。这都需要循序渐进的恢复。

身体新的变化

无论你怎样感受到怀孕晚期时的身体状态：比如是肿胀感或是厌倦感，生产完孩子之后，你可能不会立即感觉到身体的改善。你已经不是一个孕妇

> 我很担心，因为生孩子后，我似乎无法控制小便，还有漏尿的现象"

泌尿系统的问题

由于分娩而扰乱的生理上的多项功能，其中也就包括泌尿功能。分娩后，小小的"漏"尿是常见的现象。是骨盆底肌肉收缩功能的暂时缺失。产后的会阴练习，对于所有类型分娩后的妇女都适用。具体的介绍在本书以后的章节（如何治疗尿失禁，见406页）。

产后留院观察期间，医生会让护士或是助产士来帮助你系统练习会阴肌肉的功能。

系统练习之后，如果这个问题仍然存在，就需要再次去咨询医生了。

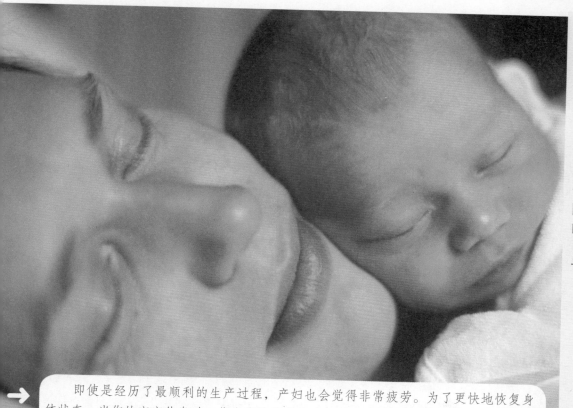

即使是经历了最顺利的生产过程，产妇也会觉得非常疲劳。为了更快地恢复身体状态，当你的宝宝休息时，你也应该享受这个温馨的时刻，好好休息一下。

了，但是你还没有立即恢复到之前的身体状态。这是不可避免的，你的肚子依然很大，因为子宫需要几天时间才能缩回到正常大小。

如果做了会阴侧切开术，疤痕收缩时也许会让你有绷紧感。坐下有时也是困难的，在这种情况下，不要犹豫，可以问你的护士要一个柔软的坐垫。你一定会有2～3天的排便困难，如果你是痔疮患者，可以向医生要求用药物来解决这个困难。你的腿会在未来的几天消肿，因为你可以正常排尿了，而排尿可以减轻腿部的水肿。在此之后，就可以更容易地行走和轻松地站立了。

激素的显著变化。分娩之后，身体内的激素相继产生了重要的变化。在整个怀孕期间保持高水平的雌激素和孕激素会急剧下降，与此同时，另一些激素会达到一个新的峰值，比如有收缩子宫和催乳作用的催产素。

子宫恢复至正常。除此之外，产后的子宫迅速减小其体积，子宫内膜也会一点点减少。因此会有大量出血的现象，这就是所谓的"恶露"，它正常持续两个星期或一个月左右。子宫会缩回到原始的大小，期间有导致疼痛的收缩，命名为"产后宫缩痛"。尤其是产后约一到两天哺乳时，会有较为强烈的感受。

产褥期。产后身体以及各个器官的恢复需要6～8周的时间。如果你是母乳喂养的话，这个期间被称为"产褥期"，它的结束标志是月经的重新到来。这是一个缓慢的身体恢复过程。

新妈妈的护理

即将在医院度过的产后调理期，是为了你和宝宝在回家时，都能有良好的健康状况。同样也是一个很好的机会，专业的医务人员会给你一些如何照顾好自己身体的金玉良言。

谁将负责护理你

在产后住院调理期间，你将会受到不同专业人员的护理，比如助产士和护士。你会受到以下指导：帮助你如何开始母乳喂养，护理婴儿以及帮婴儿换尿布。

医务人员还会护理做过会阴侧切手术的或剖宫产手术留下的疤痕，以及其他的分娩过程中的所有伤口。另外，有一组专门的医护团队负责新生儿的护理。还有你的产科医生会在你的住院调理期间，对你进行例行的询问会诊。如果恢复得一切顺利，在产后6～8周，你可以要求你的产科医生进行产后复检。

多层次的护理

基本监测。助产护士会定期查看出血的状况，检查子宫的恢复程度（即子宫的缩小程度），也将监测你的心脏速率、血压和体温。如果你做了会阴切开术，护士也会检查，以确认其正常愈合。

会阴侧切术后的护理及洗浴。在起初时段，通常是助产士照顾你的个人卫生，这样同时也可以检验手术后的恢复状况。你可以用温水和不刺激的肥皂（助产士会告诉你用具体的哪些产品）每天清洗两次。为了使疤痕区域干燥，你可以用毛巾轻轻地吸干水分，然而，使用吹风机来干燥是完全没有必要的。

通常在最初的几天，疤痕会给你留下深刻的印象：这是因为缝合线是高低不平的。借用一面小镜子，你可以观察并且认识到疤痕不如感受到的那样长。起初，侧躺一边或是移动时，伤口通常有牵扯感、刺痛感或些许的疼痛感。这样的情形会在几日后会好转，如果被拆线或是缝线被吸收，则情况好转得更快。

住院时间的长短

> 如果是正常分娩，一般住院时间为4～5天（也有部分产妇只需要3天住院观察）。如果是剖宫产分娩，一般住院时间为6～7天。

> 如果产妇和新生儿状况良好，而且产妇可能还有其他的孩子要照看，或是觉得在自己的家中感觉更为舒适，可以生产后第二天就要求出院。但是，必须提前通知产科医生及得到儿科医生的同意。

> 新生儿没有经过儿科医生的检验称重前，是不会被允许出院的。新生儿出院的基本条件是，重量不能低于出生时的体重。

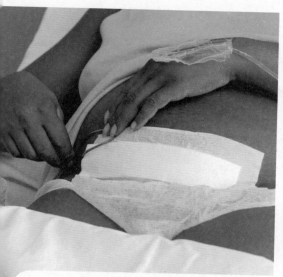

如果是剖宫产，在伤口上会覆盖一层保护纱布。出院当日，医生会为伤口拆线。

剖宫产后的护理

如果是以剖宫产的方式分娩，会给你提供一些产后特别的护理方式。最初的时候，护士会给你镇痛药（用于克服疼痛），起初是静脉注射的方式，当你感觉好些或不太疼痛的时候，就可以直接口服镇痛药了。

你将使用着导尿管装置，以便于外科医生手术时不被膀胱所影响（子宫就在膀胱之后）。由于剖宫产后的麻醉作用，以至于你感受不到排尿的意愿，所以导尿管是需要的。你还有可能明明膀胱已经储存满了尿液，而你却毫无察觉。

手术后第二天，护士会以抽血的方式进行红血细胞水平的血液检查，并检测是否有贫血现象。如果有这样的血液问题，医生将会采用为期两个月的补充铁和叶酸的处理方案。

护理。手术后，在伤口上部会用细纤维纱布保护，它会在第三天被第一次更换，之后是每两天被更换一次。通常情况下，出院

当天会给伤口拆线。同时，采用皮下注射的方式给予抗凝血治疗，以便于防止静脉炎的发生（血块通常在静脉凝集）。这个疗程会持续三周。

站立。从产后第二天，你就可以自己站起来了，但是必须是在护士的帮助和监护之下。第一天术后步行，由于伤口疼痛的原因，会让你有些犹豫不决。但从第二天或第三天起，你会感觉舒服一些。当然，对于洗澡还是需要适当的注意。你的大小便完全恢复正常还需要更长的时间。

对于新生儿的照顾

> 产后第二天，毫无疑问会在儿科护士的指导下，由你为新生儿来沐浴。当然，儿科护士会为你讲解详细的操作过程。

> 之后，护士把新生儿交付给你，由你来完成具体布置。儿科护士会时刻在你的一侧随时提供必要帮助。

> 所有沐浴的用品需要提前准备好，以避免在沐浴过程中寻找。在开始之前，需要给新生儿准备好37℃的水。（实际上，有专门为婴儿准备的小型洗澡池）。

> 新生儿的沐浴一般都是在换洗台上开始准备的。婴儿洗澡池只是在冲洗的时候才用到。当然，有个不错的方法，你也可以直接给婴儿在洗澡池中使用婴儿沐浴露。

> 儿科护士会向你演示说明婴儿的沐浴过程，以及更换衣服的过程。一旦你在家操作时，需要具体的建议时，可以参看本书对应的章节。在不断的进步过程中，你会找到更适应你和你的孩子的沐浴的方式方法。因为沐浴的过程，也是你和孩子相互之间充满爱的相互交流和相互发现对方的时刻！

利用好产后住院的日子

无论住院时间的长短，你可以充分利用这段时间好好放松，尽可能地恢复到产前的身体状态。比如确保你的健康饮食，充分的夜间睡眠，让护理人员夜晚帮你照顾新生儿，适当的限制一些探访时间，诸如此类。这一切的措施，将帮助你快速克服产后疲劳。

快速恢复

合理饮食。良好的饮食和休息是克服疲劳的关键因素。膳食的平衡摄入非常重要，请你务必保持怀孕期间所养成良好的饮食习惯，这对于抵抗产后的疲劳非常有效和重要。当然，如此均衡的一日三餐对于保持良好的身体状态也同样重要。

及时补充睡眠。请尽量补充睡眠，一天中经常休息是非常重要的！当然你不得不跟随你孩子的作息时间，所以尽可能多的和孩子一起休息，比如早上和下午的小憩。由于助产士可能会频繁地与你联系沟通，如果有必要的话，在已经告知助产士的情况下，你可以切断电话，以便能更好地休息。如果有些难以入睡，可以尝试放松，然后平静的躺下。

把孩子交给护士照看。如果你愿意的话，现在一些医院提供看护婴儿的服务，以便母亲能够有若干个良好休息的晚上（或是白天）。当然，各个母亲的选择不同。部分母亲偏向于自己照看孩子，部分母亲不认为晚上若干次的喂奶会是困扰。请注意分娩之后，疲劳是严重的，需要适当的放松。如果你选择让助产士照看你的婴儿一到两天，没必要有亏欠孩子的想法。因为你和孩子初期的相互相处，重要的是彼此都是在一个比较好的状态。也不必要被这样或是那样的想法影响你的选择。

如果是母乳喂养，在夜晚，你可以要求护士带婴儿到你身边以便哺乳。这样的话，可以避免你自己起床去婴儿休息室找孩子，也避免了你晚上亲自给孩子换尿布的问题。只有这样，夜晚你才能好好休息。之后，你可以第二天早上再来照看孩子。

然而，在住院期间，你至少需要一个完整的晚上和婴儿共处，以便彼此适应离开医院后的共处。在此期间，助产士和看护婴儿的护士会帮助你更好的理解婴儿的要求及其行为的意义。

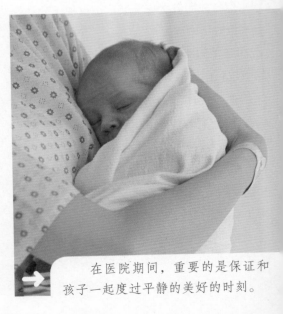

在医院期间，重要的是保证和孩子一起度过平静的美好的时刻。

合理安排探访时间

毫无疑问，你有向全世界展示这个孩子的愿望，但是分娩之后，强烈的疲劳感会随之而来。可以预想亲朋好友和同事，都会来不断的探访，但不建议有过多的探访。你不可能有足够的精力和时间来欢迎所有的探访者。

本身在医院休息的时候，就会有一些不可避免的人员探访和打扰，比如：护士、助产士、医生、餐饮服务人员和给儿童照相的人员等等。

和婴儿的父亲交流。关于如何合理组织探访者，应该让你或陪伴你的人来处理。因为你肯定会忙于照顾你的宝宝。同样的，在回到你自己的家中之前，你也需要利用这些住院的时间来好好休息。你可以告知孩子的爸爸，哪些亲属和朋友是你非常希望见到的。

选择自己的作息时间。理想的状况是：你不急于很快正式宣布好消息，因为常常会有一收到消息就不请自来的朋友，而他们忽视了你需要很好的休息。即使不这样，比如你周六分娩，周日就有可能会有很多人来不断探访。事实上，你更需要一些私人的时间与伴侣和婴儿一起感受这个无比珍贵的时刻。你们一家来享受这个崭新的幸福！在接待来访者之前，你需要一些时间，以便知道你和孩子的体力承受范围。如果你是母乳喂养的，那你需要更多的私人时间。因此，你也可以让探访者等你出院之后，再来探望。

一般而言，下午是探访者纷至沓来的时刻，而上午有很多的医生和护士的检查。如此一来，通常到傍晚，婴儿会很疲劳，而你也几乎耗尽了所有的体力！

> " 当我问我是否舒盆浴，还是需要淋浴时，我常常听到两个完全不同的建议。"

淋浴还是盆浴

事实上，关于这点早就有长期的讨论。但在分娩后，淋浴还是绝大多数产科医生所推荐的。事实上，在身体还没很好的恢复之前，感染的风险是不应该被忽略的。

谨慎的做法是等到会阴侧切或剖宫产的疤痕都完全恢复。这样，一个月后，你又可以体会到盆浴的乐趣了。热水浴有助于缓解身体的疼痛感，同时你会发现这是个可以更加放松自己的时刻。

如果你想一个月内就盆浴，请咨询你的产科医生或助产士的意见。如果是剖宫产，则必须等到产科医生的同意，才能盆浴。

在任何情况下，不可忽视的要点是很好的清洁浴盆，尽可能的要求你的伴侣来清洁浴盆，而不是你自己在这方面消耗太多的体力。

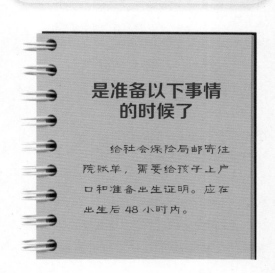

是准备以下事情的时候了

给社会保险局邮寄住院账单，需要给孩子上户口和准备出生证明。应在出生后48小时内。

哺乳初期

　　住院的几天里，你将有机会学习如何哺乳。因为哺乳是需要一定的技巧和适当训练的。在住院期间，你可以向医务人员积极地问询关于哺乳的问题，以便你回到家中能够自己顺利哺乳。

初乳和母乳

　　真正的母乳产生之前，出生后的前三天都是初乳。特征是液体较稠而有淡淡的黄色，这将会给你的孩子提供最初的养分。

　　初乳的好处。这真正浓缩的初乳是非常适合你的宝宝第一阶段的需求。初乳非常通便，这有利于迅速清除胎粪（新生儿的第一次粪便），减少婴儿的黄疸（呈现黄色皮肤）的风险。其中含有丰富脂肪、糖、盐和蛋白质，保证婴儿不会患有低血糖（低利率的血糖）或是脱水。初乳对于婴儿的健康是极其宝贵的。对于你的宝宝而言，初乳构成了他抵抗细菌的第一道防线。事实上，初乳含有高浓度的 IgA（免疫球蛋白），其具有抵抗感染和提高免疫系统发展的功能。这样不仅你的孩子会得到更好的免疫保护，并且会很快地建立其自身免疫系统。

　　母乳的优点。母乳十分适应宝宝的需要，无论是足月的婴儿还是早产的婴儿、都能完全彻底的消化。在整个的哺乳过程中、母乳能适应婴儿一天又一天、一周又一周的不断的需求。

　　在哺乳的开始阶段，母乳是清澈的，富含水和乳糖，主要是提供水分（也称之为水样母乳）。然后母乳会变稠，像"奶油"一样更富有营养（其中脂肪含量增多了4倍）。因此，最好的哺乳次序是，先用一个乳房哺乳，然后再用另一个哺乳，如此交替。母乳的成分会受到妈妈的影响。每一天都是不同的，有时一天内的母乳也有所不同。脂肪含量较高的时间是早上六点到十点之间。所以，白天的脂肪含量比晚上的高。母乳的优点是温度适宜，无菌安全。对于婴儿而言，母亲的饮食变化会产生丰富不同的母乳味道。

哺乳初期

　　通常,当一个妈妈决定开始母乳喂养时,她会接受到各种相互矛盾的建议,让人感觉

宝宝的视角

什么事情发生在我身上

　　我从来没有这样的感觉。我的胃变空了，我觉得不舒服。缺少一些可以吸吮和吞咽的东西来抚慰我，而现在，我感觉很饿。当我接触到妈妈放到我嘴里的东西的时候，这个东西有时太难对准，有时太滑了或是液体溅出来太多了，有时我还会被影响呼吸。我需要发现如何去正确地做这件事！但我发现吮吸到的液体非常好喝！我的胃被这个温暖的液体填满了，使我很舒服也很放松。

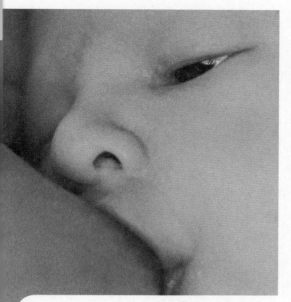

为了吮吸更有效果，孩子嘴巴应该含住整个乳头，尽可能地含住乳晕。

非常混乱。导致我们不知道什么是应该做的，如何正确做。这里有一些实用技巧告诉你：婴儿是否很好地被哺乳，你是否有充足的母乳，哺乳是否顺利进行等等。

你们两个都是初学者。千万不要忘记，母乳喂养是由两个人来完成的。有些妈妈为母乳喂养各方面都已经准备得很好了，但是发现初期的喂奶并非如她们期望的那样顺利。其实，宝宝也有其不可推卸的责任！婴儿可能是很难含住妈妈的乳房，可能自身很着急，等等。你们俩人都是母乳喂养的初学者，所以，你们相互之间需要几天的时间磨合和适应，才能达到理想的状态。

起初的两个小时。理想的情况下，第一次母子相互间的"接触和哺乳"是在分娩之后的两个小时内。这时，母亲是非常敏感的，孩子的所有感觉器官也都在快速的发展，婴儿的反应同样也很灵敏。

但是第一次喂奶是很不容易的，必须要

有足够的耐心和平和的心态。让你的宝宝独自靠近你的乳房，本能地探索如何吮吸。不必要去尝试帮助婴儿，否则后果是常常扰乱婴儿的吃奶过程，甚至会导致婴儿拒绝乳房哺乳。事实上，如果强制婴儿去吮吸乳房，他们可能会开始叫喊并且舌头会抵住下颚，而不是在乳头的下部来吮吸。如果这样，哺乳在生理上是不可能实现的。

如果你的孩子开始吮吸的方式不是很正确，请勿惊慌和着急。让孩子有时间自己去探索一下。在未来的哺乳日子里，你会有很多的机会教会孩子高效的吮吸方式。请记住，第一次喂奶没有要求必须成功，但这是一个你和孩子之间皮肤贴着皮肤私密交流的机会。这是个重要时刻，你和你孩子都在相互探索对方。

接下来的时刻。在他来到这个世界之后，在接下来的 20 个小时里，你的孩子会感到

母乳：大量的优点

哺乳会给母亲和婴儿都带来大量好处。

> 在短时期内，母乳帮助婴儿抵抗各种感染，减少得肠胃炎（腹泻）、呼吸系统（哮喘）、中耳炎和鼻咽炎的风险。重要的铁元素也通过母乳作用被婴儿顺利的吸收。

> 对于母亲，哺乳有可能会引起子宫的流血：原因是子宫会更有效的收缩（称之为子宫绞痛）。哺乳也有助于产生更多的激素（母乳催产素），以便产出更多的母乳。

> 哺乳也会带来长期的好处：对于婴儿，会减少过敏、肥胖和儿童糖尿病的风险；对于母亲，持久哺乳会减少患乳腺癌的风险。

很疲劳，常常都是睡眠状态，当然，你也是如此！孩子非常需要休息来恢复体力，出生消耗婴儿大量的体力和精力。然而，乳腺需要有所刺激，才有助于开始产奶。初始阶段的婴儿吮吸和有效的刺激是日后哺乳期顺利产奶的要求。请不要犹豫，借助以下的一些窍门，温柔的鼓励你的孩子来吃奶：

· 让孩子在你的身边，你的气味、与你皮肤的接触会唤醒婴儿吸奶的愿望。

· 注意观察婴儿，以便觉察到婴儿开始吃奶的信号。眼睛快速地移动，说明婴儿在浅睡眠状态（如果让深睡眠状态的婴儿来吸奶，注定会失败的）。嘴唇和舌头的蠕动，把手放到嘴中，自己吮吸和自己身体的扭动，以上这些信号表示你的孩子已经准备好了开始吸奶。这不是孩子最后的求助方式，当他们非常饥饿的时候，会大声地哭喊。我们需要通过喂奶让孩子恢复平静。

· 在一次喂奶过程中，可以多次更换哺乳的乳房。把孩子竖直的放置在你的肩部（他有可能打饱嗝）。轻轻地挠脚底和面庞，不必要给孩子盖很多，及时地换尿布，以上方法都会引起孩子吃奶的欲望。

准备哺乳

应该知道正确的给宝宝哺乳的要点，因为乳头皲裂和其他一些乳房不适症状绝大部分是由不正确的喂奶姿势引起的。首先，你的姿势要舒适无紧绷感（参看 351 页）。如果需要，你可以使用靠垫或是枕头来调整姿态，或是放在你的肘关节下，或是放在孩子身下，使孩子和你乳房相同高度。你的背部不能向孩子那边倾斜，孩子的耳朵、肩膀和髋部应该是同一直线。也就是说，孩子一定不能扭着身子来吸奶。孩子的鼻子和下巴会碰到你的乳房，其肚子会贴着你的肚子（想象一下，如果都是裸露的话，彼此的肚脐是相互触碰的）。

为了方便喂奶，你可以手握成 C 型，把乳房送到孩子嘴中。也就是说，你的大拇指在乳房上，其他手指在乳房下，手不接触乳晕。现在，你的孩子应该尽力张大嘴（类似打哈欠的样子）。你也可以对他说"张开嘴！"很快，你会发现他在重复这个张嘴的样子。用乳头轻抚他的下嘴唇，或是轻轻地用手指向下拨动他的下巴。同时，抱着孩子的肩膀快速地贴近你的乳房。孩子的嘴巴应该含住乳头和大部分的乳晕，乳头应该是触碰到孩子上颚的根部。

感受的增强。在起初母乳喂养的日子中，

> 我胸部很小。请问我是否可能会有足够的母乳来喂养我的宝宝？"

母乳喂养与乳房大小

任何情况下，母亲进行母乳喂养与乳房的大小没有必然的关系。乳房的大小是由脂肪组织的数量决定的，而脂肪本身并不影响母乳的产生和质量。怀孕期间乳房变大是乳腺能很好运作得好迹象。和有些妇女猜想的截然相反，几乎所有的妇女都能够母乳喂养，只要被解释如何正确的操作。事实上，这更多是一个激素刺激的问题，正确的哺乳姿势（母亲和孩子的姿势）的问题，而和乳房大小无关。

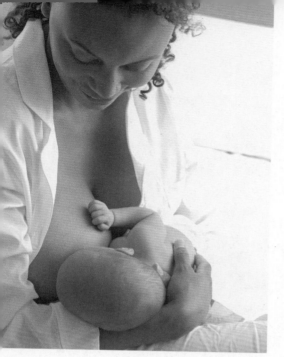

哺乳会给乳房带来比较强的感受。当孩子吸奶时，他会用很大的力量，所以请不必惊讶于你所感受到的乳头强烈的拉伸感。

关于奶瓶、奶嘴、假乳头。应该避免使用奶瓶和奶嘴，这二者都会的影响婴儿的正常吮吸。有机树脂的"假乳头"（也称为"乳头护罩"）：它会堵塞乳腺管的毛孔，会导致乳头和乳晕的疼痛，并且导致婴儿不正确的吸奶方式。而后，很长时间也很难改正这种错误方式。

好的哺乳方法

孩子吮吸正常情况是：你可以看到孩子的嘴唇是外翻并吸附在乳房上；你可以感受到孩子的舌头是在口腔前部，在你的乳头（其本身在婴儿的牙龈内侧）下面曲成一个水槽型；你可以观察到婴儿的太阳穴的鼓动和吮吸节奏是一致；当他吞咽时，可以看到其耳朵下部的运动（规律是：每一次吞咽大约在两次吮吸之后）。

你听不到婴儿的吞咽产生的声响，也不会看到其脸颊的凹陷突起。你应该不会有疼痛感（除了开始阶段的日子）。在吮吸阶段，婴儿是很安静的，直到哺乳结束。如果觉得你或是婴儿的姿势不对，可以调整若干次，直到姿势正确为止。请注意，不要直接把婴儿向后拉开：他的吮吸力量会牵扯你的乳房，导致疼痛。应该用你的小手指轻轻地挠婴儿的嘴唇，婴儿会本能地张开嘴。这样你就能方便的调整哺乳姿态。

母乳的产生过程

在产后第二和第三天，在泌乳激素的作用下，母乳就产生了。母乳的产出量的多少对于满足婴儿变化的需求是非常重要的。因为，婴儿的胃变化是很快的，出生3天后，胃的容量就会达到出生时的5倍！而出生时，胃容量仅仅是5～7毫升。

乳房会很坚硬，很肿胀，所以也会常常有疼痛感。但请勿在胸罩中使用乳房有机塑料护罩，因为会不利于顺利的产生母乳。事实上，这样的疼痛是不会很久的，只需要通过及时哺乳就能调整母乳的产出量，进而使乳涨疼痛消失。为了减少溢奶引起的奶渍，你可以使用溢奶垫（棉制品而非塑料膜，以避免乳水没有被充分吸收）。如果你有太多的母乳，你可以咨询附近的产科医院，以便知道是否可以捐献给你所在的城市或是省里的母乳收集站。

寻找一个合适的规律

给孩子喂奶是一个特殊的时刻，你没必要和全世界分享。你需要放松，如果有其他人在旁边可能会有压力。你的宝宝也需要安静，尤其是最开始的时候。

亲密的时刻。在住院期间需要喂奶时，你可以要求独处。爸爸可以作为你的保护者，当有人探视时，可以跟对方解释清楚，你需要安静。之后一切都会顺其自然，根据每个人的个性和自己的方法进行母乳喂养。重要的是你感到自己很放松，你的宝宝很平静。

喂多久。为了弄清楚宝宝的需求，请忘记你的手表，好好观察他。没有所谓的"正常的"母乳喂养时间。因为可以从10分钟（两次5分钟）到40分钟（两次20分钟），甚至更久。一切都取决于宝宝吮吸的质量和妈妈乳汁的流量。我们必须学会识别有效的哺乳：起初的吮吸通常是快速而充分的，在一两次吮吸之后，你就会听到宝宝有规律的吞咽的声音。

在喂养快结束的时候，吮吸的间隔时间会越来越长。对于你，可能会感觉到非常想睡觉或口渴。所以每次喂奶的时候，可以提前准备好一杯水。

频率多少。宝宝吃奶的规律需要经过一段时间后才能趋于稳定：开始的时候，新生儿可能会还没有吃饱就睡着了，这就会导致宝宝在很短的时间后又想吃奶。逐渐地，这种情况将趋于稳定，在你回到家一段时间后，通常可以达到一天24小时大约要吃8～12次奶（每隔两三个小喂奶一次）。不要忘记每次喂奶时两个乳房都应尽量同时进行哺乳，即使你感觉你的宝宝有点儿睡意。你的宝宝吮吸得越多，你的身体就会分泌越多的乳汁。

有些泄气

我们可能被母乳喂养的好处所说服，尽管需要几周的时间来准备，虽然一切都很美好，然而我们也知道其中有沮丧的时刻。所有这些都是正常的：你第一次哺乳时的情形肯定不容易。分娩的疲劳，可能还会有侧切手术，宝宝还在努力地学习如何吃奶，产后忧郁，情感困惑。总之，所有这些情况，都有可能削弱你母乳喂养的决心。

你可以把这个困惑的阶段和别人分享：产院的医护人员、爸爸、朋友，无论是谁。关键是如果"哺乳不成功"不要愧疚。如果哺乳过程眼泪多于欢笑，也不要感到内疚。向助产士重新咨询你使用的喂奶姿势，提问所有在你头脑中的问题。如果你和她们好好谈谈，如果你得到了帮助，一切都会慢慢地好起来。

> " 剖宫产分娩后，可以进行哺乳吗？"

剖宫产与母乳哺育

如果你接受了剖宫产手术，咨询医疗团队来帮助你进行第一次的"接触喂养"——就好像你在接受静脉注射，你现在行动不便。如果马上哺乳对你来说是不可能的（例如，全身麻醉），可以由爸爸先来照顾安抚孩子，直到你苏醒。当你可以进行第一次喂养时，你要保持一个适合剖宫产手术后的姿势，就是向一侧平躺（见351页）。

此外，剖宫产手术后进行母乳喂养有利于子宫（减小体积）的修复。事实上，每次哺乳时，通过释放激素激素分泌乳汁（催乳素）来促进子宫的收缩，使子宫可以快速愈合并恢复其大小。

正确的母乳喂养姿势

你和宝宝的姿势是母乳喂养成功的关键。在第一次喂奶的时候，你就要咨询医护人员的建议。你和宝宝之间配合得越早越顺利，母乳分泌得越快。

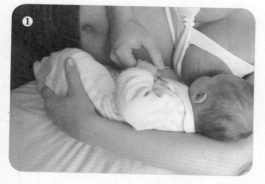

平躺在一侧

①这个位置很轻松，适用于会阴手术或者剖宫产手术伤口疼痛的情况，或者晚上喂奶时你想待在你的床上或者想休息的时候。母亲平躺于一侧，大腿抬起用一个垫子使其加高。头的下面放置一个枕头或垫子，可以使颈部得到很好的放松。把宝宝放到同一张床上；宝宝的嘴和乳头同高度，脸朝向乳房，让他的肚子紧贴你的肚子。在宝宝身后放置一个垫子，防止其翻滚。

坐在沙发上

②如果有可能，可以使用哺乳垫子（填充微球），它可以使你和宝宝很好的固定，否则要使用很多个垫子。你要坐到沙发的最里部，这样使你的躯干不受力（如果有需要可以在背部再加一个垫子），把腿抬高。把宝宝放到垫子上，靠在你的臂弯里，他的肚子贴着你的身体，脸朝向乳房。

坐在椅子上

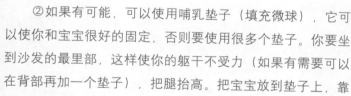

③你坐在椅子上，用一个小凳子或者大垫子抬高一只脚，使你的膝盖要高于你的髋部。如果你没有什么东西抬高脚，可以将一条腿放到另一条腿上。如果有需要，可以在椅背和后背上方塞进一个垫子，可以确保你不会偏向你的孩子。然后把宝宝放入你的臂弯里，在下面垫上垫子，使手臂与乳房同高度，宝宝的身体紧贴你的身体。让宝宝紧贴你的那只手臂放到你的手臂下方。

奶瓶喂养宝宝

因为这种方式更方便，所以从宝宝出生开始，你选择用奶瓶喂养你的宝宝。产院会提供已经准备好的瓶装奶，并且会指导你回到家后如何准备及每次的奶量。你和爸爸会很快学会喂养宝宝的方法。

婴幼儿配方奶粉

婴幼儿配方奶粉可以用奶瓶喂养直到宝宝4～6个月。它是用牛乳制造加工的，并且转变成适合婴儿生理机能的形式，其成分被严格控制。但是它不含可以抵抗感染的母

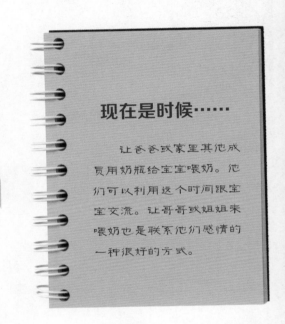

现在是时候……

让爸爸或家里其他成员用奶瓶给宝宝喂奶。他们可以利用这个时间跟宝宝交流。让哥哥或姐姐来喂奶也是联系他们感情的一种很好的方式。

宝宝打嗝

> 母乳喂养时，宝宝不会咽下空气，通常情况下不需要拍嗝。然而，奶瓶喂养时，你就需要给宝宝拍嗝。

> 你可以等到宝宝喝完奶之后，或中间休息的时候（如果他没有其他事情），可以先拍第一个嗝，等他把剩下的奶都喝完，再拍第二个嗝。这种方法适用于新生儿，并且如果他经常回流，也可以得到缓解。如果宝宝喝完奶后一脸痛苦，就表明他"不舒服"，可能还带有一些呻吟，说明宝宝需要拍嗝，因为他自己扭动是不行的。

> 如果拍不出来嗝，下面有几个小技巧：

· 将宝宝的肚子靠在你的肩上，轻轻地拍打他或者按摩他的后背。

· 也可以尝试轻轻地但要快速地摩擦宝宝后背下方（比如在宝宝坐着的时候）。

· 如果很长时间之后才打嗝，并且宝宝要睡觉了，为了向你表明他的不舒服，宝宝会哭闹，这就要把他重新抱起来，让他把嗝打出来。

乳抗体。这样的奶被制造成多种形式，大多数呈粉状。产院的儿科医生会指导你使用哪一种奶粉可以更好地适应你的孩子。

接下来需要什么样的奶。这种奶具有与婴儿第一阶段奶粉相同的制作工艺，但它富含必要的脂肪酸和铁。所以它也只适用于4个月以上的婴儿。

第一瓶奶

在产院，喂养宝宝的瓶装奶是准备好的，你不需要为此烦恼。回到家以后你就需要按照产院要求的奶量给宝宝冲奶（30毫升水对应一小勺奶粉，同时注意要先放水再放奶

奶瓶喂养的良好姿势

①坐好

半坐着的姿势，让自己舒服、平静：宝宝让你感到很放松。然后把宝宝放到你的双膝上，是一个半垂直的姿势，不要太平躺，也不要太竖直，并把他放在你的臂弯里，脸朝向你。用一个枕头或者你坐在扶手椅上保持你的手臂的稳定性。

②放好奶瓶的位置

轻轻地把奶瓶放入宝宝嘴里，不要太快，他还需要一点儿时间。让橡胶奶头一直都是充满奶的状态，以免吞咽下空气。有气泡说明他吃得很好。每次停顿时，竖起宝宝的头给他拍嗝，如果橡胶奶头吸不到奶了，要把奶瓶上的套圈取下，放入一些空气。

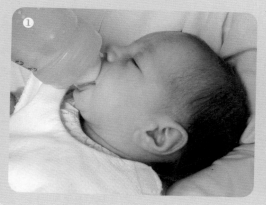 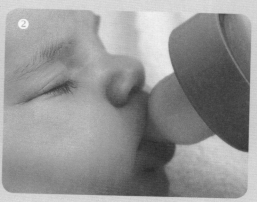

粉）。接下来，儿科医生会指导你宝宝以后的奶量。

宝宝的生活规律

首先，当宝宝想喝奶时给他喝，而不是按照一个准确的时间喝奶，遵循每次喂奶时间间隔两个半小时的消化时间。起初奶瓶喂养时间上和数量上都是不规则的。有些新生儿一次只喝 10 克奶，而另一些每次要喝 40 克。宝宝将需要几天的时间来找到自己的生活规律。平均而言，宝宝每天要喝 6 ~ 7 次瓶奶，根据宝宝的胃口，奶量会一点点增加。

如何进行

给宝宝喂奶总是一个与宝宝分享快乐的特殊时刻。起初，你可能会感觉有点儿不熟练，但是你的宝宝不会感觉到你在注意他。

很快，你的动作就会熟练，你会很享受这样的交流。重要的是你们两个的姿势都要感觉舒服。

基本动作。你坐好后，让宝宝的胳膊放松，自己来发现奶瓶。要确保他的鼻子没有堵塞。为了让宝宝尽可能少吞下空气，橡胶奶头里要一直都充满奶，要做到这一点，就要一直倾斜奶瓶。另外，你可以紧紧握住奶瓶不让其移动，可以促进宝宝吮吸。

变换奶的流量。每个宝宝都有自己的喝奶习惯，需要休息或不用，或快或慢。如果你的宝宝喝奶太快，你可以轻轻地撤回一点儿奶瓶，以免宝宝被呛到。另外，橡胶奶头的流量是可以变换的（逐渐增加 1, 2, 3）。

喂奶之后。如果宝宝脏了要给他换尿布，等一刻钟再让他睡觉。除非他含着奶嘴已经睡着了……

新生儿出生头几天

自 20 世纪 70 年代，对新生儿知识的了解已经迈出了很大的飞跃。现在，已经没有人再怀疑他是否是一个完整的人，因为他对周围的事物很敏感，有感知能力，可以感觉到并寻找交流。他已经开始以他的方式试图与母亲交流。这是两个人在一起的第一步，让人逐渐感到充实。

警觉的感官

宝宝从出生就已经拥有所有的感觉。他的感知能力好到让我们感觉到似乎已经 50 年了，然而这不是对于小孩子来说的。有些感觉是比其他人更发达。比如，他看不到，听力就会更好，这就是为什么当有人接近时，他对声音有反应。这里会有一个快速的介绍，帮你了解新生儿惊人的能力。

触觉灵敏度。宝宝对爱抚或者粗鲁动作等这样的身体接触是非常敏感的。他也知道不是用他的手在触摸他。当母亲给他们喂奶时，新生儿会首先用他们的嘴唇、舌头、脸颊与母亲接触。

很好的嗅觉和味觉。从新生儿一出生，他们就好像可以区分好的气味和不好的气味。可以从他们的面部表情看出来，他们对"好"和"坏"气味的区分好像几乎等同于一个成年人。他们也同样可以区分一些味道（甜、咸、酸、苦）。而且我们也知道他们总是喜欢甜的。

如何照顾宝宝

有许多年轻的父母对于他们照顾新生儿的能力上有很多问题。产院的儿科护士会教给你们最基本的动作并在初始阶段帮助你们。接下来有点儿像做饭，每个母亲都有她自己的菜谱和做法，每个父亲也是。放松心情，相信自己，对于你和你的宝宝，找到最适合的方法。

他们知道声音来自哪里。新生儿可以听到声音，并且知道声音来自哪里。但是他还不能用转头来表示，这要等到他 3 ~ 4 个月的时候。他似乎更喜欢从低音到高音，这就是为什么宝宝对父亲的声音很敏感。然而他的听力并不能让他区分所有声音的属性。

会迅速提高的模糊视力。刚出生时，他们可以看到距离 20 ~ 30 厘米远的物体，但是还不能感觉到颜色。我们可以说，他只能看到"黑与白"。在较近的距离或者较大的物体，对他来说都变得很模糊。他看不清你的脸，但能感觉到反差、光的变化、那些明亮的或者红色的物体。尽管他的视力会快速地提高，但也要等到宝宝 1 岁的时候，他才能达到一个成年人的水平。

有什么感想

从出生第一天起，新生儿就知道自己母亲的声音和外貌是完全错误的说法。然而他是认识你们的。多亏了他从你身上感觉到的所有东西，包括你的气味，以及你的态度和你对他的动作，因为你抱他的姿势是唯一的。这是在众多因素中的一种鉴别方法。然而，儿科研究人员已经研究了一些更多的部分。根据现今最普遍的观点，新生儿在出生第10天左右，似乎可以辨别出其母亲的味道。认识母亲的声音可能要再晚一些，但在这个问题上的意见分歧很大。有些人认为，新生儿从出生第3天开始就可以从众多女性声音中辨别出其母亲的声音，而另一些人则认为这种情况不会早于新生儿1个月。然而所有人都认为新生儿从视觉上辨认母亲要晚一些。除了母亲，新生儿也会很快辨认出他的父亲，当然，如果有人对他悉心照顾，同样也会认出其他人。

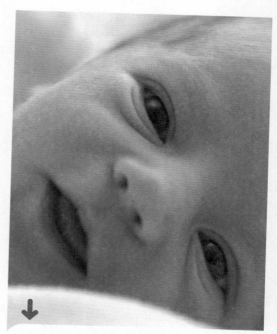

当宝宝很安静，充分和清醒，他具有力惊人的能力与她的母亲交流。为了更好地与他沟通，把他放在你的面前，距离你的面部20～30厘米，轻轻地和他说话。

与母亲最初的交流

母亲往往在宝宝出生后24小时都陪在他的旁边。你一定很疲劳，宝宝也是。然而你们两个也开始了你们最初的交流。你们以各自的方式开始彼此静静的了解。这是美国儿科医生T·贝里·布拉泽尔顿博士第一个发现了这个惊人的感知和情感能力：他已经感觉到来自于他母亲的围绕在周围的情感气氛，寻找回应，并会留在记忆里。慢慢地，他学会自我控制，也就是说如果需要来自外界的不同刺激，他尤其会同时张开后再闭上眼睛。

别忘了，小宝宝很难一直张着眼睛，尤其是集中他的注意力的时候。别对他要求太多，会让他感觉疲劳。你们现在可以开始说说话，给他唱唱歌，爱抚他，建立一个只属于你们之间的独特的交流方式。

"解放运动机能"

继·布拉泽尔顿博士，许多法国儿科医生团队（来自巴约纳的阿尔伯特格雷尼尔，来自巴黎的克劳迪埃米尔·蒂森）证实，从1980年开始，在某些情况下，新生儿可以更好地提高他们的运动机能及交流能力。他们称之为"解放运动机能"状态。当你找到合适的时机，可以用下面的方法尝试和他交流：你用手撑住宝宝的脖子，使其很稳定的面对你，用另一只手爱抚他，安慰他，使他平静，然后和他说话，尝试吸引他的注意力。他就能够坐起来，放松双手，有些新生儿可以微笑，而另一些则可以做个表情。这些是只属于你们彼此交流的美好时光。

儿科检查

经过几个小时的休息或者分娩后第二天，儿科医生要对新生儿进行全面的检查及测试其反应能力。如果你可以在旁边，这将是一个熟悉你的孩子身体的好机会，并且可以发现一些他的能力。

从头到脚

对于这次初步的检查要尽量在很好的条件下进行，最理想的是在一个安静温暖的房间，灯光柔和，并且在宝宝保持警惕状态的时候，这样他可以对刺激有反应。如果不能总是达到这样的条件，你也不用担心。最主要的是儿科医生不要着急，给宝宝脱衣服的动作轻柔，目光要柔和，轻轻地跟宝宝说话来安慰他。

一次非常认真的检查。医生会首先认真检查你的孩子的整个身体。尤其是他的皮肤，可能会出现一种温和的皮疹，如"毒性红斑"：在红色皮肤上出现小的白点，几天后会消失。医生会仔细检查耳朵、鼻子、眼睛、嘴巴、肛门、颈部和脊柱，他当然还会听诊心脏和肺部，触摸腹部并且检查剩下的脐带的情况。之后要检查性器官，对于男孩要验证睾丸是否进入阴囊。

四肢。儿科医生还会检查宝宝的四肢及其连接情况，比如锁骨是否骨折。这种情况可能会发生在巨大儿身上，因为分娩时是非常困难的，不过这种骨折不是很严重，它会

头骨有一点儿变形

新生儿的头型各不相同，有时是不对称的，而头骨仍然是可塑的。传统分娩后，在你第一次看到宝宝时，他头型可能有点拉长，像"甜面包"，并且在头部会有一块凸起。所有这些都是他努力通过骨盆的结果。过几天一切都会恢复正常。

自行恢复并且时间不长。根据宝宝腿在子宫中的位置，有时也会导致其下肢有可能变形。通常由物理治疗师进行一些温和的操作就可以矫正这些小问题，如脚向内（距骨内翻）或胫骨弯曲。

髋关节先天性脱位。通常是女孩，如果她的母亲或者祖母有这样的问题，一定要跟医生说明，因为对刚出生的孩子进行治疗要比以后再治疗容易得多。

当分娩时宝宝是臀位时，这种异常现象也很常见。要纠正这种畸形，需要把宝宝两腿分开（外展）使股骨头在髋关节中重新归位。

神经系统

在对新生儿的物理方面都检查完毕后，医生还要检查其神经系统。这项检查会给他成熟的神经系统一个意见。评估要考虑到怀孕最后的日期及出生后的天数及小时数。儿科医生会评估出新生儿的紧张性。

被动紧张性。他看起来像在休息。这是当新生儿在"胎儿"位置时，胳膊和腿是弯曲的，四肢部分的反射与其他部分相比表现出"被动"紧张性。

主动紧张性。它是由各种刺激来测定。当你把宝宝抱起来，稍用力按压脚掌，对于他的腿部有一个强烈的竖直感，随后他就会抬起头和脖子，这表明他具有良好的主动紧张性。

当我们把宝宝从躺着的姿势变换到坐姿时，同样的道理，他会抬起头几秒钟。

原始反射

一些自主的反应也表明新生儿有一个良好的神经系统。这些被称为古老的、最初级的反射在新生儿出生一个月后会消失。

抓握反射。如果我们把手指放到宝宝的手掌中，他会抓住不放，如果他用力我们可以把他提起几秒。

吸吮和吞咽反射及基点反射。这些不同的反射可以让孩子自主进食。新生儿吃奶的能力是伴随着一种嘴在寻找母亲乳房的"发掘"动作，及嘴向左向右、向上向下的能力。如果你碰一下他的嘴角，他的嘴唇就会朝向这边。

莫罗反射。如果我们把婴儿平放，并突然抬起的他的头部，他会张开双臂及手指并且大喊，然后双臂呈拥抱姿势。

自主行走。如果我们保持新生儿在一个平面上站立（见下图），他会站起来并且双腿一前一后前进。

新生儿检查

①髋部检查

当大腿骨上部、股骨与髋关节错位，我们称为"脱白"。这种不正常的情况越早发现治疗越容易。当临床检查有疑问时，根据情况，儿科医生会做一个早期的超声波检查或者等宝宝4个月后做一张X光照片。

②行走检测

如果我们扶住新生儿腋下，将其向前倾斜，双脚平放在床上，他会开始向前走几步。这是足月出生的新生儿的一种原始反射。这种惊人的反射通常会在5~6周后消失。

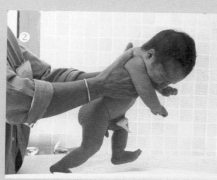

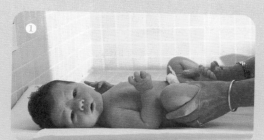

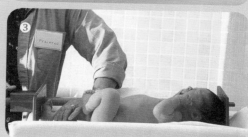

③体重、身高和头围

在出生后的最初几个小时中，新生儿通常要被称体重及测量身高。根据不同的新生儿并且根据男孩女孩的不同（从2.5~4千克），其体重也有明显的差异，新生儿的身高变化不是很大：从48~53厘米。重要的是，你的孩子的身高和体重处在平均范围内。在最初的检查中还有头围的测量。

早期医疗监护

当你在产院的时候，医生、助产士、护士会在宝宝出生后帮助你的生活，并了解你的宝宝。他们也要确保孩子一切正常，他可以适应新的环境，可以呼吸新鲜的空气，可以正常喂养。这就是为什么我们必须对他小心的监护。

每天的监护重点

在产院住院期间，儿科护士和医务人员要特别监测两个重要的数据：宝宝吃得好吗？他的消化功能是否正常工作？为了确保这一切正常，他们每天观察宝宝体重的变化，大便的样子和稠度，还有皮肤的颜色来检测是否出现黄疸。进行许多的预防措施，以确保宝宝的健康。

体重变化。平均而言，一个新生儿在出生时身高约为 50 厘米，头围约 35 厘米，重量约 3.3 千克。在最初的五天，他通常要丢失他出生体重的 10%（举例来说，出生时是 3.5 千克的婴儿将丢失 350 克）。这是由于三个主要原因：他会排除出生时多余的水分（水肿）；他的肾脏还不成熟，还不能够储存很多的尿液；他急需大量增加能量，不管母乳（初乳）或者奶瓶喂养都不足以满足他成长的需求。

接下来，在第 6 天的时候，他开始每天会增加 30 克的重量。通常，8 ~ 15 天之后他就会恢复出生时的体重。

大便的外观。对于宝宝的大便要特别注意，因为观察大便的样子我们可以知道宝宝是否有腹泻或者便秘。在最初的两天，他的大便是绿色的，几乎有点黑并黏稠，这就是胎粪，由胆汁和黏液组成。从第 3 天开始，颜色会开始变浅，如果宝宝是母乳喂养，大便会成金黄色且有凝块，有时会很稀。通常，如果是母乳喂养，新生儿会在每次喝奶后大便一次，如果是奶瓶喂养，一天会有三次大便。

发现潜在的黄疸。在出生后的头两三天，有时皮肤和结膜（眼白）都有点黄色：这是新生儿的生理性黄疸。这种正常的生理性黄疸会影响 20% ~ 30% 的正常分娩的新生儿和 70% ~ 90% 的早产儿。在宝宝发育 4 ~ 5 天后，它会逐渐减少，在一到两个星期后会消失。这个问题是由于胆汁（胆红素）颜色在血液中的增加引起的。而宝宝的肝脏还不

黄疸治疗

> 当新生儿开始出现黄疸，并变得很黄的时候，我们在其血液中加入一定剂量的胆红素（胆汁的色素）。如果比率接近临界值，对宝宝进行光线疗法。

> 把新生儿脱去外衣，将其放在带有蓝色光的紫外灯下照射，这将有助于去除胆红素。这种治疗是安全的，给宝宝戴上眼罩以保护其眼睛，并给他喝足够的水。

> 目前大多数产科医院都具有必要的设备，在一般情况下，你不会与你的孩子分开。

> 由于疗程只持续几个小时，所以每天你会有足够的时间将宝宝放在怀里进行母乳喂养以及给宝宝洗澡。

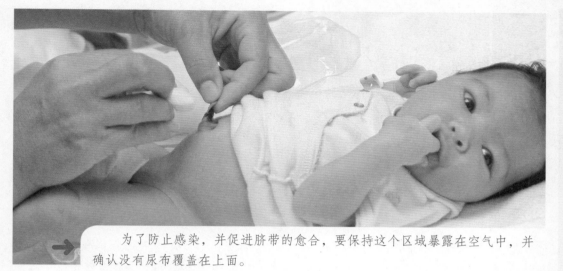
为了防止感染，并促进脐带的愈合，要保持这个区域暴露在空气中，并确认没有尿布覆盖在上面。

知道如何产生可以转换成胆红素并使其在尿液中排空的酶。

然而短短几天孩子的肝脏就可以产生这种酶并且胆红素不会在血液中集中。同时，也要监控胆红素的含量不能太高。并发症是严重的，但也是非常罕见的，至少对于足月出生的孩子。在产院的监控也就是要确保一切正常。

血糖控制

有时我们要监控新生儿的血糖（血液中葡萄糖含量）：如果新生儿早产，如果是宫内发育迟缓（见194页），或相反，如果新生儿过大并且母亲有糖尿病。血糖要进行重新监测很多次。因为宝宝在出生前几天是不会摄入糖分的，而这种物质又是对宝宝发育必不可少，如果出现低血糖（血糖含量不足）的情况就要马上进行特殊护理。

测试检验

所有的新生儿都要在产院进行一系列的检查。其目的是检测是否有任何遗传性疾病，如果尽快处理的话影响将不太严重。出生3天后的新生儿还要进行系统检查苯丙酮尿症，大约涉及1/9000的新生儿，及甲状腺机能不足症，大约涉及1/3800的新生儿。如果有家族病史就要进行血红蛋白遗传病的检查。

所有的检测都需要验血，过程如下：护士用一种小笔刺破新生儿的脚跟或手，然后提取几滴他的血液。对于苯丙酮尿症（格思里测试）和甲状腺功能减退症，她要把血液收集到特殊的吸水纸上，然后送到实验室。无论有任何问题，你都将被告知检测的结果，即使你已经回到家中。

苯丙酮尿症。这种疾病是由于缺少一种酶。由于这个缺陷，苯丙氨酸在血液中过高。因此，它就变得有毒性，尤其是对大脑，并会逐渐导致智障。然而，合理的饮食会预防这方面的发展。

甲状腺功能减退。这是由于缺乏甲状腺激素。该激素的缺乏会导致发育迟缓和智力低下。然而以滴入形式注射甲状腺激素可以使孩子身心正常发展。

如果新生儿与父母分离

有时宝宝出生以后需要特殊的医疗护理。一般会在妇产医院的一个特殊的地方进行监测，甚至在住院部的儿科病房。这种艰难的考验似乎总是很长，但它不是意味着像过去一样完全离开。

何时决定把新生儿放入暖箱

所有早于预产期出生的新生儿（37周以前出生）都不需要放置在暖箱里。一个在怀孕8个月末左右出生的婴儿，如果健康状况良好可以在母亲身边。当然这是在非常严格的监控下，你也可以同时进行母乳喂养。但是如果他是在怀孕8个月末之前出生的，体重少于2千克，可能无法正常喂养的，如果呼吸困难或遭遇了难产的婴儿就要先在暖箱里发育。

呼吸和喂养。早产儿就是身体各项基本功能都没有达到成熟标准的婴儿。在暖箱或保温箱中，他可以得到一个恒定的温度。通常他与仪器设备连接在一些是帮助他的呼吸，以便其组织和脑有足够的氧气，另一些是进行喂养的（如果无法忍受从嘴进食有时通过胃管或输注）；还有其他设备监控他的状态（心脏速率、氧含量和体温）。

多长时间。对于早产儿住院的时间从几天到几个星期，是完全不同的。所有都要依据他的出生情况，体重的增长，呼吸质量，喂养情况，可能发生的感染，等等。

大部分时候，一切都是正常的，宝宝首先在暖箱中成长。然后是他的婴儿床，直到达到一切可以自主及合理的体重后，他就可以出院了。

如果他病得很重

今天，几乎在所有情况下，医护人员会采取各种方式使新生儿与其父母保持联系。当一个婴儿足月出生或早产，需要新生儿儿科医生的照顾，他有时可以像母亲一样：日夜待在婴儿的身边，如果母亲愿意的话。这种解决方案由专科医院提供，也就演变出今天的袋鼠机构。

与常规护理机构保持联系

新生儿被放在暖箱或者住院都是可以看望的。这些会面就是给你提供一个看望孩子的机会，开始和他建立联系，让他感受到你的爱。尽管这些交流让你感到很失望，你觉得这看起来太有限了。如果从出生开始你们就分开了，要知道这是你们互相了解的唯一途径。

更多的时候，你会看到你的孩子，在他旁边。你会有更多的机会和护理团队交谈。因为对于你所有的问题，你需要得到清晰、诚实和准确的回答。

当宝宝在暖箱中时与他的接触。在这种情况下，护理人员会鼓励你们每天望孩子，甚至一天多看几次。你可以靠近你的宝宝，让他看到你，跟他说话，在暖箱的开口处摸摸他。

有时当他不是完全依赖于机器时，你可以把他抱在怀里一会儿。此外，当给宝宝洗澡时，护理人员会鼓励你来学习，如果有可能，你也可以加入。如果你不能直接母乳喂养，你还可以把你的奶（从吸奶器吸取的）通过导管或者奶瓶喂给你的宝宝。如果这也是不可能的，你可以使用吸奶器来刺激乳汁分泌，直到宝宝准备好母乳喂养。最后，一条带有你的气味的围巾可以帮助你保持与宝宝之间的联系。在回家以前，尤其不要犹豫请教对宝宝的护理方法，总之不要让自己陷入慌张的状态。

我们可以和宝宝一起待在袋鼠机构中吗

然而当宝宝早产或者生病，还存在另一种解决办法是到一个常规护理的机构：就是袋鼠机构。母亲和宝宝住在同一个房间里，给宝宝洗澡，做一些护理。每次只要她愿意，她就可以与宝宝进行皮肤接触：这种方法叫做"袋鼠式护理"，它是让宝宝脱去衣服只穿尿布，把他竖直紧贴在妈妈怀里。她主要是对心理上和情感上有益处，并且通过这样的接触也把母亲的热量传给了孩子。这种"肌肤接触"当然也就意味着宝宝可以自主发育，完全可以离开暖箱。这样的袋鼠机构不适合有严重疾病和呼吸困难的婴儿，然而可以接收早产但健康状况良好，经受感染或者低血糖痛苦的婴儿。袋鼠机构唯一的问题就是数量少。

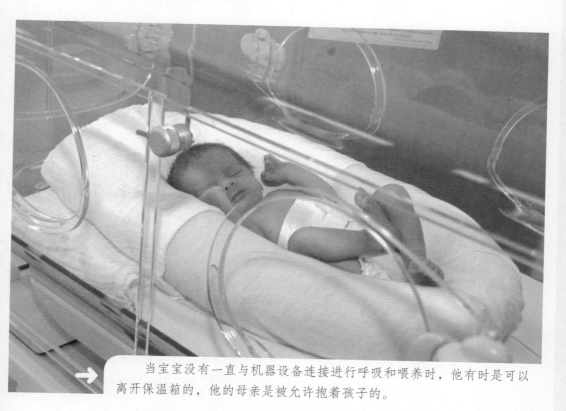

当宝宝没有一直与机器设备连接进行呼吸和喂养时，他有时是可以离开保温箱的，他的母亲是被允许抱着孩子的。

家与医院之间的爸爸

无论你是否工作，你经常会在妈妈的生育过程中与外界保持联系，往返医院。你常常忘了照顾自己，有时亲朋好友会来帮助你打理日常生活。

为什么这是一个"竞赛"

在宝宝出生的头几天，爸爸通常都是非常忙碌的。从医院回到家里以后还有很多事情要继续，所以最好申请产假。因此要协调好所有的事情：工作，各种手续，照看妻子和孩子，这就是一场竞赛！毫无疑问，你不再计算从家到医院到工作地方的路程。去找件内衣，或者给另一半找个需要的东西，陪伴一个无法独自行走的曾祖母到医院探视。你建立了一个与外面世界的联系，通知所有

陪产假

> 在法国，爸爸有一段 11 天的陪产假期，可以在最初的时候加 3 天。

> 我们要选择马上放假？

> 好多人都觉得这段时间陪在医院里有点"浪费"。通常，我们觉得当妈妈和宝宝回到家的时候再请假会比较有利。和你爱的人一起重新找回你们的亲密关系，坐在你的孩子旁边，共同打造新的生活……如果你全职在家，这些都是再正常不过的。你借此机会放松一下，情绪往往比我们想象中的强烈并且会一下子显现出来。

> 如果有可能，他们会在母亲分娩后申请少于一个月的假期。因为随着时间的流逝越多，他与母亲和孩子之间的关系就很难建立，如果这种情况是唯一的。

的消息。

然而，你只有一个愿望：就是可以和妻子和孩子单独相处。为了看到他们，你更加努力地往返于各个地点之间，但是白天似乎总是很短。如果你还有一个大一点儿的孩子，你还要抽出时间来照顾他，或者给即将回家的妻子和孩子做准备，还要想想自己……

一个令人失望的情况。在这段每天都是马拉松的日子里，有时有些父亲总有"缺少些什么"的不愉快的感觉。与妻子和孩子亲密的时光总显得太短。这种感觉并不仅仅是在过去的几个小时里出现，男人休假时常都感到沮丧。而医院里的气氛总觉得不是很亲切熟悉，对大家互相交流也是有影响的。然而如果你每天都能看到你的孩子，不太可能你总是待在他身边，但是你不满的情绪也不是很奇怪的。

有孤独的时候吗

在经过他们的"马拉松日"后，很多父亲回到家里都感到很孤独。有些人会趁这个时候回想一下白天的美好时光，再细细品味，从中获取能量。但并非所有人都能如此享受孤独。不只一个人当他们晚上离开妻子和孩子后不知所措，在他们空荡荡的房子里生活的不是很好。就像这个年轻的父亲叙述到："我想和她们在一起，我问自己到底发生了什么事情，他们在医院里都做些什么，尽管

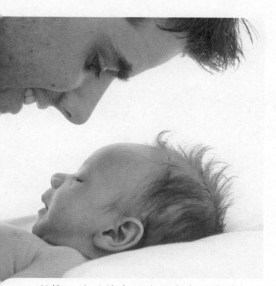

很快，孩子就会区分父亲和母亲的怀抱，以及抱着他、和他说话的方式。

自己的妻子和孩子。

然而这种产生宠爱和帮助的人类潜在的需求也同样有一种象征意义：对于他们来说好像重新找到一个安全的地方，生活节奏放缓慢，这样可以更好地从儿子的角色向父亲的角色过度。

之后三个人的生活开始了，让我们来开始学习作为父亲的角色。这当然是一种解释，一种可能性。另外有些男人却没有任何欲望回到家里，也没有什么有空的朋友。然而当我们可以依靠别人的时候，准备新的生活可能更容易些。

我很累，但是我无法入睡。"

缺乏对话。当他需要和一起生活的人对话的时候，这种孤独尤其明显。特别是那些对分娩过程印象深刻，而又找不到可以倾听并帮助他们的倾诉对象。不是你一个人经历这样的情况。有很多父亲，即使是非常健谈的人，在分娩后也需要更多的交流。有时从容的考虑未来，也是必不可少的。所以可以多和朋友家人聊聊，即使你公司的同事不是很了解，你的感受对你的同伴也是很重要的。因此，不要一个人沉默不语。

家庭有何帮助

对于一些年轻的父亲，亲朋好友的支持是非常宝贵的。这些帮助都是很简单的，比如帮你准备一下饭菜，给你提供住处或者就是仅仅准时出现在你面前。他们不仅提供了"后勤"支持，而且还是一个很好的听众。这种帮助最直接的作用就是可以减少爸爸的疲劳，这样爸爸就会有更多的时间去医院看

> 我很高兴成为一个父亲，也很高兴有一个女儿……那么，为什么我还是觉得很郁闷？"

爸爸的产后忧郁

好像父亲们都没有注射抵抗怀孕引起的萎靡不振的疫苗，也没有几个人可以对产后抑郁免疫。对于发生在母亲身上不同类型的产后抑郁症，其引发原因大多相同，但是对于父亲就不同了：劳累过度，准备不足，永无止境的疲劳，对家庭优先及生活模式的适应性有所担心……

对于大多数女性的建议是尽快从精神颓废中走出来，这也同样适用于新爸爸。运动是缓解压力和焦虑的好方法，沟通是另一个方法（可以和你的伴侣一起讨论你的感受或者和其他的了解你的内心感受的爸爸一起谈谈）。也可以算着时间，你会感觉到你的新生活一天比一天舒适，因此更快乐（见422～425页）。

出院检查

在将要出院的时候，你和你的孩子都要进行一次体检，以确保你们一切正常，并且回家之后不会出现问题。

对于妈妈

身体检查和开处方。出院的当天，助产士会和你一起做个总结，她会从做一个全面的身体检查开始。她首先要检查你的子宫，来确认其产后恢复情况。分娩几天后，它必须收回到肚脐中部并且没有恶臭（否则，这将意味着子宫感染或子宫内膜炎）。

然后，她会检查你的会阴部，如果你进行了会阴侧切或有撕裂的情况，以确保其愈合正常。有些医生使用的是可吸收的线缝合伤口，它会在 8～10 天后自动脱落，而另一些是不能吸收的，在你出院前，助产士会将其拆除。最后，如果是母乳喂养，她还会检查你的乳房。

然后是开处方。在跟你一起讨论过适合你的各种可能性以后（你的年龄、你的背景、是否你是母乳喂养等），助产士会给你开避孕药。如果你是母乳喂养的话，最好不要吃药，而是要选择局部避孕（避孕套等）。否则，你可以在分娩后 2～3 周口服避孕药。对于剖宫产，你要继续抗凝血治疗。医生还会给你开出一个会阴修复的处方单，你可以在分娩后两个月内开始。

在分娩 6～8 周后你要约见你的产科医生，来进行产后检查及怀孕和分娩的总结。

对于阴道分娩后 3 天出院（剖宫产分娩 5 天出院）的情况是可以考虑的，你必须首先同意并且满足一些条件：你和你的孩子的健康状况必须是令人满意的；如果你打算母乳喂养，那么哺乳必须进行顺利；你可以在家里得到帮助，等等。不管任何情况，会有几天的时间，一个助产士责监控你和你的孩子的健康情况。

对于宝宝

在出院之前，儿科医生要对你的宝宝进行检查。这次检查你们是可以参与的，并且可以提出你们关心的问题及请教一些建议。如果你有特殊的家族病史（例如过敏），告诉医生是很重要的。儿科医生检查宝宝的体重时，如果减少，不能少于出生时体重

新生儿检查的具体内容

为了确保婴儿可以顺利出院，儿科医生要对其做一次和出生后一样的全面检查（见356、357 页）。

皮肤检查

在分娩后的日子里，新生儿的皮肤可能会有轻微的过敏、皮疹或斑点，大部分情况是没有关系的，几天后就会恢复。胎脂消失后，新生儿会出现脱皮现象，尤其是手和脚。粟丘疹，是在鼻翼两侧或下巴出现白色的小点，几天后消失。血管瘤，是在脖子、眼皮的局部出现的红色斑点，需要更长的时间才能消失，但不需要任何特殊的护理。

至于生理性黄疸，会导致眼白和皮肤变黄，从出生第 5 天开始将逐渐消退。否则可以考虑光线疗法。

触诊

在检查当中，儿科医生会触摸婴儿身体的各个部位，其重点尤其是在囟门和头骨中的是否有变形，腹部、生殖器（睾丸的位置，对于男孩子检查包皮的情况，对于女孩子检查外阴及阴唇）和锁骨（检查在分娩时在肩膀上可能发生的伤害）。

肌肉骨骼检查

对于一些表现出胎儿姿势异常的婴儿（脚向内翻，也被称为"足内翻"），儿科医生会检查腿和脚的位置。医生可能发现或怀疑有髋关节脱白，如果有疑问，会做一个特定的超声波检查。

心脏听诊

有时儿科医生会检查到婴儿的心脏有很小的声音，而这通常会在接下来的几周消失。然而这次听诊并不能总是检查出心脏的异常，幸运的是这样的问题是非常罕见的。

神经系统检查

它主要着重于肌肉张力的评估：在婴儿出生最初的几周里，他们有很严重的肌张力，比如，他们很难把胳膊和腿完全伸直，同样的，他们的手指也总是弯曲的。为了确保一切正常，儿科医生会对各部分进行不同的练习，可以让婴儿呈坐姿时，他的头是如何反应的，等等。最后，他控制婴儿早期不同的反应，包括自动行走（见357 页）。

的 10%（例如，如果你的宝宝出生时是 3 千克，那么出院时的体重不能少于 2.7 千克）。如果你选择母乳喂养，要确保已顺利进行，并且你没有遇到什么特别的困难。

如果你的宝宝有生理性黄疸（大约涉及 1/4 的宝宝），儿科医生会检查它是否在下降。出院检查也是为了测试是否有任何物理或神经系统异常。

什么是囟门

> 对于新生儿，由不同的骨头组成的颅骨还没有连接在一起，并且被软骨膜分开，我们称为"囟门"。

> 有两个囟门，各不相同。

> 小囟门，或者叫后囟门，在颅骨后面，一般不容易摸到。

> 大囟门，或者叫前囟门，在颅骨前面，一般在顶部，是菱形的。当有冲击或者拉紧尤其是当宝宝哭时就会发现。

> 不过你用担心，这些软骨膜是很结实的。他们会在以后的 6 ~ 24 个月内逐渐骨化。

心理方面：新的感受

有些女性作为母亲让她们变得更加自信从容。而另一些，即使怀孕过程非常顺利，孩子的出生对于她们的经历或多或少也是一种突破，喜悦中夹杂着我们所不能理解的困惑。

在我身上发生了什么

成为母亲。对于很多女性来说，幸福的状态是直接感受到的，并且超越了疲劳。即使是筋疲力尽，很多妈妈还是希望把自己的孩子抱在怀里，看着他，照顾他。

对于另一些人，最初这些日子充满了欢笑与泪水，他们第一时间相互发现喜悦就在孩子的眼前，我们惊讶地感觉到好像突然之间乱了阵脚，而又有一些人则很难自发地感觉到幸福。这段"出生之后"的日子好像经历了一种损失甚至是哀伤，尤其是如果他是第一个孩子。事实上，在整个怀孕过程中，妈妈和孩子都是一体的，而现在这些都过去了。对于新妈妈而言，过去九个月所做的现在都转变成对新生儿的关注。

然而这个漂亮的新成员，确实是一个哭闹、饥饿、不干净的宝宝，所以我们要日日夜夜照顾他。我们想象中的母亲是有耐心的、微笑的、不会焦虑的，但是我们发现这超出了这个突然到来的责任。

有时我们怀疑自己及作为母亲独立面对孩子的能力，并且我们还一无所知。这些感受会让你动摇，尤其是在你身体仍然脆弱的时候。并且你相信，你也担心，这些将继续下去。

随着时间的推移，一个珍贵的盟友

再强调一次，所有这些都是正常的。有些女性可能需要一些时间来适应作为母亲这个新的身份。即使你已经怀着这个孩子九个月，也不可能在几小时或几天内明白。这将是一个随着时间的推移你会逐渐熟悉的新的人。慢慢地你会区分他的哭闹，你会比任何人都了解他的生活作息，并且可以猜出他的想法。对于所有的女性，这种"本能关心"就是你的本能，并会随着时间的推移得到证实，仅仅是每个母亲各有不同罢了。因此，

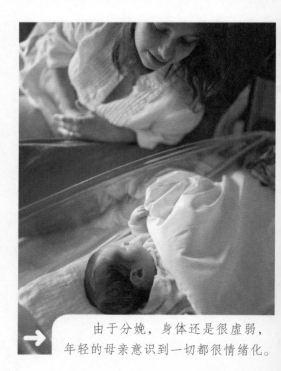

由于分娩，身体还是很虚弱，年轻的母亲意识到一切都很情绪化。

给孩子留出时间，也给自己留出时间。按照你的方式做你想做的事情，不考虑影响，不一定要听周围人的意见。在适当的时候，你期待已久的喜悦就在那里，并且超出了你期望。

产后抑郁症，抑郁过度

没有什么比"产后抑郁症"更令人困惑了。人们认为你得到了生活中最快乐的时刻，一切都进行得很顺利，宝宝情况良好，爸爸也是非常高兴的。然而没有任何原因，你的眼睛里却泛着泪光。这种综合征通常是在分娩后第三天发生，影响了大部分的新妈妈，但不是全部。作为一种强烈的"忧郁"这往往需要持续几天，而有时甚至不超过几个小时。这种抑郁的过度十分讨厌，让你摸不着头脑。

在怀孕期间激素的分泌是很高的，而当它突然下降很多的时候，医生认为它将会在特定的时间出现。也有人指出，在分娩前也受到影响。请不要把这些眼泪认为是软弱的表现，它们不会事先等待而是突然出现。医院的团队已经很熟悉这样的抑郁时刻，他们会尽力帮助你的。当你回想起：之前遇到的那些在医院的走廊中蹒跚挪步和眼睛红肿着的孕妇，而昨天她们还在微笑着逗她的孩子玩乐，你不禁开心地笑了。

被包围。如果你还在医院的时候发生了这种情况，可以马上跟助产士、护士或者保育员说。你将会听到他们跟你说这是很正常的，还有许多人都是这样的。跟你的伴侣也说说情况，跟他说出你的焦虑，你的疑问，你的烦恼。虽然这有

点儿打乱了你的生活，但你还是看到身边的人都在支持你。如果你愿意，你也可以和亲密的朋友分享这段时间，如果已经是母亲的人，她们就可以分享自己的经历来给你安慰。

这个临时的忧郁不应该和真正的"产后抑郁症"混淆，那是更为罕见的，并且会持续数月。如果你长时间焦虑，经常哭泣，如果你被强烈的负罪感困扰，或者你认为自己无法照顾孩子，不要把自己封闭起来。赶快找个专业人士好好谈谈。众所周知，产后抑郁症需要进行治疗并且要经常复诊。

回家之后哭泣

在医院的时候你是安全的，因为出现问题的时候医护人员在那。如果你独自在家的时候你怎么办？很多妈妈对于出现"不知道"的时候都很恐慌。你不是一个人，你的伴侣会在晚上、周末或者放假的时候在你身边。此外，在出院前，你可以询问是否可以给他们打电话。如果你非常焦虑，需要有人陪伴你回家。

宝宝的视角

有时候我感觉很好，就像以前一样：安静，愉快，温暖，和谐。而有时候，一切全都变了：紧张，混乱，很疼，还有灼热，所以我就控制不住大叫了。这不再是我需要的地方。不要这些反反复复让我忘记我和妈妈在一起，并且让我接受这一切。我感觉到外面和在妈妈身体里完全不同，所以才哭，才生气。有时我们很难达成一致，但随着时间的推移，我对我们有信心。

最初的三人关系

虽然产院不是一个很理想的环境，但最初的这些日子会让你们开始学习面对三个人的关系。你的伴侣会比以往更需要你，你必须得很好安排每一次的亲密的时刻。

产院手册

产院都有自己的规定及工作方式。整个上午的时间，医护人员是无处不在的，因为这是护理、洗澡，做检查的时间。下午主要是探视时间。晚上的时间会非常安静，但是妈妈早上要醒得很早，通常是很疲惫的。

对于你们两个人，这并不容易。你的另一半很难会单独与孩子在一起。她要按照医院的制度和探视的时间来调整自己的生活而不是根据自己的愿望。所以要留出时间给她，要显示出你是如此的需要她，无论在哪。

不考虑探视时间。作为孩子的父亲，你可以根据自己方便的时间来去自由，即使是在深夜或凌晨。唯一的限制是你的妻子需要休息的时候，或者她渴望与孩子独处的时候。

可以请求，如果想参与给宝宝洗澡。给宝宝洗澡的地方总是在上午开放。如果你想参与一起给宝宝洗澡而你又总是在规定的时间没空，可以申请在下午或者傍晚时进行。你只需预先通知工作人员及给出准确的时间。

限制家属探视

你总是很高兴的得到祝福并把孩子介绍给周围的亲人。但有时，在医院探视会成为一种负担。出于种种原因，她们接踵而至也会使你和你的妻子感到疲惫。这时需要在所有人中间找到一种平衡，需要很好地安排时间。如果在孩子出生之前你就已经控制通知的人数，就会显得很容易了。

宝宝的出生只通知少数人。对于宝宝的出生通知一些人是不可避免的。另一些人可以等一段时间，尤其要小心一些粗俗的人，无比热情，没有通知就来，并且把医院当做公共场合。对于这样的人最好对他们沉默不语。对于其他人，你尽量安排好时间，指定日期，一个小时，如果可以的话，最好在回家以后再来探望。有时候你说个善意的谎言也无需有太多顾虑，否则你的妻子将会被连续不断的打扰。

考虑你妻子的感受。有时探视可能对她的精神上有一种负面的影响，并令她感到伤心和忧郁。除了例外，新生儿经常会得到所有人的关注，而妈妈的感受通常被忽视。最多会问分娩是否顺利，当谈到其细节时则完全不感兴趣。这可能会令妈妈们感到很受伤、很孤独，尤其是当分娩后使她们感到很虚弱或者留下遗憾的时候。因此，丈夫或者伴侣的关注是十分重要的。

关注她

在医院的这些日子对于你的妻子并不很容易的。她有时要受到身体上疼痛的折磨或者至少感到身体不舒服。她们和你一样心情矛盾：她们希望可以更多地照顾孩子，但是却感到很疲惫；她们很高兴成为母亲，却

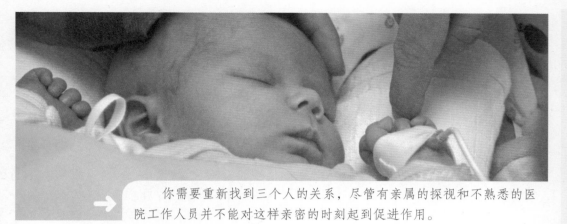

你需要重新找到三个人的关系，尽管有亲属的探视和不熟悉的医院工作人员并不能对这样亲密的时刻起到促进作用。

不想被这个角色限制。有时她们也害怕无法达到母亲的标准。当她不说哪里有问题时，你就要注意了，因为只有你才可以很好地安慰她。跟她说，你爱她，你会帮助她，另外你不会把所有的目光只关注在孩子身上，你仍然会关心她的需求，并保持两个人亲密的关系，你比任何人都会令她高兴。当一些父亲回归家庭，他们的妻子很欢迎他们的回归，也替他们高兴。

三角关系

有时候，你们三个人会同时在一个房间里，然而也没有什么特别的。你和你的另一半聊天，你们的宝宝在摇篮里听着你们的声音，你们三个人就这样和谐地在一起。有时候妈妈给宝宝喂奶，你温柔地看着他们。又或者当宝宝有睡意的时候，你轻轻地摇着摇篮。概括地说，这样的三角关系就像日常生活的画面一样简单。一个人和另外两个人有着联系，而你们三个人又不会总是同时在一起出现。同样的你和你的妻子需要二人世界，同样的每个人和孩子之间也有他的步调和特定的关系。因此家庭的平衡也将立足于这样三个人之间的交替交流和两个人的关系。

和宝宝单独相处。当你和孩子在一起的时候，你会发现你可以一点点的开始和他交流。不久你就会很高兴地发现他会对你微笑，信任你的眼神，你可以让他平静，而你不需要"做"什么就可以建立起这样的关系。如果你偶尔会把孩子抱起来或者让他睡在你们旁边，一切都会是那么的顺其自然。除了共享的乐趣，你的行为也会帮助宝宝探索世界。当每一次你把他抱起来或者摇着他的摇篮时，你会突然发现你在帮助他改善身体的意识。当宝宝只想在妈妈怀里的时候，说明他缺乏安全感并且对身边的世界感到伤心。

面对爷爷奶奶的照顾

除非他们住得很远，爷爷奶奶往往是最先来看看孩子的。无疑他们希望把所有的经验都传授给你，但要注意，不要让他们的经验完全占据了你的想法。爷爷奶奶也一样要找到自己的位置。如果宝宝是他们的第一个孙子，有时他们很难意识到他们的角色和你交换了。因此我们必须善意的让他们理解。有时很难强制父母或公婆遵守一定的规则，或不要干涉你的选择，但是如果你实施得越早，越能够避免一些不在其位谋其政的事情发生。

答疑解惑

> 我已经是产后两天了，但是还没下奶。我按压乳房也没有初乳。我的宝宝会不会很饿？"

没有奶

不仅你的宝宝不会日渐消瘦，他甚至都不会很饿。宝宝刚出生时还没有胃口大开，也没有什么营养需求。当你的宝宝想好好喝奶的时候（在他出生 3 ~ 4 天），你一定可以为他准备好他的"第一餐"。但这并不意味着你的乳房是空的。在这个时候，尽管很少，但你有婴儿所需的足够量的初乳，它可以给你的孩子提供足够的营养，以及新生儿尚未产生的抗体。在这个阶段，你的宝宝需要大约一个茶匙的奶量。然而很难用手挤出奶，直到随后第一次奶量的增加。从他出生开始，尽管他年纪很小，你的宝宝就准备好要吃"第一次餐奶"了。

> 我的肚子经常抽筋，尤其是在我哺乳的时候，就好像又在宫缩似的。这是正常的吗？"

子宫绞痛

很不幸的是，宫缩不会因为宝宝的降生而停止。它会持续直到子宫完全收缩，所以就叫它"子宫绞痛"。事实上，子宫在分娩后的重量是 1.2 千克，它不仅要恢复其正常的重量（50 克），还要回到其原来的位置——骨盆中。你可以依照这个自然规律，把手放在肚脐下：你会感觉到有一个小硬块。一个半月后，你再用相同的方法就摸不到子宫了。

第二次分娩或者分娩双胞胎时，绞痛会更加剧烈。在哺乳的时候，也同样会加剧，因为母乳喂养时会引起催产素的分泌，而这种激素就会导致子宫收缩。

如果有需要，可以使用以乙酰氨基酚为基础的轻微镇痛剂，但是疼痛也会在 4 ~ 7 天后自行消退。如果绞痛没有消失或者超过 8 天，请立即咨询妇科医生。

> 母乳终于产生了，但是我的女伴的乳房比平时大了三倍。并且很硬很紧绷。所以导致非常疼，她甚至无法带哺乳胸罩。是否这样的情况要持续到宝宝断奶？"

乳房肿胀

乳腺管阻塞会影响乳汁分泌，使得妈妈很"受磨难"。有时还会伴随轻微的发热，如果有超过 38.5℃请立即咨询医生。

但幸运的是，一旦你开始哺乳，这种阻塞会逐渐减少，不会超过很多天。通常这种疼痛会在大约第 20 次喂奶的时候达到顶峰，之后会逐渐减少。

乳头的疼痛也会减少，因为它们会随着宝宝的吮吸而变硬。但不幸的是，有时也会裂口或出血。虽然这些裂口很疼，不过避免和治疗还是很容易的，并且通常不会持续很长时间。

> 有人曾经告诫我产后会出许多血，我已经分娩 3 周了但出血还没有停止。这是正常的吗？"

产后出血

你的子宫在愈合，并且会排除我们所谓的"恶露"，也就是所说的血和黏液。在分娩数天后，出血量通常比月经第一天的出血量多（甚至更多）。你将会使用很多的"产后"卫生巾（"最大的"）。

一开始当你突然起床时，出血量增加也是正常的。所以你没有必要担心。恶露主要由血和小血块组成，通常会连续 5 天红色，但是也有可以能持续 3 周。之后颜色会由红色转变成玫瑰色，然后是棕色。接下来还可能会有少量的重复出血。

母乳喂养会减少流血量，促进子宫的收缩能力，使其尽快恢复。产后收缩是必不可少的：通过"收紧"连接子宫和胎盘之间的小血管，可以达到限制和避免出血的目的。

如果你仍然在医院中，出血量不减少并且有异味，请马上通知医护人员。如果这种情况是在回到家后出现的，请立即咨询医生。

> 我刚从产院回来，但是一直发烧 38.5℃。这是否和分娩有关？"

产后发热温度升高

产后出现的发热可以同时考虑一下子宫内膜炎（子宫感染），或淋巴管炎与其他疾病。和分娩没有任何关系：

子宫内膜炎通常伴有下腹部疼痛及恶露异味。

当乳房第一次乳汁增加出现肿胀时，会有小幅度的发烧（38℃）是常见的。相反，如果发烧达到了 39℃ ~ 40℃，并伴有畏寒及一面乳房疼痛，则与淋巴管炎的症状很相似。

关于肾盂肾炎（肾感染），它是伴随有背部疼痛及排尿烧灼的症状。

为了预防起见，在分娩后第一个月里如果有发热超过一天的情况请立即通知医生。医生会确定具体原因，并做相应的处理。

> 当我看到一个新生命出生，我感觉到他是如此的脆弱，我害怕回到家中无法很好地照顾他。"

最初的日常护理

大多数的年轻母亲害怕不知道如何抱宝宝，给他换尿布、洗澡、穿衣服等等。这些不是天生就会的，但是请放心，这些都很容易，你肯定很快就会掌握的。在你住院期间，儿科护士和护士助理教授如何对宝宝进行日常护理，并且会给出一些你回到家中后需要注意的建议。

产后住院的日子

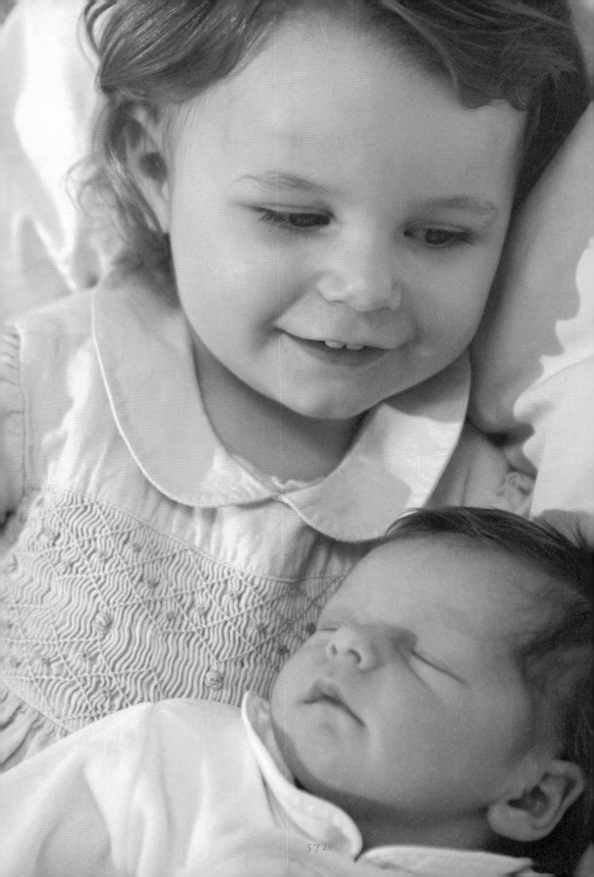

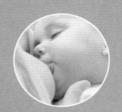

家庭护理

母乳喂养

回到家里以后，有规律的喂养将会一点点逐渐形成，你可以尽情享受和宝宝之间最珍贵的时刻。然而有时你也可能有些小烦恼，一些实践性的建议会很容易解决你的困难。

有规律的喂养

一个健康的宝宝，他会吮吸得很有效率，并且自然地找到一个他自己喜欢的吃奶节奏。一般情况下，新生儿每天要吃 8 ~ 12 次奶。出奶量主要依据喂奶的频率和宝宝吮吸的效率。流畅并且有规律的喂奶可以刺激你乳汁的产量，在最初的几周内，你的乳房并不是充满奶水的，这就是说你的乳汁分泌量和你宝宝的需求量是相对应的。为了确认宝宝的吮吸是有效率的，宝宝每天要尿湿 4 ~ 6 个纸尿裤，大便 2 ~ 5 次，大便量从第 6 周开始减少为正常的。

哺乳卫生

哺乳并不难，但要遵守一些卫生条件。

吃得好。哺乳对于你和宝宝是一样的重要，每天产出 800 毫升的奶量：这不是你减肥的时刻。但是在哺乳初期，你还是会觉得很饿，并且为了避免吃零食，你应该准备好营养均衡的饮食。要特别小心：

· 钙对宝宝的成长很重要，但不能损害你自己的骨质，所以建议你每天食用 3 ~ 4 次的奶制品。

注 意

在整个哺乳期间，不要服用任何没有医生建议的药物，甚至是比较常见的药物，因为会有一些渗入到母乳中。另外所有的酒精类饮品，包括葡萄酒和啤酒都是对婴儿有害的。

· 铁可以重新补充你分娩后的储备，所以要多吃肉、鱼、蛋。

· 脂类可以促进婴儿大脑的继续发育，所以食物中要摄入不同的脂类（如食用油、黄油等）以丰富乳汁中含有的必需脂肪酸。

· 饮水，可以保持体内充足的水分并且可以促进泌乳，比如说每次喂奶前喝一杯水。不要喝咖啡、喝茶，因为咖啡因和茶碱可以进入到母乳中。

很有可能你的宝宝不喜欢某些食物的味道。

最后，要避免吃那些抑制乳汁分泌的食物，比如香芹、薄荷、鼠尾草以及大黄。相反你可以多吃刺激乳汁分泌的食物，比如绿茴香、葛缕子、茴香和印度马鞭草。

休息好。疲劳会引起乳汁分泌不足，尽管在家比在医院更困难，尤其是你已经有了孩子的情况下，尽量与你的宝宝的睡眠保持同步，抽出时间来让自己休息。比如说和宝宝同时睡觉或者用躺着的姿势喂奶，你可以打个瞌睡，恢复一下体力。

疾病和并发症

即使你已经充分做好母乳喂养的准备，

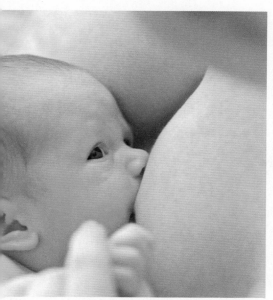

儿科医生、产科医生、助产士认为，在大多数情况下母乳喂养是最好的。

一些小的疾病和并发症还是会时有发生。文胸（"乳罩"）可以产生母乳喂养问题并且加剧情况恶化，所以要避免使用。

乳头过敏。你的乳头经常特别疼，尤其是在母乳喂养的初期。这种不适主要是由于宝宝没有正确地把整个乳头和乳晕含在嘴里。花点儿时间好好摆正宝宝和乳房的位置。通常这种过敏会随着妈妈和宝宝之间的相互学习而逐渐减少。

乳头皲裂。它可能是由于宝宝在吃奶时位置不正确，或皮肤太湿（唾液）或干燥过快，又或者是一些面霜或肥皂使皮肤过敏。乳头受到刺激可能裂开，像是皲裂，甚至可能出血。

为了解决这个问题，检查一下你的喂奶姿势和宝宝的吃奶姿势（见 351 页），每次喂奶后轻轻擦干你的乳头，不要摩擦（用纸巾或软布轻轻擦拭）并且去掉其他刺激物。

如果你愿意，你可以用含有纯化无水的

羊脂霜保护乳头或戴上防护罩防止开裂，并有助于裂痕愈合。为了预防或者减少皲裂，有个小妙招，可以在擦拭宝宝的口水以后，在乳头上涂几滴母乳。

乳房肿胀。乳房肿胀是奶量过多的一个短暂现象。当这种现象发生时，通常是奶量增加后的第三天到第五天，虽然这个时候喂养还是没有规律的。如果及时处理，这个过程会持续 12 ~ 48 小时。

为了排空乳房，就要经常喂养自己的宝宝。越频繁有规律的喂养宝宝，越能快速地解决乳胀的问题。乳房如果很坚硬，出奶是很困难的。这时可以用打圈圈的手法向着乳头方向轻轻按摩乳房（尤其是疼痛的地方），这样做可以排空乳房，刺激乳房分泌。

当你的乳晕周围很坚硬，而你的宝宝又不能正确的吃奶的时候，你可以挤出一些奶，这样可以使你的胸部柔软一些。按摩前热水淋浴和热敷也非常有效，这样可以促进排空乳房。当乳房松软以后，用冷布敷在其表面以减少肿胀和疼痛。注意：不要使用乳房保护罩，因为通过这样的过渡刺激会导致新的乳房肿胀。如果遇到发热，请咨询你的医生，母乳喂养的持续性是治疗乳房肿胀及其并发症的重要组成部分。

淋巴管炎或乳腺炎。它是在哺乳期乳腺的一种炎症——乳房出现红色或者疼痛，并且坚硬；可能伴有发热，会达到 39℃甚至更高。它是由输入管阻塞引起的，母亲会出现同流感一样的症状。此时务必要多休息，多喝水，并且让宝宝吮吸乳房，以促进输入管的畅通。如果非常疼痛的情况下，可以使用阿司匹林。其诱发因素主要是疲劳和压力，因此需要绝对的休息才能促进身体康复。请不要犹豫，去咨询一位哺乳专家，他会帮助你找出淋巴管炎或者乳腺炎的原因，并避免其再次发生。

乳房脓肿。这种情况是没有很好的治疗淋巴管炎而引起的脓肿。它属于很严重的淋巴管炎并伴有脓液。大多数情况下，早期手术治疗是必要的（乳腺排水），以及抗生素疗法和休息，但是可以用没有感染的一侧继续母乳喂养。乳腺脓肿是一种很严重的问题，但极其罕见。

母乳喂养多长时间

关于母乳喂养的持续时间不存在"标准"。断奶的年龄往往是一种"文化现象"，以及政府提供给妈妈的便利（信息、支持）。然而，母乳喂养的持续时间也是你一个人的事情，一个家庭的选择。你也可以跟孩子的父亲聊聊，他可以给你需要的支持。

经常当你回归到工作岗位时就决定了断奶的时间。然而，还有一种可能性是你想继续母乳喂养你的宝宝，可以考虑部分断奶。比如说，你可以继续在早晨和晚上母乳喂养，

在白天的时候宝宝或者可以人工喂养，或者你可以在上班的地方用吸奶器吸奶（见377页"吸奶"），然后拿给宝宝喝。

在回归到工作岗位后，部分断奶常常让妈妈更容易接受与宝宝的第一次分离。当清晨和傍晚给宝宝喂奶时可以尽情享受这个惬意的幸福时光，并且可以顺利回归到社会生活。

部分断奶

如果你不在家的时候决定给你的宝宝人工喂养，那么不需要提前很长时间。事实上，你完全母乳喂养的时间越长，你喂养的持续性就越容易。有时候，母乳喂养的宝宝拒绝用奶瓶喝奶。事实上，奶嘴和乳头的吮吸是不同的。此外，当妈妈用奶瓶喂奶的时候，宝宝不是很明白妈妈对他们的期待。

如果你属于这种情况，在可能的情况下尽量安排另一个人爸爸或者是保姆，在你不在的时候给宝宝喂第一瓶奶，宝宝可能更容易接受。当你去购买奶瓶的时候，也可以咨询一下，有些品牌更适合母乳喂养的婴儿。反正你不用担心，宝宝经过或多或少不成功

回家帮助

> 回家以后我们有时候会忘记在医院里所学的知识，并且很难找到给宝宝喂养的规律。如果你是这种情况，为什么不找一个催乳师寻求帮助？在一个比医院更安静的地方，有专业人士现场指导并且给我

们建议，这样往往更有益处。

> 你同样可以在你居住的城市或者所在区域的母亲及婴儿保护中心需求咨询和帮助。有些组织支持母乳喂养，妈妈们在那里可以分享她们的经验。

> 最后，可以联系一个认

证的泌乳顾问，这是一个新的职业。他们可以帮助母亲进行母乳喂养，预防、识别和克服可能出现的哺乳过程中出现的问题。继世界卫生组建议全母乳喂养至少六个月后，这个职业的数量应该增加。

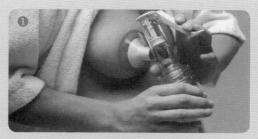

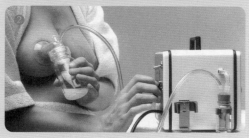

吸奶器

①手动吸奶器

手动吸奶器很轻便并且便于携带。对于偶尔挤奶它是很有用的，比如说你只是离开几个小时。然而，你想定期的吸奶，最好使用电动吸奶器，它更有效率。

②电动吸奶器

当你定期不在的时候（比如说你重返工作岗位），想把奶吸出来喂给宝宝，电动吸奶器是很有用的。如果你的宝宝是早产或需要住院治疗，电动吸奶器也是必不可少的。在这种情况下，从出生后的第一天，白天每3小时可以用电动吸奶器刺激乳房以增加出奶量。然后你可以根据宝宝的需要来适应吸奶的次数。

的尝试，最后总会用奶瓶喝奶。对于奶粉的选择，你可以咨询一直给你的宝宝看病的医生。

你的乳房需要几天来适应这种新的喂养节奏，在三到四天里，你的乳房可能会发胀并且坚硬，最后还会流掉一些母乳。在胸罩中放入乳垫，以免弄脏衣服。很快你的乳房的产奶量只是宝宝需要的奶量。或者某一天你不再工作了，你可以根据自己的意愿，或者白天给宝宝人工喂养，或者继续完全母乳喂养。

完全断奶

如果你决定停止母乳喂养，循序渐进地进行可能对你和宝宝都更容易接受一点。每两天或者三天，在白天中减少一次母乳喂养，你的奶量会逐渐减少，不会不适。晚上和早晨的母乳喂养可以持续的时间久一点儿，可以最后再停掉。在完全断奶以后，乳腺需要大概三周的时间恢复到以前的状态。

吸奶

如果你决定在工作中吸奶，就要了解劳动法为了方便母乳喂养的各项规定。你可以在返回工作岗位15天以前开始训练并适应吸奶。

有规律的吸奶（至少每3小时一次，以后慢慢适应）可以保证乳汁很好的供应。母乳可以在19℃～22℃下保存10小时，在冰箱保存8天（0℃～4℃），在冰箱冷冻室保存两个星期，在－19℃的冷冻柜保存半年。

在你不在的时候，吸出来的母乳可以用杯子或者奶瓶喂给宝宝喝。每次操作的时候一定要把手洗干净，并且不能用微波炉或者煮沸加热，以免破坏其营养成分。为了使其加热到37℃，可以把奶瓶放在热水龙头下冲。它经常会有一些凝结成块，颜色可以从白色变化到褐色。

你要与给你看宝宝的那个人详细讨论一下注意事项，使双方达成一致，这样可以成功保证你吸出的奶喂养给你的宝宝。

奶瓶喂养

从今天起，是由你或者你的伴侣来给宝宝准备奶瓶。就像许多妈妈一样，或许你不知道是否根据宝宝的需要来喂养。请记住，你的宝宝他会表达他不饿了或者他还想再吃。

准备奶

当你回到家以后，你可以像在医院一样，继续以同样的方式喂养你的宝宝。如果过了几天，你的宝宝似乎不喜欢这种方式，请咨询你的儿科医生，他会给你建议另外的方式。

奶粉还是液体奶。一些给婴儿的奶是液体形式，这就要把需要的量倒到一个消过毒的奶瓶里。然而，其成本要比奶粉高。

温度多少。你可以隔水加热，比如在温奶器中（或者用微波炉加热，这种加热方式不是危险但会很热）。在喂奶前一定要在手背上倒上几滴来检测奶的温度，以免烫到你的宝宝。

不要提前准备。当奶瓶准备好的时候，就马上给宝宝喝，不要提前准备，因为牛奶会成为一种培养液。出去散步或者晚上的时候，可以在消毒过得奶瓶里装上热水，当宝宝需要喝的时候再加入奶粉。

是否消毒。消毒不是必须的。但是一定要把手洗干净再洗奶瓶和奶嘴，并马上擦干。

吃几次奶

如果从宝宝一出生就选择奶瓶喂养，医院会给你实用的建议（见 352、353 页）。回到家里后，遵守奶粉和水的数量及比例。

平均每天吃 6 次。如果你的宝宝拒绝了，不要强迫让他喝掉奶瓶里的奶，毫无疑问，

他已经不饿了。一般来说，1 个月大的宝宝白天要吃 6 餐，夜里有时也要吃一次，你的宝宝对于每次喝到的奶吸收的量是不同的，并且他不是在一天当中平均分配的。如果你的宝宝想在夜里吃奶，这是因为他还没有足够的储备转变成能量。一般情况下，如果他没有喝完奶瓶里的奶，说明奶量太多了；相反，如果他喝到奶瓶里的最后一滴奶，你可以给他更多一点儿。理想情况下，多一点儿的奶比不够要好。夜里喝奶的时间要逐渐与早上第一次喝奶的时间靠拢。同样的，白天的 6 餐也会自然的变成 5 餐，甚至是 4 餐：儿科医生会告诉你何时提高每一餐的奶量。你的宝宝在两餐之间持续的时间会越来越长。

消化好

每次喝奶后，把宝宝竖直抱起来，这样有利于宝宝打嗝。如果一直没有打嗝，你可

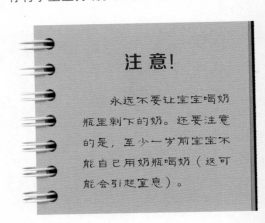

注意!

永远不要让宝宝喝奶瓶里剩下的奶。还要注意的是，至少一岁前宝宝不能自己用奶瓶喝奶（这可能会引起窒息）。

以轻轻拍拍他的背部。如果在吃奶的时候哭闹，就是他可能需要打嗝。一旦打嗝后，他又可以接着喝奶。如果喝奶后有吐奶，不要担心，可能是喝得太多或者太快。

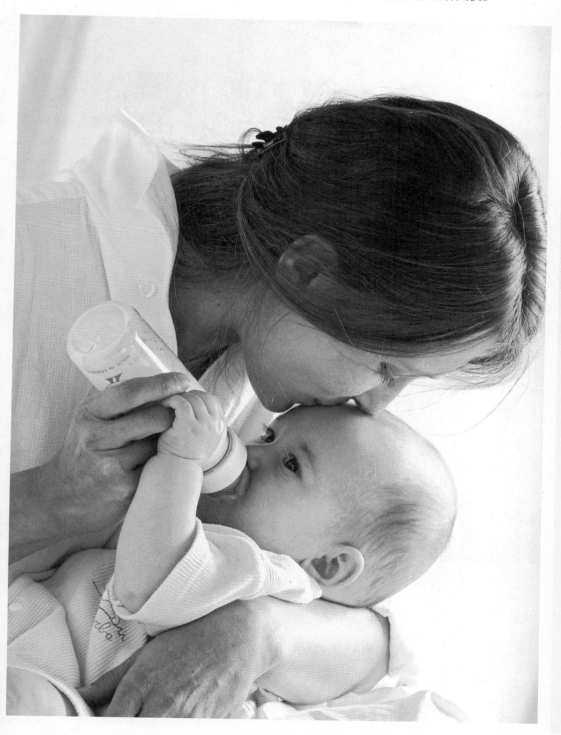

准备奶瓶

给宝宝用奶瓶喝奶就像是给宝宝喝水，可以使用瓶装矿泉水，不加氟，矿物质含量低，瓶子上标有"适用于婴幼儿"。

要准备一瓶奶首先要准备好奶粉和水，要遵守制造商包装上的指示。每个奶粉桶中有一个测量勺，每勺奶粉对应30克或者30毫升的水，使用测量勺时要注意刮平不能压实。如果儿科医生建议你冲150毫升的奶，那么你加入150毫升的水和5勺奶粉。每次都要在加水之后加奶粉，让宝宝喝到他想喝的量。

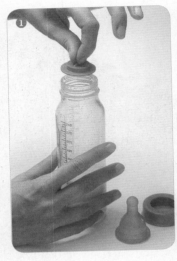
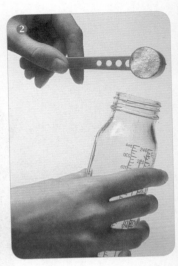

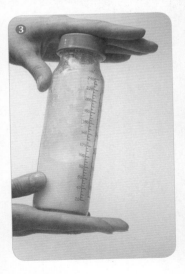
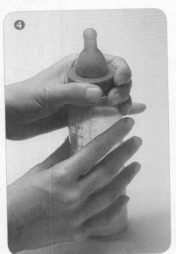
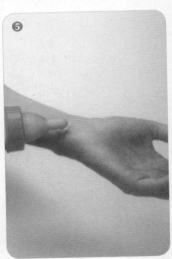

①倒水
取下奶瓶盖子，放在干净的地方，把需要的水倒入奶瓶，然后加热。

②奶粉倒入水中
使用厂家提供的小勺加入准备好的奶粉，不能压实。

③摇晃
小心地盖好奶瓶盖，摇晃奶瓶，一只手放在奶瓶盖上，是其充分摇匀。如果有大块物体再用大力摇匀，使

其最大程度解体溶于水。

④拧奶嘴
牛奶混合后，拿掉盖子，放上奶嘴和套圈。可能有些结块附着在盖子上。注意奶嘴的套圈与奶瓶的瓶颈相契合，不要拧得过紧。

⑤测试温度
倒少许奶在手腕内侧或手背上，来测试温度是否合适。

清洗消毒奶瓶

良好的卫生习惯是必不可少的。无论你使用哪一种消毒方式，消毒后的奶瓶要晾干并把它放在一个已经清洁过的干净的地方。操作前要把手洗干净。

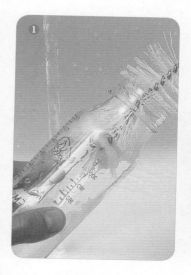

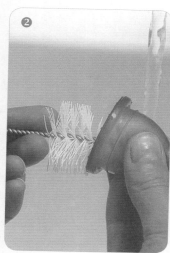

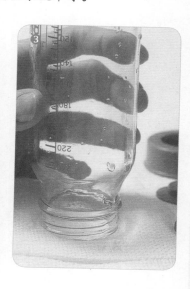

① 清洗奶瓶

先用刷子和肥皂水清洗奶瓶，然后用热水彻底清洗干净。

② 清洗奶嘴

用刷子彻底清洁奶嘴、螺丝环、乳头保护器。如果你用洗碗机清洗奶瓶及其零件，洗后要用热水再彻底清洗干净其上面留下的洗涤剂的残留物。

③小心烘干

将奶瓶放在一个干净的地方。擦干奶瓶使用一次性的纸巾比厨房用的抹布要好。一旦清洁晾干后，奶瓶和奶嘴要进行消毒。

④冷消毒

在冷水中加入次氯酸盐的液体或片剂，然后把奶瓶、奶嘴以及盖子都浸入到水中至少1个半小时。

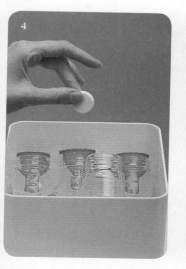

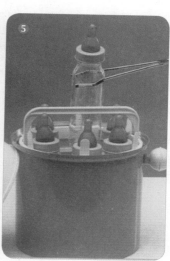

⑤热消毒

如果你没有电动消毒柜，可以使用高压锅：把奶瓶、奶嘴、螺丝圈及乳头保护罩都放在架子上，加入两杯水。阀门旋转后计时7分钟，再等待7分钟后打开锅盖。

宝宝的睡眠

婴儿多睡觉是其健康的基本保证。第一个月，宝宝的睡眠会打乱你的睡眠，但是你别无选择只能适应。然后在 1 ～ 4 个月里，宝宝的睡眠会渐渐改善，他晚上的睡眠慢慢变长而白天则逐渐减少。这需要你根据孩子自己的生物钟来慢慢帮助他调节。

宝宝在睡觉中成长

当宝宝睡觉的时候，他的身体正在分泌一种成长激素。神经系统也在这个时候加以完善，也就是说睡眠对于宝宝来说是必不可少的。因此，在出生的第一天，大多数的新生儿要睡 20 ～ 23 个小时，之后每天要睡 16 ～ 20 个小时，直到 1 个月的时候。在接下来的 1 ～ 4 个月的时间里，宝宝每天也要睡 16 ～ 18 个小时。

遵循饥饿节奏

新生儿经常醒来，部分原因是因为他饿了。如果宝宝的体重没有达到标准，那么给宝宝喂养的间隔时间就要缩短。一般来说，4 个月宝宝晚上可以睡个整觉，在白天至少吃 4 餐。但这种变化要根据你的宝宝的节奏，在他还没有准备好的时候你不能强制他这样做。你可以尝试下面两种建议：当宝宝只哭了一下的时候，不要每次都给他喂吃的，也不要叫醒宝宝给他喂吃的。

直到 1 个月。开始的时候，新生儿很少能连续睡 3 个小时以上。当他醒来的时候，他就是饿了，白天和晚上是一样的。在这个年龄段，他每天需要吃 6 ～ 10 次，并且由他来定吃奶的次数，但是每餐之间要间隔至少两小时，这样有时间来好好消化上一次喂的奶。如果其间宝宝哭了，你要学会安抚他而不是给他喂奶。

1 ～ 4 个月。渐渐地，宝宝可以睡的时间变的长了，而中途不会醒来，吃奶的次数也逐渐减少。当有些宝宝从产院出来就可以连续睡 6 ～ 8 小时的时候，另一些宝宝直到 6 个月甚至 1 岁还不能睡整觉。跟宝宝比起来，这更要看其父母的态度。儿科医生认为，从 2500 ～ 3000 克开始，宝宝有足够的储备哺乳或一次奶瓶来度过整个晚上。然而实际上，不管是体重还是年龄，宝宝们的差异都很大。

区分白天和黑夜

你不能指望你的宝宝在 1 个月之前有白天和晚上的概念。但是当他能区分出白天黑夜的时候，他会在夜里睡的更多，白天睡的

宝宝的视角

我喜欢重复的，我喜欢观察我感兴趣的事情。我流口水了，我要吃东西！这可令我认识到我的感受，一天当中不同时刻的气味、声音、氛围。我喜欢他们跟我讲讲我周围的情况，以后需要的时候这些会帮助我。还有令我高兴的是每一次发现新鲜事物。否则我太无聊了，都是一样的，我要睡着了。

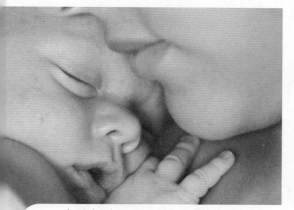

在最初的几个星期，宝宝经常是在吃奶的时候就睡着了，接着他们享受着饱餐之后的爱抚。

少。差不多4个月的时候，这个过程就会结束。

不同的环境。宝宝很有可能会很快根据周围环境的不同区分白天和晚上的喂养。白天，宝宝会受到周围噪声和说话声的刺激。到了晚上，一切都变得更加安静，为了强调这种氛围，可以把灯光调得暗一点儿，不要让宝宝太兴奋，当宝宝打嗝时轻轻拍拍让他入睡。

睡觉的仪式。如果你的宝宝在晚上睡的时间不长，你可以在一天内的最后一顿饭后开始一些睡觉的仪式，比如说，给他换上睡衣，让他躺下，跟他说晚安，放下窗帘，关掉灯光，宝宝会一点点懂得白天和夜晚的区别。

一个有利睡眠的环境

首先是一个宁静的氛围，它可以促进宝宝的睡眠。但宝宝周围也要有他熟悉的东西让他有一种安全感。

和他一起睡。有的时候你会想让宝宝睡在你的旁边，睡在你的床上。最好不要让这种情况成为一种习惯，尤其是在3个月以后。你的宝宝需要一个房间或者他自己睡觉的地方。如果你一直把他放在自己的身边，如果你总是能听到一些细小的动作，这样将不利于宝宝自己掌控睡眠。

一张舒适的婴儿床。宝宝会花很多时间来睡觉，小摇篮，如果它很迷人，会很快变得很小。你可以在宝宝的床里放几个他熟悉喜欢的小东西，但不能太多，因为大量的毛绒玩具或者摇铃玩具会刺激宝宝的神经系统。

帮助睡眠

一般来说，在度过了第一个星期的宝宝，在打嗝后不会马上睡觉，这个时候就要抱抱他。躺在你的身边或者依偎在爸爸的怀抱里，他会感觉到声音、气味、手势，这些会令他感到很安全。区分好交流和游戏的时间，以促进宝宝的睡眠。如果你想让他睡觉，不能跟他说话或者要求他，而是要选择沉默。有的时候宝宝会在你的怀里睡着，但是尽可能避免这种情况成为习惯。宝宝要学会独自入睡。把他放到床里，如果他有点儿哭闹，放一只手在他身上，让他感觉到安全，在他耳边小声说说话或者唱摇篮曲。他最后会入睡，但是尽量不要过早地把宝宝抱起来。当然要确保他不被打扰，他不会太热，并且尿布是干净的。所有这些建议对于夜晚都是值得的。

尊重宝宝的睡眠

当宝宝睡觉时，小的声音不会干扰到他，但是比如吸尘器或者很大的关门声会吵醒他。很有可能他们会混淆 REM 睡眠和清醒的状态：你的宝宝看起来很激动，睁着眼睛，笑或者哭闹都是在睡着的状态下。如果你把他抱起来对着你，那么他将很难再次入睡。

新生儿哭泣

最初的一个月，当你的宝宝哭闹的时候，他需要被好好的安抚，经常把他抱在怀里会使宝宝觉得很有安全感。大约从宝宝三个月开始，你就要学会辨识和应对宝宝不同的哭闹，要告诉他晚上要好好睡觉。

面对夜里哭闹

当他还小的时候，三个月以前，你的宝宝非常需要你的爱抚，你温暖的臂弯有时是使他平静下来的唯一途径。但是当他长大以后，就应该逐步帮助他独自入睡，并且学会区别白天和夜晚。所以如果他还是哭闹，在确认他已经吃饱，换过尿布，不是很热的情况下，可以在宝宝耳边说说悄悄话，安抚他，告诉他现在是睡觉的时间。要知道，宝宝其实很明白我们跟他说的话。

如果你无法让他平静下来，他仍然继续哭，你可以把它抱在你的怀里。但是如果你可以让宝宝自己重新入睡而没有你的干预，这样你可以帮助他逐步建立起他的独立性。

拒绝安眠药，拒绝糖浆

能够帮助宝宝睡眠的药物是不存在的。安眠药可能会影响宝宝的大脑发育。糖浆与抗组胺药（抗过敏药）或抗精神病药物和苯二氮（镇静剂）更不适合宝宝。

父亲的安抚能力

> 通常情况下，父亲比母亲更加能够安慰哭闹的新生儿。当宝宝已经哭了一阵子，母亲不知所措，这时可以由父亲来安慰宝宝，会让他入睡。

> 这种能力联系着父亲和他的孩子，毕竟父亲更容易接受眼泪。事实上，婴儿在感受到成年人焦虑烦躁的时候，他们哭闹也很难停下来。

> 当母亲害怕自己的孩子处在危险中的时候，往往比父亲更快地把她的焦虑传递给孩子，并且阻止。同时希望安全并且安静，孩子很高兴地找到某个人的宁静的臂弯，那么这个人就是父亲。

傍晚时分的"危机"

在第2周到第10周，经常性在第6周左右，大多数情况是在17点到23点的时候，宝宝开始哭闹，烦躁不安，给人的感觉好像是生病了。然而，他已经换过尿布，吃饱了，也没有太热……这就是所谓的"夜晚焦虑"，儿科医生说法是"夜晚节律异常"。这是很常见的情况并且会有一个醒着激动的阶段，这会在三个月左右消失。你的宝宝没有其他的方式来发泄白天积累的压力，这也是他适应白天和夜晚节奏的一部分。

解释可能出现的错误。白天不规律的突如其来的腹部疼痛不足以解释夜晚的哭闹，另一个错误被解释成因为饥饿而哭闹。不要试图喂奶使你的宝宝平静下来。请尽量保持冷静，安静的照顾他，直到他找到自己的规律。

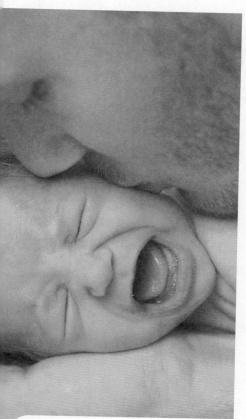

当妈妈不知所措时，宝宝往往会在爸爸的怀抱里安静下来。

> 我们的小女孩是可爱的，但她哭没有任何理由！这最终使我们疯了。为什么我们的孩子就那么"难"。

"难"搞的婴儿

没有任何一对父母想要一个难搞的孩子。怀孕时的梦想是能够拥有一个宝宝，他爱笑，咿呀学语，可以安静的进入梦想，只有当他们饿的时候才会哭闹。然而许多父母跟你们是一样的，在完美宝宝出生几个星期后，现实和这幅理想主义的图画相差甚远。突然间，你的宝宝在一直哭，不肯睡觉……难怪，如果你问一个问题："我们做了什么？"。答案很可能是：什么都没有。

潮湿的尿布，衣服太紧，光线太强，声音太大，床上太冷等等都可能刺激宝宝过度敏感的感官。有一些婴儿的感官（听觉，视觉，触觉，味觉和嗅觉）很容易饱和，照顾一个过度敏感的宝宝就要减少一些不必要的外界刺激和干扰。

新生儿睡眠的六个阶段

从睡眠到清醒，可以从下面的六种警惕状态中找到。

> 深度安静的睡眠（第1阶段）：宝宝处在熟睡中，没有任何明显的躁动，但他的肌肉很放松，并且宝宝在这个阶段分泌生长激素。

> REM睡眠活跃（第2阶段）：这个阶段的宝宝在睡眠中面部是有表情的，眼皮可能微张，手脚在活动，呼吸不规则。你会觉得他随时都会醒来。

> 嗜睡（第3阶段）：宝宝此时处在半嗜睡的临时状态。如果你把他抱在你的怀里，或者如果你跟他说话，你可能会吵醒他。

> 安静觉醒状态（第4阶段）：宝宝这时是安静的，观察他周围的环境，他的动作不多，但可以"回应"你模仿一个的微笑或一个面部表情。

> 主动觉醒（第5阶段），宝宝会活动他的胳膊和腿，并给人一种很容易兴奋的感觉。

> 催动（第6阶段）：宝宝醒来会生气、哭闹，尽管你尽了最大努力，你都无法让他平静下来。在这最初的几个星期，这种状态会更加频繁，烦躁的状态会多于清醒和熟睡的状态，之后会逐渐淡化直到第三个月会消失。

给宝宝穿衣服及换尿布

你的宝宝要经常换尿布并且要小心呵护防止红屁股。对于服装的选择同样要注意，不能限制宝宝的活动，而且衣服既不能太热也不能太冷。

如何换尿布

你的宝宝要经常换尿布，一天要4～6次，最好是在进餐时和当他以哭闹表示他的不满的时候。当你闻到一股奇怪的味道时，不要犹豫赶快给宝宝换尿布，不要等到宝宝不舒服哭闹的时候，你才知道要换尿布了。

换尿布的时候，要小心擦干宝宝的屁股（见387页）。如果脐部没有愈合，要避免覆盖到肚脐，在固定两侧的黏合部分以前，把尿布的上部折叠到肚脐以下的位置。一次性尿布不需要固定得太紧，因为它不会侧漏。

选择尿布。目前，一次性尿布使用的更方便、更广泛。它的大小应该与孩子的体重相对应（要遵循尿布包上的指示）。但是如果你的宝宝对这种尿布过敏，你可以使用一种药店卖的亲水棉尿布（带子形式或尿布形式）。你也可以选择可以清洗的尿布，这样更经济更环保。

如何选择服装

你的宝宝对热度的调节能力还不足以能够适应温度的骤变。重要的是既不能让宝宝

给宝宝穿衣服和脱衣服

> 给新生宝宝穿衣服和脱衣服并不是一件简单的任务（尤其是对新手父母来说）。胳膊非常软，大腿又很难折，他的头总是比宝宝衣服的领口大，通常他都不喜欢给他穿衣服，最后还是什么都没穿上。

> 还是存在一些基本的规则来针对这项每天必须的任务，可以让你和你的宝宝少一点儿痛苦。

> 可以选择那些更容易穿和脱的衣服，比如有弹力的衣服。

> 选择大一点儿的衣服，这样在档部很大，容易给宝宝换尿布。也可以尽量选择衣服的袖子宽松一点儿的。

> 为了避免每次给宝宝换衣服时他吐奶，在每次喂奶以后可以给他戴一个很大的围嘴或者毛巾。

> 在一个平台上给宝宝换衣服（换尿布桌子、床）。

> 好好利用这个时刻跟宝宝交流。小声跟他说话（比如跟他说你现在正在干什么）可以分散他的注意力。可以用亲吻跟宝宝一起获得乐趣（亲亲他的小手、亲亲他的小脚）。

> 在给宝宝脱衣服之前要把领口打开，松开，慢慢脱下来。因为换衣服时，宝宝的头在衣服里面会令他感到很不愉快，这时可以跟他做个小游戏："妈妈/爸爸在哪里啊？"

> 与其把你的手伸到要穿的衣服的袖子里来找宝宝的手，不如把他柔软的小胳膊放到衣服的袖子里。同样，你们也可以做一个小游戏。

> 当你关闭或者打开衣服的拉链，要使衣服与宝宝身体有一定距离，避免夹到宝宝的皮肤。

太热也不能太冷。环境温度应该在20℃左右。

温度问题。你可以给宝宝穿的衣服比你多一件，因为大部分时间他都在睡觉，他是不动的。然而在家里，新生儿不需要被包裹。特别确保他的肚子盖好，不要让内衣跑到上面。可以选择连体内衣，下面的裤裆是连接的，可以避免这个缺点。并且这种连体衣在给宝宝换尿布时很方便，不会冷到宝宝。冬天，你可以让宝宝穿一种面料暖和的长袖内衣（羊毛、天鹅绒、丝等）。

给宝宝穿方便的衣服。因为宝宝非常喜欢不停地蹬着小脚，所以他们不喜欢穿很紧的衣服：脖子和手腕，尤其是要宽松。为了宝宝舒适，开始的时候最好不用穿套头的衣服和那些使用安全别针来封闭衣服的，当然那些有带子的衣服会有缠绕到宝宝脖子上的危险。

如何换尿布

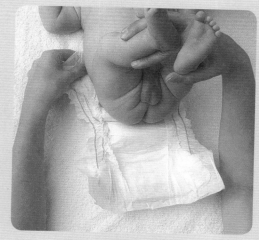

①滑动尿布
你在给宝宝清洗的时候可以使用一块棉花和牛奶或者湿润的手套，然后确保擦干宝宝的皮肤。抬高宝宝的屁股，并移动其下方部分的尿布，它要包裹住大腿根部的连接部分（尿布的一半要包裹住宝宝的屁股）。

②折叠
尿布的另一部分要穿过两腿中间，如果脐部未愈合，一定要小心使尿布上面折叠在脐部以下。

③合拢
为了防止侧漏，要把尿布两边黏合的部分固定好，但不能太紧。

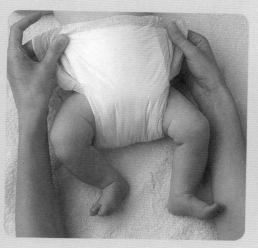

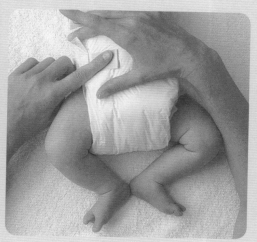

新生儿洗澡

在开始的时候，洗澡和换尿布有时都会有点儿紧张。不过你一旦习惯了操作方法，那么这就会成为你与宝宝之间游戏的好机会，好好享受与宝宝之间互相交流的愉快时光。为了安全起见，把所有需要用到的东西放到伸手够得到的地方。

需要每天洗澡吗

洗澡不是每天必需的。新生儿的身体不会很脏，除了小屁股。所以重要的是每天要清洗宝宝的屁股，对宝宝的脐部进行消毒，洗脸，预防或治疗因宝宝敏感肌肤引起的疾病。

有些妈妈每天都会给宝宝洗澡，而还有些妈妈就两天洗一次，这些都是可以的，对宝宝没什么影响。根据一种普遍的想法，新生儿会水，因为他们在出生前就沐浴在羊水里。但是，这并不总是正确的。有些宝宝就不喜欢在出生的第一周就被浸在水里洗澡，但随着时间的推移，并通过妈妈温柔的声音和手势，新生儿会逐渐喜欢上这一时刻。

洗澡是一种享受

很快，洗澡会成为你和宝宝之间的一种习惯。如果这真正的是放松和交流的时间，那么你和宝宝都会得到快乐。在宝宝出生的第一周，大部分时间都在睡觉，清醒的时间很少。因此，清洗和护理的时刻就是和宝宝交流的好机会。

寻找一个合适的时间。洗澡要选择一个合适的时间，在宝宝不是太饿，不是心急烦躁的时候，并且饭后不能立刻洗澡，会引起宝宝吐奶。如果你的宝宝晚上睡眠不好，那么晚上睡觉前给宝宝洗个澡会帮助他入睡。

根据宝宝的规律，每个人都会找到一个最适合宝宝的时间。最重要的是接下来的时间要遵循一定的规律性（白天或傍晚），因为你的宝宝需要这样不断地重复使自己找到每天的规律，并且对自我构建也是一种帮助。

你需要什么

给宝宝洗澡，需要特殊的家具，或者可以连接到浴缸底部的可以调节的小型躺椅。如果你还没有找到合适的器材就选择一个最舒适的，这个器材不能让你自己太过于弯腰，请记住，在这几个月里你要不断重复这个姿势。

在把宝宝从他的小床里抱出来之前，要把所有洗澡需要的物品准备好。事实上，你不可能把宝宝一个人留在换洗的台子上或者专门给宝宝换洗的家具上（比如桌子或带有宝宝专用垫子的柜子）。

如何进行

首先要确认浴室或者洗澡的地方已经加热过（22℃~25℃），因为宝宝会冷得很快。然后放水，并用手背或者肘部或者温度计来检测水的温度：它应该是温热（37℃）。你现在可以把宝宝放到换洗台上，给他完全脱去衣服。

擦肥皂。你可以把宝宝放入水中直接擦肥皂或沐浴露，为了在水中撑住宝宝，用手臂支撑他的头，在宝宝的腋窝下来回滑动你

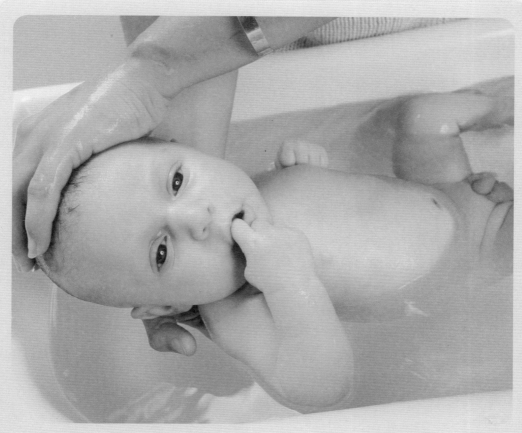

给宝宝洗澡

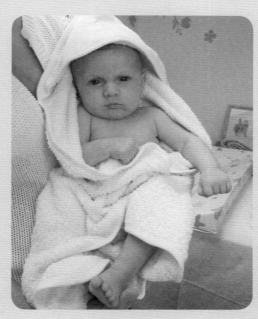

①将宝宝放到水里

用一只手手掌托住宝宝的腋下，手肘支住头部，保持肩膀牢固。把宝宝慢慢地放入水中，用洗澡毛巾或者用手更好给宝宝全身打上肥皂。可以先从肚子开始，因为宝宝很喜欢这样。洗澡时要注意宝宝身体的褶皱部分和性器官。

不要忘记洗头，不必害怕涂肥皂在宝宝头上，囟门完全可以承受这种按摩，这样还可以防止结痂。现在可以给宝宝冲洗，并一直跟他说话安抚他。在水里宝宝会逐渐放松扭来扭去。

②擦干

洗澡后，小心地把宝宝从头到脚包裹好，然后给他拍打式擦干，不能用力摩擦。

的肘部。洗澡时的顺序是从头到脚，用手、柔软的海绵或者是手套，要注意褶皱的部分（耳朵后面、脖子、指甲中间）。头颅和生殖器，应仔细清洗。

清洗。如果你想放松一下，可以让宝宝自己在水里拍打玩一会儿，但要一直监控不能走开。一旦这时电话响了，或者有其他人让你做事情，一定不能把宝宝单独留在水盆里，即使是只有很少量的水。如果你的宝宝看起来不是很喜欢洗澡，或者你愿意的话，偶尔可以给宝宝洗淋浴或者跟宝宝一起洗澡。洗完后交给爸爸，来给宝宝擦干，穿衣服。

洗澡的时候需要注意的部分

生殖器。宝宝的生殖器要小心地护理，因为这部分很容易受到刺激。

对于女孩：外阴周围有分泌物，要用肥皂从前向后清洗，注意褶皱部分。

对于男孩：需要清洁阴茎和睾丸，以及褶皱部位。以前采用的方法是释露龟头，就是轻轻拉回皮肤覆盖的龟头（包皮）和仔细把龟头提拉出来。目前，所有的儿科医生都摒弃上面的方法。

现在的方法是：观察确保阴茎和睾丸没有发红、发热或肿胀，或是发炎的迹象。

头皮。为了防止由于皮脂分泌引起的牛奶结痂，宝宝三到四个月，洗澡时手上涂上温和的肥皂按摩宝宝的头部，然后彻底冲洗。不要害怕触摸囟门：他们虽然很软但很坚固。等宝宝大一点儿时，你就可以使用针对宝宝的特殊洗发水。

洗澡之后

当宝宝从水中出来时，要把他立刻用干毛巾或者浴袍裹起来，这样不会让他感到冷。这时你在轻轻地给他擦干。首先从头开始，耳朵后面和脖子的褶皱部分也要擦干，然后擦干身体的每个有褶皱的地方，腋下、腹股沟、臀部之间，还有膝盖后面。

如果你愿意，你可以再用点儿杏仁油或润肤霜给宝宝做个按摩。开始的时候，宝宝的皮肤会有一点点干，你这样给他按摩也会使其皮肤更水嫩。当你给宝宝擦干，他的身体也温热后，宝宝开始在换洗台上高兴的动起来，这时可以护理脐带（直到其自然脱落），然后给他换上尿布，穿好衣服。

接来下还要对宝宝进行脸部护理，还用宝宝专用梳子梳理宝宝的头发。有些妈妈喜欢给宝宝的头上滴几滴不含酒精的香水，这完全是个人喜好。

脐部护理。宝宝出生时，脐带被切断到距离身体几厘米的位置。多亏你的细心护理，你的宝宝的脐带将会在 10 天左右的时间自动脱落。如果 15 天后还没有自然脱落，或

宝宝的视角

起初我不喜欢他们把我的"皮肤"也就是我的衣服脱掉，但是当把我放进热乎乎的液体里的时候，我觉得还不错。有好多浮起，尽管我还有点儿小感冒。我很放松，很舒服，我睁开眼睛，张开手指，冲着他们微笑，尤其是陪我玩，花时间陪我的。我已经习惯的这个新的声音，它变得非常愉快。

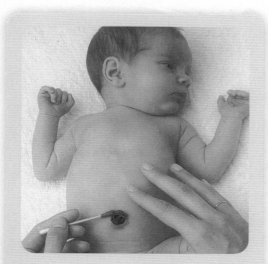

脐部护理

有些家长会担心触碰这一点地方，如果这里没有接触到其他化学产品宝宝什么都感觉不到。

消毒肚脐

每天都用棉签或纱布蘸取浓度 75% 的酒精给宝宝的肚脐消毒，然后涂上红药水（或其他无色消毒液）。

者变红，有液体渗出，出肉芽等都需要马上咨询儿科医生。在脐部脱落后，有时仍然存在一个小的疝气，带出肚脐。它会逐渐消失的，不需要通过挤压宝宝的肚脐使其变小。

脸部。用蘸清水的棉花就可以给新生儿清洁脸部。要注意一些隐蔽的地方：颈部和耳朵后面的褶皱，这些地方有时会渗出液体或结痂病变，用红药水会很快愈合。所以这些部位要定期清洗并擦干。

要清洁宝宝的耳朵，只需要用棉签和生理盐水清洁外耳的耳郭部分就可以了。

至于宝宝的眼睛，它们特别脆弱：脏了要用浸着生理盐水的无菌纱布由眼睛内部向外部来清洗。清洁每只眼睛要更换一次纱布。

如果宝宝的眼睛流泪。如果宝宝的眼睛流出很多液体或者有分泌物，这在新生儿中是很常见的：由很细小的膜引起的泪道阻塞。面对这个问题，最好是请教儿科医生，他将会建议你做适当的治疗，以防局部感染。并且还会告诉你如何每天做一个小按摩，以促进其恢复正常。

轻微皮肤问题的解决方法

宝宝的皮肤非常敏感，一些好的卫生习惯会帮助防止其刺激和感染：经常保持皮肤的清洁和滋润，宝宝洗澡后要擦干，避免衣服和纸尿裤太紧。尽管你已经悉心呵护你的宝宝，但是他们还是可能会生病，这时要听取医生的意见。

尿布疹。多见于新生儿，这种刺激是由于尿、大便及细菌菌群引起的。可以从药店买对应症状的软膏，在给宝宝清洁时使用。要避免使用过敏的产品和湿巾。使用软膏前，要用棉花和水清洁然后用干净的毛巾擦干。如果出现严重的刺激，尽可能长时间让宝宝的屁股静置于空气中。然而如果有病灶液体渗出，请立即咨询医生。

婴儿痤疮。宝宝从第四周开始，在其脸上或胸上会有变红的皮肤，上面会出现白色的小点。这种症状会持续数周，一般无需特别治疗，用正常的洗漱用品洗澡会逐渐消失。

奶癣。如果奶癣长在宝宝的头上，你可以涂上凡士林或者保湿霜。第二天早上把它冲洗干净，用宝宝专用的梳子将结痂剥离。

婴儿湿疹。它表现为宝宝皮肤发红和皮肤发糙脱屑。很少出现在三个月之前，湿疹最常见位于脸部、耳朵后面和关节的褶皱处、拇指和乳头。如果发生此情况请咨询医生。

带宝宝出门

宝宝出生后，很快就可以回到自己家里。必须选择合适的装备、合适的时间以及宝宝的意愿。散步对宝宝的感官发展是非常重要的，并且还能促进宝宝的睡眠。

安排好第一次出行

从宝宝出生的第二个星期开始你就可以带着他出门了。有一个小窍门，在第一次出门散步前可以先把窗户打开，让宝宝听听外面的声音。宝宝听到了外面环境的声音，就不会对第一天出门散步感到太吃惊。最好的散步地点当然是在绿化区内，有绿树和小鸟的陪伴。直到宝宝一个月，最好避免去人多嘈杂的场所，因为这些地方会有很多细菌：比如商场、地铁、拥挤的酒吧等。散步的时间不需要很长——在宝宝前几周内一个小时左右就可以。但是这是值得去做的，因为这会给宝宝带来新的体检（新鲜空气、不同的声音、运动感等），这些对宝宝的感官发展是非常重要的。

婴儿车散步

婴儿车、童车、组合车、儿童小汽车、运动车，选择如此广泛，着实令人困惑。选择这些交通工具首先要满足你和孩子需要。

婴儿推车。医生建议宝宝出生前五个月使用婴儿推车。因为宝宝的肌肉还没有完全发育，这样的推车可以保护其背部，并且冬

何时我们不想出门

有些情况下是不建议出门散步的，例如天气很冷（5℃以下）或者天气很热（超过27℃），或者下大雨的时候。然后还有的时候妈妈很疲劳，或者就是很简单地想在家里待着。你不必有任何愧疚感，我们可以在这样的时候在家里待着不必带着宝宝出门。

天出生的宝宝使用可以起到御寒的作用。

除了经典的婴儿车外还有组合型婴儿车，包括一个底盘上可以根据年龄调整的婴儿座椅，一个睡篮（直到宝宝6个月），一个提篮，还可以用作汽车座椅（直到宝宝9个月），有的甚至还有配有一个吊床，可以从宝宝会坐一直使用到2～3岁。

至于尺寸，折叠和展开，这是一个重要的标准。婴儿车或童车必须要可以放进汽车后备箱或者能够进入电梯。另外还要确保推车的材料是可以洗涤的，最好是可以机洗的。选择的主要标准要以宝宝舒适为主，对于妈妈不要太重，方便一个人折叠。

为了准备第一次推婴儿车带宝宝出门，要在车里放好垫子。根据季节给宝宝穿衣服，让他躺在车里背部朝下，上面盖好毯子直到宝宝的肩部。摊开，不要太紧。关闭睡篮的罩子，如果需要可以拉上遮光棚来遮挡太阳或者寒冷或者冬天里的大风。

儿童车。从五个月开始，你的宝宝出门散步时就可以自己坐着了。注意，在宝宝一岁前避免用伞车。对于双胞胎或者年龄相仿的孩子，也有双推车。它有两种形式：第一

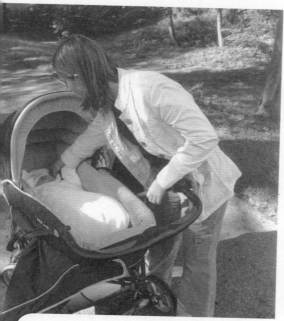

婴儿设施可以看机会购买（寄卖商店、互联网等）。重要是认真检查，确保其安全性。

种是两个孩子紧挨着，第二种是两个孩子面对面或者一个在另一个的后面。在城市里第二种方式更便捷。

在儿童车上要护住宝宝，因为它比带睡篮的婴儿车保护的少。在冬天，要给宝宝戴上帽子和围巾。春天，最好也戴上帽子，穿棉质的袜子。请确保你的宝宝系好安全带，哪怕是几分钟。此外，还可以带上一些小玩具给宝宝玩，来分散他们的注意力。

婴儿背带或长围巾

婴儿背带或者长围巾越来越受到年轻父母的欢迎。它有很多优点，最明显的优点就是与宝宝之间的身体接触。比婴儿车或者儿童车占地面积小，它还会适应你和宝宝年龄的需求。腹带或者袋鼠带可以从宝宝 2 ~ 3 个月的时候开始考虑。对于背部背带要再等

一段时间，但是宝宝会很兴奋的，因为他的视野更宽阔！

腹式婴儿背带。不推荐 2 或者 3 个月前的宝宝使用。事实上，建议等到宝宝的肌肉发育一些，并且可以很轻松地抬起头的时候使用。大多数婴儿背带的设计都是面对着你，当然也有一些是朝着相反的方向，背对着你，因此等到宝宝 3 ~ 4 个月的时候使用，这样他就可以观察这个世界。

至于选择婴儿背带，可以和你的宝宝一起尝试一下。为了宝宝更舒适，可以选择宽的软垫肩带，最好是可以机洗的。为安全起见，请确保肩带和紧固件的强度。婴儿背带还必须具备根据宝宝的年龄来调节裆部来适应宝宝的坐姿的功能。它必须包括一个硬一点儿的头枕，可以帮助宝宝保持头部直立，

必备的物品

> 我们不能空手带着刚出生的宝宝出门。只要你出门散步，下面这些物品是必不可少的：

· 装有尿布的包。

· 棉花或湿巾。

· 准备几个塑料袋用来装换下来的脏尿布，然后扔掉。

· 如果你不哺乳，在保温袋里准备好装有热水的奶瓶，以及装在独立盒子里的正确计量的奶粉。

· 一个围兜。

· 假如需要可以额外准备一件毛衣，甚至换洗的衣服，如果出行的时间比较长（探亲等）。

· 你自己的吃的和喝的。

或一个支撑宝宝双肩的套子。如果你背部疼痛，一些婴儿背带都配有腰部支撑带。但是不要勉强，出去散步对你来说也应该是愉快的！

要训练自己可以装上或者取下背带。熟悉紧固系统。扣紧肩带和紧固件都是背起宝宝的必要准备。根据不同的型号说明可能会不同。

背包式婴儿背带。它是给 9 个月或更大的孩子准备的。从这个年纪开始，你的宝宝在散步的时候可以自己坐的时间更长。这种婴儿背带的选择可以根据选择腹式背带一样的原则。

你首先要把宝宝放到座位上，调节紧扣。然后把背带放到你的背上，并且调节固定在腹部的前面的肩带。因为使用这种类型的背带你的宝宝看不到你的脸，所以在第一次出门散步的时候要一直跟他说话以确保其安全。

长围巾。它类似于吊床的形式。一些儿科医生在宝宝 2 或 3 月前不建议使用。但是这种背带可以使用到宝宝 24 个月的时候。使用长围巾式背带可以把宝宝背到肚子前、胯部或者背部，并且在喂奶的时候很舒适。甚至还可以用一块简单的很长的布料就可以背起宝宝。

对于汽车旅行

你需要准备一个适合你的宝宝的汽车座椅。安全是一个大问题，但也不能忽视舒适性。其目的就是要确保宝宝和父母有一次愉快的旅行。

睡篮。对于新生儿来说，驾车出行最好是使用睡篮。这是直到宝宝 4 个月的时候对其最舒适的一种方式。躺卧的姿势可以保护宝宝尚未发育完全的背部和颈部肌肉。在长途旅行的情况下，这种方式是首选。

汽车座椅。从宝宝 4 个月开始，他就可以使用汽车座椅了，位置背朝道路。座椅可以安放在副驾驶座位或者后排座位。如果是

最大的舒适度和汽车的安全性

> 把你的宝宝放到安全座椅上，扣紧安全带，调整肩带高度。确认你的宝宝是否牢固且舒适。

> 不要忘记拿掉后搁置板上的东西，因为刹车或者撞车东西滑落下来容易弄伤宝宝。

> 对于很小的宝宝，可以使用一个头部固定枕（吹起的或棉花的）。

> 当天气好的时候，不管宝宝多大，都需要采取防晒措施。可以在侧面车窗使用遮阳板，如果你没有准备，就用一条毛巾固定在玻璃上。

> 在温度很高的汽车内，脱水是第一危险。空调可以降低整个危险，或者准备一个喷雾器，并定时给宝宝喝水。如果可能的话，不要在 12 点到

16 点这段时间出行。

> 注意打开的窗户：气流、灰尘、昆虫等都会对宝宝产生影响。

> 最后，观察宝宝的表现，不要打破他的规律，定时给宝宝吃饭。

> 定时停车，通风换气。

副驾驶座位要确保安全气囊处于关闭状态。固定安全座椅要依靠安全带的锁点，并确认其整体不会移动。还有一种提提篮式的安全座椅，在强烈撞击下可以更好地保护儿童。

桶形座椅。从宝宝8或9个开始，当你的宝宝可以坐的时间更长，你可以选择一个桶形座椅使其面对道路。它同样要固定在安全带的锁点。

组合式座椅。这些不用的座椅存在一个组合的形式，可以用于婴儿推车和汽车座椅。这套设备可以减少你的花费但每次出行都要安装。

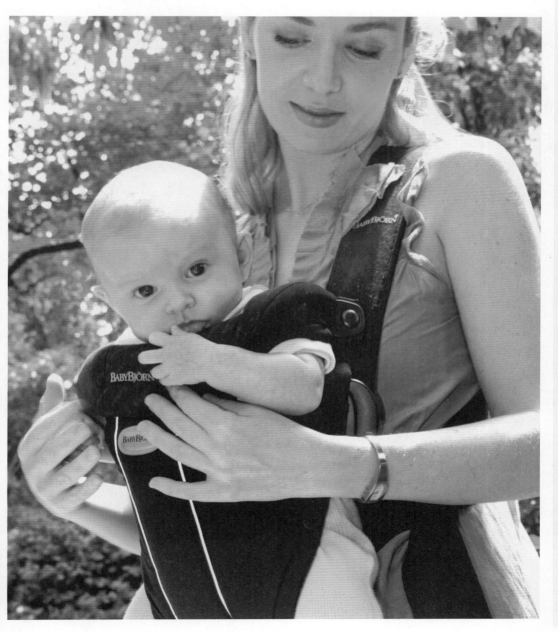

选择医生

母乳喂养还是人工喂养？婴儿车还是桶形座椅？在宝宝到来之前你将要做出许多决定，但是所有决定中最重要的就是要选择一个自己的医生和儿科医生。

一个多年的选择

你的宝宝不会跟医生一起生活，但是他会成为你信任的人，并且你愿意听从他的话。比如，你可以任何时候问他任何你想问的问题，以确保抗生素的使用是必要的。

换句话说，你最好提早选择你的医生，当新生儿在你的怀里的时候，就可以去最近的医生那里了。

如何进行

当你开始想找一个"理想的医生"的时候，要考虑找离家较近的医生，因为交通是一个很重要的因素：带着一个孩子，即使是健康的，长距离也并不总是一种享受，因此带着一个生病的孩子可能会变成每一个人的噩梦。

很明显，想找到你的医生的最好的信息来源就是请教其他的父母。没有谁可以比患者的满意度（或不满意）给你更多的信息了。最好这样的建议是来自亲密的朋友，他们和你有相同的期望值，和你有相同的教育背景因为和你有相同的价值观。否则，一些相同的优点导致的盲目崇拜会令你觉得厌恶。

是否是家庭医生

家庭医生的改革只适用于超过 16 岁的人。对于 16 岁以下的儿童，没有一种表格给家庭医生填写，所以所有的咨询医生，是否是专科医生，你都可以选择。因此，你就可以直接选择一个儿科医生。

当然你也可以咨询你的产院或者当地的妇幼保健中心。

哪些选择

对于一些家长，实施的方法可能和医生本身一样重要。事实上，可以给你提供几个选择：妇产医院的儿科医生，你家附近或者诊所的全科医生，私人咨询儿科医生，或者是在医院或妇幼保健中心（PMI）的儿科医生。你如何选择？

独立行医的医生。当一个医生独自行医时，要找一个人代替当他放假或者不工作的日子。他的优点是可以和每个患者建立起持续的关系。缺点是一年 365 天不是每天打电话他都可以给你看病。他接受预约或特定的时间（除非紧急呼叫），他通常是通过电话联系。然而当他休假的时候，就把病人给代替他的医生照顾，当然这个医生对病人了解的就很少。

如果你选择此类型的医生，最好在医生不工作的时候问清楚代替他的人是谁，以确保你的孩子的医疗记录是可查看的。

诊所工作的医生。有时，两名医生要比有一名医生好。一位医生在出诊看病或者不在的时候，另一位医生基本上是应该在的。

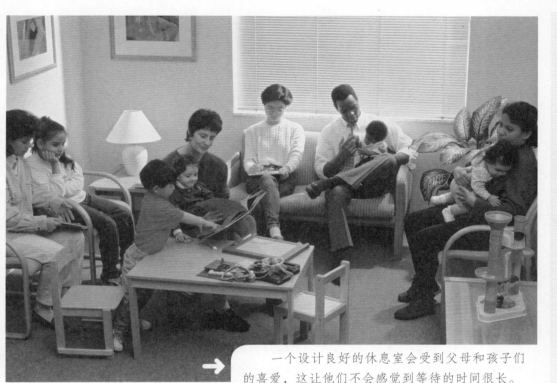

→ 一个设计良好的休息室会受到父母和孩子们的喜爱，这让他们不会感觉到等待的时间很长。

由于在第一年里你会有规律地约见医生，如果两个医生轮流看病你对两个医生就会都非常了解。一般来说，他们会分享他们的专业理论和实践经验，对于重要问题的观点基本是一致的。但是，他们也可能有不同的意见。一些情况下，如果得到多于一个的结论或观点可能会令人不安，还有的情况下两种不同的方法同时使用也是有用的。当其中一位医生不能解决宝宝的睡眠问题时，另一位也许可以。

在你决定选择这样的诊所之前，应该提出一个问题：你可以与你选择的医生预约吗？如果不可以，你会发现你喜欢其中一位多于另一位，那么就存在你要花一半的时间访问你不喜欢的医生的危险。当孩子生病时，你能够预约到你喜欢的医生，通常我们还是要咨询一下他是否有空。

决定换医生

虽然你的选择不是一成不变的——你可以没有任何理由的更换医生－这是不敢掉以轻心的决定。完美的医生不存在（不会比父母完美），而争论也会在最好的合作伙伴中产生。但是如果这些出现在你与医生的关系中，那么在决定更换医生之前与他好好沟通。你会发现这些分歧都是由误解造成的，而不是给孩子看病的方法问题。这种情况下，还是可以跟相同的医生重新开始。

相反，你所选择的医生确实跟你希望中的相反，那么就去找一个你真正需要的，这样可以获得更好的结果。在你寻找的过程中不要让孩子没有医生，所以最好在找到新的医生时再换掉上一位医生。医生找好后，要确保孩子的医疗记录及时转到新的医生那里。

你如何决定

当你选择了"理想的医生"，问问自己这些问题，并在第一次访问期间，了解这些不同点。

诊所在哪里

今天，你的肚子感觉很重，像一块铅一样，但是你必须要带孩子去接种疫苗。这段行程的距离要求你做更多的准备而不是简单地跳上一辆公共汽车，或者是火车，或者是汽车，尤其是当天气恶劣的时候，这段行程将更加艰难。当涉及孩子生病或者受伤的时候，最近的医疗诊所不仅仅是方便，它还意味着照顾的更好，处理的速度更快。然而在做出决定之前，要了解一个医生真正很好，有的时候一个好医生值得走得更远一点儿。

问诊时间

如果你的伴侣或者你自己的工作要从早9点到晚上18点，那么问诊时间可以是早上上班前，或者晚上下班后，或者周末，根据你的情况来选择。

诊所氛围

在去诊所之前，我们可以了解到很多关于这个诊所的氛围情况。如果电话接待员态度不是很好，那么你接下来在诊所的经历也不会太好。相反，如果接待人员很热情，那么无疑当你带着生病受伤或者恐慌的孩子过去看病时，她们也会热情友好的接待。医生意识到孩子还需要其他的东西，比如用报纸或者印刷品来装饰等待室的墙壁就是很好的选择。第一次问诊的时候要注意一些细节，你和你的孩子等待的时候不是很长：玩具很干净并且很好，有适合各种年龄的书籍。小朋友的椅子不是多余的。颜色生动的壁纸，和墙壁上丰富图案都可以使孩子在问诊前得到心灵上安慰。在普通医生那里，孩子的等待室和成人的分开是很重要的。

等待时间

与一个不安分的宝宝一起等待45分钟，或者分散一个小不点的注意力使他不再用一本图画书来占用一个座位，事实证明这是一种难以忍受的经验。然而当诊所有很多人的时候，这样的等待无可厚非。对于一些家长，他们只是单纯地觉得烦人，而对于另一些是完全与他们的时间表不相融合的。

如果想知道在诊所等待的时间，可以给诊所的秘书（如果有的话）打个电话，如果他的回答是模糊的，就咨询一个两个病人。

如果平均等待的时间过长，说明预约缺乏组织性，预约太多，或者这个医生的病人太多。但这些并不能说明看病的质量，一些很好的医生却不是很好的管理者。或者他看病人时比预计花的时间长（当你就诊的时候就很好，而不是在等待室的时候），或者在两个预约之间他看了一个生病的孩子（你的孩子生病的时候你会非常希望这个孩子是你的）。

上门看诊

是的，一些普通医生还是在做，然而，大部分时间，就像一些医生跟你解释他们本身，这些上门问诊不是必须的，也不是最适合你的宝宝的。在诊所里，医生可以使用他们的仪器及进行测试，而这些在家里却是很难进行的。显然，某些情况下，你会很开心地看到医生的到来，当你的小宝宝发热的时候，而此时你又是一个人在家。

可以打电话吗

如果新手父母每次看医生都是因为担心宝宝的健康和生长发育，那么诊所昼夜都会人满为患。这就是为什么一些小的问题可以通过电话来处理。

这就是为什么我们需要知道医生是如何处理问询电话的。大多数家长希望知道医生的固定作息安排，以便在恰当的时间打电话咨询。在固定的时间段，医生会在没有病人和安静的环境中来回答新手父母的电话提问。

这样就保证了能够快速和医生沟通。即使有时候是电话忙音或是不得不在电话中等待一段时间。

一些新手父母发现在7点到8点和11点到12点之间，是比较难打通电话与医生进行咨询的。有时候更糟的是，不得不等到第二天上午才能沟通咨询。他们往往是偏向于有问题的时候才与医生电话咨询。殊不知，医生是不得不在两个咨询病人的空当的时候，才能给予电话回复。有时候好几个小时医生都无法回复（当然，是指在非紧急的状况下）。这些担心孩子的父母常常会对接电话的人充满信任，尽管之前的处理方案已经被医生确认过。同样的，新手父母总希望在一天结束之前，能够及时和医生取得联系。

医生的素质

除了医生治疗能力，所有家长对于未来的医生的素质有自己的期望。这就是能倾听，能够接受所有的问题，并且给予清晰和完整的答案。当然，第一位的是医生对孩子真正的关爱。医患关系。即使是最好的医患关系，也可能存在意见差异。然而，一个成功的医患关系是建立在开始阶段就有一个大体的双方都认同的共识。所以，需要约见你的未来的主治医生，知道他在你所关心的关键问题上的态度。这样会有助于你的最终医生选择。

母乳喂养。如果你非常希望母乳喂养，而医生不支持这种做法或承认其对母乳喂养的专业知识有所缺陷。当你开始母乳喂养时，会有无法取得专业指导意见的风险。

" 我的宝宝得了中耳炎，医生给我开了抗生素。不幸的是，我的儿子总是把药吐出来并拒绝再次吃，我应该怎么？"

良好合作伙伴的条件

在任何良好的合作关系中，每个人都会尽力做到最好。在此次合作中，宝宝的医生将提供多年的实践和经验。为了在合作中获得最大利益，遵循医生的意见和建议是很重要的。如果出于某种原因，你不想或不能按照医生说的做，一定要通知他。

在某些情况下，他可能是非常重要的。对于你的情况，如果你的宝宝耳朵感染，你借口伤口似乎正在好转中而坚持不给宝宝吃药，并且不通知医生，那么两天以后，宝宝就会发热。如果你打电话给医生，他会告诉你尽快采取治疗措施，如果在病还没有好就停止治疗，将会加重病情。他也许还会告诉你一种更好的方法来给宝宝吃药，或者选择另一种管理方式。

家庭护理

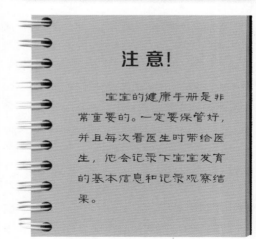

注意！

宝宝的健康手册是非常重要的。一定要保管好，并且每次看医生时带给医生，他会记录下宝宝发育的基本信息和记录观察结果。

新生儿常见的疾病

消化功能紊乱，脸上皮肤问题，流眼泪，尿布疹，鹅口疮，皆是影响新生儿的生命的最常见的疾病，但是都不是很严重。

消化问题

宝宝的第一餐，不管是母乳喂养或奶瓶，会让一个全新的消化系统开始工作。此启动有时也会造成一些问题。虽然往往是良性的，但他们哭得很严重并且不断扭动身体都说明新生儿"不适"。

绞痛或胃痛。是最常见的小的新生儿疾病之一，特别是当最后一次是用奶瓶喂养。它会引起宝宝哭闹的厉害，经常性当宝宝大便或放屁后会消退。引起绞痛可以有各种原因，但如果是经常性的（对于奶瓶喂养的宝宝），那么为了改善情况，给宝宝换一种奶粉往往是解决的办法。你的儿科医生也会这样建议你。

腹泻。母乳喂养的宝宝的大便黏稠且有特定的颜色，一般不成型，呈颗粒状，色泽金黄。如果奶瓶喂养的宝宝的大便一般不成型，颜色偏浅。你很快就会意识到，如果你的宝宝有腹泻：大便也会有所不同，更加不成型和更频繁。

对于所有的情况，不论你是母乳喂养还是奶瓶喂养，都要立即咨询医生，因为脱水对于新生儿的风险是很大的，并且及时治疗是非常重要的。婴幼儿急性腹泻常常有一个传染源。

医生会开出一个饮食调节方案，补水加药物治疗。

反流和回流。反流一般发生在喂奶结束的时候：因为喝得太多而溢出。并且会经常

与发热抗争

> 如果直肠温度（静止测量）超过38℃，那么你的宝宝就有发热。发热本身不是一种疾病，它证明了你的宝宝对病毒或细菌的攻击后身体的反应。但它也可能由暴露在阳光下，密闭环境，衣服穿得过热或被子盖得过多引起。

> 它可以很容易地达到40℃。此外，如果宝宝的皮肤苍白且有斑纹，嘴唇呈蓝色，

手脚冰冷，或者小睡时发出哀怨的哭声，此时要立刻看急诊。

新生儿（直到4岁），发热可引发痉挛，这就是为什么宝宝发热一旦温度超过38.5℃就要马上治疗。对于3个月以下的婴儿，或者发热不退、升温，且伴有其他症状的需要咨询医生的专业意见。

降低发热温度，可以将宝宝置于不超过20℃的房间

里，脱去宝宝的衣服，只留下内衣和尿不湿。按照医生的建议，根据宝宝的年龄和体重给他少量喝水。你可以给他洗个温水澡，温度不低于宝宝体温2℃。给宝宝吃医生开的处方药（针对发热），严格遵守药的剂量和吃药的间隔时间。

如果持续发热，升温，不能再忍受，且伴有其他症状，应立刻咨询医生。

吮吸疱疹

具有强烈食欲的宝宝从来不会吮吸的很用力。吮吸疱疹大多出现在新生儿的上唇中部，无论母乳喂养或者是奶瓶喂养。虽然这是由用力吮吸引起的，但是没有很严重。它们不会引起宝宝的任何不适。吮吸疱疹不需要治疗，经过几周或几月就会痊愈。有时在喂奶的时候，它们就会消失。你的宝宝会适应并保持食欲和吮吸的乐趣，要信任他。

导致宝宝打嗝。目前没有什么治疗方法，要注意不能让宝宝吃得太多。

反流不能和回流混淆，回流是排泄或呕吐，一般量不大，多发生于饭后，或由于轻微的运动引起的。多常见于婴儿肠胃发育不完全成熟。通常回流会随着年龄的增长而消失，但一个合适的治疗有帮助减轻症状，预防并发症（食管炎）和促进新生儿的胃肠道的生理成熟。

便秘。如果你的宝宝大便硬而稀少，那么就是便秘：每天排便不到一次，但是每个孩子的肠胃吸收功能也是有很大变化的。

母乳喂养的宝宝一般每天排便一次，但也不是每个宝宝都是每天排便一次，没有疼痛没有腹胀，这就是所谓的"假"便秘。

打嗝。打嗝常常担心的父母，有时候强烈且时间长。要确认你的宝宝没有很痛苦。它是隔膜的突然收缩并伴随着其无意识的特征。它出现在吃过奶后，往往是宝宝吃奶太

快而吃进空气造成的。为了解决这个问题，可以在吃奶过程中休息一下，使宝宝直立以避免打嗝。

皮肤问题

奶癣。这些结痂出现在宝宝的脸上或头皮上的皮肤，是由于皮脂腺分泌过多形成的。每天用洁面乳（而不是肥皂）给宝宝洗脸，并且在他的头皮上应用油脂丰富的软膏（例如凡士林）。第二天给宝宝用温和的洗发水洗头的时候，结痂就会变软而消失。如果仍然存在，就重复这样，直到消失。

如果你的宝宝有很多尿布疹，这种迹象可能是溢脂性皮炎，要咨询儿科医生。

鹅口疮。这是一种由白色念珠菌引起的真菌感染，一般存在于口腔或肠道内。但例如经过抗生素的治疗后，就会过量繁殖而引起鹅口疮。它会以白色斑膜的形式存在于口腔里：宝宝的舌、脸颊内侧或上颚的黏膜表面会成白色的斑膜，有时红肿甚至疼痛。你的宝宝不会发热，但会吃饭困难。他会缺乏食欲，容易反流。

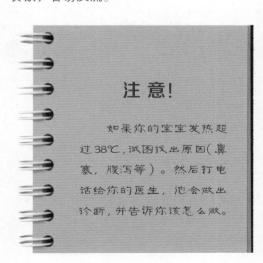

注 意！

如果你的宝宝发热超过38℃，试图找出原因（鼻塞，腹泻等）。然后打电话给你的医生，他会做出诊断，并告诉你该怎么做。

照顾双胞胎

照顾双胞胎的生活中是两倍的喂养、换尿布、呵护……然而睡眠却是少于两倍的。尽管你是一个会把生活安排得很好的母亲，也无疑需要尽可能多的帮助。

如何安排

夜间喂养双胞胎的规律往往是喂奶、换尿布、洗澡等等，不会给父母留出很多喘息的时间。你要严格按照规律来做，忘记你要做得更好的愿望。这种变化是无法避免的，但是洗澡两天一次就足够了。如果你是母乳喂养，那么你可能会对同时喂养两个宝宝感兴趣。

一般情况下，你要在你的安排中找到一个平衡点，并且要尊重每个孩子的个人习惯。具体到每个孩子，其结果必然是折中的。父亲的积极参与，当然是必不可少的，尤其是在晚上。

外面的帮助

根据你的收入和家庭组成，你可能有权利获得资助，在生产前，你可以到家附近的妇女社会福利中心咨询一下。并且在你很忙的时候，做助产士实习的学生在晚上的时候可以帮助你照顾宝宝，可以去妇产医院或者学习咨询价格。也许你家里的人也可以在第一时间帮助你。

给双胞胎喂奶

推荐宝宝一出生就母乳喂养，这是常见的情况。如果孩子在恒温箱中，可以用吸奶器吸奶。就像所有对双胞胎的照顾（或多胞胎），母乳似乎是一个无法完成的任务。事实上，这只是家常便饭，为了能够成功喂养双胞胎，请阅读以下建议。

· 对于喂养每个孩子，哺乳期母亲的饮食要比之前怀孕期间多加入 400 ~ 500 卡路里，随着宝宝胃口的增长，你可能还要再增加能量的摄入。然而，当你以奶粉或者固体食物作为母乳的补充时，就要减少热量的摄入，不过要保证足够的蛋白质和钙。

同时喂养两个宝宝

> 有些妈妈喜欢母乳喂养双胞胎，一个然后另一个。她们发现这样更容易并能满足视角上的关系。而另一些人则不愿意花一整天的时间来喂养宝宝，使用她们喜欢同时喂养两个宝宝。这样也很好，并且节约了时间，这两种方式你都可以尝试。

> 坐下来，在每个膝盖上都放上大垫子，每个孩子的头放在垫子上，他们的脚放在你的胳膊下面固定好。用胳膊支撑住每个孩子并用手撑起他们的头（这种方法称为"橄榄球"）。

> 一个孩子在传统位置上叫做"当娜"，而另一个在所谓的"橄榄球"的位置上。

> 在任何情况下，两个宝宝躺在有正确高度的枕头上，无疑他们都会找到合适自己的舒适的姿势，当他们喝完奶后就会安静下来。

· 多喝水，至少每天 2.5 升。

· 尽可能找其他人帮助来做家务，给宝宝准备食物或是照顾宝宝，以节省你自己的体力。太疲劳会影响母乳量。

· 研究各种解决方案来养活你的小家伙们：你可以分开或者同时喂养（每天可能需要 6 ~ 8 小时）。提供给每个孩子独自面对你的机会，同时可以由爸爸或者其他人来人工喂养。这是一个很好的方法，对于建立母亲和每个孩子之间的关系。这样的备用奶瓶和你用吸奶器吸奶的效果是一样的。

· 双胞胎都有自己的个性，各自吸奶的方式都是不同的。但是，一定要注意仔细喂养，以确保每个人都同样喂养。

· 对于第一次怀孕的母亲，哺乳的学习是具有挑战性的，尤其是双胞胎的到来，所有的任务都增加了。哺乳的频率可以多达每天 10 次，最多每天喂养 8 小时。因此，很难有时间来休息。不要因为没有喂养宝宝而感到内疚。当你有点儿空或者不是很累的时候，你都会亲近你的宝宝们，当然这也就要求父亲要多分担一些。

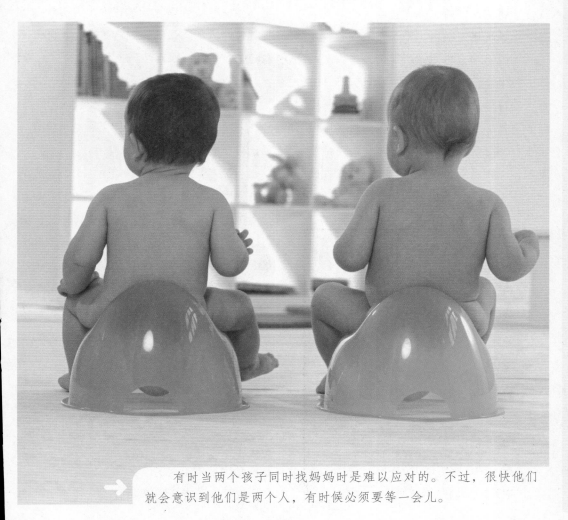

有时当两个孩子同时找妈妈时是难以应对的。不过，很快他们就会意识到他们是两个人，有时候必须要等一会儿。

你还是虚弱的

在过去的一个月里，你的身体组织发生了很大的变化。它承载了并给予了一个新的生命，并逐渐地恢复这些变化。在宝宝出生后的最初的几个星期里，你要尤其注意自己的身体。然后根据自己的情况，或多或少量力而行。

过渡阶段

分娩数周后，通常情况下女人都不想做太多的事情，她们只想好好休息，这是身体的需求，说明这时的身体还是很虚弱的。在很多流行的习俗中，女人生产后的一个月里要尽可能地量力而行，是不无道理的。之后的几周过渡期，也叫做产褥期，事实上是身体的各个器官重新归位时期。在这段时间里，女人的身体还将有不同的变化：子宫回到以前的容量，激素分泌下降，恢复月经周期。出于一些考虑，你还在恢复期。当月经恢复就表示可以重新排卵，这意味着第一次回到一个平衡状态。这大概要分娩后的 6～8 周。如果是母乳喂养，那么月经将推迟恢复（停止母乳喂养后的 4～6 周），但是身体的恢复大致一样，即使你不是母乳喂养。

在此之后的第一步，有时身体仍然需要几个月的时间才能减少与分娩有关的疲劳。然而，有些女性很快就感觉到良好的状态。根据每个人的体质不同确实有很大差异，而且还和宝宝的睡眠规律有关系。

第一个 15 天

在宝宝出生两周内，你仍可能承受分娩后遗症及各种小疾病的烦恼。

会阴侧切后的护理。如果你进行了会阴切开手术，可能之后会有点儿疼，尤其是在坐着的时候。在伤口处应用一个带冰的手套可以得到缓解。任何情况下，都要采取和分娩一样的预防措施，尤其是卫生用品，内衣最好用纯棉的。伤疤带来的不适会很快消失。如果在宝宝出生两周后还有疼痛感，就要咨询你的医生。

产后恶露。同时，你每天都会损失一点儿血液。这是很正常的，除非流出的血是恶臭的或者你有发热的情况，如果是这样，要马上咨询医生，因为这意味着子宫黏膜的感染（子宫内膜炎）。如果出血量很大（超出正常）也是不正常的。

然而，在产后两周后会有一次更大的流

注意!

对于保护背部有很多建议，比如拿重物时要先弯曲膝盖。调整宝宝背带：你要毫不费力地吻到宝宝头的上部。喂奶时最好使用哺乳枕以减少肌肉的紧张。

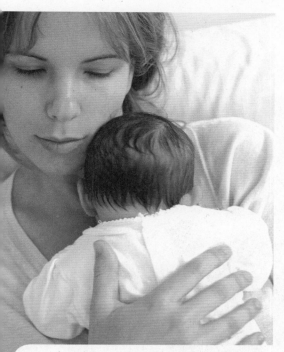

在最初的几个星期，应该安排好与孩子在一起放松的时间。最好限制一下探视时间。

血量，可能会与月经混淆：我们称它为"小月经"。一般会持续 2 ~ 3 天，所以不用过度担心。

静脉炎的危险。这是产妇护理小组将评估是否有静脉炎（血块在静脉）的危险。如果是这样的话，医生会以注射的方式治疗 3 ~ 6 周。这种血液疾病的症状是会在小腿、大腿、腹部部位有持续疼痛，在这种情况下，最好咨询医生。但是，在没有特殊危险的情况下，分娩后患有静脉炎也是非常罕见的。

贫血症状。如果你有头晕、心悸，或者如果你觉得很累，你可能是贫血了。请咨询你的医生，他会给你开铁补充剂。

爱惜身体

在产后这段时间建议多休息，每个女人或多或少都有其需求，一般情况下，她们会很依赖自己的感受。

然而身体的一些部位需要很好的爱护，即使你感觉很好，它们还是很脆弱的，尤其是会阴部、盆骨、腹部和背部肌肉，身体更多的肌肉在怀孕时都承受了很大的压力，所以它们现在仍然是脆弱的。但是如果你按照下面的提示并且是在你有意愿按照自己的节奏，循序渐进的运动，一切都会慢慢地恢复正常，这样对身体才没有伤害。

是否需要绑腹。有时候，分娩后我们的腹部是非常柔软的，我们不知道如何使其变得像往日一样坚挺，如果是这样，或者你觉得很虚弱，那么你可以尝试一种古老的方法：用绑腹带绑紧腹部两到三周。你也可以使用一根简单的带子或者收腹裤。

一些应该避免的动作。为了防止可能出现的并发症，尤其是产后 15 天，不建议做一些大型的家务劳动（吸尘、抹窗等），此

剖宫产后护理

> 伤口开始会变得凹凸不平，但是慢慢会变软。你可以每天用杏仁油按摩，使凹凸不平的地方尽快吸收。一些按摩师或正骨师也可以使伤疤变得柔软。你可能注意到邻近伤口的部分有些不敏感，但请放心，这部分皮肤会逐渐恢复其敏感性，或者那时你已经习惯了这点不同。

> 有些人无法"接受"身体被割断的这部分，她们不想看到这道伤疤，甚至是触摸它。如果你是这种情况，可以和你的医生或是助产士谈谈。

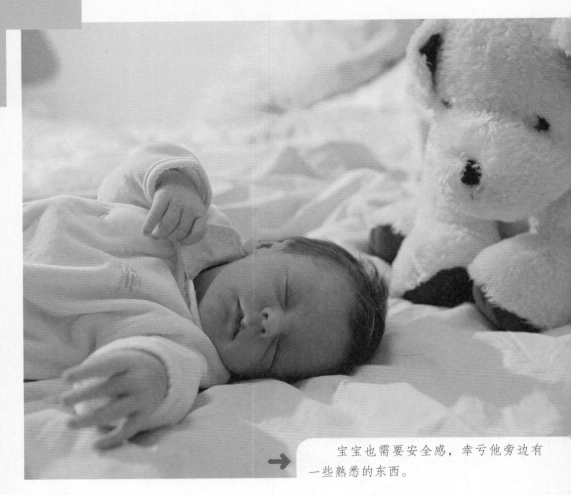

外还要避免跑步，搬重物（通常，任何超过婴儿重量的重物），至少到等到产后检查以后。

为何要护理会阴

会阴是宝宝出生时身体最受创伤的一部分。根据分娩时的方法，会阴部分的肌肉都会被或多或少的拉长，并且会有一点儿青肿或更多（拉伸，部分或完全撕裂等）。这可能会影响阴道（其收紧性差）和膀胱（特别是肌肉控制尿道口的闭合部分）。

泌尿问题。基于这个事实，尤其是如果你的生产过程长且困难，那么有可能在一些时候（大笑、咳嗽、打喷嚏等）你会无法控制漏尿的现象。在产院助产士会根据你的情况帮助你解决这个问题，你可以上几节课来帮助会阴的恢复。在任何情况下，不要处于失禁状态，不管多小，要立刻咨询医生。

锻炼以增加会阴弹性。当出血停止或者外阴伤口结疤愈合，不疼痛时（手术后两到三周），你就可以开始锻炼了。平躺，背部着地，弯曲双腿并打开，双脚平放于地面，然后保持一种想小便的感觉。如果你无法找到你的会阴，可以用你的示指的顶端触摸到很硬的部分，或者也可以用一面镜子来检查自己锻炼的成效。做这个练习时，要放松腹部的绑带。要学会收缩会阴，而不是你的腹部、屁股、大腿同时在动。

请记住，做这个练习每天至少要做三次，因为每一次宫缩有二十次。你可以从快速重复的收缩开始练习，保持肛门和阴道缩紧至少五秒，为了避免肌肉疲劳，在你两次练习中间可以有个长时间的休息。一旦你掌握了练习的方法，当你每天在站着、坐着，甚至行走的时候，都可以习惯性地随时练习。

安排好生活，减少疲劳

对于所有分娩后的不适，疲劳乏力仍然是女性绝大多数关注的主要问题。当宝宝夜里不睡觉或者必须起来喂奶而中断你的睡眠的时候，想要很好的休息确实不是一件容易的事情。这也没有什么好的办法。放松也需要自己做出努力，安排好自己的生活，必要时也要降低要求。

补充缺少的睡眠。白天的时候尽可能的补充睡眠，无论是白天还是晚上，当你的孩子睡觉的时候，尽量和他一起睡，安排好自己的时间表。如果你无法午睡，尽量放松一下，不要去做那些不着急做的家务劳动。如果你要是需要在凌晨两点给宝宝喂奶，晚上不要睡得太晚，在你的宝宝还没有叫醒你之前尽量补充你的睡眠。

家中访客。如果你还是感觉很累，为了能够有更多的时间休息放松，你可以把会客的时间尽量间隔开。当你对于亲人的到访感到很高兴时，可以更好地接待他们。当然，你的宝宝需要安静，并且他仍然有时间来慢慢了解你的家人和朋友。你要利用好爸爸在家的时间，可以由他来接待到访的客人，尤其是你想独自喂奶的时候。

获得帮助。即使你用尽全力，有时还会觉得不堪重负。不要犹豫去寻求帮助，一个家务上的帮助也会帮助到你。你也可以恳请周围的人，尤其是购物方面，可以请到访的亲人朋友帮你带上你需要的东西或者直接在网上购物（一些公司提供送货上门）。如果有哥哥或姐姐，可以偶尔让他们来帮助你。

如有发热，保持警惕

> 大多数情况下，你在分娩之后不会有任何医疗问题，一切顺利。然而，你还是要在接下来的十五天内保持警惕，因为在这段时期有可能发生并发症。

> 最容易发生的就是发热：它在分娩后是很严重的，因为这是感染的症状。

> 一旦有不正常的血液损失（比月经量多或有异味），腹部疼痛，尤其是骨盆、腿部或胸部，请马上测量体温（最好是通过直肠）。

> 如果你确定有发热，请立刻咨询医生找出原因。

> 高热可能会引起子宫内膜的感染，子宫内膜（子宫内膜炎），肾脏（肾盂肾炎）的感染，淋巴管炎（乳腺的炎症）或乳房脓肿（见375页）。脓肿也可能是剖宫产或会阴侧切的疤痕形成的。

> 在任何情况下，如果有必要和适当的治疗，医生会进行更多的检查。

产后复查

一般要在宝宝出生后的 6 ～ 8 周内进行一次产后复查。在这次复查中，医生将会评估，其中包括你的会阴的状态，并且会安排几次恢复会阴的练习课程。同样这也是一个同医生谈谈你将来的避孕措施的好机会。

产后复查的目的和步骤

产后的医生咨询可以是你从怀孕到分娩全过程的一个回顾。如果你在怀孕期间或分娩过程中遇到的问题，产科医生会在这次的产后咨询时做一个总结，以防止并发症的发生。如果有需要，他会询问你是否需要补充检查，并且会指导你到相对应的专科。同时，医生也是根据你先前的治疗情况来指导他的检查。高血压、妊娠糖尿病、复发性尿道感染都是被监控的病症。接下来，产科医生会定期检查你的体重和血压，一切都回到秩序中。

乳房。如果你是母乳喂养，医生会检查乳头，以确保其没有裂口。同时也会帮助你解决有关母乳喂养的问题。

腹部。通常情况下，腹部还是有点儿肿胀，腹部肌肉还没有恢复之前的紧实度。另外，如果你进行了剖宫产手术，医生还要检查疤痕的愈合情况。

会阴。医生要检查会阴手术疤痕的愈合情况。

生殖。医生会进行阴道检查，以检查盆底肌肉的张力，并确保你的子宫已经恢复到正常体积。如果你三年都没有做过的情况下，还将做一个子宫颈阴道的抹片检查，最后，会指导你去做几次会阴恢复的训练课程。

谈谈禁忌

这次咨询也是好机会，可以询问任何你不清楚的问题。比如，会阴部的持续疼痛会使你痛苦，这就值得更多的关注。通常情况下，由于矜持使一些妇女忽略了自己烦恼的问题，总是寄希望于病情会"自己好转"：咳嗽时或突然笑一下或使劲时会漏尿；当有

了解并掌控会阴（CMP）：新的康复

> CMP 是有一名叫多米尼克的助产士同一个妇女团队合作共同开发的。各种"妇女问题"，比如腹部下坠、外阴打开、或更严重的失禁、脱肛等，针对这些问题进行一系列的研究并发展。

> 这种康复练习可以融入到日常生活中每天练习。

> 通常，由助产士来教授，根据个人的具体情况有助于提高会阴部（外阴、阴道）的练习，不同部位分开练习，效果更好。由 CMP 定义的会阴部十二个区域的不同肌肉可以重新恢复弹性。每个区域具有特有的感知，可以改变你的个人生活（性生活时提高了感觉），并有助于防止脱肛，这样女性可以重新找到之前的感觉，从而对症下药。

会阴康复或学习

没有几个女人可以说不需要会阴康复。这些练习首先可以使分娩中身体受到伤害的一部分得到重新修复，并且可以加强肌肉的弹性，减少尿失禁风险。

电刺激

这是一种通过在阴道中间用一根探针指示肌肉收缩或放松的机器。这种探针可以提供不同强度的电流，然而是没有疼痛感的，并且还可以实现盆底肌肉的收缩。这项技术建议在康复的初期使用，因为它可以帮助我们更好地了解会阴部的肌肉并学会如何自主收缩。

生物性反馈

我们观察会阴部可以借助于一种连接着探头机器。当你收紧和释放你的会阴部的肌肉按照医生的指示，在你的附近有个电脑屏幕，你可以看到上面的路径或者一排灯光，享受肌肉活动强度，并学会控制它。这是一个非常好的方式让你知道会阴部的肌肉交替收缩，放松。

上述教育方法

学习这些练习，使得外阴及阴道的肌肉重新恢复。它的优势就是自然天生的，避免使用侵入性装置。其中一个方法，在CMP（见 408 页方框）提供了非常详细的会阴方面的知识。

尿意或感到寒冷时或听到流水声时而无法控制小便；性生活时感觉降低或疼痛；放屁时很难忍住；流出大便等等。所有这些现象都不是不容忽视的。

大多数情况下，这些不适都与你的会阴的状态有关，医生会告诉你如何做得更好，并根据你的情况给你建议。会阴练习课程也是一个解决这些问题的一个好机会，并且用放松的心情来练习也是非常重要的。

选择一种避孕方式

当产后出院咨询时，医生会建议一种避孕方式直到恢复月经，当然也决定于是否母乳喂养。事实上，如果你不是母乳喂养，那么在宝宝出生一个月后就有可能重新怀孕；如果你决定母乳喂养，那么理论上卵巢可能推迟排卵，但也不是没有怀孕的可能性。因此，不论是哪种情况，避孕都是必不可少的。

在产后咨询过程中，你将再次与你的医生讨论这个问题。你可以使用产后出院时建议的避孕方式，你之前使用过的避孕方式或者尝试一种新的避孕方式。你的医生将会根据你的情况建议一种适合你的方式。

下面是怀孕后几种主要的避孕方式。

避孕套和杀精剂。分娩后，使用男性安全套避孕不是一种十分建议的避孕方式。你可以尝试使用局部（卵子）杀精的方法，可以起到润滑剂的作用。但是必须要在房事前十分钟将其放入阴道内。

避孕药。它主要由雌激素和孕激素组成。如果没有禁忌，在分娩后三周开始就可以服用避孕药了。此方法哺乳期间没有说明。

口服避孕丸。它是基于低剂量的孕激素并且哺乳期间是允许的。这种避孕方法可以从分娩后十天开始使用。这样的口服避孕药每天同一时间服用，两板之间不用暂停。

宫内节育器。对于想要几个孩子并且有固定的性伙伴这是一个很好避孕方式。当月经量大的时候不适合进行，然而对于剖宫产是允许的。一般在分娩后两个月可以进行放置。

产后塑身

在产后一周甚至一个月里，无时无刻不在幸福的呵护着你的宝贝，是不是你已经忘记还要照顾好自己？均衡的饮食，康复后的体操训练都可以慢慢地帮助你恢复身材。时间上或快或慢，主要取决你投入练习的时间。

减掉累积的脂肪

你的身体发生了变化，并且永远不会再变回到和从前一样。一次怀孕甚至几次怀孕，或多或少都会改变腹部、髋部的轮廓和乳房的形状。一些妇女通过怀孕有些改善，而另一些则感到后悔。

无论如何，这一点小小的变化不会阻碍你找回身体的曲线，并且对自己的身体再次充满信心。要做到这一点，无疑要遵循一个小型的健身计划，但是要忍受住锻炼时的疼痛，并且要遵循一定的节奏。更何况，分娩几周后你的身体还需要好好休息。

聪明的瘦身。 在怀孕的九个月里身体肯定会发胖，无疑你需要减肥瘦身。但是要确保你不是胖得很多，那么多余的重量不会带给你太多的烦恼。

多样并且均衡的饮食，避免摄入多余的热量，你会在第一年恢复到正常的体重。请记住，你的身体需要能量来面对每天都在长大的宝宝的要求，如果你是母乳喂养，那么这就是一个更实际的问题。在这种情况下，多余的脂肪会在身体存在更长的时间，因为由于母乳喂养形成的激素刺激会更有利于脂肪的存储。但也恰恰是母乳喂养，需要提供很多的能量，每个月逐步的更有利于减掉体重。在任何情况下，减肥都要循序渐进，控制饮食并遵守一定的常识，并听从营养学家的建议。

· 尽量不要跳过任何一餐，特别是不能不吃早餐，并且吃饭时尽量放慢速度。

· 午餐和晚餐的时间要有规律，可以根据你个人的生活习惯，尽量少被零食诱惑。如果可以的话，下午可以吃点儿小点心。

· 在冰箱中准备好一些去皮蔬菜，洗净，切块，在你特别饿的时候，就可以马上拿出来吃，比如胡萝卜、萝卜、菜花。

实用小贴士

> 如果很快地进行体育项目是很危险的，因为身体的韧带要在分娩五到六个月后才能恢复。下面有一些方法可以让你安全地进行一些活动。

> 流血停止后：可以散步，慢速度游泳。

> 在6~8周的时候：进行会阴恢复（约见一次产后医生）。

> 一旦会阴部恢复弹性：腹部，但是不是任何什么地方。

> 在四个月后：在室内或者室外进行有氧运动（游泳、骑自行车），除了跑步（一年内不可以）。

> 要知道，想得到一个"显著"的结果，需要每周进行不少于两次的运动，每次运动一个小时（并且要额外加上十五分钟运动前的热身和运动后的伸展）。

减少脂肪

如果你已经开始有橘皮组织倾向，并且你观察到在分娩后有恶化，尤其是在怀孕期间增加了不少的体重。为了减掉这些脂肪，可以在药店购买特殊的软膏进行局部按摩。这样可以促进血液循环，帮助减少脂肪。

还可以通过喝大量的水（每天 1.5 升）和低盐的方法。

如果这些都效果不明显，你还可以到诊所去寻求一种或多种技术上的帮助。

电波拉皮

这种治疗方法是使用微注射在大腿、腹部和膝盖和脚踝的内侧（使用 4 ~ 6 毫米的微型注射器）。

电离电疗

这种治疗方法是把带有电极的电排放置在脚、脚踝、小腿、膝盖、手臂和大腿上部。

电泳

这是一种将两根针通以不同的电流导入到皮下组织进行细胞引流的方法。

身体护理

如果你分娩时进行了剖宫产手术并且伤疤很明显，或者你无法以健康的生活方式来减掉体重，那么你可以尝试一下身体护理。这种方法主要是由按摩师对你的身体进行按摩和消肿。

· 可以使用低脂肪奶制品（酸奶和半脱脂牛奶，脱脂奶酪）。

· 尽量多使用清蒸的烹饪方法。

· 记住要多喝水，尤其是在两餐之间。

强健腹部

你的腹部是不是有点儿松弛并且凸起？当然，这一发现是相当郁闷的。但这种情况不会持续太久。考虑到你的子宫在怀孕前大约重 50 克，在分娩前它几乎占据了整个腹部。你要面对这个不容忽视的问题，腹部上的肌肉已经分离，并且一些纤维组织变得松软。这些肌肉在产后六周后会自发收紧，然后你就可以通过继续锻炼来巩固。

何时开始。请注意，加强腹部肌肉一定要在会阴康复以后，尤其是不能在此之前。一定要遵循助产士或者专科医生的建议。

第一步。在真正锻炼之前，要从简单的动作开始。吸气时使腹部凸起，反之吐气时腹部收紧，尽量同时做相同的次数，以避免长时间站立引起背部弯曲。好好利用空闲的时间来收缩和放松臀部。所有的这些小小的准备都可以帮助你加强腹部肌肉。

更喜欢哪种运动。一般情况下，要避免那些经典的腹部练习（仰卧脚踏车、仰卧垂直举腿），他们联系着你的肩部和髋部，否则会引起脊椎或者背部受伤。增加了腹部的压力从而就增加了会阴部的压力，这样是腹部凸起而不是收缩，最后会造成器官的下垂。"好"的腹肌是要瘦下来，慢慢长出来，收紧腹部，拉伸背部；锻炼时可以使用腹带，拉伸或者悬挂都要在呼气的模式下。

一个使用的练习。仰卧，弯曲双腿，双脚平放，呼气，使背部及下方紧贴地板，收紧腹部，尽可能保持这个动作几秒钟。开始的时候，你可以用几分钟的时间来做这个系列的动作，慢慢地直到可以做 20 分钟。在练习中，把一只手放在腹部上：如果你感觉到在手下面腹部凸起，就是不对的。练习时只是增加腹部的压力就可以了，没必要同时缩紧会阴部肌肉。

照顾自己

消除因怀孕留下的疤痕，悉心呵护你的皮肤和头发来帮助你找回往日的风采。为什么不去理发师或者美容师那里呢？即使在你很累的情况下也要注重自己的外表，不要忘记，很好地照顾自己是对抗抑郁症的解药。

我没有时间

大多数的女性在拥有自己的孩子以后就会忽视自己的外表，而其中最常见的理由就是没有时间。对于自己要独处在浴室中的时刻，拿出一刻钟来化妆或者进行皮肤护理，事实上这样来照顾自己并不浪费时间。

增加乳房弹性

无论你是否进行母乳喂养，分娩后对胸部的护理都是非常重要的。由于怀孕而增加的体重会使肌肉有些肿胀，可能还会支撑你的乳房，但是当激素周期恢复以后，你的乳房就会变成原来的样子。为了恢复其弹性，在每次洗澡后用冷水来冲乳房，如果有可能，可以每天使用丰胸霜（除非你进行母乳喂养，并且你的宝宝不喜欢这种味道）。

你也可以做一些练习（见 413 页）。最后，当你恢复正常的体育活动后，游泳将是一个非常好的方式来加强胸部肌肉。如果你是母乳喂养，充分利用哺乳胸罩，并且不惜一切代价避免因为饮食的突然改变而引起的罩杯的变化。在泌乳期太快断奶是非常有害的（尤其是分娩后一周）。

头发护理

在你怀孕期间，你会对你拥有一头乌黑

建议的海滨疗养中心

> 现在越来越多的海滨疗养中心提供产后疗养，并且有针对产后年轻母亲的产后护理及活动。你可以一个人来，也可以夫妇一起，甚至可以有宝宝陪伴着。

> 大多数的中心都有一个保姆团队，并且提供针对你和新生儿的共同护理（婴儿游泳、按摩课程等等）。

> 一般建议疗养从分娩后三个月开始。

> 如果你是母乳喂养，就要等到给宝宝断奶以后。事实上，疗养中使用的海水要加热到 34 ℃，这样可以促进母乳量。不考虑乳房的负荷量，由于母乳喂养而减弱，与海水接触存在这样的危险。

> 疗养的目的当然是放松，并且可以让你更快地找到一个良好的身体和精神状态。

你可以享受到各种护理：按摩、喷射淋浴、藻类湿包法……同其他的妈妈分享各自的经验，尤其是你可以过上你想要的舒适的生活。

> 所有的海滨疗养中心都是价格昂贵的，尽管价格同时也取决于所选择的住宿条件不同而变化。一般中心都拥有最资深的专业知识。

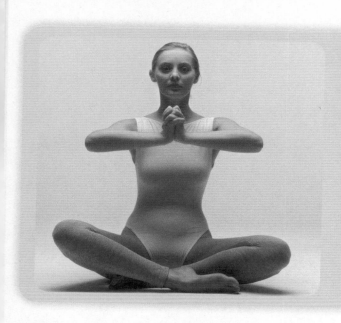

加强乳房锻炼

为了重新拥有一对丰满挺拔的乳房，这里有一个可以经常做的小练习。如果你有决心，每天至少做十次，然后洗个凉水澡。

盘腿而坐，臀部微微隆起，坐在一个枕头上，背部挺直。放松呼吸，双手十指相扣，放到和胸骨同高度的位置。两个手掌靠紧，并相互作用力保持三秒钟，然后松开。再一次双手用力，然后松开。

亮丽的头发而感到骄傲。然而在一个晴朗的早晨，你会发现在你的梳子上会缠绕着你的头发，浴缸底部也有你的头发。请不要担心，这些都是正常现象。事实上，在怀孕的几个月中，由于激素的变化会阻止脱发。在分娩三个月后，就好像它们追赶上了这段延迟，你不会再丢失比怀孕的时候更多的头发。但是如果你几个月还继续脱发，就要咨询皮肤科医生。

呵护肌肤

清除黑斑。尽管你已经做好了所有的防护措施，但是你还是有怀孕黄褐斑吗？这些黄褐斑会在几个月内消失，如果它们还是存在，可以咨询皮肤科医生，他会给你开一种皮肤美白霜，坚持使用几个月，每天晚上用一点儿，白天应用一点儿防晒霜。

乳晕周围的色素沉积和腹部的棕色线在你分娩后的几个月里会渐渐消失，尤其是当怀孕期间活性激素逐渐停止作用于你的身体。无论什么情况，都要每天坚持用润肤霜护理你的肌肤。

妊娠纹。很不幸，由于皮肤弹性纤维断裂引起的妊娠纹是不可逆的。在接下来的几个月里它会变窄变白，并逐渐变得几乎看不出来。然而如果你想减轻妊娠纹，可以咨询皮肤科医生，或者给你开含有维生素 A 的护肤霜，可以使皮肤再生，或者建议你做氧化铝晶体的微晶磨皮疗程。

忘记静脉曲张。很不幸的是由于遗传，静脉曲张在怀孕期间或者之后就会出现。根据它们的外表和它们的重要性，如果静脉曲张少而细，可以通过硬化（注射硬化剂进入静脉）来消退，或如果它们影响到体表网络的主脉可以通过手术的方法。

小静脉和"大闸蟹"（这些细丝形成名副其实的迷宫小血管）还可以通过电灼或激光治疗。无论什么情况，要想进行这些治疗都要等上六个月到一年的时间，因为有些时候静脉曲张只是需要时间来吸收。

重新找回夫妻生活

在孩子出生以后，性欲恢复的或早或晚。一些夫妻需要几周的时间，而另一些则需要几个月。有的时候，就需要用温柔来开始找回当初的温情。

何时恢复亲密关系

当孩子生下来以后，你们需要一点儿时间来重新恢复性关系是很正常的。不仅时间上要准备好，身心同样也要准备好……从生理上严格来说，从会阴侧切或者剖宫产伤口愈合之后，只要你想，任何时候都可以做爱。一般来说，大多数女性至少要等待 4 个星期，直到出血停止。但是除了这些生理方面，其他因素也要考虑：疲劳程度，宝宝的需求，我们放在对方身上的目光……所有的这些都会影响你的欲望来的或早或晚，对于女人和男人来说，生活开始变得一团糟。

持续的疼痛

如果分娩两三个月后，每次做爱时都很疼痛，你就有必要咨询你的妇科医生。等待不是一个好的解决问题的办法。事实上，疼痛会迅速给性爱带来恐惧，并且给夫妻关系带来不稳定性，还有接下来的……一旦你进入到这个恶性循环中，就很难找到快乐的性爱，如果你很疼，请马上咨询医生，不要等待。

欲是经常需要激发的。当实在不舒服的时候最好避免亲密接触，如果你认为条件不允许，那么就一起享受一次亲密的晚餐或者两个人一起共度周末。

何时不会恢复性欲。有时很难找回当初亲密的感觉，尤其是夫妻双方在怀孕前就存在问题的。经过漫长而痛苦的分娩，一些女人们把阴道和疼痛联系在一起，并且拒绝深入对话，首先相互之间的关系可以用温柔的手势来帮助解决目前敏感的情况。并且夫妻双方要有一个人勇敢地迈出第一步。如果很困难，可以跟你的医生谈谈或者找心理学家也不是没有用的。

重新找回欲望

在跟宝宝相处的最初的几个星期里，因为大家都很疲惫，所以没有一个良好的氛围适合恢复亲密关系。很多父母在宝宝睡觉的时候只是完成最基本的家务，之后总是渴望自己能多睡一会儿。然而当某一时刻到来的时候，相爱的欲望会很自然地恢复。

但不要等到一年。但是不要忘记，互相关注是夫妻生活中重要组成部分，而只有性

快乐

快乐不是总是存在的，当分娩后第一次重新做爱的时候：害怕宝宝会醒来，发现性爱有了一点改变，疼痛打乱了这种关系……

如果你对性爱很敏感。在月经恢复以前，整个生殖器官都很敏感并缺乏柔韧性，尤其是当你做过会阴侧切术。因此当进入阴道时有点儿痛是很正常的，因为会阴侧切术留下的伤疤还是纤维状的，很硬。这就意味着你

的另一半要温柔一点儿。但是一旦你们之间变得和谐了，所有的疼痛都会消失。如果疼痛依然存在并且逐渐加剧，就要及时咨询医生了。

一段暂时的感觉低潮期。如果你感觉阴道干涩，可以增加前戏的时间。但是对于母乳喂养的妇女来说这些是不够的，有时候还是需要使用润滑油。

最后，由于你没有按照会阴康复的要求做，可能感受到的快乐会比从前减少。你的另一半也是一样的：阴道比从前更松弛，收缩性比从前减少。但是这不会持续太久，一旦你的会阴恢复，你们会重新找回当初的快乐。

拥有比从前更多的快乐。由于种种原因，一些夫妻感觉不舒服，但之后会找到一个更新的做爱快感。男人们经常会更加小心，尤其是在怀孕后期，并且需要很好的了解妻子的身体构造，以便可以更好的掌控快乐。

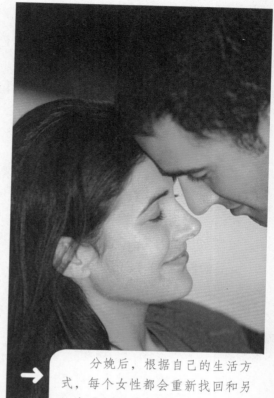

→ 分娩后，根据自己的生活方式，每个女性都会重新找回和另一半进行亲密关系的欲望。

温柔地重新开始性爱

> 延长前戏时间。把它看作是一种行为的序曲，当然它也是快乐本身的源泉，接下来就会变得更加顺其自然。当你们的小不点儿允许的时候，好好享受你们的快乐吧。

> 润滑油。在产褥期，下降的激素水平会导致不愉快的阴道干涩，使得性生活更加疼痛。对于哺乳期的母亲，这个问题可能会持续到宝宝断奶。使用润滑剂会减少疼痛，更容易进入并且令性爱更加刺激，直到阴道分泌物重新恢复正常。

> 减轻压力。做一些放松的练习，可以两个人一起洗个澡，互相按摩或者一些温柔的手势帮助你们更放松地在一起。

> 气氛问题。柔和的灯光可以营造更加浪漫的夜晚。它还有助于美化你的轮廓，因为有时候圆胖的曲线可能会令你坐立难安。在这方面，你的伴侣可能关注的不会跟你关注的"胖"一样。放上你们喜欢的音乐，并且不要忘记把手机和电话调成录音接听。

> 变化的位置。为了让你的另一半可以进入的感觉更好，可以选择更简单一点儿的位置，男人和女人并排躺着，或者女人在男人上面。这样作用在会阴手术或者剖宫产手术留下的疤痕上的压力不会很大。试验一下，找到适合自己的姿势。

> 其他方式的性爱。当性生活很痛苦的时候，也可以选择其他快乐的方式。如果你们两个人都没有足够体力，那么就简单地享受对方的存在。我们完全不用担心在床上只是互相亲吻和互相拥抱。

与宝宝的情感关系

从宝宝出生以后，宝宝就开始熟悉自己的母亲并总是要依偎她。作为妈妈，她有时需要多一点儿时间来建立她与孩子之间的紧密联系。但是很快，爱情的关系就会越来越强烈，逐渐妈妈和宝宝之间就会适应。

母爱，逐日增加

对于有一些女人，宝宝的出生对她们是一个非常大的推动作用，几乎是一种奇迹，好像她们已经准备好要把爱奉献给全世界……她们感觉到宝宝是一个真正的"晴天霹雳"，而对于其他人而言，突如其来的爱就似乎显得不太自然。而另一些就要经历一个幻想的阶段或者对于自己的宝宝有一种很强烈的奇怪的感觉，大部分都是暂时的：她们自己不是很清楚，也找不到什么特征，也找不到和自己相似的人，甚至和爸爸也没什么相似之处。宝宝之前只是想象中的，但是现在是现实的，所以妈妈必须把以前想象中的忘掉。幻想越模糊，这个阶段存在的危险性就越少，就更容易接受现实中的宝宝。

一般来说，大多数的母亲在宝宝出生前三天的情感是不断变化的，要经历一个感情的成长期。母亲越是喜欢自己的孩子，对孩子很好奇，越容易加强母子之间的感情。

宝宝需要快速互动。在某种程度上，是宝宝自己让你们对他产生很强烈的爱。这完全取决于你们，他会用所有可能的方式告诉你们哪些是必不可少的方面来照顾他，并且他会证明给你们看，你们是他生活的中心。继英国儿科医生约翰·鲍尔比之后，精神分析学家说，一种"依恋的冲动"对于婴儿的生存是必不可少的。

这就超越了满足最基本的需求，比如吃饭。他需要更多的身心上的交流：在妈妈身边，听她的声音，感受她的气息。新生儿感觉生活在一个非常不安的世界里，因为一切对于他来说都是新的：灯光，冷热的感觉，

> 所有人都告诉我，拥有一个宝宝是幸福的，但必须为了他倾尽所有，然后我觉得我还没有给他足够的爱护"

幸福的疑虑

当从医院回到家，每天都面对各种各样的问题时，你会觉得不堪重负是很正常的。你不知道从哪里开始：开始洗衣服，去超市购物，把宝宝抱在怀里或是给他按摩肚子……你觉得筋疲力尽。你有很多东西要学习：换尿布，洗澡，护理肚脐，母乳喂养，并且如果这不是你们的第一个孩子，你还会很内疚没有同时满足新生的孩子和另一个孩子的需求。此外，前来探望的亲朋好友围在宝宝周围，声音嘈杂，不关心你是否刚刚入睡，或者你是否已经在分娩后恢复。所有的这些加上新生宝宝的需求，这些都让你开始怀疑自己的能力。所以尽可能接受帮助，和宝宝之间保持良好的状态，保证你会找到自己的位置和宝宝的第一个微笑。

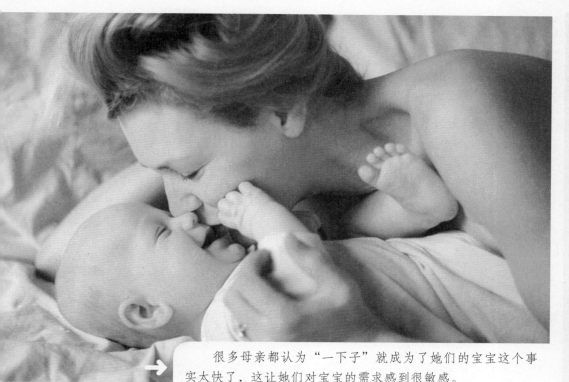

很多母亲都认为"一下子"就成为了她们的宝宝这个事实太快了，这让她们对宝宝的需求感到很敏感。

甚至是大便或者是饥饿。当你把他抱在怀里的时候，你会感觉到哪个时刻他有需求，哪个时刻你要好好安慰他。你经常会体会到一种强烈的感情，一种伟大的爱，甚至有时他的依赖性让你感觉瞬间的害怕。

相互感染

母亲"甜蜜的疯狂"。应对新生儿的需求理论上是很简单的：他饿了，他疼了，他冷了，他感觉孤独了……他希望一切都能停止！但在实践中当然不那么容易，因为宝宝的哭声不能解释出是哪一种情况。所有的母亲，或早或晚都要学习解读这些哭声。如果我们仔细想想，这种能力是多么的惊人。心理分析学家唐纳德·温尼科特部分解释如下：他描述了分娩后的母亲的精神状态就像是"疯了"。妈妈对于宝宝的需求显示出令

人难以置信的忍耐力，却不要求什么回报：一个饱嗝，一个眼神，一次大便……很明显，她们把自己放在同孩子相同的水平上，同时不计较实际的代价。但是这种状态可能是有益的，因为这样可以进入到孩子们的世界，能够更好地回应他们的需求。

在你怀里的安慰。当然，你不会明白孩子的所有需求，你还是苦于解读出孩子向你发出的所有的信号。但关键的是，在危难时刻，他在你的怀里找到了安慰。当每次宝宝需要你的时候，你不会只满足于眼前对他的回应，你还要让他知道他不是在空喊，他可以依靠你，无助的时间不会很长。婴儿非常需要安全感。正因为这样，你要让他强烈地意识到你爱他，你会保护他，他就会对自己有足够的信心，逐渐地就会变得更加独立。

与宝宝的交流

还在妈妈肚子里的时候，宝宝就可以开始交流了。从他出生以后，他就有一系列的情绪和相互的动作，过了几周后，他逐渐长大。有一种很强大的联系建立在你和你的孩子之间，你将要学习使用他发出了所有的词汇——手势、眼神、微笑……

身体语言

在宝宝出生以前，他就以他的方式来讲话。大家都知道，自从你怀孕，你已经与你的孩子建立了一个唯一的连接。我们可以说，怀孕是胎儿生命的一部分。事实上，胎儿对母亲所做的所有事情都很敏感：他听妈妈的声音，听妈妈喜欢什么歌曲，他能感受到妈妈的活动，比如妈妈在跳舞的时候。

出生并不标志着一个彻底决裂：从宝宝生命的第一周开始，你会继续与他沟通，就好像他还在你肚子里的时候你已经这样做了。你的宝宝是那么的小，那么的脆弱……然而他已经知道他离不开你，他已经准备好要与自己的父母沟通，尤其是你，他的妈妈。

这是很正常的，他已经熟悉你的声音、你的味道、你的奶的口味，如果你是母乳喂养的话。对于一个成年人的声音，他会喜欢你或是他的爸爸来使他平静下来，并且他还会熟悉身边人的面孔。当你注视着你的宝宝，他看着你就像身边没有其他人，在你们之间有一个真正的交换。经常当你把他抱起来的时候，他就会停止哭闹：在他眼里，你就是他幸福的源泉。

鲍尔比理论

儿科医生和心理分析学家约翰·鲍尔比证明母子之间的联系从宝宝出生开始，并且这也是天生的，就像是呼吸一样。他的意思是通过这种"联系"，宝宝的任何行为都是为了一个结果，就是要接触到自己的母亲。有五种天生存在的联系：吸吮、拥抱、哭泣、微笑、依附。

注意！

在宝宝出生的第一个月里，不要要求宝宝的注意力持续太久。儿科医生认为，一个婴儿可以与成人互动的时间只有在他清醒的时候的 30%。

记住美好时光

在"安静觉醒"状态下，你和宝宝之间会有一个高质量的对话。宝宝睁着大眼睛，他对周围一切的事物都很感兴趣。他呼吸平稳也不做鬼脸，他只要和你沟通。

不要犹豫来回应他的等待。如果你离宝宝很近，他就会朝向你，看着你讲话，学着你的样子嘴一张一合。因为他还不会说话，

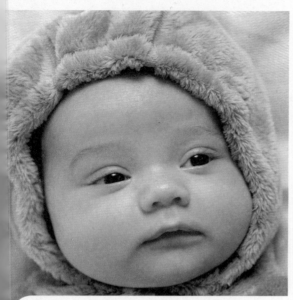

当宝宝很安静的时候，睁着大眼睛，专注于其周围的环境，他将会非常乐意回应你的。他会做出和你一样的面部表情。

他会通过其他方式来建立情感对话：他的眼神，他的哭闹，他的语气，然后对你非常重要的，他的笑容。甚至如果你拉他的舌头，他也许会回应你。

解读他们的哭闹

新生儿只有一个表达他想要什么的方式：哭、叫喊，这就是他的语言。所以当他饿了、渴了、热了或者是冷了，又或者是因为肚子疼而哭是非常正常的。

有时候你听累了他的哭声，甚至是筋疲力尽，都是可以理解的。但是当你不能够理解他最基本的需求时，他就会这样的方式。如果你做了什么是和他的愿望相反的，比如当他不饿的时候给他吃东西，他会喊得

更加响亮。当他在夜晚醒来的时候，这没有什么，因为他还不知道区分黑夜和白天。

还需要时间。为了和宝宝之间可以更加和谐的沟通，你们需要更多的时间接触。需要多观察：他需要什么？他想跟你说什么？多了解他，可以根据你的感觉和经验来指导你，每天一点点地累积。有几个孩子的女人都知道，带孩子是没有什么秘诀的，因为每个孩子都有自己的反应方式，有他们自己独特的"气质"。

渐渐地，你会认识到你的孩子的不同哭声，即使有的时候他的哭声对你来说还是个谜团。如果想明白宝宝的一切感受是不可能的。你就从没有紧张、心烦、疲倦、不开心的时候吗？他也有他的痛苦，面对这些你只能表现出你的爱。有时他会表现得很生气，很难冷静下来。对于你，你几乎没有空闲的时间，你会很疲惫，你有你的烦恼……母亲和她的孩子不总是一致的，远非如此。但幸运的是，在所有的情感关系中也包括压力。这也将是你们共同发现的一个部分。

宝宝的视角

你可知道，你身上散发着温柔的气息，靠近你的心脏，我喜欢去发现你眼睛里的光，跟随着你嘴里唱出的动听音乐，抚慰我，使我平静和让我着迷。这些都让我着迷，就像我想做一样的事情。于是我用我的方式"唱"，就逗得你笑了。你点头，转动你的眼睛，又唱了一首新的歌曲，令我感到很惊讶。然后我们又重新开始，非常美妙。最后，很开心地吃饱奶，我在你的怀里睡着了。

第一次分离

第一次把孩子交给别人看管的时候，总是很心痛。当我们重新开始工作的时候，这是不可避免的。为了这次分离进行的尽可能顺利，你需要花时间来找到一种模式或者一个你完全可以信赖的人。

何时开始工作

尽管一些女性不是很情愿，但她发现当她的产假结束开始重新工作的时候，大约在孩子出生16周以后。并且即使可以延长几天或者几周，这种"分离"还是比她的预期的要早。

百感交集。事实证明，重新回到工作的想法经常取决于她们对工作的兴趣。有一些女性非常喜欢回到工作中来平衡自己的社会关系，而另一些和孩子关系非常紧密的女性则苦恼如何度过一天没有孩子的日子。经常一些妈妈会觉得在这两种情况中选择是一种折磨。

希望快速看管宝宝

第一次把孩子委托给别人看管，不免有些不安。同时，或多或少的，妈妈还有些担心宝宝会更加依赖看管他的人。然而，即使是非常小的孩子，也可以区分谁是他们的妈妈、他的爸爸、或是其他人。并且非常重要的是，宝宝要感受到所有照顾他的人的爱。他们必须要被很好地照顾，感到很安全，并

继续哺乳

到目前为止，如果你仍然是母乳喂养你的宝宝，你可以继续进行下去，至少早晚各一次（见297页），以保持这些亲密的时刻。如果你在工作期间坚持哺乳，那么当你不在宝宝身边的时候，他可以或者吃奶粉，或者把你的母乳装到奶瓶喂养，第二种情况下，你需要在你工作的地方使用吸奶器（见377页）。

知道你把他托付给了你很信任的人。

因此，这并没有减少他对父母的爱。你把宝宝交给越是你信任的人或团队，你就会越放心，你的宝宝也可以感受到。因此有必要多花时间来考虑看管宝宝的模式以及找到和合适的人选。

选择哪种模式。如果你的性格是有点儿担心，并且希望给孩子找到最安全的地方，那么你可以通过一个高度专业的机构。但它会要求你遵守严格的时间表，并且宝宝生病的时候要你自己来看宝宝。相反如果你希望自己的孩子被一个人或者是一个小团体看管，并且你可以与看管人的保持密切的联系，那么无疑你会更倾向于找一个有专业认可的保姆。

在任何情况下，最重要的就是你对这个人或者这个模式非常信任。各种看管模式的优点也总是有不便之处，你要做的是要把不能妥协的部分列出来（安全、卫生、情感关系），以及哪些是可以协调的（家里有宠物，和其他孩子的接触）。

为了分离的日子做更好的准备

一旦你发现最适合你的解决方案，不要犹豫，要经常走访将来看管孩子的人或者机构，和他们聊聊自己的孩子。更重要的是要告诉孩子在这个地方他将要度过许多美好的时候，是这个人会好好的照顾他。

逐渐适应。在重新开始工作前15天，要让孩子开始熟悉他将来的生活方式。开始的时候，比如可以陪着他在幼儿园或者保姆家待上一个小时，趁这个时候可以告诉他们自己孩子的一些小秘密：比如他喜欢穿什么衣服、他的习惯、他喜欢的东西……

接下来你可以与宝宝在一起的时间长一点儿，然后不带他出门，比如说一个小时。最后把他留给看管的人在一起一个上午，然后一个下午，这样他们就能和宝宝一起吃饭或者小睡。保姆或者托儿所会帮助你的宝宝建立一个可以适应的生活节奏。

你的宝宝也同样需要交谈

> 你的孩子，即使他还不懂所有的词汇，但他能体会出说话人的意图。

> 当他面临新的情况的时候，比如是去看医生，他需要你跟他解释发生了什么事。

> 同样在每次你不在的时候都要做好准备，出行前一天以及当天，尤其是不能不辞而别。如果他哭，在临走前好好安慰他。

> 更一般的方法，儿科医生建议要尽可能地和宝宝交谈，并在日常生活中说话时添加上手势。语言是在任何年龄人类之间沟通的一个重要组成部分。

重新开始工作的日子

你可能内心会有些内疚，要离开宝宝这么长时间，而实际上离他并不那么远。对于你们两个人，这是一个很大的飞跃。毫无疑问，第一天你的心情是不会平静的。但是如果你可以争取周五工作，可能会变得更容易一点儿。你回归到同事当中，回答所有关于你的宝宝的问题，然后熟悉正在等待着你的工作或是接下里几周的事情，你会发现一天已经结束了……

安抚宝宝。最困难的时刻总是早上要把宝宝留在托儿所或者保姆家的时候。为了让宝宝感觉到更加安全，你可以留给他一个喜欢的毛绒玩具，或者是带有你的味道的东西留在他的床上：一条围巾或者是丝滑的枕套。然后跟他解释，为什么他要度过一个没有你的日子。如果他在路上睡着了，要把他轻轻叫醒，不能什么都不说就留下他离开。如果他哭，你可以告诉他你了解他的眼泪，但是你知道他会被很好地照顾。不要害怕跟他解释，虽然这很难。尽管你在试图隐藏你的悲伤，但他会感觉得到。

"再见"的时刻。这个时候父亲在旁边会对你有很大的帮助，"再见"通常是很难的。他可能比你更知道要在门口停下来，让你得到安慰。

最后，当宝宝由保姆照顾的时候，不要忘记询问何时来接宝宝。然后当你打电话的时候，希望他跟孩子解释你是爱他的，想他的，孩子是理解他们的妈妈的。但尤为重要的是这种接触对你是有好处的。

家庭生活中的爸爸

　　一个孩子的出生打乱了日常生活，但这些变化也是欢乐的源泉。在不可避免的疲劳和幸福的家庭生活之间，每一个父亲都有自己的调整方式，并或早或晚地找到一个新的平衡，即使发展为夫妻生活的重点转变成三个人的生活。

不同的日常生活

　　有了新生的宝宝，生活中一天天变得不再重复。即使一天中大部分时间他都在睡觉，你的宝宝还是要求许多的关注和关怀。

重新找到他的位置

　　这可能需要几个月或更长的时间，才能适应这样的生活，并在每个人之间找到平衡点。第一种解释是，我们不可能在一天之内成为父亲或者母亲。其他原因是需要每个人都协调自己的愿望，他的婚姻生活，以及他在孩子眼中的角色。

　　不知不觉，你的情感世界延伸了，虽然你可能觉得是相反的。开始和你在一起的是个小宝宝，慢慢地，就会变成一个小孩子了。但是不要太着急，最初的几个星期都是独一无二的，并且你花的时间是完全值得的。两人世界，社会生活，还有你的个人活动都只是暂时停止，当宝宝稍稍大一点儿，你们的关系足够稳定的时候是可以重新开始的。你会逐渐各就各位，并将在适当时候进行必要的调整，但是如果错过了这最初的几个星期，

时间将不会倒流…虽然也会有其他的快乐，但这是不同的。

尽管疲劳仍时刻准备着

　　宝宝出生的前三个月，疲劳是正常的，因为夜里正常的睡眠要被喂母乳或者中奶粉打断。如果这段时间你能够休产假，你可能还会有时间休息一下。当你重新开始工作的时候，可能要变得更困难了，因为你的妻子在分娩后也同样需要休息。当你回到家中，她希望你能接替她。然而有些夜晚你可能也需要出去透透气：回家之前出去走走，出去喝一杯，给自己一个安静的时刻。你为什么要拒绝？因为当你和妻子和孩子在一起。是如此的真实，并且轮到你照顾孩子的时候，你的另一半也需要出去透透气。

　　疲劳的两方面在孩子出生第一年往往争论的原因。如果发生了，不要紧，一些夫妇比其他人更需要没孩子的时候好好放松。在这种情况下，别犹豫了，可以把孩子交给信任的人照顾几个小时。但是要注意这个时

候宝宝还没准备好离开妈妈很长的时间，尽管妈妈不喂母乳。

夫妻生活

宝宝的出生对夫妻生活可能会带来影响，在不安的日常生活的另一边，你会发现一个人在一天中的不同。通过她对孩子的态度，可以显示出她个性的另一个新层面。你也是一样，除了个别情况，这种新的环境会极大地丰富你们之间的关系。

一些夫妻在孩子出生后感觉不是太好，因为他们忽视了两个人生活在一起的一些小情趣。当然，对于你也同样对于她来说，你们很容易就会把自己全部集中在宝宝的事情上。但是不要忘记，两个人的生活也同样需要一次次的相互引诱，尤其是在宝宝出生之后。如果你觉得你的伴侣忽视了你，可以让他与宝宝的关系稍稍疏远一点儿。如果你可以用这样具体的方式来帮助他获得空闲时间，对于你或他都是一个巨大的进步。

重新学习性爱

在孩子出以后的性爱总是需要些时间，最少要4周。首先妻子的伤口要愈合良好，其次是你们两个人都有这样的愿望。甚至是等上一个月都是快的，因为，由于疲劳你需要更多的睡眠。另外，你可能也会有点儿心烦意乱。如果你的伴侣似乎不是很热情，也许你需要做出一些努力来唤醒她的欲望，但你一定会找到一个方法来重新创造一个美好的气氛。

如果进入使她疼痛。通常第一次性爱关系不是那么容易。这可以是当你进入时你的

妻子很痛。你必须要轻轻的：这样她就不会很痛，此外，她也可能要求你避免某些姿势，甚至敏感区域的某些位置。

如果你们的快感减少。也有可能你和你的伴侣性爱时的感觉减少了，甚至于出现射精困难。或者相反，你发现对方的快感也减少了。不要担心，这些都会过去的。原因是很理论的，只是因为肌肉缺少了弹性。一般情况下，只要进行会阴恢复训练都会恢复的。你们之间要进行交谈，最重要的是避免误会。

为了顺利恢复。对于一些夫妇重回性爱要循序渐进。如果你的妻子惧怕性爱，那可能是分娩后疼痛造成的，可以在一段时间只是进行爱抚，而不是插入的性爱。好像你们又发现了一种新的方式，这样可以非常好的一步一步重新恢复。

相反，不是说你等待好几个月而不碰你的妻子，就可以帮助恢复性爱。如果你的妻子不喜欢插入，就给她一点儿时间，但是要保持和她之间的亲密关系，专注于爱抚。

郁闷的情况

> 年轻的父亲的第一个愿望就是感觉到自己不能完全融入到这个新的角色里，但是从长远看，夫妻分离也同样感到遗憾。

> 你信任的助产士或家庭医生可能是第一个可以交谈的人。如果他们的倾听还是不够的，他们会建议咨询专业人士。

> 在任何情况下，即使她是非常细心，有耐心，你的伴侣仍将无法为你提供必要的协助。

爸爸的责任

今天，那些能够拿出比父辈们更多的时间来照顾自己孩子的父亲仍然还是一些先驱者。他们与孩子之间建立了更紧密的联系，使他们之间可以获得更多的幸福。

和孩子在一起

不是说当你感觉和宝宝在一起开心的时候你才去和他在一起。如果你总是让母亲来回应他的一切要求，那么最后你就会只能看到他吃饭睡觉的一面，剩下的就都错过了。和他在一起，无非就是在他哭的时候把他抱在怀里，他吃完奶哄他睡觉，在他耳边轻声唱歌……像这样只有你们两个人的时刻。如果你对他显示出你的爱，他也同样会以充满爱的方式回应你。

短暂而紧张的交换。当你们互相交换笑容、眼神、拥抱的时候都是短暂的，因为宝宝无法长时间的保持他的注意力。当你和他一起玩的时候，比如你们一起做各种各样的模仿，首先他会非常高兴，因为他就喜欢这些，他也会很快就疲倦了，但是这些交换对于他和你们之间将来的关系是非常重要的。

哭是他们的语言

逐渐地，你会明白他的眼泪，尽管在开始的时候你不是很理解他的需求。这确实是一门语言，有时他说"我饿了"，有时说"我一个人我很害怕"，有时说"我疼了"。与一些之前得到的信息相反，宝宝一般不会突发奇想：他不知道它是什么，他只是表达了一种需要。直到3个月的时候，都不要把他一个人留在角落里哭，除非是在半醒状态下哭闹，父母的怀里仍然是安慰他不可缺少的条件。

不要害怕采取那种"坏习惯"：他的大脑根本就没有发展到某种可能达到的程度，直到1岁的时候，孩子才会习惯一些事情。

回应"奶嘴"。使用奶嘴来安慰宝宝，各个家庭是不同的。但是在一般情况下，男

如果你的妻子哺乳

> 事实上母亲哺乳并不意味着男人被排除在外。似乎有很少的父亲也观察到这一点，当宝宝晚上饿的时候，有时候也是由爸爸把宝宝抱到妻子的身边喂奶，然后再把宝宝放回到摇篮里。一种另一个人参与的方式。

> 有人会认为，当宝宝是奶瓶喂养的时候，爸爸参与的更多。但在现实生活中，很少有父亲参与这个喂养的角色，因为当宝宝想要喝奶的时候他们不是总在身边。

> 然而母乳喂养会导致妈妈的态度有一点专属：比如宝宝一哭就给他喂奶吃。在这种情况下，宝宝可能不是很饿，你在给他喂奶之前只是想让他安静下来。在这方面你也有你的意见。

> 相反不要对母乳的质量质疑，因为她会生活的不好，事实上没有"不好"的母乳。

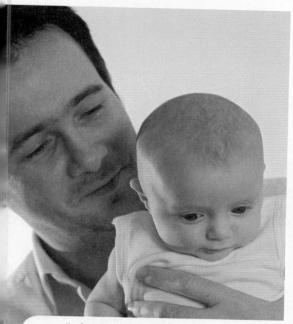

父亲可以很好地鼓励他们的孩子，并会满足他们的情感需求。

性比女性在这件事情上更有所保留。别犹豫，表达出你的疑虑。因为奶嘴确实存在负面影响。如果它代替了交流和拥抱，如果它代替了去寻找和小朋友之间的相互关系，那么它就限制了孩子的沟通技巧。如果需要的时候用你的手指给他吮吸也有同样的效果。

给宝宝换衣服或洗澡

即使你不想给宝宝换衣服或喂奶，你也可以和他保持良好的关系，当然，在他醒着的时候你要花时间陪他。每个家庭会根据家里成员工作性质的不同，有自己特定的规律。

如果妈妈限制你。如果你想参与的更多，而你的妻子不情愿，不要犹豫，坚持下去。跟她说这些有形的接触对你和宝宝都是有好处的。多数的儿科医生相信，把新生儿抱在怀里，摇摆并以不同的方式照顾，他们会发育得更好，这些得益于让他和父母双方每个

人接触。如果你的妻子认为宝宝是属于她的，那么重要的是在宝宝需要你的时候，你在他身边并亲自照顾他。这样会使母亲和孩子的关系更加灵活，不会那么亲密无间。

保持自己。当你给宝宝洗澡或者换衣服的时候，不用重复你的另一半的没用的尝试。即使开始你觉得别扭，也没关系。你与宝宝在一起的时间越长，你就会把他带到另外一个世界里。女性经常会得到许多的建议，这对她们来说也是羁绊，因为她们在寻找应该"理所应当"，而不是"感觉至上"。而父亲在这方面则有更多的自由，某种程度上也是个好机会。

不同的角色

今天，任务的分配较以前不是那么的严格了，我们认为父亲可以和母亲一样很好地照顾孩子，并且能满足他们最基本的需要。不再存在保留领域，但这不意味着父亲和母亲具有相同的角色。并且宝宝也不会欺骗，他们很容易区分对两个人不同的态度：母亲首先是第一个可以得到安慰的人，因为母亲已经带着他九个月了；而父亲则是那个可以帮助他开启另一个世界的人。

在有些夫妻，并不是非常明确的，远非如此。但是对于家庭的平衡来说，如果孩子觉得从一方那里得到的是安慰，而从另一方则可以得到信心和自由，这将有助于将来他的独立。现在一些三十几岁的父亲就是一些先驱者。大多数的时候，他们从来没有见过自己的父亲是如何做的。也就是说，他们也是在宝宝出生的最初几个月开始尝试。自己的儿子无疑将受益于他们没有这样做。

答疑解惑

" 我们家的小宝贝已经一个月了，但是我总觉得很沮丧。我如何让自己感觉更好一点儿？"

产后抑郁症

当婴儿蓝调继续，说明已经变成了真正的产后抑郁症。虽然这两个术语通常是可以互换使用的，但它实际上是表达了两种不同的情感。

实际上产后抑郁症是较不常见的（约10%的女性），并持续很长时间，几个星期到一年甚至更久。它通常是在产后一两个月发生。它有时会延迟到月经恢复（分娩后初潮）以后，或者给孩子断奶的时候。

受影响的女性有时有抑郁症的个人史或家族史。她们往往在怀孕的时候感到很辛苦，因为她们已经接受了复杂的治疗或已经患有抑郁症。其他因素如难产或婴儿身体虚弱也是导致抑郁的原因。

产后抑郁症的症状和婴儿蓝调很相似，但他们自己表现得更为明显。最明显的标志是：哭，疲劳，睡眠问题（失眠，或者相反，白天一直嗜睡），一直感觉悲伤，无望，感觉到力不从心，无法应付；尤其对宝宝的健康过分担忧。抑郁的母亲没有能力照顾她自己或者宝宝，或者至少是不愿意照顾。

如果症状持续好几个星期没有显著改善，那就说明这种抑郁症没有医生的帮助是无法治愈的。这时最好求助身边的人以得到帮助，并在产后探访医生时说明这个情况。他可能会建议你做一些针对产后抑郁症的治疗。及时预约，一般这样的治疗需要十几次，妈妈可以带着孩子，这样更有助于解除她的痛苦。增加的疗程会帮助你恢复得更快，并且治疗师（或医生）会给你开一些治疗轻度抑郁的药。

记住，任何治疗的基本都是要快速。如果没有快速有效的治疗，那么抑郁症的危害不仅仅是使你受到了不必要的痛苦，还有可能对孩子的行为和发展产生影响。你与其照顾孩子觉得很快乐，不如远离他，不让他受到伤害。即使你的另一半或者家里其他的孩子也有可能受到影响，更不用说对你自己产生的影响了。

" 我听说含有双酚A的塑料奶瓶已经不允许再销售了。我还有塑料奶瓶是我第一个孩子出生时使用的，我还可以使用吗？"

塑料奶瓶

研究表明，当这些含有双酚A的奶瓶被加热时，对人体激素运作的危害的非常大的。因此，最好是扔掉你的旧奶瓶。

一般来说，无论是给宝宝选择玩具、食物，给宝宝洗澡，甚至是房间里的物品都要小心谨慎。对于他来说，预防是首要的。

可清洗的尿布

可清洗的尿布有许多优点，因为它们相对一次性尿布对环境污染的程度更小，并且它们可以限制一些我们不知道的化学物质接触到宝宝的皮肤。

但是唯一的缺点是它后续工作比较繁琐，无论是对已使用过的尿布的存放或是对其清洗，即使存在更容易的方式。

如果你想这样做，可能从网上找到许多建议和技巧。

脱发

这种脱发是很正常的，并会自行停止。通常女人一天要掉100多根头发，而再生也是永久性的。

在怀孕期间，随着激素激素的升高，头发也会更多更漂亮，尤其是以前头发很油经常掉头发的。同时它们可以保持较长的时间。

分娩后，随着孕激素的消失会导致突然脱发，可能会持续2 ~ 3周。

对于一些妈妈来说，这样的脱发一般会发生在给孩子断奶或者母乳添加奶粉或辅食的时候。在脱发2 ~ 3个月会重新生长的。要想拥有一头乌黑亮丽的头发，就要有健康均衡的饮食，并且不要进行太刺激的头发护理。用合适自己的洗发水洗头；使用护发素并用宽齿梳子梳头；避免使用吹风机，之后你就会重新拥有头发应有的光泽。

如果你真的脱发很严重，马上预约你的医生，他会诊断你是否贫血。因为严重的缺铁通常会导致脱发。如果需要通常会建议你使用维生素B_6，含硫氨基酸和锌的必要治疗。

要知道，第一次怀孕大量的脱发不是一定会影响到以后的怀孕，因为你的身体对每次怀孕的反应都是不同的。

吐奶的问题

这个小麻烦是很常见的，一般出现在宝宝吃完奶打嗝的时候。如果吐奶是在刚刚喝完奶或者哺乳后，那么你就不需要太担心。

如果宝宝吐奶量很少，并且也不哭，有时这说明他吃得太快或者太多。可以尝试减少奶的流速或者在喝奶中间休息一下。

如果你的宝宝有规律地吐奶并且很多，或总是哭闹并扭动身体且饭后持续的时间很长，请立即咨询医生。这可能是胃肠病学上反流，主要由于胃和肠连接的孔出现问题，一岁左右会消失。

家庭护理

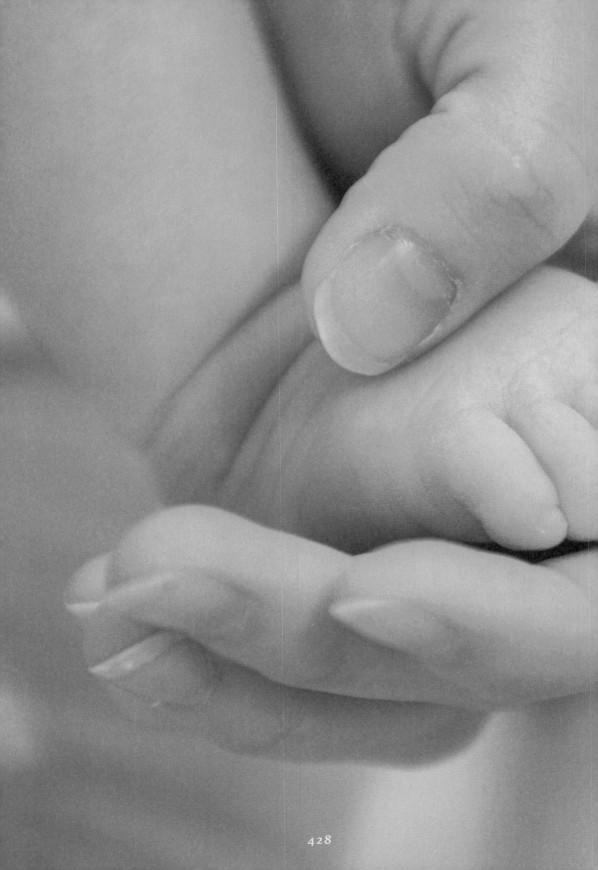

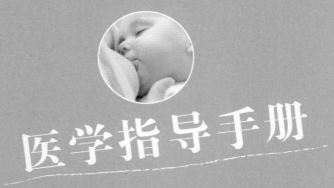

医学指导手册

· 医学字典

医学字典

这一词典包含与妊娠、分娩以及产后期相关的词条。你将在这里找到在此期间可能与医生交流中涉及的所有话题的解释：母亲和宝宝的生理状况，各种疾病的预防和治疗，各种检查等等。

A

Apgar 评分

Apgar 评分用于快速评估新生儿的健康状况，即阿氏评分、新生儿评分，是孩子出生后立即检查他身体状况的标准评估方法。在孩子出生后，根据皮肤颜色、心搏速率、呼吸、肌张力及运动、反射五项体征进行评分。

以这五项体征为依据，满 10 分者为正常新生儿，评分 7 分以下的新生儿考虑患有轻度窒息，评分在 4 分以下考虑患有重度窒息。大部分新生儿的评分多在 7 ~ 10 分之间，医生会根据孩子的评分予以相应的处理。轻度窒息的新生儿一般经清理呼吸道、吸氧等措施后会很快好转，愈后良好。

一般新生儿出生后，分别做 1 分钟、5 分钟及 10 分钟的 Apgar 评分，以便观察新生儿窒息情况的有无及其变化，以此决定是否需要做处理，以及做相应处理后，评价新生儿的恢复情况。

艾滋病

艾滋病 (AIDS) 即获得性免疫缺陷综合征，是由人类免疫缺陷病毒引起的一种严重传染病。艾滋病病毒简称 HIV，是一种能攻击人体免疫系统的病毒。它破坏人的免疫系统，最终使免疫系统崩溃，使人体因丧失对各种疾病的抵抗能力而发病并死亡。

· 血清检测阳性与疾病。血清检测为阳性，确定为艾滋病携带者。感染初期可出现类感冒样或血清病样症状，然后进入较长的无症状感染期，继之发展为获得性免疫缺陷综合征前期，最后发生各种严重机会性感染和恶性肿瘤，称为获得性免疫缺陷综合征。至今尚无有效防治手段，几无救治成功的病例。

此病表现为细菌，病毒或寄生虫感染。已受艾滋病病毒感染的孕妇可通过胎盘或分娩时通过产道，也可通过哺乳，将病毒传染给婴儿。

B

BPD 双顶径

双顶径又称 BPD，医生常常用它来观察孩子发育的情况，判断能否有头盆不称，顺利分娩。孕足月时应达到 9.3 厘米或以上。按一般规律，在孕 5 个月以后，基本与怀孕月份相符，也就是说，妊娠 28 周（7 个月）时 BPD 约为 7.0 厘米，孕 32 周（8 个月）时约为 8.0 厘米，以此类推。孕 8 个月以后，平均每周增长约为 0.2 厘米为正常。当初期无法通过 CRL 来确定预产日时，往往通过

BPD 来预测：中期以后，在推定胎儿体重时，往往也需要测量该数据。

白带

白带为女性阴道分泌物，也就是专指从女性生殖器官各部位分泌出来的黏液与渗出物混合而成的排出液体。健康状况下，白带很少，白色带黏性，无异味，能使阴道长期处于湿润，帮助阴道健康。有时会导致生殖器感染。

·正常的白带（生理性白带）。包括来自大小阴唇，前庭大腺、阴道渗出物及宫颈腺体分泌物，还有少量由子宫内膜所分泌。它是白色、絮状、带有黏性的液体，其量及性状随月经周期稍有变化。在妊娠期，受胎盘分泌的雌、孕激素的影响，阴道黏膜的通透性增高，渗液比非孕时明显增多，同时子宫颈管的腺体分泌增多，因此妊娠期阴道分泌物比非孕期明显增多，常呈白色糊状，无气味，这属正常生理变化，无需治疗。

·生殖器感染所呈现的白带。女性怀孕时，最常见的感染是真菌。怀孕的白带增多多半是正常现象，但是如果你的阴道分泌物发生下列变化，你最好及时去医院检查：有异味，量非常多，颜色发灰、发绿或发黄、有血丝。如果怀孕时白带在出现以上情况的同时，还伴有外阴阴道瘙痒、疼痛、烧灼感，那很有可能是患了阴道炎或者是性传播疾病，而并非是怀孕的征兆。事实上，只要觉得不对劲，最好都要在产检时咨询医生。

怀孕的白带增多可能会给你带来一些不便。你可以适当使用卫生护垫，但是不要使用内置式卫生棉条。在咨询医生之前，建议你不要使用阴道栓剂或采用阴道灌洗的办法来减少阴道分泌物，这有可能会给你腹中的宝宝带来潜在的威胁。

你可以用温水冲洗外阴，尽量保持外阴的清洁卫生。此外，怀孕后，你最好选择宽松的内衣，纯棉等自然材质会让你感觉更加舒适。这有助于你保持外阴的干燥，减少感染的发生。

百分位数

百分位表示具有某一人体尺寸和小于该尺寸的人占统计对象总人数的百分比。

大部分的人体测量数据是按百分位表达的，把研究对象分成一百份，根据一些指定的人体尺寸项目（如身高），从最小到最大顺序排列，进行分段，每一段的截止点即为一个百分位。

宝宝的性别

宝宝的性别是在受精时确定的，当精子和卵子结合时，男女双方各提供一个性染色体：XX 为女孩，XY 为男孩。

孩子的性别可通过以下方式得知：DNA验血：孕妇怀孕经 B 超确认满八周，胎儿正常的情况下可测出胎儿性别；羊膜穿刺术：主要是为了诊断胎儿是否有染色体方面或神经管的缺陷，通常在怀孕 16 ~ 20 周实施；超声波扫描：超声波是一种声波，它对胎儿没有不良影响，婴儿必须在 3 ~ 4 月准确度较高。利用超声波诊断胎儿性别时，男婴的准确度可达 95% 以上，女婴的可靠度则只有 85% 左右。

背痛

这是孕妇很常见的病症，尤其是在妊娠中期，由于怀孕，使得肌肉和韧带发生变化，引起背部疼痛。分娩后会逐渐消失。

怀孕期间所分泌的激素会使骨盆处的韧带和关节变得柔软疏松，为分娩宝宝做准备。然而这一变化可能就会影响到你的背部正常的承托能力。随着子宫和胎儿的变大，你的重心可能就会逐渐向前移动，从而影响你的身体姿势的变化。

由于姿势的不正确、长时间站立或者弯下身子等都可能会引起背痛。由于身体的变化，在怀孕的时候所增加的压力可能会加剧你的背痛。

当疼痛延伸到臀部，腿部甚至脚趾时，通常可能导致坐骨神经痛。

孕期的背痛是不能完全预防的，你能做的就是尽量减少背痛的程度和频率。下面有一些方法能够让你减少背痛的程度：在医生的建议下进行一些能够加强背部力量的运动；要拣起东西的时候尽量弯曲膝盖蹲下来而不是弯腰去拣；避免穿高跟或者不能够给予合适承托力的鞋子；睡觉的时候避免平躺；可以佩戴有承托能力的腰带；在医生的指导下服用消炎的药物；选择专业的按摩疗程。

闭经

闭经即为不来例假。一个女人从未来过例假称为"原发性闭经"，当妇女曾有规律月经来潮，但以后因某种病理性原因而月经停止至少 3 个月以上，称为"继发性闭经"。

·原发性闭经。原因可能只是简单的青春期延迟（超过 18 岁还未来月经则不正常）。但这可能是生殖器官先天畸形造成的：没有子宫或卵巢（特纳综合征），没有阴道或阴道壁，处女膜闭锁。垂体或肾上腺疾病同样可能导致这一问题。根据情况可通过医疗或手术处理这种疾病。

·继发性闭经。它比原发性闭经更为常见，并且种类多样。通常情况下，人们会先入为主地认为是怀孕初期；一旦出现闭经停经现象，一定是先进行妊娠测试。

分娩或流产后，没有母乳时，月经会再次出现，通常发生以上现象 6 ~ 8 个星期后。当母亲母乳喂养孩子，经血回流会延迟，很难预测；停止母乳喂养 5 个月后仍处于闭经状态则视为不正常，应咨询医生。除了怀孕，继发性闭经可能与子宫感染（输卵管粘连），下丘脑或垂体感染有关，也可能涉及某些激素治疗。在停止口服避孕药时，可能会暂时出现闭经问题。也可能是由于减肥。更年期同样导致闭经，但这要持续一年以上才算是更年期导致的。

避孕环

避孕环也叫宫内节育器，是一种放置在子宫腔内的避孕装置，由于初期使用的装置多是环状的，通常叫节育环。节育环对全身干扰较少，作用于局部，取出后不影响生育，具有安全、有效、可逆、简便、经济等优点，是最常用的节育用具之一。

避孕环适用于已经有一个孩子，暂时不希望再次怀孕的女性。将其放置于育龄妇女的宫腔内，通过机械性刺激及化学物质的干扰而达到避孕的目的，不抑制排卵，不影响女性内分泌系统，因而避免了一般药物避孕的不良反应。

宫内节育器（节育环）的避孕原理是：当有胚胎欲在子宫内着床时，不断动作的节育环刮擦子宫壁，造成子宫的无菌性炎症，使胚胎无法在子宫内正常着床受孕，从而造成流产，以达到避孕的目的。宫内节育器（节育环）的本质是一种长期温和的刮宫流产术，是中国女性婚后避孕的首选。有效期约为5年，需每年进行一次定期检查。

便秘

妊娠期间，轻微便秘几乎是正常的。它可能引起短暂的腹痛，导致出现痔疮或加重已有的痔疮问题。

便秘是指排便频率减少，粪便量少且干燥坚硬时称为便秘对于排便的频率没有明确的说法，只有与以往相比发生明显变化才视为便秘。治疗便秘主要是预防：多吃富含纤维的食物，新鲜的水果和蔬菜，每天至少喝1.5升水，定期从事体育锻炼（散步，游泳）。

如果便秘反复（或长期卧床），尤其是涉及痔疮时，医生就需开些轻泻剂，不对胎儿产生不良影响。治疗需谨慎，因为它们往往会刺激肛门和直肠。

便秘通常是令准妈妈焦虑的问题，她害怕在分娩时排便。然而这又是在分娩时不可避免的寻常问题，产科医生和助产士对此已习以为常。因此没必要在生育之前服用泻药。

病毒性肝炎

病毒性肝炎是由多种肝炎病毒引起的常见传染病，分为甲型、乙型、丙型、丁型和戊型肝炎五种，前三种最为常见。针对甲型和乙型肝炎有疫苗，并且妊娠期的孕妇可以使用。

· 有无症状。此病毒具有传染性强、传播途径复杂、流行面广泛，发病率较高等特点。临床上主要表现为乏力、食欲减退，恶心、呕吐、肝大及肝功能损害，部分病人可有黄疸和发热。有些患者出现荨麻疹、关节痛或上呼吸道症状。

· 甲型肝炎。能否通过母婴传播，目前尚缺乏证明。一般认为不会通过胎盘或其他途径传给胎儿。妊娠晚期患急性甲肝可引起母胎传播，这可能是胎儿在分娩过程中，暴露于污染的母体血液或粪便的结果。

· 乙型肝炎。潜伏期30～180天，通过注射、输血或生物制品，密切的生活接触等途径传播。人群中40%～50%的慢性抗原携带者是由母婴传播造成的。母婴垂直传播的主要方式有宫内感染、产时传播和产后传播。

母婴传播为主要途径，胎儿可由于通过胎盘或在宫内和分娩时吞入羊水和母亲阴道分泌物而感染，产后接触母亲的唾液及乳汁传播。乙型肝炎主要表现为慢性肝炎并可发展为肝炎肝硬化和肝细胞癌。乙肝疫苗有血源疫苗及基因重组疫苗2种。后者免疫原性优于血源性疫苗。两种疫苗的安全性、免疫原性、保护性及产生抗体持久性相似。疫苗的免疫对象以乙肝病毒携带者、已暴露于乙肝病毒的易感者及其新生儿为主，保护率可达80%。

· 丙型肝炎。丙型病毒性肝炎，系丙型肝炎病毒感染所引起的疾病，主要经血源性

433

传播。临床表现有发热、消化道症状及肝功能异常等。与乙型肝炎类似，但较轻。多数病例呈亚临床型，慢性化程度较为严重，也可导致暴发性肝衰竭。

丙肝不会遗传，只是传染。母亲传染给孩子叫母婴传播，虽然有一定的传染性，但很低。可以怀孕但是不要母乳喂养。

不适

女性怀孕后，为了满足胚胎及胎儿生长发育的需要，全身各系统会发生一系列适应性变化。这些变化虽然是生理性的，却可能引起近乎病态的孕期不适症状。

妊娠初期，腹部疼痛可能是宫外孕或流产的征兆。

孕期身体虚弱症状：主要为孕期贫血，孕期头晕，孕期疲劳，孕期气短，孕期感冒，孕期失眠，行动笨重。头晕、气短、行动笨重，这些虚弱症状常常会找上孕妇，特别是在怀孕晚期，而贫血则可能会更早到来。

怀孕后，你体内的黄体酮水平会明显升高，这会让你的身体发生一系列微妙的变化，从而影响到消化系统。胃灼热是人体内激素和生理变化所引起的烧灼感，经常会从胸骨的底部延伸到咽喉的下方。很多女性在怀孕的后半期，开始感到胃灼热和其他肠胃不适。这种不适感通常会在分娩前时断时续地出现。

除了妊娠特有的这些症状，还可能涉及一些与早期感染相关的不适（如：癫痫或心脏病）。

不孕不育症

指长时间居住在一起的夫妻，虽然性生活和谐，也未曾避孕，但是一直未能成功怀上宝宝，即卵子和精子从未成功结合，这种情况一般是男女生殖系统出现异常所致。

·略显随意的定义。不孕症系指凡婚后夫妇有正常的性生活、未避孕、同居2年而未受孕的一种病症。近十几年来，关于不孕症在时间诊断标准上尚未统一。不孕指长时间居住在一起的夫妻，虽然性生活和谐，也未曾避孕，但是一直未能成功怀上宝宝，即卵子和精子从未成功结合，这种情况一般是男女生殖系统出现异常所致。不育有过怀孕经历，即卵子已成功受精，但由于种种原因，腹中胎儿难以生存下来，均以死亡告终。

然而，两年未育是难以言明的，可能与女人的年龄或夫妻双方的过往史有关。事实上，现在年轻人的压力越来越大，身体素质大不如前，这些都使得不孕不育愈发普遍。不孕不育原因众多，可以通过详尽的检查来明确病因。一般只要配合医生进行积极的治疗，很快就可以迎接新生命的到来。

每月受孕几率约为25%，最理想的受孕日，一般安排在妇女月经来潮前14天左右，因为卵子排出后，一般只能存活12～24小时，精子在女性生殖道内，通常只能活1～3天，因此一般说来从排卵前3天至排卵后1天最容易受孕，理论上说是28天规律经期中的第10至16天。

·原因和治疗。不孕的原因可能在女方、男方或男女双方。属女方因素约40%，男方因素约40%，属双方因素约20%；男性不育有很多原因，先天性问题较大，后天性比较容易克服，只要医疗得法，还是有机会再现生机。精子是男性最为重要的生殖工具，对于男性的生育能力有着非同小可的作用。当精子精液出现异常时，就会严重的损害到患者的生育能力。针对睾丸异常不育，PVP睾丸激活疗法主要是通过中西药物的介入治疗，从而全面的恢复睾丸的生精能力，恢复其功能。

子宫是女性孕育胎儿的重要场所，如果子宫出现了异常，就会导致受精卵无法着床，或者是在胚胎发育后期会出现流产的情况。利用宫腔镜技术的成像系统，可以对患者的子宫及其相邻部位进行详细的检查；做好婚前检查，进行性生活和受孕知识教育，消除精神因素。戒除嗜酒及吸烟的习惯，矫正营养不良状况，检查及治疗其他内分泌性疾病等均有利于提高受孕机会。

C

产后抑郁症

60% 的孕妇在产后的第 3 至 9 天会出现轻微的抑郁症。它是指产妇在分娩后出现抑郁、悲伤、沮丧、哭泣、易激怒、烦躁、甚至有自杀或杀婴倾向等一系列症状为特征的心理障碍，是产褥期精神综合征中最常见的一种类型。通常在产后两周出现，其病因不明，可能与遗传、心理、分娩及社会因素有关。

·病因。引起产后抑郁症的病因比较复杂，一般认为是多方面的，但主要是产后神经内分泌的变化和社会心理因素与本病发生有关。生物学方面　妊娠后期体内雌激素、黄体酮显著增高，皮质类固醇、甲状腺素也有不同程度增加，分娩后这些激素突然迅速

撤退，黄体酮和雌激素水平下降，导致脑内和内分泌组织的儿茶酚胺减少，从而影响高级脑活动。社会因素、家庭经济状况、夫妻感情不和、住房困难、婴儿性别及健康状况等都是重要的诱发因素。产妇心理因素：对母亲角色不适应、性格内向、保守固执的产妇好发此病。

·预防护理。按照各个产妇心理因素或针对其危险因素进行心理干预，将有助于减少产后抑郁的发生。加强孕期保健，重视孕妇心理卫生的咨询与指导、对不良个性、既往有抑郁史或家族史、筛查出有精神症状的高危孕妇进行监测和必要的干预。学习认识妊娠和分娩的相关知识，了解分娩过程及分娩时的放松技术与助产人员的配合，消除其紧张、恐惧的消极情绪。开展导乐式分娩，临产后有丈夫或其他亲人陪伴，可减少其并发症及心理异常的发生。重视产褥期保健，尤其要重视产妇心理保健。对分娩时间长、难产或有不良妊娠结局的产妇，应给予重点心理护理，注意保护性医疗，避免精神刺激。实行母婴同室、鼓励指导母乳喂养，并做好新生儿的保健指导工作，减轻产妇的体力和心理负担，辅导产妇家属共同做好产褥期产妇及新生儿的保健工作。

产前诊断

产前诊断是指先天性疾病或遗传性疾病在胎儿期的诊断。它不同于一般的产前检查，是利用新的科技手段对胎儿进行的特异性检查，以便在早孕期或中孕期后对异常儿做出诊断，及时治疗或处理。

·在何种情况下？孕妇有下列情况之一

者应进行产前诊断：年龄 ≥ 35 岁的高龄孕妇；有习惯性流产、死胎史；妊娠早期有胎儿致畸因素接触史；羊水过多；有分娩染色体异常儿史；夫妇之一为染色体平衡移位或嵌合体者；有神经管畸形或肢体畸形儿分娩史；有先天性代谢异常患儿分娩史；溶血病是母胎血液不兼容。

· 技术应用。产前诊断，方法众多。

· 滋养层活检（或提取绒毛膜），在妊娠中期（闭经 10 周后）对胎盘进行检测并对胎儿的染色体组型进行研究分析。建议怀疑胎儿存在疾病的进行此检查。出结果很快。

· 羊膜腔穿刺：最好在孕 15 ~ 20 周进行。穿刺前核准胎龄，除外并发症，作常规血化验和血型检查。穿刺前用 B 超作胎盘定位。一般经腹壁穿刺，尽量避免穿刺针通过胎盘，扎进子宫进入羊膜囊内，先取出 2 毫升羊水送查甲胎蛋白，再取 15 ~ 20 毫升羊水作细胞培养。

· 直接采取胎儿血、羊水和组织检查疾病。孕母血清甲种胎儿球蛋白含量的测定，因为甲种胎儿球蛋白含量过高过低常与胎儿发育异常有关。羊膜囊镜或宫腔镜，主要用于胎儿血的取样、活检和产前诊断，利用皮肤活检可诊断 8 种以上的遗传性皮肤病，也可对胎儿形态异常进行观察。

· 最后，超声波检查是一项简便对母体无痛无损伤的产前诊断方法。B 型超声波应用最广，利用超声波能作出的产前诊断或排除性诊断。此外还可直接对胎心和胎动进行动态观察，并可摄像记录分析，亦可作胎盘定位，选择羊膜穿刺部位，可引导胎儿镜操作，采集绒毛和脐带血标本供实验室检查。

· 如遇异常问题。根据目前异常的严重性和治疗的可能性。听取医生和院方的建议来决定是否继续妊娠。有针对性地选择各种产前诊断的方法。如怀疑胎儿有体表或内脏畸形时，可以做 B 型超声波等检查；怀疑有染色体异常时，可以取绒毛或抽羊水做细胞染色体检查等。

产褥期

产褥期护理则是胎儿、胎盘娩出后的产妇身体、生殖器官和心理方面调适复原的一段时间，需 6 ~ 8 周。在这段期间内，产妇应该以休息为主，尤其是产后 15 天内应以卧床休息为主，调养好身体，促进全身器官各系统尤其是生殖器官的尽快恢复。

产妇在产褥期的心理状态对其在产褥期的恢复及哺乳都有重要影响。一般来说，产褥期产妇的心理是处于脆弱和不稳定状态，与产妇在妊娠期的心理状态、对分娩经过的承受能力，环境以及包括对婴儿的抚养、个人及家庭的经济情况等社会因素均有关。期间及其需要家人的支持和一定的心理咨询。

· 生理变化与结疤。产褥期母体各系统变化很大，虽属生理范畴，但子宫内有较大创面，乳腺分泌功能旺盛，容易发生感染和其他病理情况。需要注意清洁卫生，加强产褥期护理，使身体尽快恢复。子宫平均需要 30 天恢复。

阴道分娩结束后，阴道变成为松弛的管道，阴道周围的组织和阴道水肿，黏膜皱褶消失，于产褥期阴道腔逐渐缩小，阴道壁肌张力逐渐恢复，约在产后 3 周重新出现皱褶，阴道逐渐缩小，但至产褥期结束。外阴产后外阴轻度水肿，于产后 2～3 日逐渐消退。会阴部的裂伤或切开，由于血液循环丰富，愈合较快，一般于产后 3～5 日即可拆线。

·对母亲的检测。产后应保持良好生活习惯建立良好的休息环境，注意卫生。室内温度适宜，18℃～20℃，空气新鲜，通风良好。注意情绪变化经历妊娠及分娩的激动与紧张，产妇精神极度放松；对哺育婴儿的担心；产褥期的不适等均可造成情绪的不稳定；观察子宫复恢复恶露，每日应在同一时间手测宫底高度，以了解子宫逐日复旧过程；乳房护理推荐母乳喂养，必须正确指导哺乳。

超声波检测

超声检查，是利用超声波的物理特性和人体组织结构的声学特点密切结合的一种物理检查方法，在医院里已广泛地运用于诊断疾病。因为它不仅能显示切面图像，还能做动态观察。例如可以通过它观察胎儿的各个脏器、胎心和胎动。超声波检查对孕妇或者胎儿没有不良的影响。

·耻骨或阴道超声波检查。这两项技术常常应用于产科检查中。耻骨超声波检查使用探头，移动到腹部。阴道超声波检查将探头插入阴道内。

阴道超声波检查能够在妊娠早期对一些疾病的评估有帮助，如可能的流产或宫外孕。检查的仪器（探头或转换器）放置于阴道的开口处。探头并不接触宫颈，不会引起出血或流产。这种超声波检查和腹部超声波检查相比，有时能够在妊娠更早期给出更准确的信息。

·分期超声波检查。当不存在特殊的妊娠并发症时，建议进行单次超声波检查，每个季度一次：在闭经的 11～13 周，22～24 周和 32～34 周。除非特殊情况（多胎妊娠，之前遭遇怀孕问题，发现异常），无需多次测试。

·在早期妊娠期间，医生根据孕妇自述症状和检查结果，如怀疑是葡萄胎、宫外孕或妊娠并发肿瘤等，都可借助超声检查来确诊。到妊娠月份大些时还可根据临床需要用超声检查胎位或胎盘的位置是不是正常、是不是前置胎盘或胎盘早期剥离，还能查羊水量的多少，是不是双胎或多胎，胎儿有没有明显的畸形，畸形是哪个部位等。

·妊娠中期。第二次超声波检查的目的是监测羊水量、胎盘位置、胎盘成熟度及胎儿有无畸形，了解胎儿发育与孕周是否相符还能通过测量胎儿头的径线来估计胎儿的大小。也可测量孕妇骨盆入口前后径来判断胎儿头能否进入骨盆，以供临床医生参考。超声诊断在产科的实用价值较高。在怀孕中期如能应用先进的 B 型超声诊断仪做产前诊断，为孕妇进行常规检查，对降低围产儿死亡率，保证出生婴儿质量具有很重要的意义。

·妊娠后期，超声检查主要目的是确定生产方式，为了监测羊水量、胎盘成熟度，必要时需要每周一次 B 超。

孕妇在怀孕期间进行必要的超声检查是安全可靠的。超声检查本身对胎儿的畸形率检测也是有一定意义的。但是并不代表，怀孕期间可以随意进行无意义的超声检查。什么时候需要检查，检查什么部位，用什么检查方式，对于不同的孕妇情况各不相同。我们还是要严格按照临床医师的建议，进行正规的、必要的超声检查。

· 新生儿超声波检查。新生儿的颅骨尚未发育完全；可通过超声检查，透过囟门研究大脑，以检测其可能存在的缺陷，脑积水（脑内存在大量积水）或由于大脑缺乏氧气而造成的血管疾病。

抽筋

抽筋是管理肌肉运动的大脑有关细胞暂时过度兴奋时，发生不能自控的肌肉运动，出现强烈持久的肌肉收缩，可局限于某群肌肉或身体一侧，或波及全身，即抽筋。大约15% ~ 20% 的女性患有孕期抽筋。

孕期抽筋通常发生在夜间，一般是小腿肚和脚部肌肉发生痛性收缩。或是在清晨起床时，可能伸个懒腰、脚底、小腿或腹部、腰部肌肉就抽筋了。主要原因可能是：腿部肌肉负担增加，体内钙与磷比例不平衡。怀孕期间走太多路、站得太久，都会令小腿肌肉的活动增多，以致孕妇体内的钙不敷使用，因而引起腿部痉挛；另外，血液循环不良或寒冷也是引起抽筋的可能原因。缓解方法可多吃富含钙和镁的食物。

初产妇

此术语指第一次生育的女人。当一个女人生育不止一次，称之为"经产妇"。

初乳

初乳是在婴儿出生后分泌的母乳。是深黄色的乳汁，量少。

初乳与成熟乳比较含脂肪量少，但含蛋白质，脂溶性生活素，无机质高。初乳中的免疫球蛋白，正是初来人世的孩子所需要的最佳食物，它能保护孩子免受细菌和病毒的感染。

此外，初乳中还含有大量的抗体和白细胞，是新生儿抵抗各种疾病的保护伞。初乳中含有新生儿不可缺少的铁、铜、锌等微量元素。这对新生儿的营养和健康成长是十分有益的。

初乳还有大量抵抗各种疾病的免疫球蛋白，它们对新生儿机体免疫有增强作用，可预防新生儿感染。而后来的乳汁中各种细胞成分随着时间的延长而日趋下降。

触摸胎教

触摸胎教是促进胎儿智力发育、加深父母与胎儿之间情感联系的有效方法。起床后和睡觉前是进行触摸胎教的好时机（应避免在饱食后进行）。一般每天可进行 3 次，每次约 5 分钟。具体的方法是，孕妇排空小便，平卧床上，下肢膝关节向腹部弯曲，双足平放于床上，全身放松，此时孕妇腹部柔软，利于触摸。

抚摸可由妻子进行，也可由丈夫进行。先用手在腹部轻轻抚摸片刻，再用手指在胎儿的体部轻压一下，可交替进行。有的胎儿在刚开始进行抚摸或按压时就会作出反应，随着孕周的增加，胎儿的反应会越来越明显，当胎儿习惯指压后，会主动迎上来。怀孕 28 周以后，轻轻地触摸配合轻轻的指压可区别出胎儿圆而硬的头部、平坦的背部、圆而软的臀部以及不规则且经常移动的四肢。当轻拍胎儿背部时胎儿有时会翻身，手足转动，此时可以用手轻轻抚摸以安抚之。在用手触摸胎儿的时候，别忘了同时还要轻轻地、充满柔情地对胎儿说话，让胎儿更强烈地感受到父母的爱意。

在进行触摸胎教时，抚摸及按压时动作一定要轻柔，以免用力过度引起意外。有的孕妇在怀孕中、后期经常有一阵阵的腹壁变硬，可能是不规则的子宫收缩，此时不能进行触摸胎教，避免引起早产。孕妇如果有不良分娩史，如流产、早产、产前出血等，则不宜使用触摸胎教。

雌激素

雌激素是一种女性激素，由卵巢和胎盘产生。肾上腺皮质也产生少量雌激素。女性儿童进入青春期后，卵巢开始分泌雌激素，以促进阴道、子宫、输卵管和卵巢本身的发育，同时子宫内膜增生而产生月经。雌激素还能促使皮下脂肪富集，体态丰满；乳腺增生，乳头、乳晕颜色变深，并产生性欲；促使体内钠和水的潴留，骨中钙的沉积等。

在卵泡开始发育时，雌激素的分泌量很少，随着卵泡渐趋成熟，雌激素的分泌也逐渐增加，于排卵前形成一高峰，排卵后分泌稍减少，在排卵后 7 ~ 8 天黄体成熟时，形成又一高峰，黄体萎缩时，雌激素水平急剧下降，在月经前达到最低水平。

女性雌激素低患者在日常生活中可以适当多食黄豆以及豆制品，黄豆类食品含有丰富的异黄素，对于雌激素具有很好的平衡效果，可以有效地辅助治疗。此外，除了黄豆及豆制品外，多数水果蔬菜谷物都含有微量的植物雌激素，尽管含量不高，但在日常保健中却不能忽视，因为它们也是膳食营养素的主要来源。

催产素

催产素是一种垂体神经激素，就是通常所说的"垂体后叶素"，由下丘脑视上核和室旁核的巨细胞制造，经下丘脑—垂体轴神经纤维输送到到垂体后叶分泌，再释放入血。

临床上主要用于催生引产，产后止血和缩短第三产程。此外具有广泛的生理功能，尤其是对中枢神经系统的作用。

催产素具有刺激乳腺分泌和子宫收缩的双重作用，以刺激乳腺为主，其生理作用和分泌的调节分述如下。

催产素对子宫有较强的促进收缩作用，但以妊娠子宫较为敏感。雌激素能增加子宫对催产素的敏感性，而孕激素则相反。催产素可以选择性地兴奋子宫平滑肌，引起子宫收缩，是一种很强的子宫收缩剂，主要被用于催产、引产和防止产后出血。

催乳素

催乳素，是一种由垂体前叶腺嗜酸细胞分泌的蛋白质激素。

主要作用为促进乳腺发育生长，刺激并维持泌乳，还有刺激卵泡 LH 受体生成等作用。催乳素的分泌，既受到下丘脑催乳素抑制因子 (PIH) 与催乳素释放因子 (PRF) 及其他激素的调节，又能通过短环路反馈进行自我调节。

D

导尿管

导尿管是以橡胶、矽胶或塑胶做的管子，可以经由尿道插入膀胱以便引流尿液出来，导尿管插入膀胱后，靠近导尿管头端有一个气囊固定导尿管留在膀胱内，而不易脱出，且引流管连接尿袋收集尿液。

剖宫产需要插导尿管，对膀胱和尿道会有一定的刺激，不会疼，但你会有想小便的感觉，当然你是不会小便出来的，尿液都会从导尿管被引流出来。

生完宝宝后，要积极地配合护士做自主排尿的锻炼，争取早点拔掉尿管，这样也可以降低尿路感染的几率。

癫痫和妊娠

癫痫是一组反复发作的神经元异常放电所致的暂时性中枢神经系统功能失常的慢性疾病。按照有关神经元的部位和放电扩散的范围，功能失常可能表现为运动、感觉、意识、行为、自主神经等不同障碍或兼有之。

癫痫不是感染疾病，先天性疾病或精神疾病。它对未来宝宝的影响是很微弱的。

当然，癫痫和其药物治疗对胎儿并非无害。孕期管理除常规的孕期保健外，要注意补充维生素 D 及叶酸；监测胎儿发育；采用妊娠图或隔期 B 超监测胎儿生长发育；妊娠 30 ~ 32 周后，是否需定期进行胎心监护尚有不同意见，但若有宫内缺氧高危因素者则应及时进行监护。

妊娠期首次发作者，经体格检查、神经系检查、血生化检测、脑电图检查、头颅 MRI 或 CT 扫描等，检查均无异常发现时，可以观察，不必用抗癫痫药物，因大都不再发作；当发作两次或以上者则应使用抗癫痫药物，选单一药物，由小剂量开始，逐渐增量直至控制发作，监测血药浓度。

动脉高血压

高血压是一种以动脉压升高为特征，可伴有心脏、血管、脑和肾脏等器官功能性或器质性改变的全身性疾病，它有原发性高血压和继发性高血压之分。高血压发病的原因很多，可分为遗传和环境两个方面。妊娠高血压是指血压开始升高至 140 / 90 毫米汞柱。

· 孕前存在。在怀孕时，孕妇的血液流量增加，则可使血压进一步升高，加重高血压病情。由于高血压病变过程中，血管发生了病理性改变，以及缺血等情况的出现，使胎儿在母亲体内因缺氧以及营养物质的减少，而导致胎儿宫内发育迟缓、流产、早产，严重者可出现胎死宫内。

· 孕后诱发。妊娠高血压综合征，即以往所说的妊娠中毒症、先兆子痫等，是孕妇特有的病症，多数发生在妊娠 20 周与产后两周，约占所有孕妇的 5%。其中一部分还伴有蛋白尿或水肿出现，称之为妊娠高血压综合征，病情严重者会产生头痛、视力模糊、上腹痛等症状，若没有适当治疗，可能会引起全身性痉挛甚至昏迷。

健康的生活方式有利于控制高血压：减少压力；减轻并保持正常体重；多进食维生素含量丰富的水果，蔬菜和低脂肪奶制品，以减少饱和脂肪酸和总脂肪饮食；减少饮食中钠摄入，每天不超过 6 克氯化钠；从事规律的有氧体力活动，如每天至少快走 30 分钟；控制酒精饮料摄入。以减少再次妊娠时发病风险并利于长期健康。

毒瘾与妊娠

毒品对妊娠和胎儿的影响还不为人所知，以预防为主，强烈不建议使用毒品。通常，孕妇吸毒是会造成新生儿身体严重不适，表现为一些方面的缺陷。

·海洛因。它会导致胎儿早产和宫内发育迟缓。服用海洛因成瘾的母亲所生育的孩子，断奶症状会更为严重，需要开处方药使孩子戒断。

·可卡因。服用此毒品会导致流产和胎盘后血肿。

·印度大麻和北美大麻。对妊娠的影响是孩子亦会染上烟瘾，然而不是很确定。

·LSD 摇头丸。当准妈妈在妊娠的最初几个月吸食这一毒品会导致胎儿四肢畸形。

·迷魂药。风险仍未知，但类似于使用安非他命，有胎死腹中和先天性畸形的风险（心脏，肌肉和骨骼畸形）。

·精神药品。大量服用这类精神药品能够导致戒断症状，常出现在自我用药治疗的孕妇。孩子出生后，首先是总是昏睡，然后表现为极易烦躁。

除了这些不同的影响，吸毒者女性的妊娠是很难继续的，她们往往拒绝产检，此外，还可能叠加其他方面的感染：艾滋病，乙型或丙型肝炎，营养不良。即便妊娠继续，也要注意母亲和孩子可能产生的并发症。

断奶

最初，断奶使用奶瓶喂养代替母乳喂养。随后就需要慢慢断奶，宝宝的健康成长需要各种营养物质的补充，因此，逐步添加辅食直至顺利过渡到正常普食是一个必然的过程。

首先对断奶不要过于在意，应该按计划正常喂养宝宝。刚刚减奶的时候，宝宝对妈妈的乳汁会非常依恋，因此减奶时最好先从减少白天喂母乳次数开始。然后，逐渐过渡到减少夜间喂奶次数，直至过渡到完全断奶。可用牛乳或者配方奶逐渐取代母乳，辅食的量相应加大。妈妈可以采取早晚混合奶粉和母乳喂养的方式来给孩子断奶。

多普勒检查

多普勒检查说简单点就是超声波检查，因为这是多普勒效应目前最广泛的应用。它简称 D 型超声诊断仪。这类诊断仪是利用多普勒效应原理，对运动的脏器和血流进行检测的仪器。按超声源在时域的工作状态，可以将多普勒系统分为连续和脉冲多普勒。

多普勒主要是针对血管的检查，与 B 超有一定的区别，但都是超声波检查，它利用同一探头，既能用 B 型显示脏器的解剖结构，又能用脉冲、多普勒测量某一深度的血流信息。

怀孕后，特别是怀孕中期是需要及时地进行多普勒彩超检查，排除胚胎畸形的，超声骨密度测定，主要观察孩子骨骼系统发育情况。孕中期多普勒彩超检查是非常有必要的，它能够早期检查出孩子是否存在先天性心脏病、肢体重大畸形等，必要时可以及时的终止妊娠，以免异常畸形儿的出生。

高清晰度的腹部B超，诊断肝、胆、胰、肺、肾等腹腔脏器的各类疾病，如肿瘤、结石、外伤等，各类妇科病、胎儿监护等准确可靠。高频探头分辨率高，对眼球疾病、甲亢、甲状腺肿瘤、乳腺肿瘤、乳腺增生、浅表软组织色块、浅隐睾等做出明确诊断。

多胎妊娠

一次妊娠同时有两个或两个以上的胎儿，称为多胎妊娠。人类的多胎妊娠中以双胎最多见，三胎少见，四胎及四胎以上罕见。多胎妊娠虽然是生理现象，但是多胎妊娠并发症与死亡率均高于单胎妊娠，双胎新生儿严重残疾的危险升高2倍，三胎则升高3倍，故多胎妊娠属于高危妊娠的范畴，临床应加倍重视。

多胎妊娠的妊娠期、分娩期并发症多，围生儿死亡率、新生儿死亡率高，故属高危妊娠，为改善妊娠结局，除早期确诊外，应加强孕期保健并重视分娩期处理。随着医疗技术水平的不断提高及对多胎妊娠认识的进一步深化，多胎妊娠的处理日趋完善，母儿的发病率和围生儿死亡率有所下降。处理原则：避免或减少促排卵药物应用，降低多胎妊娠发生率；尽早确诊多胎妊娠，必要时行减胎术；确定双胎类型，如对单绒毛膜双羊膜双胎严密监测，一旦发生双胎输血综合征及早处理；做好监护工作，减少并发症发生；了解胎儿生长发育情况；避免或者推迟早产的发生；根据孕妇一般情况、胎儿大小及胎方位，选择最佳的分娩方式；密切监护、积极处理早产儿、低体重儿。

E

恶露

妇女产后，由阴道排出的淤血、黏液。

产妇分娩后随子宫蜕膜特别是胎盘附着物处蜕膜的脱落，含有血液，坏死蜕膜等组织经阴道排出称为产后恶露。一般情况下，产后三周以内恶露即可排净，如果超过三周仍然淋漓不绝，即为"恶露不尽"。

产后发生产褥感染时，会引起子宫内膜炎或子宫肌炎。这时，产妇有发热、下腹疼痛、恶露增多并有臭味等症状。这时的恶露，不仅有臭味，而且颜色也不是正常的血性或浆液性，而呈混浊、污秽的土褐色。

恶心

在妊娠早期（停经6周左右），孕妇体内绒毛膜促性腺激素（HCG）增多，胃酸分泌减少及胃排空时间延长，导致头晕、乏力、食欲缺乏、喜酸食物或厌恶油腻、恶心、晨起呕吐等一系列反应，妊娠12周后随着体内HCG水平的下降，症状多自然消失，食欲恢复正常。

准妈妈在孕初期至怀孕4个月左右，会有不同程度的孕吐现象。孕吐是怀孕初期常见的症状之一，可分为轻微、一般和严重三种程度。对于轻微呕吐及一般呕吐，建议孕妇尽量忍耐，只要度过怀孕初期，症状大多可以获得改善。

如果孕吐现象一直持续，或者准妈妈

感觉心口灼热时，则要避免食用油炸及高油质食品、味道很重的食物以及浓咖啡等。同时，姜可以帮助缓解孕妇晨吐，而且对胎儿没有副作用。研究人员发现，与安慰剂或者惰性药物以及维生素 B_6（实验表明，维生素 B_6 可以改善一些孕妇的恶心和呕吐反应）相比，姜的效果更胜一筹。另外还要注意的是，尽量不要让准妈妈闻到厨房的油烟味，或任何会引发恶心的气味。

准妈妈若出现严重呕吐，甚至连胆汁都吐出来了，并出现体重急剧下降，这时应立即就医，医师会针对孕妇的身体状况进行评估，然后采取适当药物治疗，帮助孕妇度过难熬的孕吐时期。

F

发烧

发烧，亦为发热，体温超过 38℃。

由于致热原的作用使体温调定点上移而引起的调节性体温升高（超过 0.5℃），称为发热。每个人的正常体温略有不同，而且受许多因素（时间、季节、环境、月经等）的影响。因此判定是否发热，最好是和自己平时同样条件下的体温相比较。

对于有轻微的感冒症状却没有发热的孕妇，应注意多休息、多喝开水、开窗通风、增加维生素的摄入，尽量利用自身的抵抗力恢复健康。

一般来说，高热孕妇心跳加快，连带胎儿的心跳也加快，会对胎儿造成不利影响。高热还可刺激子宫，引起子宫收缩，引发早产或流产，也可能使胎儿死亡。应视孕妇的具体情况，比如感冒症状、体质、孕龄、所处环境等，具体分析和处理。如果孕妇伴有并发症，像心脏病、肺气肿等，感冒发热会使原有病情加重。要求家属和医护人员给予孕妇更多的关心，尽早采取措施治疗。

分娩

分娩，是指自母体中作为新的个体出现；特指胎儿脱离母体作为独自存在的个体的这段时期和过程。分娩的全过程共分为 3 期，也称为 3 个产程。第一产程，即宫口扩张期。是从有规律的子宫收缩起，至宫颈口完全扩张达 10 厘米，能使胎头娩出为止。

第二产程，即胎儿娩出期。是从宫颈口完全扩张到胎儿娩出为止。初产妇需半个小时到两个小时的时间。第三产程，胎盘娩出期，指胎儿娩出到胎盘排出的过程。初产妇需十分钟到一个半小时。胎儿娩出后，仍会有宫缩促使胎盘娩出，只是这时的宫缩相对来说是无疼痛的。有时，当宫缩与子宫颈扩张没有关联时；我们称之为假孕，如果持续宫缩无原因，可能就需要进行引产或剖宫产。

初产妇分娩平均需 10～12 小时，如非初产，可能时间会短一些。有过五个孩子的母亲，情况恰恰相反，宫缩可能就没那么明显。

分娩发动

这涉及由医生干预的分娩。事实上，分娩可能是人为发动的，抑或是由于一些医疗原因（由于母亲或胎儿的身体状况），抑或是取决于准妈妈的要求（适当的时候发动分娩）。

存在许多发动技巧，从使用小气囊到服

用药物促使子宫颈扩张。目前，最常见的三种方法是人工破膜，即是人工使羊水袋破裂，注射催产素（一种引起宫缩的激素）和局部使用前列腺素，可促进子宫颈成熟，可能诱发早产。这些不同的技术可联合使用。

适当的时候发动分娩可能只能在不导致更多的自发分娩并发症的情况下实施，有几个条件是必需的。分娩期必需确定，以便避免新生儿的任何呼吸道并发症，子宫颈准备分娩（即变短和打开），以规避剖宫产所增加的风险。

分娩后的避孕方法

分娩后的第 25 天就可能产生卵子；在月经再次来潮之前就可能再次怀孕。此时就应该考虑采取避孕措施了，即便你仍在哺乳期；理论上来讲，母乳喂养可延缓排卵。但这仍不是一个可靠的避孕方法。根据你的习惯，方法是有很多种的，但切忌在哺乳期用药。夫妇双方何时恢复性生活是不同的。特别要取决于分娩的方式以及产褥期的疲劳程度。

·男用避孕套和杀精剂。这是在分娩后不久常推荐的方法。同样可以使用润滑剂，起到方便于性行为的效果；在发生性行为之前将杀精剂放于阴道底部约 10 分钟，在此之前和之后的两个小时尽量避免上厕所（以避免丧失杀精剂的效果）。

·口服避孕药。同样可在分娩后不久使用。

·常规口服避孕药（由雌激素和黄体酮构成的药片）在母乳期间都是禁止的。如果不存在禁忌，这类药物可在分娩后的三个星期，月经再次来潮之前开始服用（而非之前，避免增加静脉炎的风险）。

·口服避孕丸（含低剂量的孕激素），切记要选不含雌激素的纯孕激素类避孕药，这样的避孕药才不会对女性朋友的造成乳汁质量和数量下降，这样也能保证宝宝正常发育。皮下埋植缓释避孕药物、甲地孕酮等纯孕激素类口服避孕药等，女性朋友都可以考虑使用。

·皮下埋植。这种避孕方法是通过一种缓释避孕胶囊（把比较大剂量的避孕药放在生物材料里）来避孕。通过注射，把米粒大小的胶囊埋植在左上臂的皮下，每天缓慢释放少量，在血液中维持低量而又能避孕的浓度，达到抑制排卵的作用。有效时间有 3 年的也有 5 年的。

·膏药。它由雌激素和孕酮组成，起到与传统避孕药同样的效果。有一个缺点是：使用者有时会忘记贴一次（必须在三周内，每周贴一次，然后在重新使用前停用一次）。优点是代替服药。

·宫内节育器。是一种放置在子宫腔内的避孕装置，由于初期使用的装置多是环状的，通常叫节育环。节育环对全身干扰较少，作用于局部，取出后不影响生育，具有安全、有效、可逆、简便、经济等优点，是最常用的节育用具之一。

·分娩后不建议的避孕方法。输卵管结扎术是一种永久性的避孕方式，女性朋友如果还想保持自己的生育能力，那么这种方法就不在考虑范围之内。有子宫畸形，生殖道炎症，妇科肿瘤。此外，那些患有比较严重内科疾病的新妈妈上环需要慎重。月经过频、量多以及痛经的妈妈，可以选择释放孕激素的节育器。

分娩休克

手术期间发生休克的原因可能是拉出胎儿后腹内压骤然下降及大出血等引起。一旦出现休克征兆(如昏迷、呼吸浅快、结膜苍白、耳鼻发凉等)应采取紧急救治措施,可肌肉注射肾上腺素和血管收缩药。静脉补液特别是补充钾离子,对挽救患者生命更为有益。

目前,休克的主要临床表现有血压下降,面色苍白,四肢湿冷和肢端发绀,浅表静脉萎陷,脉搏细弱,全身无力,尿量减少,烦躁不安,反应迟钝,神志模糊,甚至昏迷等。以往,非法堕胎是感染性休克的主要原因,但随着自愿终止怀孕的合法化,这一原因已被排除。

分娩休克的治疗主要是去除病源(出血,感染部位),紧急减轻其后果:复苏,释放呼吸通道,输氧,输血……

附属问题

附属问题涉及保障母亲和婴儿之间的关系结构。包括羊膜和绒毛膜,脐带和胎盘,娩出,分娩的最后阶段等等。

发绀

发绀亦称青紫、紫绀,是血液内还原血红蛋白浓度增高而在皮肤和黏膜上的表现。较易出现于皮肤较薄、色素较少而毛细血管较丰富的部位,如口唇、指(趾)尖、鼻尖及耳垂等。可在出生时通过 Apagar 评分测定。

发绀既可由肺部疾病换气不足引起,也是许多右至左分流先天性心脏病的一个症状,并且还可见于中枢神经系统损伤及某些血液病。一经发现青紫,应及早吸氧治疗,尽快使青紫消除,同时进行病因治疗。发绀初发于手或脚;开始迹象是胎儿感觉发冷,以为只是感染,应该立即告知医生或助产士,确定孩子的体温,身体状况和呼吸状况。

腹腔镜手术

腹腔镜手术在全身麻醉下进行,与传统手术相比,具有切口小、痛苦小、恢复快等优点,深受患者的欢迎,尤其是术后瘢痕小、又符合美学要求,青年病人更乐意接受,微创手术是外科发展的总趋势和追求目标。目前,卵巢囊肿摘除、宫外孕、子宫切除等,随着腹腔镜技术的日益完善和腹腔镜医生操作水平的提高,几乎所有的外科手术都能采用这种手术。它被用于治疗某些不孕症和异位妊娠。

它是一种带有微型摄像头的器械。在腹部的不同部位做数个直径 5 ~ 12 毫米的小切口,通过这些小切口插入摄像镜头和各种特殊的手术器械,将插入腹腔内的摄像头所拍摄的腹腔内各种脏器的图像传输到电视屏幕上,外科医生通过观察图像,用各种手术器械在体外进行操作来完成手术。具有创伤小、并发症少、安全、康复快的特点。

G

格思里测试

在法国,常常对新生儿进行这项测试。目的是验证孩子是否患有遗传疾病,苯丙酮酸尿症,它是宿主体内堆积"苯丙氨酸"所致。

如不及时治疗,可能会到导致神经发育迟缓。

通常,格思里测试在孩子出生的第4或第5天进行。提取宝宝的几滴血,然后将血血液与细菌混合,如果增长,就意味着是受到苯丙氨酸的刺激:细菌在血液中一定比例的苯丙氨酸刺激下会生长。当此结果为阳性,就可诊断为苯丙酮酸尿症,比其他检查更准确。

如果孩子患有此病,智力低下是本病最常见的症状,患儿1岁后运动发育也明显落后,语言障碍最突出,可有步态笨拙、双手细震颤、协调障碍、姿势怪异及重复性手指作态等。行为异常表现为多动、易激惹、激越行为和情绪不稳等。

宫高

宫高是指测量耻骨联合上缘中点到子宫底部最高点的距离,它反映子宫纵径长度,以厘米为单位;宫高和腹围可间接反映子宫大小。

随着孕期的进展,子宫顺应胎儿的发育而增大,通过宫高和腹围的测量即可初步判断孕周,并间接了解胎儿生长发育状况,估计胎儿体重。每次产前检查时测量宫高和腹围,有助动态观察胎儿发育,及时发现胎儿宫内发育迟缓、巨大儿或羊水过多等妊娠异常,使其有可能通过及时治疗得到纠正。

这一测量可用来评价胎儿的尺寸和羊水数量。然而,它可以受各种因素影响。如肥胖,子宫肌瘤,双胎妊娠⋯⋯

宫颈环扎术

宫颈环扎术作为治疗宫颈机能不全的主要手段,可以延长妊娠期、减少流产及早产的发生,是一种较为简单而有效的手术,在临床上有广泛的应用价值。

宫颈环扎术选择在孕14～22周之间进行,必要进可延长至30周,尽量环扎于宫颈中上段,有利于功能的维持,防止宫颈扩张导致漏斗形成。实践证明,只要在治疗过程中严格无菌操作,掌握手术技巧,术前术后辅以保胎治疗,可以避免胎膜早破、感染出血等并发症,达到预期的治疗目标。该手术较简单、实用,无需特殊器械,是值得广泛用于临床治疗宫颈机能不全性早产的基本方法。

宫颈环扎术与正常妊娠一样,需要密切监视,建议多休息,早些停工待产。通常孕妇感觉不到环扎钢丝。一旦早产风险剔除(妊娠第九个月初),钢丝便可移除。通过阴道取出即可,无需麻醉。

宫缩

所谓子宫收缩即是整个腹部觉得硬邦邦的,或是有紧绷感,甚至会有疼痛的现象。但是,当胎儿在活动或是胎儿长大,子宫带拉扯时,也感到似乎是有子宫收缩。

有两种类型的宫缩。假性宫缩和真性宫缩。假性宫缩也叫迁延宫缩,是一种偶发的子宫收缩。其特点是出现的时间无规律、无周期性、程度也时强时弱。假性宫缩在怀孕6周左右,就已经开始了,要到怀孕中期以后准妈妈才开始感觉得到。在妊娠的最后几个月就是不规则宫缩,尤其是最后几周内。胎动后,只要把自己的手放在腹部就感觉腹部不时的变硬。真性宫缩开始是不规则的,强度较弱,逐渐变得有规律,强度越来越强,持续时间延长，间隔时间缩短，如间隔时间在 2 ~ 3 分钟，持续 50 ~ 60 秒。真性宫缩是临产的一个重要特征。

· 妊娠最后几个月的宫缩。其特点是出现的时间无规律、无周期性、程度也时强时弱，无痛，每天可多达十几次。

分娩前的宫缩不具备此特性。（如：出现疼痛）需要医生采取措施，避免早产的风险。

· 分娩产生的宫缩。逐渐变得有规律（每 5 ~ 10 分钟一次），强度越来越强，持续时间延长，间隔时间缩短，如间隔时间在 2 ~ 3 分钟，持续 50 ~ 60 秒，产妇休息时不会出现。这类宫缩意味着即将临产。

宫缩检查

这是一个子宫收缩记录。此检查在妊娠期间和分娩期间进行。通常与胎心率一同记录。

宫缩检查告知我们宫缩的力度，持续时间和频率。检查时将一个压力传感器放在腹部。有时，在羊水袋破裂后，难以记录宫缩时，特殊的传感器可在子宫内定位。

宫缩检查可用于妊娠期间的子宫颈改变，来确定女性感知不到的宫缩。它能够有效的监控胎儿的状况，并及时抑制早产的威胁。最后，在分娩时，可用来检测宫缩不足或过多的问题；便于医生及时注射适合的药物。

宫外孕

正常情况下，受精卵会由输卵管迁移到子宫腔，然后安家落户，慢慢发育成胎儿。孕卵在子宫腔外着床发育的异常妊娠过程，也称"宫外孕"。以输卵管妊娠最常见。病因常由于输卵管管腔或周围的炎症，引起管腔通畅不佳，阻碍孕卵正常运行，使之在输卵管内停留、着床、发育，导致输卵管妊娠流产或破裂。

· 风险因素。其发病与输卵管炎症、输卵管手术、宫内节育器放置、输卵管发育不良或功能异常、受精卵游走及输卵管周围肿瘤压迫等有关。吃紧急避孕药；多次人流，药流；子宫内膜有炎症；女性饮酒吸烟均可造成宫外孕。

· 有何警告标志？停经。输卵管妊娠流产或破裂前，症状和体征均不明显，除短期停经及妊娠表现外，有时出现一侧下腹胀痛。检查时输卵管正常或有肿大。下腹坠痛，有排便感，有时呈剧痛，伴有冷汗淋漓。有的病人还会出现恶心、呕吐、尿频尿急、面色苍白、血压下降等症状。在孕早期，女性可能出现少量阴道出血、白带带血的情况。轻者常有晕厥，重者出现休克。

· 有何治疗方法？宫外孕的治疗有多种选择，这取决于对生育要求、宫外孕的大小、位置和患者的身体状况，对未育者在挽救病人生命的前提下最大限度的保留生育能力。如果肯定是宫外孕，而且胚胎还相对较小，人绒毛膜促性腺激素不是很高，医生可能给你用氨甲蝶呤（MTX）等抗癌药物药物来杀死胚胎。如果在某些情况下你不能使用氨甲蝶呤，比如疼痛或腹腔内出血较为严重，或者你正在哺乳期，或是你的健康状况不允许你使用等，就需要进行手术治疗宫外孕了。要是你的情况稳定，而且胚胎也足够小，可以通过腹腔镜手术将胚胎取出。

估算胎儿体重

胎儿出生前，医生通过超声波检查和临床检查估算胎儿的体重。

·参考方式。通过超声波检查估算胎儿的体重，用几个数学公式进行测试：

·股骨的长度。

·BPD 或双顶径，胎头双顶径，是指胎儿头部左右两侧之间最宽部位的长度，常常用它来观察孩子发育的情况，判断能否有头盆不称，顺利分娩。

·头围，在头部周围绘制的一个环状物，测量胎儿的颅骨。

·腹围，测量胎儿腹部的围度。

所有的测量结果都以百分制的形式绘制一个曲线图，并以此评估胎儿的生长发育。

·误差幅度。测量结果与胎儿的真实体重存在误差，胎儿大小的主要标志是胎儿体重和身长，特别是体重更是衡量胎儿发育情况的重要内容。足够的胎儿体重和身长是胎儿发育成熟、生命力强的主要条件。

最好情况下，低重儿误差幅度约为10%；如果婴儿约为 4 千克，误差可达到 400克，超声波检查估算值为 3.6 ~ 4.4 千克。

股骨

股骨是人体最长最粗壮的长骨。股骨位于四肢动物的下肢（或后肢）深面。股骨上方弯曲，在此有股骨头，近圆形，其关节面与骨盆形成髋关节。弯曲的部分被称作股骨颈。这种弯曲连接能有效降低外界对骨盆的冲击，股骨颈有如一缓冲器。是估算胎儿体重的指标之一。

骨关节病

妇女在妊娠期间，体内内分泌等方面发生了一系列的变化，这些变化对全身骨关节可产生许多病理性影响。几乎所有妊娠妇女都出现过不同程度的骨关节不适，其中约有1/4 的妊娠妇女因这些症状出现而发生暂时性的骨关节功能障碍。

一般认为，由于妊娠的特殊性，许多由妊娠引起的骨关节症状，如腰痛、腕管综合征等可自行缓解，过分干涉对母亲或胎儿是不利或危险的，只要孕妇能完成妊娠，不必为减轻这些症状采取任何措施。但有相当一部分妊娠妇女由于这些症状被迫休息甚至产后延续为慢性疾病，所以有必要对这些症状的病因、临床表现、治疗方法及愈后有所认识。

骨盆测量 X 光片

拍摄此 X 光片往往在妊娠末期（8 月末至 9 月初）。它用于测量骨盆的尺寸，确认是否能够进行自然分娩或是选择剖宫产。

在骨盆测量时，为了获得孩子各个方面的数据，需拍几次 X 光片；并结合超声波检查的估算结果，将孩子的测量数据与标准数据进行比较来获得最终结果。

这一检查通常是通过 X 射线拍摄或扫描进行的；完全是无痛的。当对孕妇骨盆的形状和大小存有疑虑时可采用这一方法。尤其针对有过剖宫产病史，胎儿胎位异常或双胎妊娠这些情况。

光线疗法

新生儿黄疸是新生儿时期常见症状之

一，是由于体内胆红素增高而引起的皮肤巩膜等黄染现象，主要为血清未结合胆红素增高所致。光照疗法是一种通过荧光灯照射治疗新生儿高胆红素血症的辅助疗法，主要作用是使未结合胆红素转变为水溶性异构体，易于从胆汁和尿液中排出体外。

治疗的有效性通过评估新生儿的胆红素的血液水平来测定。根据病因，可适当与其他疗法并用。

光疗期间因过热，容易引起红臀，应及时观察患儿尿布有无潮湿及大便污染；用温水清洗臀部及会阴部皮肤，防止发生红臀。婴儿放入培养箱，保持恒定的温度，用阻光面罩保护宝宝的眼睛免受紫外线照射。

H

黄体

黄体为排卵后由卵泡迅速转变成的富有血管的腺体样结构。排卵后，分泌孕激素。

排卵后残留的卵泡壁塌陷，卵泡膜的结缔组织、毛细血管等伸入到颗粒层，在 LH 的作用下演变成体积较大，富含毛细血管并具有内分泌功能的细胞团，新鲜时显黄色，称黄体。

卵巢黄体分泌黄体酮，黄体酮是一种天然孕激素，在体内对雌激素激发过的子宫内膜有显著形态学影响，为维持妊娠所必需。在月经周期后期使子宫黏膜内腺体生长，子宫充血，内膜增厚，为受精卵植入做好准备。受精卵植入后则使之产生胎盘，并减少妊娠子宫的兴奋性，抑制其活动，使胎儿安全生长。

在与雌激素共同作用下，促使乳房充分发育，为产乳作准备。使子宫颈口闭合，黏液减少变稠，使精子不易穿透；大剂量时通过对下丘脑的负反馈作用，抑制垂体促性腺激素的分泌，产生抑制排卵作用。可以抑制平滑肌收缩。

黄体酮

黄体酮是由卵巢黄体分泌的一种天然孕激素，在体内对雌激素激发过的子宫内膜有显著形态学影响，为维持妊娠所必需。黄体酮临床用于先兆性流产、习惯性流产等闭经或闭经原因的反应性诊断等。

在月经周期后期使子宫黏膜内腺体生长，子宫充血，内膜增厚，为受精卵植入做好准备。受精卵植入后则使之产生胎盘，并减少妊娠子宫的兴奋性，抑制其活动，使胎儿安全生长。

在与雌激素共同作用下，促使乳房充分发育，为产乳作准备。使子宫颈口闭合，黏液减少变稠，使精子不易穿透；大剂量时通过对下丘脑的负反馈作用，抑制垂体促性腺激素的分泌，产生抑制排卵作用。

会阴

会阴仅指肛门和外生殖器之间的软组织。会阴是盆膈以下所有软组织，可分为前部的尿生殖三角和后部的肛门三角。临床在产妇分娩时，应注意保护此区，以防会阴撕裂。当婴儿的头快露出阴道口时，在会阴附近施予局部麻醉，然后用剪刀剪开会阴，使产道口变宽，以便利胎儿的产出，这就是所谓的会阴切开术。

会阴修复

分娩时，阴道和会阴处会有明显的肌肉撕裂，可能导致尿失禁。会阴修复是为了防止和治疗这一问题。

· 有何好处？分娩后进行会阴修复术是十分有必要的。即使进行的是剖宫产，因为妊娠改变了会阴的张力。

没有进行此修复术，尿失禁可能会一直存在。此外，可能会出现脱肛，有必要在更年期时，进行外科手术。

· 不同的方式。产后，妇科医生和助产士将针对产妇的会阴肌肉收缩情况进行评估。依据结果，采取指定类型的修复方法：经典的理疗或生物反馈疗法。借用探针进行电刺激，进行会阴部控制练习……分娩后进行6~8周的会阴修复课程，往往是很有效的。

如果几次课程过后，肌肉恢复张力，便可进行腹部练习。以舒服的姿势站、坐或躺着，合上双眼，放松。把意念集中在会阴部。这个区域的肌肉做细微的收缩，自然地呼吸。在舒适的范围内保持收缩，时间随意。短暂地放松这个部位。重复练习5~10次。

· 特殊情况。某些妊娠和分娩情况加剧了会阴部的变化，需要强化修复方式，有时需要在分娩前就做好准备：漏尿或妊娠显著增重，肛门括约肌创伤病史，分娩巨型儿，宝宝产出时使用镊子，分娩时会阴撕裂，等等。

活组织检查和滋养层

这一检查通过提取滋养层（来自于胎盘的组织）的样本，然后在实验室进行分析。与羊膜穿刺术，血检一样，可排查胎儿染色体中可能出现的异常现象。同样也可用于筛查某些遗传疾病和判断胎儿的性别。

此项检查通过超声波进行，始于妊娠的第二个月（即闭经第11周）。活组织检查是指在机体的病变部位或可疑病变部位采取少量组织进行冰冻或常规病理检查，简称为活检。在多数情况下，活检结果可以作为最可靠的术前诊断依据，局部麻醉可能是必要的。妇科常用的活组织检查主要包括：外阴活检、阴道活检、宫颈活检、子宫内膜活检、诊断性子宫颈锥形切除及诊断性刮宫。

J

基因遗传

某些先天性疾病都是来自于异常基因的遗传。引发疾病的根本原因有三种：基因的后天突变；正常基因与环境之间的相互作用；遗传的基因缺陷。绝大部分疾病，都可以在基因中发现病因。

· 常染色体显性遗传。如果遗传是由父母一方的基因遗传的，那一定是"显性基因"。只要体内有一个致病基因存在，就会发病。双亲之一是患者，就会遗传给他们的子女，子女中半数可能发病。若双亲都是患者，其子女有3/4的几率可能发病。此病与性别无关，男女发病的机会均等。

· 常染色体隐性遗传。致病基因在常染色体上，基因性状是隐性的，即只有纯合子时才显示病状。此种遗传病父母双方均为致病基因携带者，故多见于近亲婚配者的子女。子代有1/4的概率患病，子女患病概率均等。

·与X染色体有关的遗传。在这种情况下，异常往往是通过性染色体传递的基因造成的，通常是X染色体。血友病就是有X染色体相关的一种遗传疾病。

脊椎麻醉

将局麻药注入蛛网膜下腔，作用于脊神经根而使相应部位产生麻醉作用的方法，称为脊椎麻醉。脊椎麻醉，应该叫做椎管内麻醉，分为硬膜外麻醉和蛛网膜下隙阻滞麻醉，相对于全身麻醉，椎管内麻醉对于全身干扰较小，除非是脊椎有病变或者凝血机能异常，一般人都可以安全的接受椎管内麻醉。当然不会引起造血功能改变。

脊椎麻醉可能产生的后遗症包括有尿潴留、神经损害、感染等，但都很少见；最常见的是硬脊膜穿刺后头痛（麻醉后平卧24小时可预防），麻醉科医师手术后1～2天会对病人进行巡视，帮助病人解决麻醉后各类并发症。

监护

为了保护孕妇和胎儿的健康，便于医生及早了解孕妇的全面情况和发现潜在的不利于妊娠和分娩的各种因素，每个孕妇都必须主动接受产前检查。产前检查能全面了解孕妇健康状况，妥善处理孕期疾病；密切观察母亲及胎儿的变化，及时发现和处理不正常情况；指导孕妇的生活、卫生和营养；医生对孕妇的分娩做出处理方案等。对孕妇进行必要的监护是必不可少的。

胎心监护是胎心胎动宫缩图的简称，是应用胎心率电子监护仪将胎心率曲线和宫缩压力波形记下来供临床分析的图形，是正确评估胎儿宫内的状况的主要检测手段．采用微波技术，对胎儿没有危害。

胎心监护在对及早发现胎心异常和及时处理、降低围产儿死亡率起重要作用。而在发现胎心异常方面起主要作用。

·妊娠期间。在此期间监护胎儿的发育状况，检测是否存在宫内发育迟缓，母亲是否存在遗传影响胎儿的疾病（先兆子痫，免疫性疾病，等等）。监测宝宝心率减慢的问题并立即予以处理。如有必要，可提前分娩。

·分娩过程中。在分娩过程中胎儿要承受一定负荷，监护的主要目的就是要区分胎儿是正常的生理应激反应还是异常的胎儿窘迫。胎儿不能耐受分娩负荷时出现胎儿窘迫，进而可导致胎儿窒息，危及生命。

·新生儿监护。早产儿及新生儿个体小，易感染，易受环境影响，而且活动频繁，生理参数变化迅速。由于连锁反应，一个障碍就会导致严重的后果。因此，对各种障碍应及时发现，不失时机地进行适当处理。新生儿监护的内容有：心率、血压、呼吸数、体温等呼吸和循环机能的监护。控制病人的周围环境。血液中的物理和化学变化。

经产妇

经产妇指曾经生过多于一个孩子的妇女。基本和第一胎一样，破水、见红、阵痛属于产兆，只要生孩子都会有的。

初产妇和经产妇的区别在于：经产妇因为已经生育过，产道宽松，孩子较第一胎容易生产，一般经产妇的产程较快、较短，很少会像第一胎那样疼了很久，经历几天才生。

反之，经产妇并发症的风险增加：分娩时间更长，胎儿出现异常，分娩后因为子宫松弛更易出血。

精子

精子指的是男性或其他雄性生物的生殖细胞，与卵子结合从而形成受精卵，进而发育为胚胎，其形状与一般细胞有很大差异。

精子的产生始于青春期，并持续进行直至死亡。精子更多是指男性成熟的生殖细胞，在精巢中形成。男性的精液由精子和精浆组成，精子由睾丸产生，精浆由前列腺、精囊腺和尿道球腺分泌产生。精浆里含有困糖和蛋白质，是精子的营养物质。

正常性成熟的男子一次射精为 2 ～ 6 毫升，含有 3 亿 ～ 15 亿个精子，大部分在女性生殖道的酸性环境中失去活力而死亡，只有一个授精成功。精子存活 24 ～ 48 小时（甚至 4 ～ 5 天）。它每分钟移动 3 毫米，直至遇到卵子，在输卵管中受精。

静脉曲张

静脉曲张是指由于血液淤滞、静脉管壁薄弱等因素，导致的静脉迂曲、扩张。身体多个部位的静脉均可发生曲张。妊娠期你静脉曲张最常发生部位是下肢。曲张的静脉不只出现在双腿，还会出现在身体其他部位，例如颈部及会阴部也可能会出现，但较少见。

· 原因和症状。怀孕时体内激素改变，增加的黄体素造成血管壁扩张，再加上怀孕时全身血流量会增加，使得原本闭合的静脉瓣膜分开，造成静脉血液的逆流；胎儿和子宫随孕期的增加而变大，压迫骨盆腔静脉和

下腔静脉，使得下肢血液回流受阻，造成静脉压升高，曲张的静脉也会越来越明显。

长期需要站立或者坐着的人好发下肢静脉曲张；有家族遗传倾向，血管先天静脉瓣膜薄弱而闭锁不全，或是孕期体重过重等，都是静脉曲张的高危险群。便秘也容易诱发静脉曲张，长期便秘，排便时经常长时间处于蹲坐状态，抑制下肢小腿血液循环，导致血管内部增压，血液堵塞，血管瓣膜受损，因此也易导致静脉曲张。

静脉曲张症最明显的变化是腿部青筋暴起，伴有腿部沉重、酸胀、肌肉痉挛、色素沉着等症状，严重的还会发生局部皮肤溃疡甚至影响行走。它也是腿部沉重和夜晚抽筋的根源。

· 可能的并发症和治疗方法。孕妇在妊娠期的静脉曲张多见于下肢静脉。怀孕后期，机体内产生的雌激素水平升高，从而导致阴部静脉部松弛，这也是造成妊娠期孕妇外阴部静脉曲张的重要原因之一。

静脉曲张的治疗方法很有限，孕妇在妊娠晚期由下肢静脉引起的水肿，卧床休息后都能减轻或消失。怀孕后可穿弹力袜预防静脉曲张。同时，避免长时间的站立；避免穿过紧的裤子、鞋袜；不要长时间的接近热源或用过热的水洗浴，节制性生活，施以局部护理，如进行局部的冷敷、冷水坐浴，可以减轻或消除由此引起的不适。宝宝出生后，静脉曲张会慢慢缓解。

静脉炎

当血液凝块在血管内形成，阻塞血液流通就称之为静脉炎。妊娠期及产褥期促使静

脉炎发生，尤其是哺乳期延长，剖宫产和多胎妊娠，妊娠出血和有静脉炎病史的孕妇。此病虽是良性的，但有时感染也会导致肺栓塞。

· 症状。某些凝血因子增加，活性增强，血小板功能亢进，而抗凝及纤溶活性下降，血液处于高凝状态，且增大的子宫压迫盆腔血管，影响下肢静脉血反流，加之产后或手术后长久卧床导致血流淤滞等，构成妊娠期血栓前状态。

患肢疼痛、肿胀、压痛、皮肤颜色异常，栓塞部位可触及压痛索状物，小腿疼痛，心跳加快，轻度发热。彩色超声多普勒检查可协助明确诊断。

· 检查和治疗。经行血管造影或彩色超声多普勒或 CT、MRI、ECT 等证实。以往曾推荐使用血管造影，因其为创伤性检查方法，造影剂可能引起过敏反应、血肿及导致血栓，并有部分假阴性结果，因此，近年来多采用非创伤性检查如彩色超声多普勒检查。该法简便快速，能准确地识别静脉血栓的解剖部位，还能测定每分钟静脉血流量，有一定的临床实用价值。下肢血栓性静脉炎的治疗包括抗感染、抗凝、溶栓及支持疗法。

· 预防。减少血栓性静脉炎对孕产妇的危害关键在于预防，多项预防措施有以下方面：孕期定期产前检查，尽早诊治发病诱因，减少妊娠并发症或并发症的发生。对有妊娠期或产褥期血栓形成高危因素者，在大夫指导下接受治疗，以有所改进血液高凝状态，促使血液正常流动。有手术史者要用抗生素预防感染。产后及术后督促产妇尽早活动，以减少下肢血栓性静脉炎的发生。穿静脉曲张袜。

酒精和妊娠

据不同研究表明，酒精在怀孕期间对胎儿的危害要比畸形更常见，这让准父母更为担忧，如唐氏综合征。这种未言明的危害仍是很普遍的，如今，烟草的负面影响是被公认的。

· 对胎儿的影响。在妊娠期间，酒精迅速渗入母亲血液中，未经过滤进入胎盘，随后直接进入胎儿血液中，这会在妊娠后期见其后果。在哺乳期，酒精当然也会通过乳汁传递给孩子，因此建议不要在妊娠和哺乳期间饮酒：事实上，使得胎儿安全健康是没有任何明确的界限的。每天饮用一杯酒对胎儿存在不利影响已被证实。因此最好的预防措施就是"尽可能避免在妊娠和哺乳期间饮酒。"

· 胎儿酒精综合征。是母亲在妊娠期间酗酒对胎儿所造成的永久出生缺陷，程度会按母亲喝酒的分量、频率及时间所影响。酒精会进入胎盘，并阻碍胎儿的成长及体重，造成独特的脸部小斑，破坏神经元及脑部结构，并引起体质、心智或行为等问题。涉及一系列异常问题：宫内发育迟缓，相貌异常（小头、下巴凹陷、鼻子异常弯曲等）。

妊娠期间的酒精中毒治疗是很困难的：孕妇应该意识到这将给胎儿带来一定的风险，没必要增加自己的罪恶感，这对终止中毒没有帮助。应适当地向多方求助（助产士，不同专科的医生，心理学家，社会援助者是非常必要的）。在促使母亲和孩子的亲密关系的同时，母乳喂养也可帮助母亲戒酒。

巨细胞病毒

属于疱疹病毒科，简称CMV，其感染后使感染细胞肿大并产生巨大的核内嗜酸性包涵体所以称为巨细胞病毒。人群之间通过日常接触、性接触、输血及血液制品、胎盘、哺乳等方式传染。CMV常常会造成胎儿先天感染导致畸形发生，孕期CMV感染可通过胎盘传染给胎儿，引起巨细胞病，重者可导致流产或死胎。另外，后天感染或潜伏病毒激活后可导致输血后肝炎、间质性肺炎等。

·预防。某些医生在孕妇妊娠初期建议验血了解其免疫状况。CMV引起细胞内感染后，灭活疫苗无明显预防的作用。怀孕早期发现有CMV原发感染及／或羊水细胞中有CMV抗原时，应中止妊娠。在接触患儿尿液或唾液后应仔细洗手，以预防后天性CMV感染。进行有意识的身体素质的锻炼。提高机体免疫机能及抗病能力，特别是育龄期妇女，以减少巨细胞病毒对胎儿的严重危害。对于孕妇或有慢性消耗性疾病、免疫力低下等患者要注意保护，使她们远离传染源。注意环境卫生、饮食卫生。乳汁中巨细胞病毒阳性者，不应哺乳。

·胎儿监控及风险。孕妇在妊娠期间的巨细胞病毒感染，多为隐性感染，无明显症状和体征，能长时间呈带病毒状态，可经唾液、尿液、乳汁、宫颈分泌物排出巨细胞病毒。少数出现低热、疲乏无力、头痛、咽痛、肌肉关节酸痛、白带增多、颈部淋巴结肿大、多发神经炎等。若为原发性巨细胞病毒感染，引起胎儿先天异常的发病率高且病情严重。

妊娠早期确诊孕妇患巨细胞病毒感染，或立即行人工流产终止妊娠，或等待至妊娠20周时抽取羊水或脐静脉血检查特异性IGM，若为阳性应中断妊娠进行引产，以免出生先天缺陷儿。妊娠晚期感染巨细胞病毒或从宫颈管分离出病毒，无需特殊处理，妊娠足月临产后，可经阴道分娩，因胎儿可能已在宫内感染巨细胞病毒。由于新生儿尿液中可能有CMV，故应使用一次性尿布，或用过的尿布做消毒处理。乳汁中检测出巨细胞病毒的产妇，应停止哺乳，改用人工喂养为宜。

K

抗凝剂

抗凝血药是为了减少血液凝固。有两种主要的类别：抗维生素K，妊娠期间禁用，以及肝素（肝素和低分子量肝素），可授权孕妇使用（低分子肝素在妊娠第二季度可用）并准许静脉或皮下注射。

由于激素和身体机能变化，妊娠和分娩后有时会出现一些静脉并发症。如果确诊为肺栓塞或静脉炎，服用抗凝剂是必须的。但为了避免这类问题，当存在风险时，也应开些药物进行预防，尤其是在以下情况：长期卧床，四肢不活动，静脉曲张，具有静脉炎或肺栓塞病史，异常凝血缺陷，如抗凝血酶素III缺乏。

分娩后，如存在此类风险，医生通常会开些HBPM类型的抗凝剂，每天皮下注射，为期长达六周。剖宫产手术后，平均需注射两周，除非情况特别危险。

抗凝血药治疗密切监控血液中血小板的

数量，以避免可能发生的严重并发症。

L

李斯特菌病

李斯特菌病主要是由李斯特菌引起的一种严重的人畜共患病原菌。本菌主要引起致死性的脑膜炎和脓毒症，孕妇流产和新生儿细菌性脑炎。这是一种罕见疾病，孕妇感染概率约为十万分之一，可通过抗生素进行治疗。

·症状。李斯特菌病患者中妊娠妇女占1/3，可发生于妊娠的任何时期，但以后3个月为多见，可有畏寒、发热、咽痛、肌痛、背痛、痉挛性腹痛和腹泻，体征无特殊，一般不影响胎儿，感染严重则可造成流产，死胎，早产或新生儿感染。

新生儿及孕妇，年老体弱及有慢性疾病，免疫抑制，恶性肿瘤，器官移植，使用皮质激素及细胞毒性药物治疗者等，易患本病，患者的血液及脑脊液等，培养出病原菌可以确诊。

·胎儿在何种情况下感染此病。经胎盘感染，患儿多种内脏（肝、脾、肺、肾及脑等）组织呈现多发性脓肿或肉芽肿，羊水混浊被胎粪所染，病人衰弱，常伴有结膜炎、咽炎，皮肤红丘疹，多发于躯干及肢端，患儿可出现呼吸及循环衰竭，病死率高。若在怀孕后期才受感染通常症状较轻微，但分娩时胎儿会受到产道感染，可能在出生后一至四星期会出现细菌性脑膜炎。

·预防。目前一般的建议是注重饮食卫生，肉类务必煮熟，食用蔬菜水果前必须把它清洗干净，不要喝生的牛奶，勤洗手以及保持刀具、餐具的清洁。至于孕妇、婴幼儿、老年人和免疫不全的病人由于是属于高危险群，对于软的乳酪制品更应该尽量避免，冷冻食品也应该加热足够后再食用。生、熟食品分开存放，避免在冰箱内长时间存放食物。经常清理冰箱。

淋巴管炎

母乳喂养时，有时会出现乳腺淋巴管炎症，称之为"淋巴管炎"。

淋巴管炎会突然发生，高热39℃，伴有乳房疼痛和红肿。这是一种轻微感染，不必停止母乳喂养，可在发热痛处涂抹药膏或服用阿司匹林。休息可助于康复。

流产

流产为妇科常见疾病，如处理不当或处理不及时，可能遗留生殖器官炎症，或因大出血而危害孕妇健康，甚至威胁生命；此外，流产易与妇科某些疾病混淆。世界卫生组织定义妊娠于4个半月（22周前）终止，胎儿体重少于500克，称为流产。流产发生于孕12周前者，称为早期流产。发生于12周后者，称为晚期流产。

·症状标志？流产第一症状往往是子宫出血（指例假之外的子宫出血）或骨盆收缩。然而出血并不等同于流产；事实上，妊娠初期很常见（四分之一的孕妇会出现这一问题）；很多情况下，妊娠会继续顺利进行。

·妊娠初期。这一期间，流产很常见。怀孕初期流产一定要小心不完全流产；妊娠产物已部分排出体外，尚有部分残留于宫腔内，由难免流产发展而来。由于宫腔内残留部分妊娠产物，影响子宫收缩，致使子宫出血持续不止，甚至因流血过多而发生失血性休克。

习惯性流产系指屡次妊娠（3次以上）皆归于流产者。早孕期（孕12周内）除注意饮食卫生和避免过分劳累外，还要避免过分紧张，保持情绪稳定，以利安胎。妊娠的最初3个月不要同房。如果经检查，胎儿发育异常，医生认为应做刮宫术时，病人不宜拖延，以免造成失血过多、休克、死亡或形成影响今后生育的内生殖器炎症。

·妊娠中期。闭经第13～24周，流产较为少见（约5%），通常是由感染或宫颈开口异常引起。感染性流产必须先给抗生素数日，适时清理宫腔，以防炎症扩散。孕妇患了病，要及时在医生的指导下服药治疗，不可自己随意用药。

卵巢

卵巢的功能是产生卵子以及类固醇激素。卵巢的位置与睾丸相同，仅左侧发育（右侧已退化），呈葡萄状，均为处于不同发育时期的卵泡，卵泡呈黄色，卵巢表面密布血管。卵巢的大小与年龄和产卵期有关。

卵巢左右各一，灰红色，质较韧硬，呈扁平的椭圆形，表面凸隆，幼女者表面平滑，性成熟后，由于卵泡的膨大和排卵后结瘢，致使其表面往往凹凸不平。卵巢的大小和形状，也因年龄不同而异。卵巢位于子宫底的后外侧，与盆腔侧壁相接。此外，它们产生雌性激素：雌激素和孕激素。

卵子

卵子是女性的生殖细胞，每个月由一侧的卵巢产生一个卵子。卵子必须成熟以后才能从卵巢中排出。

卵巢内已经有未成熟的卵子存在，而且在成熟后卵子数目不会增加。卵子和精子结合受精便形成受精卵，即标志着一个新生命的开始。受精卵在受精后还要经过3～4天才能从输卵管到达子宫。受精卵经过卵裂后形成人的胚泡，它能分泌一种蛋白分解酶，侵蚀子宫内膜，使受精卵植入其中，这在医学上叫做"着床"，从此怀胎。

M

麻醉

麻醉一词源于希腊语表示知觉／感觉丧失。生产常用的麻醉方式，包括全身麻醉及区域麻醉。全身麻醉做法是将麻醉药物包括镇静安眠药及肌肉松弛剂由静脉投予，待产妇睡着后进行气管内管插管，之后以吸入性麻醉药物为主，开刀开多久吸入性麻醉药就开多久。区域麻醉是比较常用的一种麻醉方式，分为脊髓麻醉法、硬膜外麻醉法、背尾麻醉法、子宫颈旁阻断法、阴部神经阻断法与局部会阴浸润法。目前最常见的是硬膜外麻醉。

当孕妇采取自然分娩，当发生会阴部撕裂时，医生可采取局部麻醉减轻孕妇的痛苦；会阴撕裂部分缝合时也需对局部皮肤和黏膜进行麻醉。

在分娩前决定剖宫产并且不存在极端紧急情况时，许多医疗团队采取脊椎麻醉，麻醉剂溶液一次性在脊髓下注射在脑脊髓液。如遇禁忌或紧急情况下，全身麻醉是唯一方法。

N

尿失禁

尿失禁也是妊娠晚期一个正常且常见的生理现象，如果你有大笑，咳嗽或打喷嚏等增大腹压的活动则不可避免地会发生尿失禁。

多见于妊娠晚期和分娩后，建议在睡觉时采取左侧卧位，减少子宫对膀胱的压迫。平时不要憋尿，避免增加腹压，避免大笑。

如果你觉得尿失禁让人受窘，可使用卫生巾或卫生护垫，并做骨盆放松练习，也有助于预防压力性尿失禁。即四肢跪下呈爬行动作，背部伸直，收缩臀部肌肉，将骨盆推向腹部，并弓起背，持续几秒钟后放松。

但如有早产的风险，事前应征求医生的意见，注意不要做过于激烈的运动。有些孕妇为避免压力性尿失禁所带来的尴尬而尽量少喝水，这是不对的。中断了水分的摄取，只会导致便秘。另外在怀孕期间，每天至少要喝6杯水以供给循环和消化的需要，并保持肌肤健康。某些情况下，需要进行手术治疗。

尿液分析

在妊娠期间，准妈妈产检时必须进行尿检。检查只需用比色试纸提取新鲜尿液。

目前，医生多建议通过尿检来检测尿蛋白。血液中常会有定量的对人类生命活动不可或缺的蛋白存在。一部分的蛋白会在肾脏的丝球体中过滤进入尿液中，但又会在肾小管被吸收而回到血液中。因此，若肾脏的机能正常，在尿液中出现的蛋白量只有一点点，但是当肾脏与尿管出现障碍时就会漏出多量的蛋白变成蛋白尿。孕妇尿蛋白，这个是孕妇常见的一种症状，因为饮食等很多原因引起，也需要平时注意，但属于生理性尿蛋白，因此如果没有出现持续性的话，生活饮食调节便可。

尿液中糖分研究也是有待考量的。事实上，排泄葡萄糖，是由于妊娠引起的；因此，它的存在并不一定显示为异常。相反，妊娠糖尿病是指在原有糖尿病的基础上出现合并妊娠症，或妊娠前为隐性糖尿病、妊娠后发展为糖尿病的情况。属高危妊娠，对母儿均有较大危害。

此外，常规尿路感染（如：膀胱炎）可通过尿检筛查；事实上，这些感染往往会影响孕妇健康，症状很微小，以至于常常被忽略。

黏液栓塞

宫颈黏液栓就是一种很粘很粘的无色或黄色透明的稠液，这是女性在怀孕后产生的一种特殊的保护物质。妊娠期内，黏稠的、带有血迹的黏液栓子会堵塞子宫颈，在分娩开始前或进入分娩早期阶段时，栓子会从阴道清除出来。

黏液栓塞是一个正常现象，多是由于准妈妈焦虑造成的。事实上，它并不代表任何特殊病症，也不意味着分娩临近，孩子出生前一个月便可能自行消失。然而出现可疑现象：黏膜出血，羊水或白带流出，就必须要咨询医生。

P

膀胱炎

膀胱炎是一种常见的尿路感染性疾病，约占尿路感染总数的 50% ～ 70%。因细菌感染而引起。其致病菌多数为大肠杆菌，通常多发生于女性。膀胱炎最典型的症状是尿频、尿急，尿痛甚至有急迫性尿失禁，可以有血尿和脓尿。为了使孕妇预防膀胱炎，建议多喝水和经常去厕所。

·可能出现的症状。妊娠期间排查膀胱炎是很重要的，因为它可能导致宫缩和胎儿早产。

膀胱炎通常表现为尿频，尿道灼热和尿少，当这些症状伴有发热或后腰疼痛，就可能引起并发症，肾盂肾炎。

然而，孕妇尿频是非常正常的，不意味着任何疾病。

·诊断和治疗。根据病史及体征，需做中段尿液检查，尿液中有脓细胞和红细胞，为及时治疗，可先将尿涂片行革兰氏染色检查，初步明确细菌的性质，同时行细菌培养，菌落计数和抗生素敏感试验，为以后治疗提供更准确的依据，血液中白细胞升高，在急性膀胱炎时，忌行膀胱镜检查。

进行全面的泌尿生殖系统检查，以明确有无慢性肾脏感染。需要卧床休息，多饮水，避免刺激性食物，热水坐浴可改善会阴部血液循环，减轻症状。碳酸氢钠或枸橼酸钾等碱性药物，能降低尿液酸度，缓解膀胱痉挛，黄酮哌酯盐（泌尿灵）可解除痉挛，减轻尿路刺激症状。每月进行尿常规检查或遵医嘱。

排卵

排卵是一个女人受孕的必经过程，一般来说，女人一个月只会排卵一次，排卵与环境、情绪、身体健康状况、性生活、避孕药物等因素有关。

排卵时，基础体温会稍高些，且白带稀薄，部分女性甚至会有少量阴道出血等症状。一般情况下，女性的排卵日是在下次月经来潮之前 14 天左右（一个周期为 28 天）。

胚胎

未出生的婴儿被称为"胚胎"，最初的两个月在子宫内发育（体外受精的情况下是现在试管中，然后在子宫内发育）。

一般来说，卵细胞受精以后即开始分裂、发育，卵子在受精后的两周内称孕卵或受精卵；受精后的第 3 ～ 8 周称为胚胎。

胎儿由胎盘及脐带（连接成长中胎儿至子宫壁的血管结构）获得营养及排泄废物。整个胚胎的长度大约为 0.5 厘米。

第八个星期结束前胎儿的手臂及腿部开始形成。大部分的内脏器官都已发育，微小的心脏也开始活动，面部轮廓比较清晰，脑部正开始快速发育，但还不具备功能性。

第三个月，大部分妇女已经注意到怀孕的物理征象。此时胎儿正快速发育，每天长度要增加几毫米。他的轮廓分明，手指、脚趾、耳朵、眼睑都已形成。

培养箱

培养箱（即保温箱）又称婴儿暖箱，其作用主要有两个：一是为有需要的孩子提供适宜的生存环境，其主要的特点就是恒温、恒湿、无噪音，而且由于跟外界隔离，细菌感染少；二是更利于医护人员对婴儿的观察和治疗。

通常放在保温箱中的孩子均是早产儿或者是低体重儿，他们自己不能够维持自己的体温的恒定。另外除了这种情况以外，还有的就是危重的孩子为了隔离，避免引起外界的感染。

早产儿因过于脆弱，易于感染，被放于暖箱之中。他的消化和呼吸系统尚未发育完全，因此需要通风充氧，输液供给所需养分，在蓝光下进行光疗。

疲劳

在妊娠期，一些妇女会变得特别容易疲倦，大白天就想睡觉，夜晚也要比平常睡得更长些。并感到头晕乏力。

疲劳往往很难由医生来改善，因为每个人的状况都不同。这种疲倦感在孕早期和晚期尤为明显。亦包括分娩后，在此期间，家人的支持必不可少。

当乏力并非是出于疾病原因（发烧、贫血、抑郁……），通常只是短暂的。然而失眠是会加重这一问题的，此时应立即就医，如有必要，应停止工作，但不要处于与他人隔离状态，多和亲友交流，当疲劳感持续不断，心理咨询可适当缓解病症。

贫血

贫血是在一定容积的循环血液内红细胞计数、血红蛋白量以及红细胞压积均低于正常标准。贫血是临床最常见的表现之一。孕妇贫血的主要原因是缺乏铁。

· 主要症状。面色白或萎黄，唇、眼睑色淡，舌质淡胖或舌光无苔，皮肤干皱，发枯易脱，指甲色淡、扁平或反甲；或有黄疸等。血液检查红细胞及血红蛋白量低于正常水平的10%以上。具有头晕目眩，心悸气短，疲乏无力，食欲缺乏，腹胀腹泻，月经失调等表现。在怀孕期间，这种所谓的"血液稀释"现象会导致血红蛋白正常下降。

· 妊娠期贫血原因。最常见的贫血症是由缺铁所引起的（或铁缺乏症）。事实上，怀孕后，孕妇对铁元素的需求量明显增加。还需要一部分铁来满足发育中的胎儿和胎盘的需要。这时候如果妈妈们的铁物质没有得到额外的补充，很容易就会发生贫血。防止这种类型的贫血需要均衡的饮食（富含铁的食物，如：红肉、鱼肉、菠菜、小扁豆在较小程度上也含有铁）。在具有铁缺乏症情况下，治疗应是长期注意铁的摄入量。

贫血也可能与叶酸或维生素 B_9 缺乏有关（维生素存在于肝脏、乳制品、绿色蔬菜等）。治疗方法基于药物补充叶酸。

在分娩时，大量失血也会导致贫血。如果不是很严重，可通过输液、补充叶酸的方式补充铁元素；输血只用于失血严重的情况下。

剖宫产手术

剖宫产是孕妇在分娩的过程中，由于孕妇或胎儿的原因，无法使婴儿顺利地自然降生而由医生采取开刀手术取出胎儿的一种方法。在紧急情况下，全身麻醉有助于手术的快速进行减少意外情况的发生。非紧急时，区域性麻醉一般都作为手术的首选，脊髓麻醉或硬膜外麻醉使孕妇保持清醒状态。

在非紧急情况下，手术一般是在阴部上方做一横向的切口。而紧急时，手术切口一般是由脐部下方至阴部上方做一纵向切口。纵向切口有助于胎儿的快速离体。纵向切口出血量比较少，且可使胎儿更快地分娩出来，但不利于母亲的再次怀孕时经阴道生产的尝试。纵向切口会增加第二胎时子宫破裂的风险。切开羊膜囊，排出羊水。将胎儿推出子宫，切断脐带。

临床上对剖宫产有着严格的规定，比如，胎儿的头过大而产妇盆腔太小或产道狭窄，造成产妇无法自然分娩，等等，符合这些临床指征才可以考虑采取剖宫产取胎，在分娩时下此决定的原因是多种多样的：

·婴儿早产，胎儿窘迫可以发生在妊娠的各个时期，特别是后期及阵痛之后。胎儿窘迫的原因很多，例如脐带绕颈、胎盘功能不良、吸入胎便，或是产妇本身有高血压、糖尿病、子痫前症等并发症。

·产程迟滞是指产程延长，如果有明显的产程迟滞情况发生，却仍然勉强选择经阴道分娩，可能会对胎儿或母体造成伤害，因而必须实施剖宫产手术。

·宝宝出现胎位不正，属于臀位的胎位不正，要和主治医师讨论其优缺点才可实行。

·骨盆狭窄或胎头与骨盆腔不对称，胎儿过大等等。

应该指出的是，剖宫产只能是一种应急措施，它对解决难产、保全胎儿和孕妇的生命是有效的。但其安全性也只是相对而言，对孕妇产后的身体健康，会带来弊端；因此，对剖宫产手术的选择，无论是医生还是孕妇本人及其家属，都必须慎重，不可随意。

葡萄胎

葡萄胎来源于胚胎的滋养细胞。由于绒毛水肿增大，形成大小不等的水泡，累累成串，细蒂相连，状似葡萄，故称葡萄胎。

葡萄胎妊娠在不同地区发病情况良莠不齐：亚洲是85人中就会有一例。孕妇年龄过小或过大，发病率就越高。

·症状。临床表现有闭经，多数在闭经二三个月时或个别更迟些时，出现阴道流血，血可多可少，呈间断性，多数情况下子宫大于停经月份也是可能的，子宫达四五个月妊娠大小时，不仅孕妇感觉不到胎动，触不到胎块，也听不到胎心，仔细检查阴道流血中，如发现有水泡状胎块，则可确诊。

·治疗。葡萄胎是一种较严重的孕期意外，发生葡萄胎时应该积极配合治疗，同时还要调整好自己的心态。那么，葡萄胎治疗有哪些方法呢？清宫、输血、必要时行子宫切除手术或者是化疗等都是葡萄胎治疗的方法之一。

·复发的风险。葡萄胎刮宫治疗后需要随访两年。一是因葡萄胎术后发生恶性变的机会较大，二是一旦发生恶性变后，容易通过血液循环向远处转移，毕竟常常子宫病变的症状尚未出现却已有远处器官的转移了。因此，葡萄胎刮宫术后定期随访，对早期发现恶变，及时接受治疗，争取较好的治疗效果，有着极为重要的意义。

Q

脐带

胎儿与怀孕的母亲的胎盘的一种联系结构。脐带状如绳索，表面光滑透明，内含结缔组织和血管；在胎盘内胎儿的血液循环与母亲的血液循环交换营养物质和氧气，通过脐带营养物质与氧气来到正在成长的胎儿的体内。

当孩子出生后，脐带被切成离腹壁2～3厘米长。未来的5～10天就会脱落，形成肚脐眼。

如有出血和渗血现象，需告知医生。在脐带未脱落以前，需保持局部清洁干燥，特别是尿布不要盖到脐部，以免排尿后湿到脐部创面。要经常检查包扎的纱布外面有无渗血，如果出现渗血，则需要重新结扎止血，若无渗血，只要每天用75%的酒精棉签轻拭脐带根部，即可等待其自然脱落。医生会开抗生素以避免感染（脓肿或腹膜炎）。

前置胎盘

大多数情况下，胎盘应附着于子宫体的后壁、前置胎盘前壁或侧壁上。但是在某种情况下，胎盘像小帽子那样附着在子宫颈内口的上方，恰好戴在胎儿的头上或臀部，这种情况称为前置胎盘。前置胎盘的表现是在妊娠中期至妊娠晚期可以出现轻微直至严重的阴道出血；是妊娠期的严重并发症，处理不当可危及母儿生命安全。所以，它是引起孕产妇死亡和围产儿死亡的重要原因之一。

·可能发生的状况。前置胎盘发生的原因通常是子宫内膜不健全，生育或流产过多，刮宫过度使子宫内膜受损感染：或双胎时由于需要较多的血液供给，胎盘较大而且向下延伸：或受精卵发育迟缓，到达宫腔底部时缺乏种植能力继续下移到子宫下段，植入宫壁，形成前置胎盘。

·出血的风险。前置胎盘最典型的症状是妊娠晚期出现无痛性反复的阴道出血。出血往往发生在不知不觉中。有的孕妇出血只一次，有的则反复出血，而且出血量一次比一次多。小量反复出血易导致贫血，大量出血可致休克，不及时处理，可危及母婴生命。前置胎盘对母体的影响主要是产后出血和感染。由于胎盘附着在子宫下段，组织薄而脆，分娩时易导致撕裂出血，而且子宫下段收缩力弱，产后胎盘不易完全剥离，可引起产后出血，加之反复出血，孕妇常合并贫血，因而抵抗力低下，易患产后感染。

·对分娩的影响。前置胎盘对胎儿也有较大影响。前置胎盘反复出血，容易引起早产；前置胎盘部分的早剥、受压可使胎盘缺血缺氧，易引起胎儿宫内窒息；由于胎盘占据子宫下段的位置，妨碍了胎头进入产妇的骨盆入口，以致胎位异常如臀位，横位发生率高出一般。多采用剖宫产，可实现自然分娩，但不能保证其顺利进行。

腔静脉

腔静脉是一种将全身去氧合血液运送回心脏的静脉，分为上腔静脉与下腔静脉。下腔静脉系是收集腹部、盆部、下肢部静脉血回心的一系列管道。由于妊娠晚期受到子宫的压迫，准妈妈可能会有短暂的不适。

伴着孕期周数升高，胎儿和子宫缓慢变大，并开始压迫骨盆腔静脉和下腔静脉，使得下肢血液回流受阻，造成血压降低，使得下肢静脉压力过大而致使下肢静脉曲张。

结果造成准妈妈恶心，出冷汗，眼前发黑，身体偏向左侧时，不适感消失：这一腔静脉症状并不严重，只是在妊娠后期表现很明显。如果身体转向左侧，疼痛仍持续，可抬高腿部来促进静脉回流。

R

Rh 母儿血型不合

Rh 母儿血型不合是孕妇与胎儿之间因 Rh 血型不合而产生的同族血型免疫性疾病，病情危重，严重威胁着患儿的健康和生命。新生儿 Rh 溶血病是由于母亲和胎儿血型不合引起的一种溶血性疾病，可以引起胎儿红细胞破坏。如果不予治疗，大多情况严重患病的胎儿就会发生死亡。Rh 溶血病也可导致新生婴儿黄疸（皮肤、眼睛变黄）、贫血、大脑损伤、心衰甚至死亡，但不会影响母亲健康。

由于胎儿 Rh 血型（＋）而母亲 Rh 血型为（－）时，胎儿红细胞所具有的抗原恰为母体所缺少，当胎儿红细胞通过胎盘进入母体循环，使母体产生相应的血型抗体，此抗体又经胎盘到胎儿循环作用于胎儿红细胞并导致溶血。

Rh 血型不合时，胎儿红细胞经胎盘进入母体循环中，被母体脾脏的巨噬细胞所吞噬，需要经过相当长一段时间才能释放出足够量的 Rh 抗原，该抗原抵达脾脏淋巴细胞的相应抗原受体而产生 Rh 抗体，这种初发免疫反应发展缓慢，常历时 2 个月以上甚至长达 6 个月，故第 1 胎胎儿分娩时仅处于原发免疫反应的潜伏阶段。当发生原发免疫反应后再次怀孕，即使经胎盘失血的血量很少亦能很快地发生次发免疫，抗体迅速上升，通过胎盘与胎儿的红细胞结合导致溶血。

为了预防 Rh 溶血病，Rh 阴性血型妇女的所有孩子都应在出生时做一个 Rh 血型检测。所有怀有 Rh 阳性血型孩子的 Rh 阴性血型母亲应在分娩后 72 小时注射一种纯血液 Rh 免疫球蛋白，这可以预防 95% 以上的 Rh 阴性血型妇女的致敏。然而一些研究显示，大约有 2% 的孕妇在分娩前就已经发生了致敏。因此从预防早期致敏考虑，可以在孕 28 周和分娩后给孕妇注射 Rh 免疫球蛋白。Rh 阴性血型的妇女在自然流产、异位妊娠、人工流产或输入 Rh 阳性血后都应当注射 Rh 免疫球蛋白。此外，在进行了羊膜腔穿刺术和胎儿绒毛膜活检术后也应注射 Rh 免疫球蛋白。

发生新生儿溶血病，特别是 Rh 溶血可能性极大的产妇，如果腹围过度增大，体重增加超过正常，在怀孕 35 周以后应到医院检查羊水，如果羊水中胆红素浓度含量较高，其他检查说明胎儿肺脏发育成熟时，可在 35 ～ 38 时引产，存活率较高。生产时应做好抢救准备，防止小儿发生新生儿窒息，胎儿出生后尽早结扎挤带，可减轻黄疸。出生时或出生后 12 小时内有严重贫血、全身水肿和心力衰竭的病儿应立即给氧、利尿、强心治疗，情况稳定后尽快换血。一般小儿使用蓝光照射，用加速胆红素代谢和排泄的药物，例如苯巴比妥、激素、中药、白蛋白或血浆等可使小儿黄疸逐渐减轻。

染色体

染色体是细胞内具有遗传性质的物体，易被碱性染料染成深色，又叫染色质。其本质是脱氧核甘酸，是细胞核内由核蛋白组成、能用碱性染料染色、有结构的线状体，是遗传物质基因的载体。

·成对构成。人体内每个细胞内有 23 对染色体。包括 22 对常染色体和一对性染色体。性染色体包括：X 染色体和 Y 染色体。含有一对 X 染色体的受精卵发育成女性，而具有一条 X 染色体和一条 Y 染色体者则发育成男性。这样，对于女性来说，正常的性染色体组成是 XX，男性是 XY。这就意味着，女性细胞减数分裂产生的配子都含有一个 X 染色体；男性产生的精子中有一半含有 X 染色体，而另一半含有 Y 染色体。精子和卵子的染色体上携带着遗传基因，上面记录着父母传给子女的遗传信息。

·染色体异常。染色体在形态结构或数量上的异常被称为染色体异常，由染色体异常引起的疾病为染色体病。染色体病在临床上常可造成流产、先天愚型、先天性多发性畸形、以及癌肿等。

羊膜穿刺术可用来检查胎儿的染色体异常问题并作出必要的安排。

染色体组型

染色体组型描述一个生物体内所有染色体的大小、形状和数量信息的图像。这种组型技术可用来寻找染色体歧变同特定疾病的关系，比如：染色体数目的异常增加、形状发生异常变化等。

当怀疑胎儿异常时，建议通过染色体组型来监测妊娠状况。对于 38 岁以上的孕妇进行唐氏综合征的筛查（对于编号 21 的染色体不是具有两条染色体，而是有三条染色体），残疾的发生率随着母亲的年龄而增长。此外，建议患有某种染色体疾病的家庭进行这一检查，因为把这一异常遗传给胎儿的风险是存在的。染色体异常不能被治愈，因此必须在孩子出生前就作出决定，是否保胎。

染色体组型细胞的提取可通过多种技术（滋养层组织活检、羊膜穿刺术）实现；此选择取决于妊娠的阶段。

人工流产（IVG）

妊娠 3 个月采内用人工或药物方法终止妊娠称为早期妊娠终止，也可称为人工流产。用来作为避孕失败意外妊娠的补救措施，也用于因疾病不宜继续妊娠、为预防先天性畸形或遗传性疾病而需终止妊娠者。人工流产可分为手术流产和药物流产两种方法。常用的方法有负压吸引人工流产术、钳刮人工流产术和药物流产术。

准备做人工流产术前 1 周内应避免性生活，术前 1 天要洗澡更衣，避免着凉和感冒。手术前需禁食、禁水四小时。但是需要注意的是，如果有急、慢性的全身性疾病或严重的心、肝、肾功能损害：或者有急、慢性的生殖系统炎症的女性，就不适合进行人流。

人类免疫缺陷病毒（HIV）

人类免疫缺陷病毒（HIV）是一种感染

人类免疫系统细胞的慢病毒，属反转录病毒的一种。普遍认为，人类免疫缺陷病毒的感染导致艾滋病。能以单链 RNA 作为模块，转录为双链 DNA，该双链 DNA 可与宿主细胞的 DNA 结合然后反转录为病毒的单链 DNA，因此感染艾滋病病毒后，病毒的核酸永远与宿主细胞结合在一起，使得感染不能消失，机体无法清除病毒。

艾滋病毒是透过交换体液来传播的，特别是精液和血液。最常见的传染途径是：进行阴道或肛门性交，共享玷污了的针筒，受病毒感染的母亲传播给婴儿。另外，亦有越来越多个案显示，感染了病毒的母亲可经喂母乳而把病毒传给婴儿。检查若为阳性，母乳喂养时不可以的，病毒会通过乳液传染给孩子。

目前，唯一的对抗方式是阻止引起这一病毒的传染源（除此之外，性生活时要使用避孕套）。因为，迄今为止，没有有效的治疗方法可消除受感人群的病毒。

· 母婴传播。感染了 HIV 的妇女在妊娠及分娩过程中，也可将病毒传给胎儿，感染的产妇还可通过母乳喂养将病毒传给吃奶的孩子。根据发病阶段的不同，感染风险可达 20% ~ 30%。治疗方法就是降低胎儿受传染的风险；然而并不能完全免除这一风险。

· 出生之后。HIV 孕妇诞下的新生儿并不一定会携带此病毒。事实上，母亲体内的抗体也会传递给胎儿，同样也包括抗 HIV 病毒的抗体。孩子出生直至六个月时，还是呈现艾滋病血清检测阳性，孩子需要在特殊的专业处理中心进行定期的检测。

如果母亲艾滋病血清检测呈阳性，孩子一出生就需立即进行一系列检查，以便筛查孩子是否感染此病毒。如有必要，应进行抗病毒治疗。

· HIV 和母乳喂养。病毒会通过乳液传染给孩子：因此母乳喂养时不可以的。

妊娠测试

妊娠测试的原理是检查血液或尿液中的人绒毛膜促性腺激素（HCG）：当女性怀孕时，女性体内会产生这一激素。

· 尿液测试。一般来说，一定要采用晨尿，因为晨尿浓缩，激素水平较高，会测出最准确的结果。虽然阳性结果不像阴性结果那样误诊率高，并非 100% 可靠。有不少非怀孕因素会导致测试结果呈阳性：如尿中带血，在测试时有过的怀孕（在小产、人工流产或生育 8 周后都可以发现 HCG 激素）、卵巢肿瘤等病症，或服用一些生育药品。

· 验血测试。血检，如果时间没问题，结果是绝对准确的。妊娠血检是目前测试怀孕的最准确，可靠的测试方法。通常是在同房后 10 天就可以测出是否怀孕。

妊娠黄褐斑

妊娠性"胎斑"，也叫黄褐斑、蝴蝶斑或色素沉着。部分孕妇在妊娠 4 个月后，脸上出现茶褐色斑，分布于鼻梁、双颊，也可见于前额部，呈蝴蝶形，称为"妊娠斑"。

这是因为怀孕所引起的。因为怀孕时内分泌的改变，绝大多数妊娠妇女的乳头、乳晕、腹正中线及阴部皮肤着色加深，深浅的程度因人而异；原有的黑痣颜色也多加深。黄褐斑的治疗要内外结合，首先要祛除病因，并严格防晒。避免日晒，使用化妆品。

积极治疗内分泌功能障碍、肝病等原发病，加强营养，注意休息。大量补充维生素C等。局部外用脱色剂。

妊娠期感染疾病

怀孕期间，传染病很少，但也不能掉以轻心。事实上，某些疾病可能影响胎儿的健康。

尿路感染（膀胱炎），肾脏感染（肾盂肾炎）和阴道感染（真菌病）往往会因妊娠期激素混乱引起。有些病情是良性的，但有些可能诱发早产或通过产道造成新生儿感染。因此尽早治疗是十分必要的。

其他感染，即风疹，李斯特菌病，巨细胞病毒弓形体病，必须通过各种预防措施来防治。它们可能对胎儿造成的严重后果（如：畸形的风险，严重感染，宫内死亡，流产或早产）。

最后，乙型肝炎病毒感染，要求强制检测。如果母亲患有疾病，可在婴儿出生时接种疫苗。然而，如果母亲感染艾滋病病毒，目前还没有技术能够完全避免宝宝受感染。

妊娠纹

妊娠纹是腹壁皮肤会出现一些宽窄不同、长短不一的粉红色或紫红色的波浪状花纹。分娩后，这些花纹会逐渐消失，留下白色或银白色的有光泽的疤痕线纹。自妊娠第六个月期，75% 的孕妇都会出现。

妊娠纹的位置主要在腹壁上，也会出现在大腿内外侧、臀部上的妊娠纹臀部、胸部、后腰部、手臂等处，初产妇最为明显。在怀孕期间要避免摄取过多的甜食及油炸食品，应摄取均衡的营养，改善皮肤的肤质，帮助皮肤增强弹性。饮食调理、运动是增加皮肤

弹性很重要的两种方法。

绒毛膜

绒毛膜由滋养层和胚外中胚层的壁层构成，绒毛的发育使其与子宫蜕膜的接触面增大，利于胚胎与母体间的物质交换。绒毛膜和羊膜一同保护胎儿，分娩后随胎盘排除。

乳房

乳房主要由腺体、导管、脂肪组织和纤维组织等构成。它的体积增大是怀孕迹象之一。

乳晕是乳头周围皮肤色素沉着较深的环形区。对于不同的女性个体，乳晕的大小和色泽都有较大差异。

怀孕初期，乳头会变得更加坚挺和敏感。乳晕逐渐扩大，颜色变深。乳晕上环绕的小丘疹一样突起。整个乳房会涨大，表面皮肤的纹理也会更加明显。乳房的发紧、沉重以及丰满感，依然会比较显著。怀孕中后期，乳房的涨大，以及所有乳房外观和感觉的变化，都会更加明显地显现。

当宝宝出生、胎盘娩出，雌性激素和孕激素的水平就会骤降。没有了孕期激素的抑制作用，泌乳素就开始指挥制造乳汁的工作了。通常在 2 ~ 3 天之后，乳汁才会有。在这期间，乳房会生产初乳。

妊娠期间，拍摄乳腺 X 光片（乳腺造影术）是禁止的，由于 X 射线对胎儿存在潜在威胁。更倾向于使用超声多普勒来监测乳腺问题。

乳房脓肿

乳房脓肿通常是一种并不严重的感染，

最常发生在哺乳早期。由于通往乳头的通道（输乳管）被细菌感染所致；感染始于乳头皲裂，然后发展，产生脓肿。

乳房脓肿最初表现为高烧，渐渐产生疲劳和不适的状态，最终出现乳房疼痛感。这是一种不寻常的红热，与脓肿相比，它呈现出一个坚硬的区域。乳房脓肿在一段时间内是禁止哺乳的。最初可能倾向于使用抗生素，但通常治疗是通过手术切开脓肿。

乳头皲裂

常发于哺乳期间，婴儿含吮时，乳头部出现刀割样疼痛，随后乳头出现渗血，或有淡黄色稀薄的液体渗出，渗液干燥后在乳头表面形成结痂。如继续让婴儿吸吮，乳头表面即出现小裂口或溃疡。此时乳头红肿，哺乳时有剧烈疼痛，结痂亦可浸软，擦损而脱落，裂口随之变大。

哺乳前，湿热敷乳房和乳头 3~5 分钟，若乳房过胀，可先挤出少量乳汁，使乳晕变软，易被婴儿含吮。哺乳时，先在损伤轻的一侧乳房哺乳，以减轻另侧的吸吮力。孕期即开始对乳头的清洁护理，每天用肥皂水和清水清洗乳头和乳晕，以洗去皮脂腺分泌物，并增强皮肤耐擦力。洗后擦干。

S

桑葚胚

胚胎发育的早期阶段，一个受精卵经过多次分裂，形成具有数十至数百个细胞，这个细胞团组成的早期胚胎就是桑葚胚。此时细胞全能性极高，是胚胎分割以及移植的最佳时期。其后由于动物极和植物极细胞继续分裂速度不均等，导致细胞之间的相互挤压而形成内有空腔的胚体，即囊胚。

肾盂肾炎

肾盂肾炎是指肾脏盂的炎症。大都由细菌感染引起，一般伴下泌尿道炎症，临床上不易严格区分。孕妇多因膀胱上行感染所致，亦可通过淋巴系统或血行感染，偶有由肾周围组织的感染蔓延而来。

肾盂肾炎起病急骤，常有寒战、高热、全身不适、疲乏无力、食欲减退、恶心呕吐，甚至腹胀、腹痛或腹泻。如高热持续不退，多提示并存尿路梗阻、肾脓肿或败血症。肾盂肾炎多由上行感染所致，故多伴有膀胱炎，病人出现尿频、尿急、尿痛等尿路刺激症状。一侧或两侧肾区疼痛，肋腰点有压痛及叩击痛，上输尿管点及中输尿管点均有深压痛。

急性肾盂肾炎伴高热可引起早产或胎死宫内，发生于早期妊娠时可能导致胎儿发育异常。其中约 15% 的病例并发菌血症，孕妇较非孕妇容易遭受细菌内毒素的损害而发生中毒性休克和（或）成人呼吸窘迫综合征，有约 1/3 患者发生急性贫血，威胁母、胎的生命安全。

如出现以上症状，需加强孕期保健，提高健康水平；注意外阴清洁，排便后手纸应自前方向后擦，减少肠道细菌污染阴道前庭及尿道口的机会，每晚清洗外阴部；治疗无症状菌尿症。防止发生急性膀胱炎。

生物测量法

生物测量法是对生物的体积和大小进行统计。它特别用来评估胎儿的生长。通过超声波检查进行筛查，胎儿生物学测量由不同方面构成：BPD 双顶径，头围，腹围和股骨。这些参数用于评估胎儿的生长，根据计算公式估算胎儿的重量。这些数据通常由百分比曲线来表示。

生殖器疱疹

生殖器疱疹是单纯疱疹病毒 (HSV) 引起的性传播疾病。单纯疱疹病毒 I 型、II 型均可致人类感染。

I 型称口型或上半身型，占 10%，主要引起上半身皮肤、黏膜或器官疱疹，如唇疱疹、疱疹性脑炎等，但极少感染胎儿，尽管也有报道从外阴疱疹中分离出 I 型病毒，仍属少见。II 型称生殖器型，占 90%，主要引起生殖器（阴唇、阴蒂、宫颈等）、肛门及腰以下的皮肤疱疹，直接由性接触传播占绝大多数，以青年女性居多。孕妇患单纯疱疹病毒 II 型感染，可以垂直传播给胎儿。

生殖器疱疹的患部先有烧灼感，很快在红斑的基础上发生成群的小水疱，多见男性包皮、龟头、冠状沟、阴茎等处，偶见于尿道；女性常见于阴唇、阴蒂、阴道、宫颈等处。水疱可逐渐变成脓疱，约 6 天左右破溃而形成糜烂或浅的溃疡，自觉疼痛。病人可发生尿道炎，出现排尿困难。

临床研究表明，患有生殖器疱疹的孕妇，在怀孕时使用阿昔洛韦治疗，对胎儿和新生儿的影响都很小。对于在妊娠晚期感染的孕妇，除了要使用抗病毒药物，在分娩时宜采用剖宫术法，以减少胎儿经阴道分娩时感染病毒的机会。

失眠

失眠是指入睡困难，醒后难以入睡，出现睡眠障碍的一种疾病。妊娠初期和后期出现失眠是很常见的。

孕妇，尤其是初次怀孕的女性，因为对妊娠的不安和对分娩的恐惧，往往感到心理负担沉重，加上怀孕时身体上的不适，诸多因素综合在一起，使她们精神紧张、情绪焦虑，往往感觉到难以入睡。失眠的症状有很多，表现复杂。如果能够在早期及时发现，及时治疗，一定会取得较好的治疗效果的。

预防和治疗失眠的方法很多。如：调整睡姿，建议最好是侧卧，采取双腿弯曲的姿势来睡眠，这样胎儿才不会压迫孕妇的腹部大血管，使得血液自下肢向心脏回流顺畅，从而减少孕妇的心脏负担，保证睡眠质量；适当的运动，睡觉之前，洗个澡或者用热水泡泡脚；调整好心态；注意营养的调和，多补充一些钙类物质。实在难以入眠，并且持续很长时日，建议去看医生，由医生决定治疗方案，没有医嘱，千万不要自行服用安眠餐。

受精

受精是卵子和精子融合为一个合子的过程。它是有性生殖的基本特征，普遍存在于动植物界。

当精子与卵子表面结合时，卵子的代谢速率迅速提高，并开始合成 DNA。受精后 6～7 日晚期胚泡透明带消失后逐渐埋入并被子宫内膜覆盖的过程，称受精卵着床。需要经历三个过程：定位；黏附；穿透。着床后迅速发生蜕变。受精不仅启动DNA的复制，而且激活卵内的遗传信息，合成出胚胎发育所需的蛋白质。

输血

输血是指从静脉输入血液，是临床上一项重要的抢救和治疗措施。多用于急性大失血、烧伤、休克或再生性障碍性贫血等。如果一次失血超过全血量的15%时，机体的代偿机能将不足以维持血压的正常水平，可引起机体活动障碍，此时就需要输血。

输血原则上应输同型血，并作交叉配血试验，无红细胞凝集现象方可进行。输血的途径一般采用静脉输血。抢救重症低血压时，较少量的动脉输血能迅速使血压升高。骨髓内输血仅用于垂危小儿。

输血的治疗作用除了用以补给血量，维持血容量，提高血压以抗休克和防止出血性休克的措施外，还可供给具有带氧能力的红细胞以纠正因红细胞减少或其带氧能力降低所导致的急性缺氧症；补充各种凝血因子以纠正某些病人血液凝固障碍。

栓塞

羊水栓塞是分娩过程中，羊水及其内容物进入母血循环，形成肺栓塞、休克、凝血障碍以及多脏器功能衰竭的严重综合征，是产科发病率低而病死率极高的并发症，产妇病死率达80%以上。羊水栓塞起病急，病势凶险，多于发病后短时间死亡，避免诱发因素，及时诊断，尽早组织抢救、治疗，是抢救存活的关键。

双胞胎

双胞胎，指胎生动物一次怀胎生下两个个体的情况。双胞胎一般可分为同卵双胞胎和异卵双胞胎两类。同卵双胞胎指两个胎儿由一个受精卵发育而成，异卵双胞胎是由不同的受精卵发育而成的。

· 异卵双胞胎。异卵双胞胎由两个（或多个）卵细胞同时或相继与两个（或多个）不同的精子结合发育而成。它们在发育过程中有各自独立的胎膜、胎盘和脐带。母体子宫受孕时存在两个卵子分别和两个精子结合，然后分别发育成两个独立的个体，长大后差异比较大，并且可以为同性也可以为异性。由两个不同的受精卵发育成的双胞胎，则称为"异卵性双胞胎"。因为异卵双胞胎是由多重排卵产生的，在近几年中，他们的数量更高，尤其因受胎药使用增加，促成多重排卵。

· 同卵双胞胎。是由同一个受精卵在子宫内还没着床前，就分裂成两个细胞了，并分别着床发育成人的。他们的基因是100%完全相同的。由于他们出自同一个受精卵，接受完全一样的染色体和基因物质，因此他们的性别和相貌等等完全相同。这种相似不仅外形相似，而且血型、智力、甚至某些生理特征，对疾病的易感性等都很一致。

· 同卵还是异卵双胞胎，怎么知道呢？如果双胞胎的性别不同，那么他们绝大多数是异卵双胞胎（有同卵双胞胎在分离时一个胎儿XY中Y掉落，变成XY和XO）。如果性别相同，那么还需要进一步的区分。出生时，医生可能会告诉您，两个孩子是一个胎盘或是两个胎盘。一个胎盘说明是同卵双胞胎，两个胎盘就是异卵双胞胎。但这种概念是错误的。虽然，胎盘、胎膜的状况与双胞胎的卵性有一定关系，但不是绝对的，所以不能单单根据这个来判断。一般人们会通过相貌来判断，有的双胞胎就像一个模子里刻出来似的，他们多半是同卵双胞胎，长得不太像的则多半是异卵双胞胎。

顺势疗法

顺势疗法是一种有别于传统西医的独立、良好的医疗体系，完全可以安全、快速、有效、永久性地治愈疾病，顺势疗法的有效及无副作用的整体医疗体系在比较中发展起来，它能对现今传统西医无法解决的疾病产生良好效果。

顺势疗法通过服用高度稀释后的小剂量药物激活身体自愈能力，大剂量将致病或产生症状（一种所谓"相似可治愈"的方法）。怀孕期间，有些顺势疗法可用于治疗一些小问题，如：恶心，失眠和焦虑。在孩子出生时，一些疗法可帮助分娩。

T

胎动

胎动指的是胎儿在子宫腔里的活动冲击到子宫壁的动作。胎动的次数多少、快慢强弱等表示胎儿的安危。胎动是胎儿在妈妈子宫内的活动。

通常孕妈妈是第一次怀孕，有可能在孕18～20周时第一次感觉到胎动。怀孕满4个月后开始明显感到胎儿的活动，胎儿在子宫内伸手、踢腿、冲击子宫壁，这就是胎动。由于这时候胎儿还小，力量不足，胎动的感觉若有若无。

孕36～40周，胎儿越长越大，但子宫内的活动范围有限，因此孕妈妈会发现胎儿大翻身式的胎动不再那么频繁了。在孕期的最后两周，胎动可能会稍慢下来，胎儿成长的速度也会稍稍下降，这些都是正常的。

胎儿

胎儿，是指妊娠第三个月直至娩出阶段的未出生的宝宝。

胚胎期重要器官逐渐形成，在胎儿期各器官进一步发育成熟。第一个月，胚胎开发育、肝脏及消化系统。胎儿由胎盘及脐带（连接成长中胎儿至子宫壁的血管结构）获得营养及排泄废物。第二个月，胎儿的手臂及腿部开始形成。大部分的内脏器官都已发育，微小的心脏也开始活动，面部轮廓比较清晰，脑部正开始快速发育。

· 第三个月，胎儿的肝脏发展迅速，肠道和肾脏运作，尿液开始排入羊水中。他的轮廓分明，手指、脚趾、耳朵、眼睑都已形成。他重约65克，长为12厘米。

· 第四个月，胎儿所有器官都已形成，现在只是增大。第四个月，胎儿变得更活动，他浮动在液囊里举手伸中。他身长可能超过20厘米，体重约250克。

· 第五个月，用医生的听诊器听到胎儿的心跳。他的活动更强，更容易感觉到。他已长到大约30厘米，体重大约650克。

·第六个月，腹部继续增大，胎儿的活动更为有力。胎儿皮肤呈红色且有皱纹。他大约 37 厘米，1 千克重。

·第七个月，胎儿的眼睛偶尔会张开，对光有反应。如果这时候出生将被视为是早产儿，需要特别的照料，他体重约为 1.5 千克，长度约为 42 厘米。

·第八个月，胎儿此时几乎已完全长成，他的活动或（踢）已强到从体外可以看出来。他的皮肤不再那么皱。他通常呈头部朝下的位置，出生时就是这姿势。他的体重大约 2.5 千克，身长约为 47 厘米。

·第九个月，胎儿已经发育成熟，能在母体外生存。胎脂分离漂浮于羊水中，头骨还仍未连接在一起。他长满头发，并已落到下腹部准备出生。胎儿体重平均 3.2 千克，身长约 50 厘米。所有的器官仍未成熟，特别是大脑，仍需几年继续发育。

胎儿打嗝

在妊娠中后期，孕妇有时会觉得腹部发生有规则的小痉挛，这就是胎儿打嗝。胎儿打嗝在妊娠后期很常见，有的胎儿一天打嗝数次。胎儿打嗝的表现为胎儿在腹中会有规律的动，2～3 秒一次，持续的时间为 2～5 分钟，有时候会持续 10～20 分钟，具体表现为一跳一跳的，类似心跳，准妈妈们手摸在跳动的地方，会一弹一弹的，很有规律。

胎儿打嗝是很正常的，就跟我们大人呼吸一样的，因为胎儿的肺部还没有发育好，所以要不断吞食羊水，在吞食羊水的同时练习肺部的呼吸，以便出生后能够像大人一样正常的呼吸，也就是说宝宝在打嗝其实是一种提升肺部呼吸能力的一种方式。只是在宝宝打嗝的时候轻轻抚摸他就可以了，过个几分钟就不会打嗝了。

胎儿宫内发育迟缓

胎儿宫内发育迟缓是指胎儿出生体重低于同胎龄平均体重的第十个百分位或两个标准差。如果胎龄已达 37 周，新生儿体重低于 2.5 千克，也称为胎儿宫内发育不良。

·出生前。产前检查在孕 28 周后每周测量宫高，连续 2 次小于正常的第 10 百分位数，或孕妇体重连续三次不增长者，应怀疑胎儿宫内生长迟缓。B 超检测胎儿的双顶径、胸围、腹围、股骨长度等指标。超声多普勒胎血流频谱图测定胎儿脐动脉的血流速。在怀孕期间通常每三四周就要检查一次，确保胎儿正常生长。

医生可通过超声波检查了解胎儿的内脏器官，测量生长发育指标。有一种特殊的超声波检查叫做胎儿生物物理评分，医生可以进一步观察胎儿的呼吸、肌肉骨骼的运动等。

·出生后。分娩前做好各项急救准备。胎儿娩出后应立即在气管插管下彻底清除呼吸道羊水、胎粪，预防呼吸窘迫综合征（RDS）。为了避免可能的低钙血症，及时补充维生素 D。如果温度过低，将新生儿放在培养箱中保暖。及早喂葡萄糖水或开奶。

无论是何种原因的宫内发育迟缓，都必须予以监护，因为某些胎儿会快速生长，逐渐趋于正常，而其他孩子可能会比较脆弱。

胎儿镜检查

胎儿镜检查，是技术性较强的产前诊断

项目。一般在怀孕第15～20周时时行检查。用超声波定位后，经过局部麻醉做一腹部小切口，将此镜插入羊膜囊，可以直接观察胎儿的外形、性别，判断有无畸形，进行皮肤活检或从胎盘表面的静脉抽取胎儿血标本。能对胎儿的某些遗传性代谢疾病、血液病进行产前诊治断。它的应用使产前诊断发展到了一个新的水平。

胎儿窘迫

胎儿在宫内有缺氧征象危及胎儿健康和生命者，称为胎儿窘迫。胎儿窘迫是一种综合症状，是当前剖宫产的主要适应证之一，胎儿窘迫主要发生在临产过程，也可发生在妊娠后期。分为慢性和急性两种。

·慢性胎儿窘迫。多发生在妊娠末期，往往延续至临产并加重，其原因多因孕妇全身性疾病或妊娠期疾病引起胎盘功能不全或胎儿因素所致，临床上除可发现母体存在引起胎盘供血不足的疾病外，随着胎儿慢性缺氧时间延长而发生胎儿宫内发育迟缓。

·急性胎儿窘迫主要发生于分娩期，多因脐带因素（如脱垂，绕颈，打结等），胎盘早剥，宫缩过强且持续时间过长及产妇处于低血压，休克等而引起，临床表现在胎心率改变，羊水胎粪污染，胎动过频，胎动消失及酸中毒。

然而，胎儿心率异常并不意味着存在胎儿窘迫问题。胎动是表明胎儿存活的良好标志，也是对宫内缺氧最为敏感的指标，胎动计数是妊娠期监测胎儿宫内状况的一种简便方法，可长期使用。因此，可通过以下方法检测：胎心变化，胎心音每分钟在160次以上或120次以下均属不正常。羊水胎粪污染，羊水呈草绿色。胎动异常活跃。胎儿头皮血pH测定。

必要时可能要终止妊娠，如经以上处理效果不佳者应迅速终止妊娠，根据宫口开大情况、宫口条件、胎儿大小、先露下降情况等综合估计短时间内是否可经阴道分娩，抑或手术助产，必要时施行剖宫产。

胎儿臀位

臀位是常见的异常胎位之一。妊娠30周前臀位较多，不应视为异常；30周后多能自然回转胎儿臀位成头位，持续呈臀位者约占分娩总数的3%～4%。臀位分娩对胎儿危险性较大，易发生脐带脱垂、胎臂上举、后出头困难等。臀位处理不当时易造成死产、新生儿窒息、颅内出血、产伤等。

胎位是胎儿在子宫里的姿势和位置。胎位是指胎儿先露的指定部位与母体骨盆前、后、左、右的关系，正常胎位多为枕前位。妊娠30周后经产前检查，发现臀位、横位、枕后位、颜面位等谓之胎位不正，其中以臀位为常见。胎位不正如果不纠正，分娩时可造成难产。

妊娠晚期通过骨盆X光片测定母亲是否可顺产，如存在胎位不正或异常问题，医生将建议剖宫产。

胎儿心率（RCF）

胎儿心率受交感神经和副交感神经调节，通过信号描记瞬间的胎心变化所形成的监护图形的曲线，可以了解胎动时、宫缩时胎心的反应，以推测宫内胎儿有无缺氧。

·怀孕期间。比较普遍运用到的多普勒的高灵敏度仪器，可以在胎儿10周或者12周的时候，便可以听到像马蹄声一样的心跳。当孕12周时就能听到胎心，但这时候的胎心音很轻，用多普勒胎心仪才能听到。用胎心听筒在18周的时候才可以听到胎心。一般妊娠15周前，不用超声多普勒胎心仪进行自我监护。

·分娩期间。正常胎儿在子宫内的胎心率为120～160次／分，如果出现＜120次／分，或＞160次／分，就有可能是胎儿缺氧。

现在临床上常用电子胎心监护仪监测胎心率变化，根据所描记的曲线来判断胎儿是否缺氧，比听胎心更客观方便。

但在分娩过程中并不定期是完全在这范围内，因为子宫收缩会导致临时性胎盘供血减少，或胎头下降过程中受压，或脐带绕颈的牵拉，均可使胎心率有所降低，可少于120次／分，甚至小于100次／分，但应很快恢复，这对胎儿影响不大。但如果超过30秒钟仍不能恢复，说明胎儿在子宫内缺氧。另外，在子宫收缩后胎心率会增快，可以大于160次／分，在15秒内恢复正常，也属于正常现象，如持续在160次／分以上也要考虑有缺氧可能。

胎粪

胎粪是胎儿出生后12小时排出体外的绿色粪便。

胎粪污染即是羊水Ⅲ度胎粪污染羊水呈黄绿色或褐色内有大量胎粪，质稠厚呈糊状。羊水胎粪污染是产科临床上较常见的现象。胎儿在出生过程中吸入染有胎粪的羊水，引

起窒息、呼吸困难等一系列症状。严重者发展成呼吸衰竭或死亡。

胎便吸入症候群是指胎儿在出生时，新生儿吸入染有胎便的羊水所致。新生儿因气管内吸入胎便，而引起气管和肺泡中发炎及其它合并症（如呼吸道阻塞、呼吸窘迫、肺高压、气胸、肺气肿、肺泡扩张不全等）。但因为在怀孕34周前的羊水中较少发现胎便，因此"胎便吸入综合征"多影响足月甚至过期妊娠的新生宝宝。

胎盘

胎盘是母子间交换物质的过渡性器官。胎儿在子宫中发育，依靠胎盘从母体取得营养，而双方保持相当的独立性并确保宝宝的发育。

胎盘由羊膜、叶状绒毛膜（也称丛密绒毛膜）和底蜕膜构成。

胚胎发育至13～21日时，胎盘的主要结构－绒毛逐渐形成。约在受精后第3周，当绒毛内血管形成时，建立起胎儿胎盘循环。胎儿的静脉血经脐动脉及其分支流入绒毛毛细血管，与绒毛间隙内的母体血进行物质交换后，成为动脉血，又经脐静脉回流到胎儿。母体动脉血从子宫螺旋动脉流入绒毛间隙，在此与绒毛内毛细血管的胎儿血进行物质交换后，由子宫静脉回流入母体。

胎盘的功能复杂，绝非单纯滤过作用。胎盘还有贮藏功能。如人在妊娠初期，胎盘生长很快。大量的营养物质（蛋白质、糖原、钙、铁等）贮存于胎盘细胞内，以供胎儿生长需要。胎盘有相当于肝脏的功能，它不仅能贮备营养，而且有调节作用，发育后期，

胎儿肝脏逐渐生长发育完备，胎盘的代谢调节功能才逐渐减退以至消失。胎盘除分泌许多类似垂体和卵巢产生的激素以保证妊娠进行外，还发现有相当于下丘脑的多肽的短距离作用的激素。

分娩后的胎盘，短时间内仍有生命，可做药理和生理研究的材料。胎盘含有丰富的和高效的营养物，所以不管是肉食或草食性的母兽，在分娩后都本能地把胎盘吞噬干净。

自然分娩和人工分娩

胎盘娩出是因而娩出后胎盘和四肢娩出的过程。通常是在分娩后的半个小时之后。

·自然分娩。自然分娩是指在有安全保障的前提下，通常不加以人工干预手段，让胎儿经阴道娩出的分娩方式。自然分娩最基本的条件是决定分娩的三因素：产力、产道及胎儿均正常且三者相适应。孕妇在决定自然分娩时，应先了解何时预产及生产的全过程。胎儿胸廓受到有节律的压缩和扩张，促使胎儿肺部产生一种叫做肺泡表面活性物质的东西，使胎儿出生后肺泡富有弹性，容易扩张。阴道分娩时，胎儿头部不断受挤压，刺激胎儿呼吸中枢，有利于出生后建立正常呼吸。阴道自然分娩的产妇，产后身体恢复大大快于剖宫产，能有较多精力照料婴儿。自然分娩的产妇还能避免剖宫产的许多并发症和后遗症。

·人工分娩。由于某种原因，绝对不可能从阴道分娩时，施行剖宫产可以挽救母婴的生命。产妇以下情况需要剖宫产：阴道分娩无法达成，或经阴道分娩可能对产妇或胎儿有危险时，就需要剖腹生产。剖宫产的手术指征明确，麻醉和手术一般都很顺利。如果施行选择性剖宫产，于宫缩尚未开始前就已施行手术，可以免去母亲遭受阵痛之苦。

胎盘早剥

胎盘早剥是指妊娠 20 周后或分娩期，正常位置的胎盘在胎儿娩出前，部分或全部从子宫壁剥离。胎盘早期剥离是妊娠晚期严重并发症，往往起病急骤，进展快，如诊断处理不及时会发生严重并发症如弥散性血管内凝血（DIC）、肾衰竭及产后出血，严重威胁母亲和胎儿生命。

胎盘早期剥离危及母儿生命，母儿的预后取决于处理是否及时及恰当。对处于休克状态的危重患者，应立即予以面罩吸氧，积极开放静脉通路，快速补足血容量。主要是输新鲜血，使血细胞比容达 30% 或稍高，尿量至少 30 毫升／小时，输新鲜血尚可补充凝血因子。

抢救休克的同时应做中心静脉压的测量以指导补液量。胎盘一旦早期剥离，在胎儿娩出前，胎盘剥离可能继续加重，难以控制出血，持续时间越长，病情越严重，出现并发症的机会也越大，因此一旦确诊重型胎盘早期剥离，必须及时终止妊娠。

胎盘早剥患者容易发生产后出血，故在分娩后应及时应用子宫收缩剂如催产素、麦角新碱等，并按摩子宫。若经各种措施仍不能控制出血，子宫收缩不佳时，须及时作子宫切除术。若大量出血且无凝血块，应考虑为凝血功能障碍，并按凝血功能障碍处理。

胎盘植入

如果绒毛更加深入子宫肌层，使胎盘和子宫壁粘连在一起就称为植入性胎盘。无论粘连性胎盘还是植入性胎盘，在分娩时都可以使胎盘剥离困难，造成大出血。粘连性胎盘，需要助产人员用手进入宫腔剥离；植入性胎盘用手也不能剥离，如果强行剥离，会发生出血、休克，穿破子宫肌肉，造成子宫穿孔和感染，后果会很严重，此时应立即进行剖腹手术，缓解危机。

有些时候，胎儿顺利出生后，很长时间胎盘不能娩出，这往往都是因为蜕膜有炎症变化或叶状绒毛生长过长，导致胎盘植入异常而造成的。如果绒毛深入蜕膜基底层，胎盘粘连于子宫壁上，称为粘连性胎盘。

胎脂

刚生下来的新生儿皮肤上有一层白色的油腻的东西。有的部位多一些，有的部位少一些，这是娘肚子里带出来的脂肪，医学上称为"胎脂"。胎儿身上一层薄薄的胎脂是保护胎儿皮肤不受羊水浸润的影响。出生后仍能起到保护皮肤的作用。

它同样被称为胎垢，是胎儿 8 个月大时分泌的皮脂腺，在演化到足月的过程中，胎垢会渐渐消退。

在孩子出生后，胎脂在褶皱的皮肤中更为丰富，并在未来的 24 小时内自行消退，不能擦拭新生儿皮肤让其消失。

唐氏综合征

唐氏综合征即 21－三体综合征，又称先天愚型或 Down 综合征，是由染色体异常（多了一条 21 号染色体）而导致的疾病。60% 患儿在胎内早期即流产，存活者有明显的智能落后、特殊面容、生长发育障碍和多发畸形。

· 孩子患有唐氏综合征。患儿具明显的特殊面容体征，如眼距宽、鼻根低平、眼裂小、眼外侧上斜、有内眦赘皮、外耳小、舌胖、常伸出口外、流涎多。身材矮小，头围小于正常，头前、后径短，枕部平呈扁头。颈短、皮肤宽松。骨龄常落后于年龄，出牙延迟且常错位。头发细软而较少。

约 25% 的患儿伴有先天性心脏病等其他畸形，因免疫功能低下，易患各种感染，白血病的发生率比一般增高 10 ～ 30 倍。由于患儿免疫力低下，宜注意预防感染。如伴有先天性心脏病、胃肠道或其他畸形，可考虑手术矫治。医疗和社会服务，对患者以进行长期耐心的教育和训练，对弱智儿进行预备教育以使其能过渡到普通学校上学，训练弱智儿掌握一定的工作技能。耐心地教育和训练，在监护下，生活多可自理，甚至可做较简单的社会工作而自食其力。

· 38 岁以上或有既往病史的孕妇。母亲年龄愈大，风险率愈高。唐氏血清筛查是很有效的方法，35 岁以下的孕妇唐氏阳性率为 6%，38 岁以上的高危孕妇为 44%。任何孕妇都有可能怀上唐氏综合征的胎儿。过去认为：＞ 35 岁的是高危人群，几率会随着孕妇年龄的递增而升高。现在认为 80% 的唐氏综合征发生在 ＜ 35 岁的孕妇当中。

唐氏筛查没有不良反应，既能缩小羊水检查的范围，又不会遗漏可能怀有唐氏儿的孕妇，因此每一位孕妇都有必要进行唐氏筛查，做到防患于未然。检查血清 AFP、HGG 还可筛查出神经管畸形、18 三体综合征及 13 三体综合征的高危孕妇。提示高危孕妇群的存在，使这些孕妇得以做进一步的产前检查和咨询，最大限度地防止唐氏综合征患儿的出生。

·38 岁以下孕妇。为了避免进行不必要的羊膜穿刺术检查，因其检查存在 0.5%～1% 的流产风险，建议 38 岁女性慎重选择此方法。可通过测量胎儿颈部（在闭经的第 11 到 13 周通过超声波检查来测量）和血清标志物检查来排查（通过对孕妇验血）。

·非强制性的检测。这些筛查（妊娠初期通过超声波检查测量胎儿颈部，血清标志物检查，羊膜穿刺术）并非是强制性的。终止妊娠的最终决定还是由父母作出，医生只是给予最合适的建议。

糖尿病与妊娠

妊娠糖尿病是指在原有糖尿病的基础上出现合并妊娠症，或妊娠前为隐性糖尿病、妊娠后发展为糖尿病的情况。属高危妊娠，对母儿均有较大危害。自胰岛素应用于临床，糖尿病孕产妇及其新生儿死亡率均显著下降。但孕产妇糖尿病的临床过程较复杂，至今母婴死亡率仍较高，必须引起足够重视。

·对胎儿可能产生的影响。可使胎儿的死亡率增高，胎儿的死亡率增高主要与孕妇的血糖水平升高有关。妊娠期糖尿病患者若能严格地控制血糖，并在妊娠的晚期加强对胎儿的监测，是可以降低胎儿死亡率的；可形成巨大胎儿：妊娠期糖尿病多发生在妊娠的中晚期，此时胎儿的器官已经形成，因此对胎儿的影响主要是可导致其过度发育，从而形成巨大胎儿；可导致胎儿畸形：妊娠期糖尿病患者所孕育的胎儿容易出现神经系统和心血管系统的畸形，如脊柱裂、脑积水、先天性肛门闭锁等。

·妊娠前就患有糖尿病。糖尿病前期，这类孕妇有糖尿病的家族史，但孕妇则无明显糖代谢紊乱，可在妊娠后出现类似糖尿病孕妇的并发症（巨大胎儿、畸形儿及羊水过多等）。若干年后多数将出现显性（临床）糖尿病。潜在糖尿病，此类孕妇妊娠前后均无糖尿病的临床表现，但糖耐量异常，经过一定时间后，可能发展成显性（临床）糖尿病。

显性糖尿病，孕妇有糖尿病的临床表现（三多一少），空腹血糖升高，尿糖阳性，糖耐量减低。其中部分孕妇在妊娠前已患有糖尿病，经治疗后受孕。部分孕妇则在妊娠后才发现患有糖尿病，分娩后糖尿病继续存在。

·妊娠期糖尿病。妊娠前无糖尿病的临床表现，糖代谢功能正常。妊娠后出现糖尿病的症状和体征，部分孕妇出现糖尿病并发症（妊娠高血压综合征、巨大胎儿、死胎及死产等），但在分娩后糖尿病的临床表现均逐渐消失，在以后的妊娠中又出现，分娩后又恢复。这部分患者在数年后可发展为显性（临床）糖尿病。

孕妇一旦得了妊娠糖尿病，就要非常警惕了，妊娠糖尿病对孕妇本身、胎儿都能产生较为严重的危害，因此，孕妇在生活过程中要注意控制血糖，精心护理。要学会自行检验。患者出现头晕、恶心及心慌时，要区别是低血糖还是高血糖，是吃糖还是不吃糖，此时用尿糖试纸检查尿液，便可对症治疗。还可用酮体粉检查尿酮体。

生活要有规律。学会自己调整胰岛素及饮食数量。在应急时增加胰岛素剂量，在病情好转时又要及时减少胰岛素剂量。特别注意清洁卫生。要养成饭前便后洗手的习惯，最好不到拥挤的公共厕所，预防各种感染。

体外受精

体外受精（IVF）是指是将卵子与精子取出，在人为操作下进行体外受精，并培养成胚胎，再将胚胎植回母体内，完成受精过程的技术。

体外受精技术的重大突破，体外培养技术的改进，以及胚胎植入方式的改变等等，各项技术已日趋成熟，使得试管婴儿技术已成为所有不孕不育症夫妇求子的其中一种最受欢迎的辅助方式了。

对于轻度的不孕不育症疾病，施以人工授精治疗可有 50% 的成功受孕率。即使严重性的男性精子稀少症或无精症的患者，通过精子显微注射术也有生育的机会。人工授精主要用于由男性原因造成的不孕。胚胎在培养器皿里生存 3 ~ 5 天，然后移植到母亲的子宫中，接下来就与自然孕期一样，直到正常分娩。多余的胚胎就被冷冻起来，一旦上次胚胎移植失败，冷冻的胚胎还可以解冻、复苏，做第二次移植。如果植入的多个胚胎全部发育良好，依据相关要求，还必须采用技术进行减胎，以减少三胞胎或双胞胎的几率。

试管婴儿并非万能的，它只是目前能提供难孕夫妻最科学也最快速达成目的的一种辅助生殖科技。许多从前束手无策的问题，如输卵管阻塞，男性不育症等，目前则大多可借此一崭新的辅助生殖科技来达到怀孕的目的。据美国国家疾病管制局（CDC）统计，1997 年全美国试管婴儿的平均怀孕率约 35%，台湾的统计数据也差不多，但有少数生殖中心的怀孕率可达 50% ~ 60%。试管婴儿一旦怀孕，多胞胎概率 25% ~ 30%。

头部血肿

头颅血肿和帽状腱膜下出血属新生儿产时损伤性出血，为胎儿头颅在产道受压、牵拉、器械助产等所致。

头颅血肿也相对频繁地出现在正常分娩中，临床上称之为颅骨骨膜下出血。这是分娩过程中骨膜下血管破裂出血所致。在分娩过程中产道压迫会使颅骨重叠，这时有可能导致部分血管受伤而出血。不过这种出血量不会很大，因为骨膜和颅骨间的空间是有限的，血出至一定量自然会压迫血管达到止血的目的。这种血块一般通过一两个月也就吸收了，时间长者三四个月甚至半年也就消失了。个别病人是由于胎头吸引或使用产钳助产导致头部血肿，其原理仍是骨膜下血管破裂所致。

头部血肿禁忌用注射器去穿刺抽血，因为你不去动它，它会在无菌情况下慢慢地被吸收；而你用针去抽则可能带入细菌造成感染，一个无菌的血肿可能变成有菌的脓肿，其后果则严重多了。所谓感染无外乎红、肿、热、痛、功能障碍，因此一旦你发现血肿部位突然增大、发红或孩子发热出现全身不适，你就要及时上医院，因为这是继发感染的征兆。

头部血肿在骨膜下、颅骨外，不会对脑实质发生压迫，因此不会遗留后遗症；同时在血肿外有头皮和皮下组织的保护，你可以正常地保持孩子头部清洁，手法轻柔地给孩子洗头、洗澡是允许的。应注意的仅仅是不要用手去搓揉孩子头部的肿块，不要去做冷敷、热敷等不当的处理。

头骨隆起血块

头部颅骨部位包块是何物质，是否血肿，新生儿头皮血肿主要发生在难产，胎儿头吸引术，产钳助产，有时也可发生在正常产，这是由于颅骨骨膜下小血管破裂出血，血液停留在局部而形成的，多见于一侧或双侧头顶骨。血肿高出皮肤，边界清晰，大小不一，不超越颅骨骨缝。一般于生后 2 ~ 3 天逐渐明显，压之有波动感，可逐渐吸收消失，一般经数周至数月不等。在没有感染的情况下可不必处理。

外阴切开术

外阴切开术是一种在分娩过程中为扩大阴道开口所行的外科切开术。常规做外阴切开术的理由是，防止会阴撕裂、保护盆底肌肉和认为外科切开术容易修补且愈合的更好。此外，外阴切开术可能减少胎儿损伤。

外阴切开术适用于以下症状：会阴弹性差、阴道口狭小或会阴部有炎症、水肿等情况，估计胎儿娩出时难免会发生会阴部严重的撕裂；胎儿较大，胎头位置不正，再加上

产力不强，胎头被阻于会阴；35 岁以上的高龄产妇，或者合并有心脏病、妊娠高血压综合征等高危妊娠时，为了减少产妇的体力消耗，缩短产程，减少分娩对母婴的威胁，当胎头下降到会阴部时，就要做会阴切开术了；子宫口已开全，胎头较低，但是胎儿有明显的缺氧现象，胎儿的心率发生异常变化，或心跳节律不匀，并且羊水混浊或混有胎便。

术后应该多摄取高纤食物，以避免便秘。养成规律的排便习惯。多补充水分，每天喝足 2 升水。需注意在如厕后用水冲洗会阴，避免细菌感染；保持伤口干燥；不要用力解便，以避免缝补的伤口再裂开；勿提重物；产后 6 周内，应该避免性行为的发生。

胃食道反流

胃食管反流性疾病是一种食管胃动力性疾病。下食管括约肌松弛期间，胃内容物反流入食管称胃食管反流，常饭后出现。这是一种并不严重的感染，孕妇较常见，尤其是妊娠后期。

胃食道反流症状包括有有胸口灼热感、打嗝、恶心、呕吐、胸口闷痛，以及胃酸逆流。此外，用餐急快或过饱也会造成胃食道反流疾病。典型心灼热感症状通常发生在饭后，尤其是在躺下来或腹部用力时会特别显得严重。孕妇易患该病的原因很多：首先，由于体内孕激素增多，使食道下段括约肌的紧张度下降，胃内容物就易反流至食管；其次，孕妇的食物摄取量大大增加，当过多食物积存在肠胃中不能消化时，就易形成反流；再次，由于胎儿不断长大，孕妇腹腔内压力逐渐增加，胃受挤压后胃内压力也随之增加，

当超过食管内压时就会出现反流；最后，由于孕妇的活动量减少，胃肠蠕动减弱，容易便秘，从而增加患胃食管反流病的几率。

保持良好的生活、饮食和作息习惯，保证充足的睡眠。少食多餐，细嚼慢咽。水果少吃，空腹不吃，酸性、寒性水果少吃。进食半小时后适量体育运动，避免负重、剧烈运动。戒烟酒，忌食巧克力、咖啡，不易喝浓茶。腰带要松，注意腹部保暖，坚持腹部按摩。此外，医生可开些抗反流的药物。通常分娩后，此现象会消失。

X 光片与妊娠

X 射线比可见光有更强的穿透能力，可用穿透人体组织。不同的组织可穿透力不同，如脂肪、肌肉等所谓软组织容易被穿透，骨组织密度大不容易被穿透。一侧用 X 光照射身体，对侧用可以感受 X 光的胶片曝光，就出现不同深浅度的图像。胎儿受到 X 射线照射可能诱导胎儿畸形，建议在妊娠期间采用超声波检测。

胎儿曝光于 X 光下可能导致基因突变，尤其是进行放射疗法时（此期间会释放大量的 X 射线）；但是出于预防危险，如果孕妇需要通过拍摄 X 光片诊病，应在腹部带上一个铅围裙保护胎儿，避免不利影响。

·妊娠初期。X 光对胎儿的影响肯定是有的，X 线是一种波长很短穿透能力很强的电磁波，若接触的 X 线量过多，就可能产生放射反应，甚至受到一定程度的放射损害。

但是，如果 X 线射量在容许范围内，一般影响极小。对准妈妈来说，如过量接受 X 光照射，在怀孕的早期会导致胎儿严重畸形、流产及胎死宫内等。一般情况下，胸部或四肢照射，X 线对胎儿的影响相对较小。愈接近预产期，影响也越小。单次透视所接受的放射线剂量并不足以致畸。如果在致畸期接触了 X 射线，确实存在一定风险。

·妊娠中期和后期。随着妊娠的进行，风险会渐渐减小。如有必要，需对骨盆拍摄 X 光片（如：患肾病，需进行静脉尿路造影术），尽量限制拍摄次数。出于同样原因，拍片进行骨盆测量，用于分娩预测，往往会在妊娠 8 个月以后采取此技术。

囟门

囟门指婴儿出生时头顶有两块没有骨质的"天窗"，医学上称为"囟门"。

颅骨共有 6 块骨头组成，宝宝出生后由于颅骨尚未发育完全，所以骨与骨之间存在缝隙，并在头的顶部和枕后部形成两个没有骨头覆盖的区域，分别称为前囟门和后囟门。

囟门是胎儿出生时头颅骨发育尚未完成而遗留的间隙。后囟一般在出生后三个月内闭合，前囟大约在出生后 1 ～ 1.5 岁时闭合。由于囟门处没有坚硬的颅骨覆盖，应注意保护，以防大脑遭受损伤。给婴儿洗头时。囟门处可以洗，但动作要轻柔，不能用手指抓挠。洗头水不能过热，要用温水。

先天性风疹

先天性风疹是一种病毒性传染疾病。这是一种对婴儿成人影响不大的疾病，但对胎儿很危险：如果孕妇在妊娠初期感染此病，宝宝可能患有严重畸形。

先天性风疹综合征是由于孕早期感染风疹，风疹病毒通过胎盘感染胎儿，导致胎儿的先天性畸形。出生的新生儿可为未成熟儿、先天性心脏病、白内障、耳聋、发育障碍等，称为先天性风疹，或先天性风疹综合征。

怀孕初期，医生会对孕妇进行检测，以便确诊是否对风疹免疫。如果不是，她就必须避免接触携带这一病毒的人群。

对风疹没有免疫的孕妇，一旦接触风疹患者，应在 10 天内进行验血；15 或 20 天后进行第二次验血。第二次验血后才可知晓是否感染此病。

治疗存在极大困难，因此主要在于预防：进行被动免疫。妊娠初 3 个月应尽量避免与风疹病人接触；疫苗接种是一种主动免疫，可降低人群易感性，控制流行。为预防先天性风疹，有的国家所有女孩都要接种风疹疫苗，最理想的接种对象为学龄女童和要结婚的女子。

先天性弓形虫病

孕妇在妊娠期间感染了弓形虫病，弓形虫可以通过胎盘传给胎儿，直接影响胎儿的发育。

·对母亲和胎儿的影响。孕妇患弓形虫病时多无症状，或症状轻微，少数有症状者呈多样化。临床上有急慢性之分。急性以淋巴结炎居多，淋巴结肿大，有压痛。慢性常表现为视网膜脉络膜炎。

弓形虫病是由弓形虫引起的一种人畜共患的寄生虫病。本病与优生有密切关系，孕妇在妊娠期间感染了弓形虫病，弓形虫可以通过胎盘传给胎儿，直接影响胎儿的发育，造成胎儿多种畸形（据报道有无脑儿、脊柱裂、小头畸形、无眼、单眼、小眼、高度近视等）、甚至死亡，也可使孕妇流产、死产、早产等。为避免先天性弓形虫病儿的发生，应对有明显动物接触史的孕妇，在妊娠早、中、晚期分别检测弓形虫 IGM 及早发现弓形虫急性感染病例，及时终止妊娠或及早给予足量药物治疗。

·预防措施。宜对免疫缺陷的小儿和血清学阴性孕妇进行预防。主要措施是做好人、畜的粪便管理，防止食物被囊合子污染。不吃未煮熟的肉、蛋、乳类等食物，保持冰箱清洁。饭前洗手。孕妇早期用血清学方法检查抗体，可以预告抗体阴性的孕妇重视预防措施，以便保护胎儿不受染。如胎儿已受染者可考虑终止妊娠。

先天性疾病

先天性疾病就是一出生就有的病。母亲在怀孕期间接触环境有害因素，引起胎儿先天异常，但不属于遗传疾病。

·先天性畸形。指出生前在母体内已形成的外形或体内有可识别的结构和功能缺陷。其产生原因为遗传性和环境因素两大类。前者是指从父母处接受的遗传物质所致，即染色体异常和单基因、多基因遗传。后者是指在胎儿发育过程中，受外界因素或母体变化的影响而致畸。

·先天性基因感染。这涉及卵细胞分裂过程中所携带的基因问题（如：唐氏综合征），或有父母一方基因突变而遗传给胎儿的。

·由于胎儿的环境因素而引起的感染。它是由于母亲所携带的各种疾病传递给胎儿（如：风疹，弓形虫病），中毒（酒精，抗惊厥药物，抗凝血剂，抗癌药）。某些感染造成胎儿缺陷。

先天性斜颈

先天性斜颈，系指出生后即发现颈部向一侧倾斜的畸形，其中因肌肉病变所致者，称之为肌源性斜颈；因骨骼发育畸形所致者，称之为骨源性斜颈。

先天性斜颈的真正原因至今仍不明了。临床表现为颈部肿块，斜颈，面部不对称和其他并发症等。其治疗方法分为非手术疗法和手术疗法。

治疗越早效果越好。在婴儿期如坚持采用非手术疗法，部分病人可以治愈；在儿童期或胸锁乳突肌挛缩不严重者，需手术治疗，可以治愈；胸锁乳突肌挛缩严重、颜面不对称很明显，且年龄较大患者，也可有明显效果，但不能达到正常。

先兆子痫

先兆子痫的定义为妊娠 20 周后出现血压升高，伴有蛋白尿或水肿。妊娠 24 周左右，高血压、蛋白尿基础上，出现头痛、眼花、恶心、呕吐、上腹不适等症状者称为先兆子痫。有时可能对母亲和胎儿带来严重后果，需要进行合理监控，产检时进行蛋白尿（通过试纸进行尿液分析）和血压测试。

·尚不明了的原因。对于先兆子痫的发病机制，已存在许多理论，如前列环素和血栓素的失衡、免疫异常、血管对血管活性剂的反应增加、胎盘的异常、血管紧张素原基因的遗传变异等，但无一被证明，确切的病因尚不清楚。约 5% 的孕妇患有此病。多出现于首次妊娠，多胎妊娠，糖尿病，肥胖和年龄小于 18 岁及 40 岁年以上的孕妇。先兆子痫通常开始于妊娠晚期。她可能发展很慢，但突然就变得很严重。

·潜在的风险。妊娠晚期除具有水肿、血压高和蛋白尿的妊高征症状外，出现有剧烈头痛、头晕、恶心呕吐、右上腹痛、胸闷、视力模糊、眼冒金花、忧虑、易激动等症状时，即可诊为"先兆子痫"，应立即收入院治疗。

妊娠晚期发展呈最严重而紧急情况时，以抽搐及昏迷为特点，可并发肾衰竭、心力衰竭、肺水肿、颅内出血、胎盘早期剥离等。少数患者抽搐后立即清醒，亦可停止片刻再发生抽搐。抽搐后血压常上升，少尿或无尿，尿蛋白增加。进入昏迷后体温上升，呼吸加深。抽搐中可能发生坠地摔伤，骨折。昏迷中如发生呕吐可造成窒息或吸入性肺炎，亦可有发生胎盘早剥、肝破裂、颅内出血及发动分娩。

·治疗。当出现有先兆子痫症状来急诊检查时也应立即入院，积极对症治疗，以免子痫发作。一旦子痫发作都应立即采取紧急抢救措施。先兆子痫孕妇生活准则，卧床休息，以左侧卧为宜。控制饮食：避免吃太咸的食物，如腌制品、罐头食品。自行监测血压。维持高蛋白饮食。严重者需药物治疗，症状严重者需住院，并以药物降血压，并监控用药后的状况。保持情绪稳定：建议多休息，保持心情愉快，以减轻身体的负担。

小骨盆

小骨盆有上、下两口，上口又称为入口，由界线围线；下口又称为出口，高低不平，呈菱形，其周界由后向前为尾骨尖、骶结节韧带、坐骨结节、坐骨下支、耻骨下支、耻骨联合下缘。两侧耻骨下支在耻骨联合下缘所形成的夹角叫耻骨角，男性为 70° ～ 75°，女性角度较大，为 90° ～ 100°。假骨盆与产道、性功能无直接关系。真骨盆容纳子宫、卵巢、输卵管、阴道及邻近的输尿管、膀胱、尿道、直肠等器官。

新生儿黄疸

新生儿黄疸则指小儿出生后周身皮肤、双眼、小便都发黄为特征的疾病，中医称之为胎黄。新生儿黄疸，有真有假，真黄疸是指病理性黄疸，如新生儿溶血病，新生儿败血症、新生儿肝炎、先天性胆管闭锁等等。而假黄疸特指小儿生理性黄疸，是不需要治疗的。

· 普通黄疸。胎龄 12 周时，羊水中已有胆红素，这是由胎儿气管和支气管树分泌到羊水中的未结合胆红素，胎儿红细胞破坏后产生的未结合胆红素，极大部分通过胎盘到母体循环去清除，故新生儿刚出生时都无黄疸。

出生后，新生儿必须自己处理血红蛋白的代谢产物—未结合胆红素，但葡萄糖醛酰转移酶在足月儿要 3 ～ 5 天，未成熟儿要 5 ～ 7 天才成熟，加诸概述中已提及的各种新生儿胆红素代谢特点，就发生新生儿生理性黄疸。小儿出生 24 小时以后发现黄疸，

并能够在 14 天以内自然消失，没有其他症状，称之为生理性黄疸。黄疸会迅速消失，有些光疗会降低其强度。

· 母乳性黄疸。母乳性黄疸是指与母乳喂养有关的特发性黄疸，临床主要特征是新生儿母乳喂养后不久即出现黄疸，但无其他全身症状，足月儿多见。正确的做法是鼓励母亲继续喂奶，可采取多次少量的母乳喂养的方法。早发型母乳喂养性黄疸鼓励频繁喂奶，避免添加糖水。喂奶最好在每天 10 次以上，同时密切观察患儿的黄疸及一般状况、吃奶及体重增长情况。

· 干预措施。当出现高胆红素血症时，根据情况采取停母乳及其他干预措施。各种干预手段以尽可能不影响母乳喂养为前提，尽快降低胆红素水平。轻时可以继续吃母乳，重时应该停用母乳，改用其他配方奶。

新生儿科学

新生儿科学是指婴儿分娩前期，分娩时和分娩后直至出生后第 28 天的研究。

这一医学研究涉及正常的胎儿和存在或大或小疾病的胎儿（畸形，早产或其他原因引起的发育异常问题）。新生儿存在这种疾病需要得到专门机构的护理，对于严重疾病的婴儿需在重症监护室进行监控和照顾。

新生儿溶血疾病

新生儿溶血症，是指因母、婴血型不合而引起的同族免疫性溶血，使胎儿在宫内或生后发生大量红细胞破坏，出现一系列溶血性贫血、黄疸以及其他多种临床表现的疾病。这一病症非常罕见，可通过血检预防此病发生。

· 血液的不兼容问题。由于母亲的血型与胎儿（或婴儿）的血型不合，如 Rh 血型不合或 ABO 血型不合引起同族免疫性溶血病，Rh 血型不合所致溶血常较 ABO 血型不合为严重。Rh 血型不合引起的新生儿溶血症在我国的发病率较低。通常是母亲为 Rh 阴性，胎儿为 Rh 阳性而血型不合，并引起溶血，一般第一胎不发病，而从第二胎起发病。

如未及时治疗，婴儿出生时会有过量的有毒胆红素，导致黄疸和脑部不可逆转的病变。

· 监控下妊娠。通常，凡既往有原因不明的死胎、流产、输血史、新生儿重症黄疸史的孕妇或生后早期出现进行性黄疸加深，即应作特异性抗体检查。在孕期诊断可能为该病者，应争取在妊娠 6 个月内每月检验抗体效价一次，7 ~ 8 月每半月一次，8 个月以后每周一次或根据需要决定。

羊水胆红素含量对估计病情和考虑终止妊娠时间有指导意义，正常羊水透明无色，重症溶血病时凌晨水呈黄色。全身水肿胎儿在 X 光摄片可见软组织增宽的透明带四肢弯曲度较差。B 超检查更为清晰，肝脾肿大，胸腹腔积液都能反映于荧光屏。

· 宫内输血或产后输血。根据不同情况，决定是否进行宫内输血或产后输血：通过换血的方式可治愈并纠正贫血问题，去除血液中的胆红素。

胎儿水肿，而肺尚未成熟者，可行宫内输血，直接将与孕妇血清不凝集的浓缩红细胞在 B 超监护下注入脐血管。

新生儿筛查

新儿筛查是指医生在婴儿出生后进行的一系列检测，来排查他是否患有某种特殊疾病。

出生几天后，会给新生儿进行一些额外检查来排查可能存在的先天性感染。在孩子出生的第三天可排查五种疾病：苯丙酮尿症，甲状腺功能减退症，肾上腺皮质增生症，囊性纤维化，先天性黏液稠厚症。在特殊情况下，在婴儿脚后跟用针提取样本可检测镰刀型红细胞疾病。采样之前需获得孩子父母双方的书面同意书。两周后，可询问医生检查结果是否存在异常：这意味着进一步的检查对于确诊是非常必要的。

· 苯丙酮尿症是一种遗传性疾病，在遗传性氨基酸代谢缺陷疾病中比较常见。本病遗传方式为常染色体隐性遗传，临床表现不均一，主要临床特征为智力低下，精神神经症状，湿疹，皮肤抓痕症及色素脱失和鼠气味等，脑电图异常。

· 甲状腺功能减退症是由于甲状腺激素合成、分泌或生物效应不足或缺少，所致的以甲状腺功能减退为主要特征的疾病。发病始于胎儿及新生儿期，表现为生长和发育迟缓、智力障碍，称为呆小症。通过遗传疾病早期诊断可尽早采取必要的方式进行治疗，避免麻烦。

新生儿头围

头围大小与脑发育有关，因胎儿脑的发育在全身处于领先地位，故出生时头相对地大。测量头围用一条软尺，前面经过眉间，后面经过枕骨粗隆最高处（后脑勺最突出的一点）绕头一周所得的数据即是头围大小。

出生时，宝宝的头围是 35 厘米左右。如果你的宝宝并不是刚好 35 厘米，不必担心：这只是一个平均值，孩子出生时，头部可能大一些或小一些，并不属于异常。

血亲

血亲又称血缘或血缘关系，是指人类群体中的两个人或若干人有共同的祖先，在遗传上的含义具有或多或少的共同遗传基因。这种具有共同遗传基因的人称为近亲。

如果是近亲，那么这个家族性的基因缺陷可能会是相同的或者是极近似的，所以如果如果近亲婚配的话，本来是隐性的基因缺陷就可能在所生的后代身上转变为显性，这样后代就会表现出某种因基因缺陷而导致的疾病或残疾。

血糖

血糖指血液中所含的葡萄糖。体内各组织细胞活动所需的能量大部分来自葡萄糖，所以血糖必须保持一定的水平才能维持体内各器官和组织的需要。人类的大脑和神经细胞必须要糖来维持生存，必要时人体将分泌激素，把人体的某些部分（如肌肉、皮肤甚至脏器）摧毁，将其中的蛋白质转化为糖，以维持生存。

糖尿病是以高血糖为特征的代谢性疾病。高血糖则是由于胰岛素分泌缺陷或其生物作用受损，或两者兼有引起。糖尿病是长期存在的高血糖，导致各种组织，特别是眼、肾、心脏、血管、神经的慢性损害、功能障碍。

妊娠糖尿病是糖尿病比较常见的一类并发症，其病发率比较高，如果控制不当会给患者以及胎儿带来极大的影响。很多糖尿病患者只要控制日常饮食，再配合药物的治疗，控制血糖就能控制好病情。但是妊娠期糖尿病很特殊，患者并不能吃药，不仅对患者本人有危害，还会对胎儿带来很大的危害。因此孕妇要了解妊娠期糖尿病的早期症状，及时的做好预防工作。

血型

血型是根据人的红细胞表面同族抗原的差别而进行的一种分类。由于人类红细胞所含凝集原的不同，而将血液分成若干型，故称血型。据目前国内外临床检测，发现人类血型有 30 余种之多。人类的每一种血型系统都是由遗传因子决定的，并具有免疫学特性。

由于人类红细胞所含凝集原不同，而将血液分成若干型，故称血型，以"ABO 血型"和"Rh 血型"最为常见。血型配对，是指夫妻结合后根据双方血型能推算出后代血型的一种规律。最多而常见的血型系统为 ABO 血型，分为 A、B、AB、O 四型；其次为 Rh 血型系统，主要分为 Rh 阳性和 Rh 阴性；再次为 MN 及 MNSs 血型系统，但有这种血型的人极少。

人类的血型具有遗传性、父母双方的血型基因在两性性细胞相结合时，可以在细胞核染色体中搭配成对，进而将血型遗传特性传给子代。不同的血型有不同的遗传基因：A 型血的遗传基因可以是两性的 A 与 A 结合成 AA，也可能是一性的 A 基因与另一性的 O 结合成 AO，但不管 AA 还是 AO，所表现出来的血型，都是 A 型，而 O 为隐形遗传基因，不能表现出来。B 型血的遗传基因与 A 型血相似，有的为 BB、有的为 BO，但是所表现出来的都是 B 型。AB 型与 O 型血遗传基因都与所表现的血型一致，AB 型的为 AB，O 型的 Rh（－）的分布因种族不同而差异很大，在欧洲的白种人中的比例较高，属稀有血型。

Y

烟草和妊娠

吸烟，无论是主动还是被动（吸二手烟），对孕妇和胎儿都是有害的。风险与吸烟数量成正比。同样对哺乳也是有负面影响的，母亲乳液中的尼古丁是血液中含量的三倍。

·对胎儿有哪些影响？尼古丁会引起子宫和胎盘的血管痉挛、收缩，导致血流量减少，使氧气和胎儿发育生长所需的营养物质减少，影响胎儿的发育。此外，母体血液中的尼古丁可通过子宫和胎盘进入胎儿体内，致使胎儿的心率发生改变。

在吸烟时，由于大量的血红蛋白被挪作它用，则会造成机体各组织细胞缺氧，使细胞正常的新陈代谢受到影响，蛋白质的合成、激素的分泌、细胞的分化和生长受到抑制，因此常常引起胎儿宫内发育迟缓。吸烟孕妇腹中的胎儿在生长、体重等方面都明显低于正常发育的胎儿。

·替代治疗。对于吸烟者来说，突然戒烟是十分困难的，量是必不可少的，可能还需要心理帮助。妊娠期间，替代治疗（尼古丁膏药）是可以使用的。无论如何，它比烟草要安全，不含任何尼古丁，还可降解烟草中的毒性。同样，妊娠期间其他替代疗法：顺势疗法，针灸疗法和耳针疗法。

羊膜

直接包裹胎儿和羊水的薄膜层，这个词来源于希腊语的小羔羊一词，因为小羔羊出生后常常还裹在羊膜囊中。在胚胎发育早期，从胚胎四周的表面开始，形成了围绕胚胎的胚膜。胚膜的内层，叫羊膜。羊膜呈囊状，里面充满了液体，叫羊水。羊膜和羊水不仅保证了胚胎发育所需的水环境，还具有防震和保护作用。

许多医学术语都与这一词有关：人工破膜，由医生或助产士打破薄膜，羊水带；羊膜穿刺术等。

羊膜穿刺术

羊膜穿刺术是一种能够揭示某些胎儿异常的检查。羊水是从环绕胎儿的液体中获得的。羊水必须用针来抽出。大多数情况下，它用于检测染色体是否存在异常，如唐氏综合征，随着母亲年龄的增长，残疾的风险也会增加。

·如何进行检测？超声波检查用来确定羊水囊的位置，在这儿穿刺可躲开胎儿和胎盘。腹部的皮肤要消毒并进行局部麻醉。一根长针经腹部刺入子宫，用注射器从子宫中抽出羊水。检测在妊娠的第 3 个或第 4 个月（闭经第 14 周）进行。它在超声波的协助下进行并可准确指出胎儿的年龄，胎盘的位置，穿刺是很痛苦的：多数情况是不麻醉的。

整个过程必须在无菌环境下进行，以此避免感染的风险。检测在门诊处即可实施，只持续几分钟。随后需要休息两天，因为检测会导致轻微的宫缩。羊膜穿刺术的主要危险是羊膜开裂导致流产，即便手法正确，也会有 0.5% ~ 1% 的几率产生并发症。

·在何种情况下进行？如果准妈妈年龄在 38 岁以上，将建议进行羊膜穿刺术。准爸爸妈妈一方家族中有先天性或遗传性疾病病史，或曾经有过流产、死胎、死产史，即应做羊膜穿刺检查，以预知胎儿是否有神经管缺陷，或某些遗传性代谢疾病。目前，在 B 超的协助下，怀孕 16 ~ 18 周可以去做羊膜腔穿刺。因为，羊水中有胎儿皮肤、消化道、泌尿道等处的脱落细胞及胎儿代谢产物。如果将其中的细胞取出，便可进行生化、细胞学、细胞遗传学等分析。这样，可做出宫内诊断，判定胎儿有无遗传性或先天性代谢疾病，还可判断胎儿的肺成熟度。高龄孕妇、曾生出染色体异常婴儿的女性及夫妇一方为染色体平衡易位基因携带者，都应该做这项检查。

·可否有另一种选择？目前，某些医疗团队试图对于超过 38 岁的高龄产妇进行一系列筛查来取代实施羊膜穿刺术。这些检测包括在妊娠的 12 ~ 13 周通过超声波检查测量胎儿的颈部和血清筛查。根据结果，医生可决定是否进行羊膜穿刺术。目的是为了减少羊膜穿刺术的数量，规避可能带来的风险。

羊膜囊

羊膜囊是两层坚韧、薄、透明的膜，位于胎盘之内。装着发育中的胚胎（后来变成胎儿），直到出生前不久为止。内层的膜是装着羊水和胚胎的羊膜。外层膜绒毛膜包着羊膜，本身是胎盘的一部分。

一般羊膜腔内的液体统称为羊水，当胎儿的胎头与骨盆衔接位置比较固定的时候，位于胎儿胎头前面，与骨盆之间形成的一个小的羊水囊就成为前羊水囊。有宫缩的时候，前羊水囊就会挤压宫颈口，起到刺激宫颈扩张的作用，但宫颈口扩张到一定的程度的时候，前羊水囊就会破裂，胎头就会与宫颈衔接，而由胎头刺激宫颈扩张，有的时候还会采用人工破膜让胎头提前与宫颈衔接，但是必须在宫口开到 3 厘米的时候才可以人工破膜，而且必须严格消毒，防止上行感染。

当羊膜囊在妊娠未满 8 个月破裂时，孕妇应住院监控以避免可能产生的并发症（感染，早产风险），如有必要可提前分娩。

羊水

羊水，是指怀孕时子宫羊膜腔内的液体。足月以前，羊水是无色、澄清的液体；足月时，因有胎脂，胎儿皮肤脱落细胞、毳毛、毛发等小片物混悬其中，羊水则呈轻度乳白色并混有白色的絮状物。

·在整个怀孕过程中，它是维持胎儿生命所不可缺少的重要成分。在胎儿的不同发育阶段，羊水的来源也各不相同。在妊娠第一个三月期，羊水主要来自胚胎的血浆成分；之后，随着胚胎的器官开始成熟发育，其他诸如胎儿的尿液、呼吸系统、胃肠道、脐带、胎盘表面等等，也都成为了羊水的来源。

在妊娠期，羊水能缓和腹部外来压力或冲击，使胎儿不至直接受到损伤。羊水能稳定子宫内温度，使不致有剧羊水烈变化，在胎儿的生长发育过程中，胎儿能有一个活动的空间，因而，胎儿的肢体发育不致形成异常或畸形。羊水可以减少妈妈对胎儿在子宫

485

内活动时引起的感觉或不适。

羊水中还有部分抑菌物质，这对于减少感染有一定作用。在分娩过程中，羊水形成水囊，可以缓和子宫颈的扩张。在臀位与足位时，可以避免脐带脱垂。在子宫收缩时，羊水可以缓冲子宫对胎儿的压迫，尤其是对胎儿头部的压迫。破水后，羊水对产道有一定的润滑作用，使胎儿更易娩出。

妊娠晚期，羊水穿刺检查可测定血型、胆红素、卵磷脂、鞘磷脂、胎盘泌乳素等，了解有无母儿血型不合、溶血、胎儿肺成熟度、皮肤成熟度、胎盘功能等。

羊水过多症

羊水与胎儿的生长发育有着密切的联系，妊娠期间，羊水量超过 2000 毫升则称为羊水过多。孕妇如果诊断出羊水过多，医生会让孕妇做高清晰 B 超检查，看胎儿是否存在畸形，同时还需密切监控胎儿生长发育，坚持胎心监护。

羊水过多引起子宫异常增大。子宫腔内压力增加，子宫张力增高；同时增大的子宫压迫邻近的脏器等是羊水过多的主要临床表现。

羊水过多者的胎盘、羊膜以及羊水的成分等均无特异性改变，其发病可能与孕妇和胎儿的病理生理改变有关，凡是能导致羊水产生、代谢障碍的孕妇以及胎盘和胎儿的因素均可造成羊水过多，如妊娠合并糖尿病、母儿血型不合、胎儿畸形等。

羊水过多的处理，主要应视胎儿是否畸形、孕周以及羊水过多的程度而定。合并胎儿畸形者根据畸形的程度决定是否终止妊娠；当胎儿发育正常，轻、中度羊水过多无须处理，重度羊水过多可予以治疗。当羊水过多引起腹痛或呼吸困难时，可行羊膜穿刺。

羊水过少症

羊水过少是指羊水量缺乏，低于正常水平。在妊娠早、中期羊水含量较为稳定，妊娠晚期个体差异很大，妊娠足月时羊水量少于 300 毫升为羊水过少。早、中期妊娠的羊水过少多以流产而告终，而临床上发现的羊水过少多在孕 28 周以后，是一种妊娠期的并发症，且多与高危妊娠，高危儿及胎儿泌尿道畸形有密切关系。正确诊断和处理羊水减少，对提高新生儿的存活率，提高人口素质有重大意义。

羊水过少症状：子宫敏感性高，孕妇自觉胎动较明显；子宫底高度，腹围小于妊娠月份；子宫内无胎动漂浮或浮动感，感到很充实。临产后宫缩多不协调，宫口扩张缓慢；如胎膜已破，可见少量羊水流出，多为黏稠而混浊，呈黄绿色。

发现孕妇有早产破水的情况时，必须检测是否能够继续安胎，还是感染已相当严重必须及早生产；当发现有胎儿异常的情形时，必须确定是胎内治疗还是提早生产，或是足月生产再治疗等等。

假如羊水过少又合并有胎儿生长迟滞，那就必须考虑提早生产，因为这已经意味着存在某种程度的胎儿窘迫，继续妊娠无法确保安全。

此外，长期羊水过少也会使胎儿受压迫，产生面部畸形或手脚姿势不正确，因此必要时还应该给予羊水灌注，增加羊水量。

羊水镜检法

这项技术用来检测羊水的质量、颜色以及透明度。这项测试是利用一根导管通过阴道插入子宫颈，来提取羊水样本。如果检测出羊水质量不好，比较浓稠而且发暗的话，对胎儿的发育会造成不良影响。但是，现在这项检查几乎不做了，如今它已经被 B 超、测速仪和心电图代替。事实上，羊水镜检法的检测不是很全面，只能监测到胎宝贝头部周围的羊水。因此，一些产科团队已不采用此方法，而采用超声波等其他方法来评估羊水质量或监测胎儿的心脏搏动。

医疗辅助生育

一旦出现不孕不育症，各种医疗技术可帮助生育，可在不发生性关系的情况下妊娠。这些都属于人工授精，试管婴儿，细胞质内精子注射，卵胞浆内单精子注射技术（ICSI）。

·人工授精。就是将精子或卵子取出体外，经过处理或培养成胚胎后，再植入人体内。实际上最简单的精子洗涤合并子宫内的人工授精术也是人工授精的一种，对于轻度的不孕症疾病，如轻度的精子活动力差，夫妻体内的抗精子抗体的自体免疫疾病，子宫颈的疾病者，施以人工授精治疗每次有 50% 的怀孕率。即使严重性的男性精子稀少症或无精症的患者，通过精子显微注射术也有生儿育女的机会。

人工授精主要用于由男性原因造成的不育，如严重的尿道下裂、逆行射精、勃起障碍、无精症、少精症、弱精症、精液不液化症。有些女性方面造成的不孕也能采用人工授精，如阴道痉挛、宫颈细小、宫颈黏液异常、性交后试验欠佳等。另外，有一些特殊情况，如免疫学原因的不孕，夫妇双方均是同一种常染色体隐性遗传病的杂合体或男性患常染色体显性遗传病，也可用人工授精的方法。

·体外受精和 ICSI。在不孕症治疗中，体外受精技术是与胚胎移植技术相关联的。就是说当受精卵在人工孵育的条件下经过分裂，达到 8 ~ 16 个卵裂细胞时，再用人工方法移入分泌期的妇女子宫内，使孕卵着床。体外受精和胚胎移植技术的结合，就是人们通俗说的"试管婴儿"技术，随着科学的发展，这一技术在不孕症治疗中将发挥更大作用。

ICSI 遵循相同的原理。该技术是借助显微操作系统将单一精子注射入卵子内使其受精。该技术仅需数条精子可以达到受精、妊娠，是严重男性因素不育患者的最有效治疗方法。这一技术用于解决各种原因的不孕不育症，其中还包括输卵管性不孕。

要知道体外受精和 ICSI 是十分复杂昂贵的。夫妇应在签署协议前了解其局限性，因为失败的案例并不少见，通常需要尝试多次才可能成功。

娩出仪器

分娩过程中，不同的仪器可以用于胎儿分娩。如：镊子、产钳和真空吸引器。

·什么情况下应用？在自然分娩时需要使用镊子或真空吸引器一类的工具帮忙。有利于缩短分娩时间，方便孩子娩出，保护胎儿头骨，特别是在早产的情况下。这些工具通常用于会阴切开术。

镊子、产钳和真空吸引器极少造成不必

要并发症和损伤。在分娩困难时，可使用这些工具来帮助分娩。今天，借助这些工具可避免不必要的剖宫产。

· 镊子。金属工具，通常在两端有匙凹，顶端通常是空的，一段置于胎儿头部，通过牵引，便于胎儿分娩。它往往是平行的或可交叉的两个镊。

· 产钳。产钳前端弯曲的两叶可以轻柔而牢固地环抱住胎儿的头，将他拉出产道。多数情况下，使用产钳助产，操作起来还是比较容易的，只是分娩后产妇会觉得阴道内有刺痛感，那是因为产钳在阴道内造成了淤伤，过一段时间就能自行恢复

· 胎头真空吸引器，顾名思义就是吸罐，前面是真空杯，后面是一根长的手柄，类似于一个小型真空吸泵。当然，它比吸泵要精密得多。通过它来确定颅骨的位置，进行牵引。

遗传疾病

遗传病是指由遗传物质发生改变而引起的或者是由致病基因所控制的疾病。遗传病是指完全或部分由遗传因素决定的疾病，常为先天性的，也可后天发病。如先天愚型、多指（趾）、先天性聋哑、血友病等，这些遗传病完全由遗传因素决定发病，并且出生一定时间后才发病，有时要经过几年、十几年甚至几十年后才能出现明显症状。

由于遗传物质的改变，包括染色体畸变以及在染色体水平上看不见的基因突变而导致的疾病，统称为遗传病。根据所涉及遗传物质的改变程序，可将遗传病分为三大类：染色体病或染色体综合征；单基因病；多基因病。到现在为止，大约有5000多种遗传

疾病。

抑郁与妊娠

抑郁症的症状包括不能集中注意力，焦虑，极端易怒，睡眠不好，情绪起伏很大，喜怒无常，易疲劳、食欲缺乏、缺乏活力等。

11%～17%的女性在怀孕期间出现抑郁问题。主要是因为在此期间，体内激素水平的显著变化，可以影响大脑中调节情绪的神经传递素的变化。很可能在怀孕6～10周时初次经历这些变化，然后当身体开始为分娩的准备时，会再次体验到这些变化。激素的变化将使你比以往更容易感觉焦虑，因此，当你开始感觉比以往更易焦虑和抑郁时，应注意提醒自己，这些都是怀孕期间的正常反应，以免为此陷入痛苦和失望的情绪中不能自拔。

这与怀孕的正常反应非常相似，所以很多孕妇便忽略了这一问题。另外一些孕妇则对她们的抑郁症羞于启齿，因为她们担心医生会觉得怀孕是件很幸福的事情，无法理解她们。即使是发现了孕妇患有妊娠抑郁症状并得到确诊，孕妇和她们的医生通常也会无可奈何。

阴道

阴道是一个导管，是女性生殖系统一部分。它的功能主要是分娩时婴儿的娩出，月经血液和体液的排出，也是女性性交的主要器官。

阴道是由黏膜、肌层及外膜构成的肌性空腔器官，长8～12厘米，直径约2.5厘米，富于伸展性。在处女阴道口的周围有处女膜

附着，可呈环形、半月形、伞状或筛状。处女膜破裂后，阴道口周围留有处女膜痕。阴道是月经出血和宫颈、子宫内膜、输卵管的分泌物的排出管道，也是正常分娩时的产道。这些功能是通过阴道的收缩、扩张、分泌和吸收等多种生理特点完成的。

阴道炎

阴道炎是妇科的一种常见病，伴有白带增多、尿频、尿急、尿痛等症状，外阴出现瘙痒、灼热或疼痛感，通常是外阴或子宫颈感染。

阴道炎最常见的症状是阴道分泌物异常。异常的阴道分泌物常常量增多、有令人讨厌的臭味，或伴有阴道瘙痒、溃疡、疼痛：一般比正常分泌物稠，颜色有改变，可能像软奶酪，也可能呈黄色、淡绿色或带血。通过常规妇科检查，初步筛选可能性疾病，并取分泌物标本做必要的检查；检查是由哪种病原菌感染，为医生提供准确的诊断依据或进行真彩电子阴道镜检查。

阴道炎如果是由感染引起的，应根据感染的微生物采用不同的抗菌的、抗真菌的或抗病毒的药物治疗。慢性外阴炎首先要指导患者建立良好的卫生习惯，可外用可的松软膏。阴道炎容易反复发作，必须彻底治疗。

婴儿猝死

婴儿猝死综合征很难掌握，因为它不是某种单纯的疾病，而是用来表述1岁以下婴儿突然死亡，死后虽经尸检亦不能确定其致死原因。婴儿猝死还被称为"摇篮死"，因为大部分猝死发生在宝宝入睡期间，通常在晚上10点到早上10点。

· 可能的原因。没有人了解究竟是什么本质原因导致婴儿猝死综合征。医生和研究者们已经认识到并不是哪一个单纯的因素导致了该症，它应该是诸多因素联合产生的结果，其中的几个因素包括脑部缺陷、免疫系统异常、新陈代谢紊乱、呼吸调节机制发育不足或心跳失调。

很多专家相信婴儿猝死综合征发生的原因包括有潜在畸形（比如，存在影响呼吸的脑部缺陷）的宝宝俯卧睡觉，或者胎儿在生成的关键时期受到二手烟等外界不良环境影响。专家们一直在研究大脑、自主神经系统、婴儿护理与睡眠环境、传染病与免疫以及遗传方面的问题，希望能够找到婴儿猝死综合征的原因。

· 心理支持。婴儿猝死给一个家庭带来极大的伤害和心理创伤，需要医疗团队予以援助。心理支持是必不可少的：它将帮助一个家庭克服这一苦难并缓解其内疚心理，试着让他们减轻痛苦，放眼于未来。

· 预防。可实施以下方法来预防婴儿猝死：

· 足月儿和未成熟儿应该被安置为仰卧位睡眠。仰卧位睡眠对健康没有不利影响。

· 在婴儿清醒时并在照看下，应有一定的时间将婴儿放置为俯卧位。变换婴儿头的位置或婴儿在床里的位置，可使因仰卧造成头扁平的危险降到最小。

· 能把婴儿放在水床、沙发、软床垫、或其他表面柔软的地方睡眠。

· 避免过热和包裹过多。婴儿睡眠时应穿少量衣物，自动调温器设置在一个舒适的温度。

· 某些情况下婴儿与其他人睡在一起可能是危险的。成人（除了父母）和儿童或其他兄弟姐妹不应同婴儿睡一张床。父母如果吸烟、使用毒品或酒精等使父母觉醒反应降低的物质，则不应与婴儿睡一张床。父母可能希望在他们的床附近安置婴儿床，来代替与婴儿同床。

· 不推荐使用广告宣传的保持睡眠位置或减少再呼吸危险的装置。

· 家庭监测呼吸、心脏、氧饱和度，对呼吸、心脏、氧饱和度非常不稳定的婴儿可能有价值。

· 一岁前，在没有医嘱的情况下，不要给孩子服用镇静剂或糖浆。

硬膜外麻醉

这是一种局部麻醉技术，即作用于身体的一部分，降低分娩的阵痛，是在产妇背部插入一根长长的软管并进入脊髓硬膜外腔（椎骨和硬脑膜之间），然后，将麻药注入这个腔内麻醉这里的神经，使腹部失去知觉，达到无痛分娩的目的。

· 有什么好处？可以适应长时间的手术，在硬膜外腔置管后可以持续注入药物。可以方便地进行术后镇痛或是分娩镇痛。与全身麻醉相比，对器械的要求低，价格低；与蛛网膜下腔麻醉相比，血流动力学影响小，可持续时间长；与局部麻醉比，麻醉效果好。这种麻醉方式镇痛效果较为理想。通过硬膜外腔阻断支配子宫的感觉神经，减少疼痛，由于麻醉剂用量很小，产妇仍然能感觉到宫缩的存在。在整个分娩过程中需要妇产科医生与麻醉科医生共同监督、监测产妇情况。

· 如何操作。如果你选择采用硬膜外麻醉，在最后一次产检时，产科医生会与麻醉师一起对你进行例行检查，以确认是否存在禁忌证：凝血问题（异常或药物禁忌），发热，感染，脊柱畸形……

侧卧位，两手抱住膝关节，下颌紧贴前胸，成屈曲状。按手术要求在第 10 胸椎至第 4 腰椎刺突之间，选择好脊椎间隙，先作局部麻醉，用勺状穿刺针头穿刺。穿刺时主要根据阻力的改变来判断所经过的层次。确已证明在硬膜外腔，则分次注入麻醉药。

· 小缺点。硬膜外麻醉可能会导致一些孕妇的轻度不适。如：排尿困难（可能需要膀胱导尿管来排尿），血压降低，这可通过点滴注射来预防。分娩后，可能会出现头痛症状。硬膜外麻醉对血液循环系统有扰乱，故对严重的高血压症、贫血、心脏代偿功能不良、脊柱畸形、不合作者及休克、呼吸困难的病人等，在选择本法麻醉时要特别慎重，不要强求。

硬脑膜

硬脑膜是一厚而坚韧的双层膜，保护整个神经中枢系统（脊髓、脑）。当进行硬膜外麻醉时，麻醉剂被注射到脊椎管和硬脑膜之间。

月经

月经是指子宫内膜脱落，脱落的内膜组织和血液由阴道排出的现象，流出的血液称为经血。女性在生育期内会固定出现月经，此循环周期称为月经周期。月经的周期为两次月经的间隔天数，月经周期 21 ~ 35 天均属正常。计算月经周期是从月经第一天开始到下次来月经的第一天。月经量少，指的是月经周期基本正常，经量明显减少，甚至点滴即净；或经期缩短不足两天，经量亦少者，均称为"月经过少"，属月经病，通常伴有体重增加，长斑等现象。

月经来潮

这是指分娩后，月经再次出现。

如果女人产后不是母乳喂养，月经再次来潮往往发生在分娩后的 6 ～ 8 周。如果进行母乳喂养，通常是在停乳后的 4 ～ 6 周。然而，如果持续母乳喂养，即使是一直进行母乳喂养，通常月经会在宝宝出生后的 5 ～ 6 个月再次出现。

产后首次月经的量和形态往往各不相同并与过去的月经有所不同。它们的出现意味着排卵现象恢复，如果不采取避孕措施可能会再次怀孕。然而排卵在月经再次来潮前就发生了。

孕激素

当一个女人怀孕时，她的身体立刻产生一种特殊激素，即所谓的人绒毛膜促性腺激素（HCG）。这一激素在受精后 10 天左右分泌，首先进入滋养层，然后进入胎盘。

实际上有两种类型的促性腺激素，分别是 α 和 β。孕激素主要作用于子宫内膜和子宫肌，适应孕卵着床和维持妊娠。由于孕酮受体含量受雌激素调节，因此孕酮的绝大部分作用都必须在雌激素作用的基础上才能发挥。

妊娠期间，胎盘分泌孕酮逐日增加，在妊娠 6 个月前孕激素增长较雌激素快，但 6 个月以后就相反。由于孕酮有抑制子宫收缩、防止流产作用，故在妊娠 3 个月左右，如人绒毛膜促性腺激素下降，而胎盘还不能及时制造足够的孕酮，则常会导致流产。这也是临床上在孕期 3 个月左右流产率较高的原因。

乳腺在雌激素作用的基础上，孕激素主要促进乳腺腺泡发育，并在妊娠后为泌乳作用好准备。

Z

早产

早产是指在满 28 孕周至 37 孕周（196 ～ 258 天）的分娩。文献报道早产约占分娩数的 5％。在此期间出生的体重 1000 ～ 2499 克、身体各器官未成熟的新生儿，称为早产儿。早产儿即使存活，亦多有神经智力发育缺陷。因此，防止早产是降低围产儿死亡率和提高新生儿素质的主要措施之一。

·警告标志与可能原因。在中晚期妊娠，敏感的孕妇可以感到子宫收缩，这种无固定间歇时间，持续时间不规则的宫缩，并不是真正将要临产的宫缩，而是子宫的生理表现。如子宫收缩间歇时间在 10 分钟以内，有逐渐缩短的趋势，收缩持续时间 20 ～ 30 秒，并有逐渐延长的倾向，则可认为是先兆早产的表现。早产的原因很多，子宫过度膨胀，双胎或多胎妊娠，羊水过多可使宫腔内压力高，提早临产而发生早产；妊娠并发症前置胎盘、胎盘早期剥离、妊娠高血压综合征、妊娠肝内胆汁淤积症；合并子宫畸形；宫颈内口关闭不全等。

·防治。定期产前检查，以指导孕期卫生、孕期营养及孕期保健。预防胎膜早破。早期处理阴道感染。孕期应加强营养，避免精神创伤，不吸烟，不饮酒，避免被动吸烟。妊娠后期绝对禁止性生活。一旦出现早产迹象应马上卧床休息，并且取左侧位以增加子宫胎盘供血量；有条件应住院保胎。

若胎儿存活，无胎儿窘迫，胎膜未破，应设法抑制宫缩，尽可能使妊娠继续维持；若胎膜已破，早产已不可避免时，尽力设法提高早产儿的存活率。药物促胎肺成熟：估计早产已难以避免，应在给予产妇宫缩抑制剂的同时，肌内注射、静脉滴注或羊膜腔内注射肾上腺糖皮质激素以促胎肺成熟而预防早产儿出现呼吸窘迫综合征，提高早产儿生存率。

·胎儿出生后。为防新生儿的血液向胎盘逆流，娩出后，使其躯体低于胎盘水平：为促使咽喉部的黏液、血液和羊水排出，先使新生儿面朝下或取头偏向一侧的仰卧位，用盐水纱布轻轻挤捏鼻腔及揩拭口腔。清理呼吸道；在清理呼吸道、复苏的同时，立即断脐，以减少高胆红素血症的发生而增加肝脏负担。断脐后迅速擦干全身，但不必擦去皮肤表面可起保温作用的胎脂，以暖干布包裹躯体避免散热过多。室温保持在 24 ~ 26℃，相对湿度 55% ~ 65%。补充维生素及铁剂。加强早产儿室内日常清洁消毒，严格执行隔离制度。早产儿如有感染，及时治疗。由专业的医疗团队进行 24 小时监护。

直立性低血压

直立性低血压是指突然站立时血压的急剧下降，引起内环境稳定受损。这种现象孕妇很常见，但不严重，无需治疗。

直立性低血压的症状有头晕、头痛、食欲缺乏、疲劳、脸色苍白、消化不良、心悸、呼吸困难、共济失调、甚至昏厥等症状。

发生于平卧位的低血压见于孕妇，由于膨大的子宫压迫影响下腔静脉回流，如病人下腔静脉的侧支循环不足，则静脉回心血量将大减，心输出量下降。

如果低血压现象反复发作，应采取一些措施避免血压降低：缓慢起身，如果病情严重，穿短款的静脉曲张袜。

植物疗法

植物疗法是通过植物，采用自然方式的疗法，不同于现代的药理学，在实验室进行，提取其活性成分。它汇集芳香疗法（提取植物精油）和芽孢疗法（使用芽和幼枝）。

这是一个整体疗法，将人看做一个整体，力求恢复自我修复机能。疾病被视为身体和谐状态紊乱，治疗目的是使之重新恢复平衡。因此，治疗方式是找到适合病人，针对其症状的药方。

植物疗法涵盖的疾病领域广泛（消化问题、疲劳、风湿或关节痛、头痛、皮肤问题），也可用于治疗妊娠小疼痛（孕吐、便秘、偏头疼、失眠）。但要注意，此疗法需专业人士操作，因为如果错用某些植物或所用剂量不适合，会产生毒性。特别是在妊娠期间，一些植物是禁忌：蓝升麻，加拿大白毛茛，刺柏群，薄荷薄，西洋蓍草和鼠尾草。

痔疮

痔疮虽然说是"痔"但与身体其他部位的感染性脓疮完全不同，它是直肠下端黏膜及肛门皮肤深面的痔静脉丛血管扩张、弯曲、隆起而形成的静脉团。

·原因和症状。在怀孕期间，为了保证胎儿的营养供应，孕妇盆腔内动脉血流量增多；随着胎儿发育，子宫日益增大，又会压迫盆腔，使痔血管内的血液回流受到阻碍；加上孕妇常有排便费力或便秘，使直肠下端及肛门的痔静脉丛血液淤积，即可诱发痔疮或使其加重。

另外，孕期胃肠道蠕动减慢而出现便秘、排便困难、腹内压力增高，也是促使痔疮发生的原因。产后，一些妇女在生育后都喜欢进食益补的食物，但这类食物性干热，容易出现大便干结，排便困难，导致痔疮加重。给产妇带来极大的痛苦，甚至影响到整个产褥期和产假的身心健康。

·可能的治疗方法。首先，如果是孕妇得了痔疮不要惊慌，每天用冰袋给患有痔疮的部位做几次冰敷，这样有助于消除肿块和不舒畅的疼痛感，另外需要中医的一些外敷药，最好药性比较微小的这样可以或许减轻孕妇的疼痛感。然后是需要坐浴，坐浴的时候一定要用温水，切记不能贪凉，可以是适量的在水中放一些外敷的药品，坐浴完了之后可以接着用冰敷，这样可以更好的减轻大便时的痛苦。

另外一个就是一定要保持干净，尤其是大便后要用柔软的没有香味的没有刺激性的卫生纸擦干净患病处。虽然痔疮可以做手术治疗，但妊娠后期一般不宜手术。而且，由于产后腹内压力降低，静脉回流障碍解除，痔疮常在 3 ~ 4 个月内可自行变小萎缩，不再需要手术治疗，孕妇患痔疮后应主要靠饮食调节和每天熏洗坐浴来治疗，一般不采用手术。即使病情非常严重，也要等到产褥期后，才进行手术治疗。

主动脉

主动脉是一切身体干线的起源，为体循环的动脉主干，起于左心室，到第 4 腰椎体下缘分为左、右髂总动脉。主动脉全程可分为三段，即升主动脉、主动脉弓和降主动脉。降主动脉以膈为界，又可分为胸主动脉和腹主动脉。主动脉弓从凸侧发出 3 条动脉干，自前向后分别为头臂干、左颈总动脉和左锁骨下动脉。

胸主动脉是降主动脉的胸段，分支有壁支和脏支两类。壁支有肋间后动脉和肋下动脉。脏支细小，主要有支气管支、食管支和心包支。腹主动脉是降主动脉的腹段，自膈的主动脉裂孔起始，下降至第 4 腰椎下缘处分为左、右髂总动脉。这导致下腔静脉沿右侧平行延伸，可能会引起孕妇平躺时不适，因此建议左侧躺着使得发生此类乏力的几率最小化。

子宫

子宫是产生月经和孕育胎儿的器官，位于女性盆腔的中央位，是一个空心体。受精卵在子宫内形成并最终发育成未来的宝宝。

·解剖结构。子宫呈倒置的梨形，前面扁平，后面稍突出，成年的子宫长约 8cm，宽 4 ～ 5 厘米，厚 2 ～ 3 厘米，子宫腔容量约 5 毫升。子宫上部较宽，称子宫体，其上端隆起突出的部分，叫子宫底，子宫底两侧为子宫角，与输卵管相通。子宫的下部较窄，呈圆柱状，称子宫颈。

直立时，子宫体几乎与水平面平行，子宫底伏于膀胱的后上方，子宫颈保持在坐骨棘平面以上。子宫被人为分为子宫底，子宫体，子宫峡部和子宫颈四部分。子宫还有前后壁，左右侧壁之分。

把子宫想象成一个葫芦，面对我们那面我们称为前壁，对应的有后壁和左侧壁，右侧壁。子宫体主要由平滑肌组成，由外向内为浆膜、肌层及黏膜（即内膜）三层。每个月在激素周期的影响下，形成月经。

· 妊娠期间。在妊娠中，子宫的体积增大 1000 倍左右，当其增大时，把其他的器官挤压，结果出现如尿频、心口（胃）灼热、气喘和便秘等问题。

子宫肌肉的正常功能之一，就是在整个妊娠期间一直以微弱和短促的方式进行收缩，这种收缩你可能察觉到或者察觉不到，只要你把手放在腹部上，就能触摸到肌肉是绷紧和硬梆梆的，这种轻微的、无痛的运动叫"布拉克期顿·希克剂收缩"，在整个妊娠期间每隔 20 分钟左右就收缩 1 次。子宫收缩是重要的，因为它保证整个子宫的血液循环良好，促进子宫发育。

在产后 10 天左右，官腔内除胎盘附着部位外，其余都被新生的子宫内膜所修复。而胎盘附着处直至产后两个月才能完全愈合。

子宫出血

凡由调节生殖系的神经内分泌机制失常引起的异常子宫出血，均称为功能失调性子宫出血（简称功血），是一种常见的妇科疾病，多见于青春期和更年期。妊娠期间，可能是由于激素不平衡，子宫内存在肌瘤或息肉，出血揭示某一重要问题。

· 妊娠初期。出血往往是妊娠的第一迹象，这一现象很常见，25% 的孕妇会在妊娠初期出现子宫出血。病例中的 13% 都无异常，只需进行休息和超声监测。然而，其中的 11.9% 是流产的表现，0.1% 是宫外孕，需立即就医。

· 妊娠中后期。此阶段出现子宫出血，需紧急就医。事实上，它表现为胎盘异常（胎盘前置，胎盘早剥）或子宫颈异常。

当母婴出现 Rh 血型不兼容问题，往往子宫会出血，应注射丙种球蛋白。目的是防止母体血液形成抗体，避免新生儿患有溶血病。

子宫绞痛

产后子宫绞痛是发生在分娩后，表现为痛苦的子宫收缩。

绞痛持续 2 ～ 3 天并伴随着大量的失血，可能还带有血块。宫缩是子宫正在收缩，力求会恢复妊娠前的大小并控制血液流失。它会因母乳喂奶而加重痛苦，促进催产素的释放。分娩次数增加，痛苦会更为严重。

哺乳时，在子宫位置放一个热水袋可缓解子宫绞痛。亦可服用简单的镇痛剂（对乙酰氨基酚，解痉药剂或不含固醇的抗炎类药物）。

子宫颈

子宫颈位于子宫下部，近似圆锥体，长2.5～3厘米，孕期为3～4厘米，上端与子宫体相连，下端深入阴道。内外口之间即宫颈管。

随着月经周期的改变，在雌激素的作用下，宫颈黏液变得很稀薄，有利于精子穿过。妊娠后为适应胎儿的生长，子宫不断增大。但子宫颈仍保持关闭状态，保证了胎儿在它内部安全生长，直到妊娠足月。妊娠足月，分娩期的子宫颈逐渐变软，开始扩张，子宫口开大，由0.5厘米开大至10厘米，为胎儿顺利娩出打开第一道大门，因此，子宫颈是胎儿娩出的必经之路。

子宫颈扩张

子宫颈展平就是指子宫颈被拉伸变薄，而扩张则是意味着子宫颈被打开。随着产期将之，子宫颈开始扩张和展平以为不久之后的分娩做好准备。在你怀孕的后期阶段，医生可能会为你检查你的子宫颈扩张程度。

孕妇分娩时，子宫收缩而同时子宫颈随之扩张来帮助胎儿移动到一个正确的位置等待分娩。当胎儿的头部到达骨盆时，它会压迫子宫颈致使其放松并使之变薄，展平。

在宫颈展平后紧接着它就要开始扩张了。宫颈扩张范围是由零到十厘米计算。如果为零厘米则表示宫颈完全闭合，十厘米表示宫颈完全扩张。自然分娩孕妇切记一定要确保宫颈完全扩张才能分娩，否则可能需要剖宫产。

子宫颈炎

这是一种常见的子宫颈感染，是生育年龄妇女的常见病。临床分急性和慢性两种，以慢性子宫颈炎为多见。急性子宫颈炎多因分娩、流产或手术损伤宫颈，病原体乘机侵入引起感染后而发生，临床表现为白带增多，常呈脓性，伴下腹部及腰骶部坠痛，可有膀胱刺激症状发热等。

子宫内膜炎

子宫内膜炎是子宫内膜的炎症，为妇女常见病。

轻度炎症病人，双合诊可无异常情况发现，故临床常诊断为功能失调性子宫出血。若有子宫积脓，则子宫呈球状增大，柔软，甚至可在耻骨联合上方中线处扪及肿块，压痛。如分泌物能间断地通过颈管排出，窥器检查时可见到血性脓液，奇臭。常有急性阴道炎并存。一般情况下，感染迅速蔓延，应服用抗生素，以免留下后遗症。

子宫粘连

子宫颈管粘连是指由于宫颈管黏膜受机械损伤后粘连，致使颈管狭窄或闭锁。子宫腔粘连是指宫腔前后壁部分或全部互相粘连，以致宫腔变窄或消失。它可能会出现小腹疼痛，月经不调，经期延长，月经血发黑等等不正常的现象。妊娠早期和中期流产、早产、异位妊娠、过期流产、胎死宫内等。往往通过手术进行治疗。

宫颈内口粘连及宫腔完全闭合，使精子不能完全进入宫腔上行，宫腔部分粘连阻塞输卵管内口者，精子不能进入输卵管，均可造成不孕。由于宫腔变形，子宫内纤维化等原因，可使孕卵不能着床，或反复流产，造成不孕。

子宫粘连的治疗需根据辨证原则，及不同病情采取不同治疗方法，针对宫腔粘连的发病特点，采用高新技术，配合独特的中药方剂，促进炎症的吸收和消退。其临床效果显著。以及镜疗法：宫腔镜在临床中的应用，一些较难处理的妇科疾病能直观、简单、安全地解决。不但可以判断粘连的程度、粘连的类型，且可以判断粘连的坚韧度。

子痫

子痫是指孕妇妊娠晚期或临产时或新产后，眩晕头痛，突然昏不知人，两目上视，手足抽搐，全身强直、少顷即醒，醒后复发，甚至昏迷不醒的疾病，被称为"子痫"，又称"妊娠痫证"。

子痫抽搐前多数有先兆子痫症状，具有水肿、血压高和蛋白尿的妊高征症状。

出现有剧烈头痛、头晕、恶心呕吐、右上腹痛、胸闷、视力模糊、眼冒金花、忧虑、易激动等症状时，即可诊为"先兆子痫"，应立即收入院治疗。特别是初产妇、双胎妊娠及羊水过多等情况，先兆子痫的诊断一般不难肯定。

坐骨神经痛

坐骨神经痛是沿坐骨神经通路及其分布区内的疼痛综合征，坐骨神经是由腰4至骶3神经根组成，是全身最长最粗的神经，经臀部分布于整个下肢。

·主要原因。研究发现孕妇出现坐骨神经痛的大多是在孕期的中后程。可能是由于椎间盘突出引起的。

孕妇坐骨神经痛的原因主要是因为胎宝宝的增大给了背部压力；到了孕晚期，胎儿的重量会给你的背部增加压力，并且挤压坐骨神经，从而在腰部以下到腿的位置产生强烈的刺痛。

其次，妊娠期的水肿是重要因素；由于子宫压迫下腔静脉后，使得静脉回流不畅，水分不容易回流到心脏代谢出来，所以会引起下肢凹陷性的水肿，如背部、小腿部、足部等，这就容易压迫坐骨神经，导致疼痛症状的产生，阻碍病人入睡。

·预防和治疗。孕妇坐骨神经痛时在生活中注意调整就能缓解，必要时也要接受治疗。生活中可以通过以下方法缓解坐骨神经痛：首先，孕妇要多注意休息，避免劳累；因为有胎宝宝，孕期坐骨神经痛治疗方法就有了一定的局限性，孕妇应避免劳累、穿平底鞋，注意休息。可以平躺，将脚架高，使得脚的位置和心脏的位置接近，使静脉回流增加更为舒畅。其次，调整睡觉的姿势能缓解坐骨神经痛；在睡觉时左侧卧，并在两腿膝盖间夹放一个枕头，以增加流向子宫的血液。

孕妇坐骨神经痛严重时可采用有效的中医治疗坐骨神经痛，中医膏药治疗可以避免口服药物对宝宝的伤害。严重的话，可进行局部的镇痛治疗。不推荐脊柱按摩疗法。此病症不妨碍使用硬膜外麻醉。